中　華
現代外科學全書

總主編　林天祐

第　五　冊

心臟、血管外科學

洪啟仁主編

臺灣商務印書館發行

中　華
現代外科學全書

總主編　林天祐

編　輯　委　員

林　天　祐	鄧　述　微	盧　光　舜
許　書　劍	施　純　仁	謝　有　福
洪　啓　仁	李　俊　仁	趙　繼　慶
耿　殿　棟		

中　華
現 代 外 科 學 全 書

總　目

序　言

這部外科學全書，是王雲五先生的科技大學叢書之一部。在國立臺灣大學醫學院病理科前主任葉曙教授的策動之下，組成編輯委員會，承各編輯委員的努力及各領域的權威著者羣共同執筆，乃告完成。

西洋醫學的中文醫學書籍，過去並非沒有；但是幾乎皆爲外語書的翻譯本。第二次世界大戰以後，近代外科學突飛猛進。順此潮流，我國的外科學，也在各領域的專家們努力之下，已達國際水準，且在某些方面，甚至有領先之處。因此，我們感覺到編輯本書的時機已經成熟，而且亦有其必要性。承蒙一百一十七位權威者的協助，終於完成了這部中華現代外科學全書。

本書的最大特色，乃是各領域的作者們，以親身的經驗與資料，作爲執筆基礎，並網羅了最新的知識，誠可作爲醫學生或各專家的參考。因爲這部外科學全書，是我國醫學人士首次寫成的中文醫書，爲了避免醫學用語的混亂，編輯委員會曾克服了種種困難，致力於統一。雖然如此，未達理想之處仍多，希望今後隨時修改之。

這部外科學全書，共有十二冊，第一冊爲基本外科學（林天祐主編），第二冊痲醉學（趙繼慶主編），第三冊腦、神經外科學（施純仁主編），第四冊胸部外科學（乾光宇主編），第五冊心臟、血管外科學（洪啟仁主編），第六冊一般外科學（上）（林天祐主編），第七冊一般外科學（中）（許書劍主編），第八冊一般外科學（下）（林天祐主編），第九冊骨科學（鄧述微主編），第十冊整形外科學（金毓鴻主編），第十一册泌尿科學（謝有福主編），第十二册臟器移植學（李俊仁主編）。

　　由於今天一般科學、基礎醫學日新月異，進步神速；以此爲基礎的外科醫學，在未來，亦必有更驚人之發展。我們將隨時適應時代的改進與需要而予修訂。務使這本外科學全書，臻於充實而完美。

　　最後，謹向此次執筆、提供本身珍貴資料，使這部中華外科學全書，得以順利誕生的各位作者們，敬致最深的謝意。

總主編　林　天　祐

70年 7 月15日

本册執筆者簡歷

鄭　國　琪　　國立陽明醫學院外科教授
　　　　　　　榮民總醫院心臟外科主任

魏　　峥　　　國防醫學院外科副教授
　　　　　　　三軍總醫院心臟外科主任

楊　友　任　　國立臺灣大學醫學院外科副教授

林　永　明　　國泰綜合醫院心臟外科主任
　　　　　　　國立臺灣大學醫學院外科兼任講師

林　芳　郁　　國立臺灣大學醫學院附設醫院外科主治醫師

邱　英　世　　國立臺灣大學醫學院兼任講師

朱　樹　勳　　國立臺灣大學醫學院外科教授

張　昭　雄　　長庚紀念醫院院長兼心臟外科主任

許　光　鏞　　國立臺灣大學醫學院外科教授

梁　家　熙　　榮民總醫院臺中分院心臟外科主任

洪　啓　仁　　國立臺灣大學醫學院外科教授

王　水　深　　國立臺灣大學醫學院附設醫院外科兼任主治醫師

張　一　方　　三軍總醫院心臟血管外科主治醫師

蔡　長　和　　國立臺灣大學醫學院附設醫院外科主治醫師

本 册 內 容 提 要

　　心臟血管外科學乃集合國內心臟血管外科之權威聯合執筆而成。對各種心臟血管疾病之外科治療，過去與目前所施行之方法，國外之報告，以及他們自己之經驗，作詳細的論述。

　　本書包括一般心臟手術所需要考慮的問題，如手術前病人之準備及管理，人工心肺機及體外循環系統之基本原則，以及在特殊病例如複雜型先天性心臟病在嬰兒時期使用低體溫法施行循環停止而進行開心手術之方法等。又心臟手術中如何保護心肌，不受缺血而引起之損壞，使心肌能在手術後發揮正常功能，對手術後之結果影響至巨，在此亦有詳盡的論述。

　　在本書中將各種先天性心臟病之診斷與治療，就個別疾病作詳細的論述。

　　心臟瓣膜疾病在東南亞一帶尚有很多病例。在本書中論及心臟瓣膜疾病之發生原因、診斷、外科治療，以及各種人工心瓣膜包括機械性心瓣膜及組織性心瓣膜之優點、缺點與使用後之追踪結果。

　　本書也將論及冠狀動脈疾病之外科治療，大動脈血管外科，末梢血管外科，補助循環系統，手術後病人之管理，心臟手術病人之呼吸管理，以及心臟手術後之併發症等，儘量包羅所有心臟血管外科手術方法以及有關需要注意之各種問題，希望本書能為研究心臟血管外科之同道以及學生們提供參考。

主編者　洪　啓　仁

74年 7 月29日

序言與歷史之回顧

心臟外科手術目前在世界各個角落已經是極普遍的治療方法，許許多多以往認為不可能治癒的心臟病，在過去半世紀之中，已因外科手術而得以改善或治癒。

也許因為心臟是維持生命最重要的一個神祕的器官，心臟之手術是外科醫師嘗試外科技術的最後一個器官。1896年 Ludwig Rehn 在22歲男病人受刺傷3小時昏迷之後，在手術中將破裂的右心室縫了3針系線，控制出血，救活了病人，這也是世界上第一個心臟手術，開創心臟外科之歷史。

1902年9月14日美國 Luther Leonidas Hill 在13歲男孩胸部被刺5刀的8小時之後，在病人家裏廚房的油燈光下，打開胸腔把心臟之傷口以貓腸針（cat gut）縫合七針，止血成功，救回病人生命。但也許當時心臟之解剖學還沒有如今之發達，Hill 的報告中沒有提到他縫合了心臟之那一部分，但這是美國之第一次心臟手術。

1898年Samways曾提到僧帽瓣狹窄也許可以外科手術方法打開，然後於1902年英國醫生 Sir Lauder Brunton 在 Lancet 發表說"……二尖瓣狹窄當病變達到嚴重的時候，任何藥物都沒有效。當你看到它狹窄的瓣膜口時，就覺得沒有希望能找到一種藥物可以使心房有能力使足夠的血量沖過這狹小的瓣膜開口，自然產生一種想法，也許在病人存活中能切開狹窄的瓣膜口……"。而在屍體解剖中，Brunton 證明這種狹窄瓣膜口可以很容易的切開。到了10年後，1913年法國

Doyen 診斷一位20歲的女性病人爲肺動脈狹窄，而試以手術，自右心室切開肺動脈瓣膜，不幸手術沒有成功。在屍體解剖時發現，病人係患右心室之流出路狹窄（infundibular stenosis）而非肺動脈之狹窄。

對於心瓣膜疾病手術治療之努力，仍繼續不斷地進行。1914年Tuffier 曾自上行主動脈壁外面以手指頭試將狹窄的主動脈瓣膜打開。1923年5月20日，美國波士頓的 Cutler 以切開刀（valvulotome）伸入於11歲女孩的左心室內切開狹窄的二尖瓣，病人活了一段時期，但病情並無改善，最後還是死於她的二尖瓣疾病。1925 年英國 Souttar 首次利用手指頭自左心耳伸入而以手指頭之壓力撕開狹窄的二尖瓣，手術成功，可以說開創一種被肯定的技術。

但是這種技術此後很久沒有被施行於臨床上，一直到1948年6月10日美國Bailey再度使用Souttar 的方法成功，而6天後波士頓Harken也使用同樣方法成功於27歲男二尖瓣狹窄病人，這種手術方法一直被廣泛採用於二尖瓣狹窄之治療。1956年臺灣大學林天祐首次在臺灣地區使用這種手術方法。但由於這種手術方法有許多限制及缺點，目前開心手術發展只有亞洲熱帶地區，如印度，20歲以下的風濕性心臟病人很多的地方，還在使用這種手術方法，而結果相當不錯。可能是風濕性心瓣膜病變主要是瓣膜之沾黏引起狹窄，而少有瓣膜本身之纖維化或鈣化之緣故。而其他地區大部分已經改用開心手術方法。

在先天性心臟病之外科治療也跟心瓣膜疾病之外科治療一樣，許多學者一直繼續不斷地在研究。早於1907年波士頓的 Munro 就主張存開性導管（patent ductus arteriosus）應該以手術方法關閉。但直到30年後波士頓 Streider 對於一位18歲女性因存開性導管而患心內膜炎的病人施行手術，但沒有成功，手術後第四天病人死亡。過了一年，1938年波士頓 Gross成功了存開性導管之結紮，可以說是先天性心臟病手術治療之開始。1944年10月19日瑞典的 Crafoord 成功於大動脈狹窄 (coarctation of aorta) 之切除及動脈吻合手術。 新的手術方法之靈感，往往來自手術中之併發症；Crafoord 在此手術之前，曾於存開性導管之手術中，導管破裂出血，結果他必須夾住大動脈控制出血而成功了手術。由此經驗他相信大動脈可以暫時夾住而不引起下肢麻痺或腹部器官之功能障害，才發明了大動脈狹窄之手術方法。

存開性導管或是大動脈狹窄，其實都是血管之先天性異常而非眞正的心臟之異常。在1938年左右，美國 Leeds 與 Blalock 等對於肺動脈高壓症 (pulmonary hypertension) 發生興趣。他們將實驗動物的左鎖骨下動脈 (left subclavian artery) 吻接到左肺動脈，是否可以產生肺高壓症，但是試驗沒有得到預期之結果。Blalock 後來到Johns Hopkins 大學醫院後，當時小兒心臟科之醫師 Helen Taussig 問他，是否能對肺動脈狹窄之病人增加肺循環血量。Blalock 就將本來以產生肺高壓症爲目的之方法卽鎖骨下動脈吻接到同側肺動脈，應用於法洛氏四合羣症之病人，於 1944 年 11 月30日完成了歷史性的手術方法 "Blalock-Taussig 式手術"。 沒有成功的動物實驗方法，卻挽回了許多併存有肺 動脈狹 窄症而 肺循環量 減少的 紫紺性 先天性心 臟病 (Cyanotic Congenital Heart Disease)。

一些學者們當時一方面已經開始研究如何更進一步能修補心臟內部之缺陷，他們領悟到除非能打開心臟直接矯正心內缺陷或病變，否則許多心臟病不能達到理想的治療效果。

1931年美國 John Gibbon 眼看一位肺栓塞病人死亡而毫無方法挽救這位病人時得到靈感，如果能有循環補助系統也許可使這位病人存活。他在實驗室將貓的主肺動脈結紮，同時將右心室引流到他自己設計的人工心肺機，再把這些血由幫浦送回動脈系統。實驗成功後幾年他繼續研究，終於證明以人工心肺機可以完全取代心臟與肺臟之功能。1953 年 Gibbon 使用自己設計的人工心肺機成功了心房中隔缺損之閉鎖手術，完成了世界上第一次利用人工心肺機施行之開心手術，這可以說是心臟外科歷史之里程碑，心臟外科由此突飛猛進，不斷有突破性的成就。與此差不多同時，在1950早期，Swan 等以低體溫下 5～6 分鐘之循環停止下施行開心手術，於1953年也成功了心房中隔缺損之修補。自1953到1954年，美國 Lillehei 及 Warden等將病人與志願的正常人的循環系統連接起來 (crosscirculation)，利用正常人的心臟維持病人的生命而施行病人的心臟手術。這種勇敢的嘗試雖然成功但是有可能志願者會發生危險，同時人工心肺機之發明，以後都沒有被廣泛採用。之後1955年的 5 月22日起美國 Mayo Clinic、John Kirklin 等陸續利用 Screen 型人工心肺施行開心手術，訂定體外循環之基礎，使開心手術走上軌道。1955年Lillehei 成功法洛氏四合羣症之開心手術，1968 年加拿大 Mustard 成功大動脈轉位症之Mustard 氏手術等等，都表現開心手術節節進步，更上一層。1960年日本的堀內，在觀察一些乳兒因心室中隔缺損而死亡之病例之屍體解剖，覺得 1 公分左右之心室中隔缺損竟使一條小生命夭折，就以低體溫法痳醉並循環停止下，成功了一些乳幼兒之心室中隔缺損之手術，開始主張嬰兒時期有必要手術時，不必做姑息性手術而應做完全矯正手術。因當時嬰兒之開心手術危險性比較高，一時沒有廣泛地被採用。雖然如此，後來堀內的論文被肯定爲1960年最好的論文。到了1969年，日本京都大學日笠當計畫以低體溫施行手術時，病人情況不穩，不得不將病人連接人工心肺機將病人體溫再降到20°C 以下而完成了手術。由此例手術經驗，他們深信低體溫痳醉到 28°C 左右再加上以體外循環使體溫降下到 15°C 左右，卽超低溫與循環停止之併用，可使一些嬰兒之開心手術更爲容易而且安全。於1970早期，經過紐西蘭 Barrat-Boyes等之改良與臨床經驗，目前對於複雜的先天性心臟病如大動脈轉位症、肺靜脈完全異常回流症等，成爲大家常用之方法。

在冠狀動脈手術方面，回顧其發展歷史，可發現外科醫師對冠狀動脈疾病之手術治療起始相當早。1899年法國 Francois-Franck就提議以神經節切除術 (sympathectomy) 解除狹心症之胸痛。到1916年在 Bucharest, Jonnesco 才第一次施行頸部 Sympathetic Chain 以及 first dorsal ganglia 之切除，而據說病人之胸痛得到改善。自此次歷史性手術後，一些修改性手術主要都以心臟神經之切斷 (denervation) 來解除病人胸痛爲主。第二段時期之冠狀動脈手術可以說由美國Cleveland 醫院的Claude Beck成功的。1935年 Beck 當他切除壓迫心臟之黏連時，發現黏連切斷面會有相當的流血。他以動物實驗，證明以人工方法刺激心包膜如磨擦、Asbestos、Caulk、Magnesium Silocate 等等刺激產生心包膜炎，可使心肌之血流增加而使用於臨床上。後來也有一些人更進一步利用大網膜 (omentum)、肺組織、脾臟等與心臟發生黏連，以期增加心肌之血量。

加拿大 Gordon Murray 曾於40年前嘗試內乳動脈移植於心肌內藉以增加心肌血流，到1950年加拿大Vineberg多次應用此方法於臨床上。此方法之效果曾有爭論，但 Cleveland 的 Sones 與 Shirey 利用血管攝影證明此方法在一些病人確能增加心肌血量。1950年 Murray曾切除一段阻塞的冠狀動脈並以靜脈連接vein graft, 但因結果不好而放棄。也曾有多人直接修補冠狀動脈疾病如endarterectomy 或用心包膜片或靜脈片修補 patch plasty。但當時的手術死亡率高達 25～50%。1954年 Murray 在動物實驗上成功將腋動脈(axillar artery) 連接於左前下行枝冠狀動脈(left anterior descending artery),然後將吻合部前端之冠狀動脈結紮仍不產生心肌梗塞。由此他主張類似的血管直接吻合於阻塞部分之遠端，可能是將來理想之治療方法，並提示以血管攝影認清阻塞部分對外科治療上之重要性。Murray可以說爲冠狀動脈手術發展中參與於每一進步的過程，而開發了現代冠狀動脈手術之基礎。Sauvage 於1963年在動物實驗使用頸部靜脈連接上行大動脈與冠狀動脈。 Edward Garret 曾使用隱靜脈(saphenous vein) 施行上行大動脈與冠狀動脈間之遶道手術，使病人能脫離人工心肺機，但他等到近十年後之 1973 年才提出報告。這種遶道手術自 1967年 Cleveland 的 Rene Favaloro 及 Milwankee 的 Dudley Johnson 等重新提出此種方法與良好的臨床結果後，才變爲極普遍的現行的手術方法。

一方面學者們也爲了一些無法矯正的心臟病之治療，開拓心臟移植之路，早於1905年 Carrel 及 Guthrie 曾於動物實驗施行心臟移植，1933年Mann等人也施行過把心臟移植於動物之頸部。1946年 Demikhov 曾使用多種方法在動物實驗將心臟移植於胸腔內。 1964 年 Hardy 在不得已之情況下（不能脫離人工心肺機），曾以猩猩之心臟移植於病人，但病人脫離人工心肺機後 1 小時死亡。1967年12月南非 Christiaan Barnard 成功人類第一次心臟移植手術。心臟移植由此盛行一時，但因排斥作用與長期存活率不佳而漸漸少爲應用。到新的抗生物 Cyclosporine A 之出現，改善排斥作用而提高病人存活率（第一年之存活率約爲80％）以後，最近又增加起來。

人工心臟在近兩年來成爲大家所關心之一件事。 美國 William Devries 最近頻頻移植 Jarvik 7 型人工心臟。它的構造與人類心臟相似，心瓣膜卽由人工心瓣膜取代。雖然第二位接受人工心臟移植的 William Schroeder 已能離開醫院生活，但也患過腦血栓。長期抗血凝固劑之治療，人工心臟之動力靠來自體外之能源，龐大的醫療費用等在短時間內一時無法使人工心臟之移植成為普遍之治療方法。

回顧心臟外科之歷史，對於先進們刻苦耐勞之研究及奮鬥精神十分感動。目前之心臟外科水準雖已臻至很高的領域，但從事於心臟外科者都知道尚有許多需要克服的問題，以及需要突破的障礙。真有走不完的路之感。

在本書各章中，將由各心臟外科之權威作更詳細的敍述各種疾病外科治療的歷史沿革診斷，手術方法及追踪結果，且討論心臟外科目前之成就以及可能之限制。先進們已經替我們鞏固地基，開拓了一條大道，更希望我們能腳踏實地一步一步地向前邁進。

主編者　洪　啓　仁

76 年10月25日

中華現代外科學全書（第五冊）

心臟、血管外科學　目錄

〔 1 〕

第一章　心臟手術病人手術前手術後之管理

鄭　國　琪

心臟手術在外科手術中而言，大都是屬於相當大的手術。接受心臟手術後之病人，是否能順利康復，固然有很多因素影響，但是，去除或防止這些危及病人的因素發生，卻是醫護人員的責任。卽使在無法避免的情況下，病人有問題出現時，亦有賴醫護人員迅速確實之有效治療，才能使病人脫離危險，早日痊癒。所以，在心臟外科領域中，病人手術前及手術後之管理，是相當重要的部分。本章將予詳加說明。

第一節　心臟病人手術前之準備
(Pre-operative preparation)

原則上，不論任何病人，要預備接受何種外科手術，在手術前均應有周密之準備和計畫，以免因為一時之疏漏而影響到手術之成功，或使病人遭遇到不良之後果。對心臟手術病人而言，手術前充分之準備，手術時精良之外科技術，以及手術後完善之照顧，無疑是病人獲得救治所不可或缺之條件。

心臟手術小組內每一位人員，包括主治醫師、麻醉醫師、助理醫師、護士及人工心肺機操作員，在手術前均應完全了解病人的病情，以及病人可能要進行之手術步驟，以便能發揮最高度之配合工作效率。一份詳盡的病歷記錄必須建立，以供所有醫護人員參考。病人之病史，除了有關心臟疾病方面之發病因果，病情歷程與現況，以及住院時身體檢查之發現等，應加以詳細紀錄外，病人其他器官系統之情況，例如：神經、肺、肝、胃腸、泌尿、周邊血管等功能，均應一一仔細查問記錄，以期從中能及早發現病人不自覺而忽略之疾病。尤其是，當有某些疾病可能會影響到心臟手術之成敗時，應在手術前先行給予適當之治療。病人如有過去病史，亦應記載清楚。知道病人以前得過何種疾病，以及治病之經過、結果和現況，可以預防或避免可能發生之併發症，減少不必要的危險。至於病人的家族病史，或可顯示出病人心臟病是否有家族性，可供病案研究追踪之參考。病人個人的職業、社會關係、生活習慣及心理狀態等資料，可增加醫護人員對病人的了解，對手術前後的心理衛生教育，以及醫護人員與病人間感情的建立均會有所幫助，在病歷紀錄中仍不宜忽略。

　　科學檢查之項目應力求完備。例行之檢查如：胸部Ｘ光、心電圖；血液、尿液及糞便常規；血醣量、肝功能、腎功能、肺功能、血液酸鹼電解質、血型、出血及凝血時間等，應該是近期的結果且能反映病人手術前之狀況者。至於特別檢查如：超音波心臟圖（Echo-cardio-graphy）、心導管及心臟血流力學檢查（Cardiac catheterization and hemodynamic study），以及心臟血管或冠狀動脈攝影（Cardiovas-cular or coronary cine-angiography）等，更是心臟病人作最後診斷所必需，在病歷記錄中自然不可缺少。

　　在診斷過程中，心臟病人如發現有糖尿病、高血壓、甲狀腺功能異常、心內膜炎；肺、肝、腎功能欠佳，或酸鹼電解質不平衡時，應該立即加以適當之矯治，使病人之病況能在手術前獲得改善或恢復正常。如果病人有齲齒、皮膚軟組織局部炎症、喉炎，或泌尿系炎症時，應及早予以控制治療，切勿以為是小毛病而忽視之。此等小炎症常常是心臟手術後引發心內膜炎之原因，後果非常嚴重。因此預防感染（Prevention of infection）是心臟手術前非常要緊之工作。原則上，治療性之抗生素藥物應視感染之種類、程度而對症下藥，直至感染被完全控制或消滅爲止。而預防性之抗生素藥物通常在手術前一日給予卽可。至於使用何種抗生素爲佳，則端視臨床醫師之選擇。以預防感染而言，廣效抗生素如 Penicilline, Oxacillin, Cephalothin, Ampicillin, Lincocin, Garamycin, Nebcin......等較常被採用。另外，病人身體皮膚之清潔，對預防感染亦相當重要。病人在手術前應以肥皂或 G_{11} 清洗身體。若病人不能自行沐浴，應由護理人員協助行之，特別是在手術前一日毛髮之剃薙及手術區皮膚之清潔工作，應該由護理人員確實執行。

病人如在手術前一直服用毛地黃製劑、奎寧錠、利尿劑或抗高血壓藥物等，應儘可能在手術前三日停止服用，以免病人在手術時或手術後發生心律不整或血壓過低之情形。部分慢性心臟病人有長期心臟衰竭之現象者，可能無法在手術前停止服用毛地黃等藥物，宜繼續給予服用，但在手術時及手術後應特別加以注意。

有理解力之病人應在手術前知悉其將接受之手術爲何，手術後可能發生之併發症爲何，以及手術後可能有之危險及痛苦。諸如手術後需要使用之氣管插管（endotracheal tube）、呼吸輔助器（respirator）、胸管引流（chest tube drainage）、胃管、導尿管、心電圖監護、動脈壓力導管（arterial pressure line）、靜脈注射點滴與中央靜脈壓力導管等，其功用及暫時不便之處，均應事先讓病人了解，使病人心理上先有準備。另外在手術前應教導病人在手術後如何作深呼吸及有效之咳嗽除痰，使病人了解其重要性。如果病人有家屬，則家屬們亦應充分了解各項事情，以期在手術後能充分合作，減少不必要之麻煩。

　　手術前一日，主持麻醉之醫師應訪視病人，以便給予適當之麻醉前給藥，並計畫如何施行麻醉。人工心肺機操作員亦應將一切可能需要之物品及應變措施準備妥當。至此，心臟手術病人手術前之準備，才算告一段落。病人可以等待手術之施行。

第二節　心臟病人手術後之護理
(Post-operative Care)

　　心臟手術後，病人的情況，一般而言是被視為不穩定，列入危險狀況。此時，病人完全需要醫護人員的照顧與幫助，使病人能渡過難關，平安康復。照顧心臟手術後病人的原則有二：㈠在病人情況良好時，設法保持穩定進展並預防問題發生。㈡在病人發生問題時，要及早發現並迅速加以救治。切勿因一時疏忽而陷病人於不幸！

　　為了加強對心臟手術後病人的護理，病人例行在手術後送至加強護理病房 (intensive care unit)，由經過專業訓練之護理人員，協助醫師全天候廿四小時來照顧病人。目前，國內各大醫院均有加強護理病室，不僅是為心臟手術後病人，亦為其他病情嚴重，需要特別照顧之病人，提供更安全的護理，以協助病人渡過危機。在標準的加強護理病室中，每一個病人均有專用的心電、吸呼、脈搏、體溫、動脈壓力及靜脈壓力監視儀器，這些儀器通常有警報裝置，當病人的心跳、呼吸或血壓有不正常情形時，便會發出警號提醒醫護人員的注意。除了每一個病人都有專人照料、幫助病人解決困難，並執行一切治療工作外，一般加強護理病室均有中央控制及監視臺，有電腦系統及專人負責監護，以防萬一之疏漏，同時也可以收到統一指揮的時效。 除此之外， 加強護理病室中大都設備齊全， 諸如人工吸呼輔助器、X光機、檢驗室、急救儀器及藥物等，均有充分之準備。再加上醫護人員高度之警覺性及專業技術，在病人萬一發生問題時，極容易迅速應變， 及時救治病人。因此， 病人發生不幸的機會大爲減少。

　　加強護理病室誠然功效顯著， 但是， 有一點必須要強調的， 就是病人是一個有生命的活體，病情更是瞬息萬變，有時並非儀器或監護系統所能察覺。因爲，卽使最完善的科學儀器到底還是機器而已， 不能排除發生故障之可能，尤其不能將病人所有的臨床徵候綜合分析來作正確的解答。很多臨床上的症狀和徵候之出現，以及病人本身之主訴，得靠醫護人員仔細之觀察，愼密之思考，以及確實之判斷，才能及早發現問題， 及早治療。醫護人員的知識、經驗和判斷力，是任何科學儀器所不能取代的。因此，醫護人員在照顧病人時， 必須經常檢查察看病人所有之情況。爲了避免疏忽， 每次察看病人時，除詢問病人有何主訴外，應該替病人作全面而有系統的檢查，並檢視病人各項有關心、肺、腎、血液等生理功能之記錄報告，然後綜合判斷之。一般而言，心臟手術後病人身上常附有很多必需的醫療物品及器材，在檢查病人時， 亦應同時加以檢視。 （圖 1-1）檢查及治理病人詳情，下面將加以分類述說；至於某些因手術後而發生之併發症及其治療，將在另一章中分別介紹。

I. 中央神經系統 （Central nerve system）

　　檢視中央神經系統，首先要察看病人的神志是否清醒。病人從痲醉中逐漸清醒後，應檢查病人之知覺及理解力。通常病人因爲有留置氣管插管 （endotracheal tube） 而無法說話，可令病人活動其眼瞼、眼球及四肢， 以視有無腦中風或肢體痲痺之現象。 在手術後無論何時， 如果病人之神智有不清楚、身體任何部分有痲痺或喪失功能之現

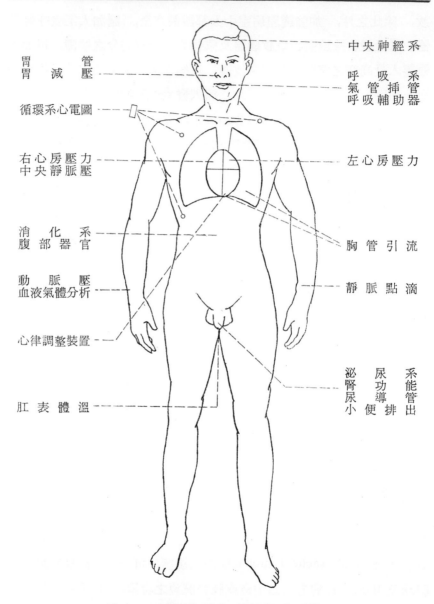

圖 1-1　心臟手術後病人照顧及輔助裝置

象時，很可能是病人之腦部神經受損。此時，如病人情況許可，應作一完全之神經系統檢查，以供診斷之參考。心臟手術後病人發生腦神經受損之原因，以腦血管氣體栓塞（air embolism）爲最常見，其次爲腦部血氧過低（hypoxemia）、腦血管血塊栓塞（thrombo-embolism）、長時期血壓過低（prolong hypotension）或腦內出血（intra-cerebral hemorrhage)等。因爲腦神經不能缺血或缺氧過久，否則腦神經受損過劇而降低了病人復原的機會。由於近年來醫學各方面進展神速，以及手術時或手術後注意儘量避免引起腦神經受損之原因，心臟手術後病人之腦神經受損發生率已大大減少。但如不幸發現病人在手術後有腦神經受損，陷入昏迷或有肢體麻痺之現象時，護理上便得特別注意：(1)保持病人呼吸道之通暢（keep air way patent）。必要時得行氣管挿管留置或氣管切開，以便除痰及預防吸入性肺炎（aspiration pneumonia)。(2)預防腦神經受損之加劇。也就是去除腦部缺氧、缺血之原因，例如使病人之血壓及血氧維持正常；在腦血管有血塊栓塞時，是否應使用抗凝血藥物以防止血塊栓塞之繼續形成；在使用抗凝血藥物時應愼重考慮維持量，以免引起腦內出血等。(3)預防褥瘡之發生。爲免使病人身體着力點承受過久之壓力，影響局部地區之血液循環而生褥瘡，應經常替病人翻動及作身體按摩。並應保持病人身體、衣服及床被單的清潔和乾燥。(4)預防感染。除使用適當之預防性抗生素外，應特別注意預防肺炎、褥瘡感染，留置導尿管之感染及靜脈點滴途徑之感染等。(5)維持病人之營養。在病人不能自行進食之情形下，長時間使用靜脈點滴可能導致營養不良。高熱量靜脈點滴法（Hyper-alimentation）雖然可以供給足够之營養，仍不適合長期使用。對於此類病人，胃管灌食應爲最佳方法，但要注意避免嘔吐而引起吸入性肺炎等併發症。(6)繼續保持良好之心、肺、腎功能。如此，病人若其腦神經受損程度不嚴重，其他一切之情況穩定，則病人仍有希望逐漸恢復腦神經之功能。筆者曾有一患者在心臟手術後昏迷達兩週而竟完全康復，至今已有五年，並無任何後遺症！當然，有些病人因腦神經受損程度過重，無法完全恢復，可能有半身不遂或某些肢體活動能力不良或減退等。更嚴重者可能一直昏迷不醒，最終危及生命！

少數病人在心臟手術後會發生吵鬧、不安、胡言亂語、幻覺或譫妄等精神症狀，卽所謂人工心肺機使用後精神症 (Post-pump psychosis)。此等症狀大多是短時期內出現，而且亦是大多會逐漸自癒。但是，爲防發生意外，應該密切注意病人之舉動作爲，必要時應給予有效鎮靜劑使病人安靜下來，也許需要治療一、二週，卽會痊癒。

II. 呼吸系統 (**Respiratory system**)

檢查心臟手術後病人之呼吸系統，應注意下列四點：第一、病人之肺功能。第二、呼吸輔助器之使用。第三、留置氣管插管之使用及護理。第四、胸部X光片之情形。

病人之肺功能在心臟手術後或多或少均會減弱。引起肺功能減弱之原因很多，例如因使用人工心肺機後肺部之間隙組織水腫 (edema of interstitial tissue)、肺充血 (pulmonary congestion)、肺水腫、肺氣泡萎縮 (atelectasis) 等情形可妨礙肺內氣體之交換；或因病人在手術後體力較弱、傷口疼痛等逼使病人不敢用力呼吸，或呼吸能力減低，而有呼吸過淺過快等現象時，都會影響到病人之肺功能。剛手術後之病人，很難接受一次標準之肺功能測定。在臨床上，病人之肺功能有無異常，除了觀察病人呼吸之快慢深淺、胸廓之活動範圍，以及皮膚、指甲、眼結膜之血色是否缺氧發紫外，可以使用肺潮氣量(Tidal volume)測定器檢查病人之呼吸量是否正常，再抽取病人之動脈血液及靜脈血液分別測定血中之氣體分析及酸鹼度，如在正常之範圍內則表示病人之肺功能沒有問題。否則，應該改善之。一般來說，為了減少心臟手術後病人因肺功能不足而導致危險，大多數醫師均主張在手術後，例行給予病人使用呼吸輔助器一段時間，等病人之肺功能完全穩定保持正常狀況後，再讓病人自行呼吸，可以對病人的安全多加一分保障。

目前，呼吸輔助器之使用已極為普遍。常用的呼吸輔助器大概可以分為兩大類：一類是壓力控制型（pressure cycled），一類是容量控制型（volume cycled），前者以 Bennett PR-2, Bird, Mark 7, Mark 8 等產品代表；後者以 Bennett MA-1, Bennett MA-2, Emerson, Engstrom（圖 1-2）等代表。兩類呼吸輔助器各有其優劣（表1-1）。在榮民總醫院，心臟病人手術後例行使用Bennett MA-1

表 1-1　呼吸輔助器之比較

	壓力控制型	容量控制型
1. 體積	較小	較大
2. 價格	較便宜	較昂貴
3. 電源	不必	必要
4. 給氣管或氣管肺部等地漏氣	影響不大	影響氣體流量
5. 給氣管或氣管肺部等地阻力增高	影響氣流量	影響不大
6. 氧氣量	不能調節	可調節
7. 深呼吸控制	無	有
8. PEEP 裝置	大多無此裝置	大多有此裝置

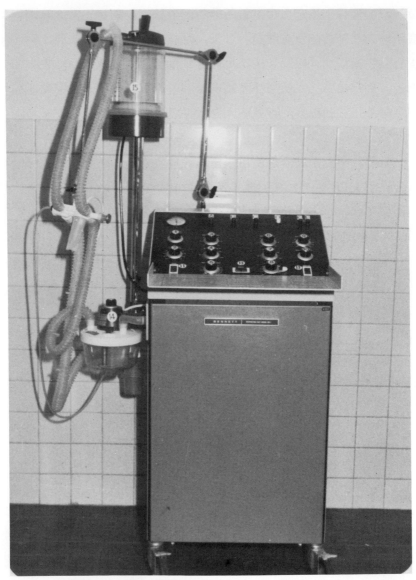

圖 1-2 Bennett-MA1
容量控制型呼吸輔助器。

或 MA-2。一般使用呼吸輔助器的時間至少爲 6 小時，亦有長達一週以上者。　通常在病人之肺功能保持穩定正常後停用之。　肺功能是否正常之認定，以病人血液氣體分析及病人自行呼吸之機械情況（mechanics）作爲參考。　如下面所示，當病人之呼吸次數每分鐘大於 35 次，其肺活量（vital capacity）低於 15c.c./每公斤體重，最大吸氣力（maximum inspiratory force）小於 25cm H_2O，肺泡與動脈血中之氧壓差（alveolar-arterial oxygen difference）大於350mmHg，動脈血中含氧分壓（PaO_2）低於 60mmHg，動脈血中含二氧化碳分壓（$PaCO_2$）大於 50mmHg，死腔與潮呼吸量之比（dead-space to tidal volume ratio）大於 0.6時，應給予病人使用呼吸輔助器。事實上，上述僅是使用呼吸輔助器之參考原則，並不能作硬性之規定，仍應視病人臨床之需要而作適當之處置。例如病人之肺功能檢查均在正常範圍之內，而病人臨床上仍顯示呼吸困難、無力及不安之情形時，雖然沒有其他主要之因素妨礙其肺功能，可能仍須以呼吸輔助器幫忙爲佳。

　　至於如何調節使用呼吸輔助器，亦常因病人之不同而有異。有些病人僅需輔助性之幫助呼吸（assisted ventilation）即可；有些病人則應由呼吸輔助器完全控制其呼吸（controlled ventilation）。無論使用何種呼吸輔助器，目的均在幫助病人肺部獲得良好之氣體交換，維持病人之正常生理狀態。所以，負責照顧病人之醫護人員必須充分了解呼吸輔助器之操作，及其生理機械功能，與人體呼吸循環生理及病理之關係，方能眞正發揮呼吸輔助器之功能，而使病人之肺功能很快復原。如呼吸輔助器使用不當，病人之呼吸與呼吸輔助器之控制不相一致，彼此衝突，反令病人陷於危險。應趕快找出兩者對抗之原因並設法去除之。例如，病人之呼吸道是否有阻塞，呼吸輔助器本身有無操作失常或漏氣等情形，均應盡速矯正之。在病人極需由呼吸輔助器

完全控制其呼吸時，病人最好能保持安靜，必要時得使用 Morphine'
Valium 等鎮靜止痛劑，以免病人因掙扎而與呼吸輔助器相對抗。少
數病人，甚至需要使用 Curare 等肌肉鬆弛劑來達到控制病人呼吸的
目的。

　　如果病人之肺功能不錯，在使用呼吸輔助器約六小時後，可測
定其動脈血液氣體分析。若一切正常，可以進行呼吸輔助器脫離（
weanning）。通常是由控制呼吸改爲幫助呼吸，使用半小時至一小時
後，如沒有問題，則完全停止呼吸輔助器而改用供氧氣之 T-piece，與
病人之氣管揷管連接，完全由病人自行呼吸；半小時至一小時後再測
定病人血液氣體分析，如果仍是正常，則可將氣管揷管拔除，改用與
氧氣連接之口鼻罩 (Mask)，經半小時至一小時後測定病人之肺功能，
如一切正常，則表示病人之肺功能已穩定良好，可繼續讓病人自行呼
吸。但在手術後頭兩天，仍須每 6 小時測定肺功能一次，一旦發現有
肺功能不足之情形時，自應考慮重新使用呼吸輔助器。

　　長時間使用呼吸輔助器之病人，在其肺功能逐漸好轉後，要使病
人脫離呼吸輔助器可能比較困難；尤其病人已產生呼吸輔助器倚賴
(respirator dependant) 時，停用呼吸輔助器而改用 T-piece 等之辦
法不一定適合。比較安全的辦法是：逐漸縮短病人使用呼吸輔助器之
時間，慢慢增加病人自行呼吸的時間，從每小時自行呼吸五分鐘開始，
慢慢增加至每小時十分鐘、廿分鐘、卅分鐘等，令使用呼吸輔助器之
時間相對減少，直至病人可以完全自行呼吸四十八小時，而肺功能測
定仍然正常爲止，即可正式拔除氣管揷管，停止使用呼吸輔助器而改
用供氧之口鼻罩。如果呼吸輔助器上有間歇委託呼吸 （Intermittent
mandatory ventilation—IMV) 之裝置時，則可利用此裝置預定病人
自行呼吸及輔助呼吸之時間，對於有呼吸輔助器倚賴之病人實行脫離

呼吸輔助時，效果甚佳。

有些心臟病人手術後，肺部產生水腫、肺泡萎縮、肺充血或肺炎時，卽使用呼吸輔助器，其肺功能仍有障礙時，可利用呼氣末期正壓 (Positive End-Expiratory Pressure—PEEP)，使病人在呼吸過程中在呼吸道內維持 5 至 20cmH$_2$O 之正壓力。這種正壓因爲可以減少肺泡之萎縮，增加氧氣在肺內之運轉，可使病人肺部氣體交換獲得改善，但在使用 PEEP 時，宜以最低壓力而得到最佳效果爲原則，因爲正壓之壓力過高，容易引起肺泡破裂而導致氣胸或中膈腔充氣。而且PEEP 之壓力過高，可以影響血液回流至心臟，減低心搏出量而使血壓降低。故此，在使用 PEEP 時，應同時注意病人之血壓，血壓過低之病人不宜採用。　至於所謂氣管道內持續性正壓 (Continuous Positive Airway Pressure—CPAP) 之原理和 PEEP 相似，多用於兒童或嬰兒心臟手術後病人。

凡使用呼吸輔助器之病人，必有留置氣管挿管。爲防呼吸道漏氣，氣管挿管上之氣球必須適度充氣。氣球充氣之壓力不宜過大，以免妨礙氣管之血液循環，引致日後氣管內發生狹窄。因此氣球壓力宜每小時解除 5 分鐘左右，使氣管內血液循環不致受阻太久，減少氣管可能之損害。或者使用均壓式氣球之氣管挿管。特別在長時間使用氣管挿管之病人，更應注意。一般而言，留置氣管挿管如超過四天，應替病人行氣管切開而將氣管挿管拔除。在長時間需用呼吸輔助器或有肺炎、氣管內分泌物太多之病人，氣管切開較能使病人感到舒服，同時亦方便長期使用及護理，較不容易妨礙病人進食。在使用氣管挿管時，應該注意氣管挿管在氣管內之位置是否正確。過於滑入則可能遠端只在一邊之支氣管內，影響到另一邊肺部之呼吸。位置太淺則恐防滑出而失去作用。另外，還要注意氣管挿管有無扭曲或被外力壓扁，有無被異物或痰液堵塞，有無與呼吸輔助器或氧氣來源脫離等意外事件，如發現此等情形，應立即矯正，以防病人突然窒息。通常病人在手術麻醉後，肺部氣管分泌物增加，而有留置氣管插管或氣管切開之病人，常常不容易自行咳痰，為免過多之痰液在氣管內形成阻塞，引起肺泡萎縮、肺炎、甚至窒息，痰液必須經常由醫護人員協助清除。除痰之方式在不同醫院中及不同人員手上或有差異，但基本之原則乃是有效的清除肺部氣管內之痰液，使病人不致發生問題。在榮民總醫院，心臟手術後病人之除痰工作，乃由照顧病人之護士執行。原則上應行無菌技術操作，以免引起感染。護理人員帶上手套以適當大小之抽痰管，由氣管插管或氣管切開管放入病人氣管內抽除痰液，通常在每次抽痰之前，先由氣管插管或氣管切開管中注入無菌之生理鹽水約兩西西後，令病人充分呼吸約五次，使用呼吸輔助器或 Ambu bag 亦可，目的使病人氣管內之痰液能得以濕潤，肺泡能有適當之膨脹，病人亦能獲得充分之氧氣後，再將抽痰管放入病人氣管內。在放入抽痰管之過程中暫停吸引力，至抽痰管遠端放入氣管最深部時，開始使用吸引力抽痰，並慢慢將抽痰管往外拉出，同時稍微轉動抽痰管，使氣管內四周之痰液更容易被抽除。每次抽痰，抽痰管在氣管內停留之時間最好不要超過十五秒鐘，以免病人氣管內之氧氣被抽光而發生缺氧。這種抽痰步驟可以重覆施行，直至病人氣管內之痰液完全清除為止。因為每次抽痰之前，都令病人充分呼吸，病人發生缺氧之現象甚少見！為減少感染，抽痰管除了無菌外，最好不要重覆使用。為達到有效清除兩邊肺部之痰液，抽痰時儘量使抽痰管能分別到左右兩支氣管內。一種遠端稍具角度之抽痰管對分別放入左右兩支氣管之目的較易達成。

　　病人之肺功能正常後，氣管插管或氣管切開管已拔除時，除痰之工作應鼓勵病人自行咳嗽行之。若病人體力較差而無法行有效之咳嗽除痰，　醫護人員得使用抽痰管由病人鼻腔放至氣管內抽除痰液（圖 1-3）。有時，　爲使痰液易於咳出或方便抽除，　可讓病人在某些時間內呼吸熱蒸汽（steam inhalation），經常拍打（cupping）病人之前胸及背後，或行姿向引流（postural drainage），　必要時，還得再行放置氣管插管或行氣管切開，以方便除痰工作之進行。

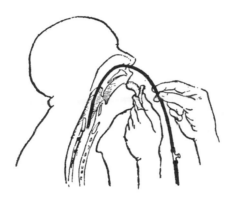

圖 1-3　由鼻腔至氣管內抽取痰液，病人採坐姿，頭稍往後仰，舌頭伸出或由醫師護士以手將舌頭抓住，以免舌頭後方往後阻塞咽喉部，另以抽痰管由鼻孔放入鼻腔至氣管內。

　　胸部X光片之檢視對心臟手術後病人極爲重要，不但可以提供有關呼吸系統之資料，還可以顯示出其他不容易在一般診察病人時所能發現之問題。　心臟病人手術後，　例行立卽照胸部X光片一張，　以檢視：(1)有無氣胸、血胸、肺充血、肺水腫、肺萎縮、甚或肺炎之現象。(2)中隔腔陰影有無擴大。(3)心臟陰影大小如何。(4)氣管插管之位置是否適當正確。(5)中央靜脈壓力導管或左心房壓力導管之位置是否正確等。第一張X光片不但可供手術後初期診斷之參考，也是以後情況發展之基本對照。所以，如果病人之情況在開始時顯示良好，仍應例行定時照胸部Ｘ光片，繼續比較病人心肺各方面之發展情形。一般來說，在手術後最初三日，至少每天要替病人照一張胸部Ｘ光片並仔細檢視之。如發現有異常之情形，應立卽矯治。例如氣管插管之管口應位於支氣管分叉處(carina)上方一公分左右爲合度，太高容易脫出，太低容易阻塞一邊支氣管；胃部如有脹氣，通常亦可從胸部Ｘ光片中發現，急性胃脹氣可導致心肺功能障礙，應給予病人放胃管減壓引流；胃管之位置是否正確亦應注意，並經常保持胃管之通暢。其他影響呼吸系統之併發症如氣胸、血胸、肺充血、肺水腫、肺泡萎縮或肺炎等，均極容易在胸部Ｘ光片中發現，而及早予以適當之治療。因此，當手術後病人之肺功能有問題，或是其他併發症已發生，除了適當之治療外，在任何時候如有需要進一步了解病人之心肺情形及進展狀況，隨時替病人照一張胸部Ｘ光片來檢視，會有很大的幫助。

必須再強調的是，當病人自行呼吸時，應繼續注意病人呼吸之型態和狀況。呼吸過速、過淺、過慢，或有空氣飢餓型 (air hunger)、秦施氏呼吸 (Chyne–Stoke respiration)、 橫隔膜式呼吸 (diaphragmatic respiration) 以及逆性呼吸 (paradoxical respiration)時，病人可能有呼吸衰竭或循環障礙，應趕快找出原因矯治。

檢查病人時， 尤其不可忘記最基本的檢查四要： ㈠視 (inspection)、㈡觸 (palpation)、㈢敲 (percussion)、㈣聽 (auscultation)。不論是呼吸系統也好，循環系統也好，甚至其他系統的檢查，在有經驗的醫師使用了檢查四要之後，問題多半可以發現。疏忽是最不可原諒的錯誤。應儘量避免。

III. 循環系統 (Circulatory system)

心臟是循環系統的中樞，心臟手術後病人之循環系統多少會受到影響，但大部分之病人在小心護理下，多不致於產生嚴重之後果。少數病人由於長期慢性心臟病導致之心肌功能不良，或因手術時心肌之保護欠周、缺血時間過長，或因心臟病灶之矯治沒有完全，或因手術時不慎使心臟有所創傷等，均能令病人在心臟手術後發生相當程度之循環功能障礙，此時，特別需要醫護人員悉心之照顧治療，以幫助病人克服困境。

在檢查病人之循環系統功能時，臨床上當以病人之血壓、脈搏、呼吸，以及小便排出量是否在正常範圍爲基準。醫護人員應該了解其相關關係，並在某種異常之情況出現時，將所有發現加以綜合分析，找出循環功能障礙之原因趕快治療，切勿等待到病人之循環功能障礙發生不可逆性時，爲時已晚。

心臟病人手術後血壓之測量，爲求高度之準確性，多採用直接動脈內血壓測量導管 (Intra-arterial pressure recording catheter)，通常是將動脈內壓力導管直接置於病人腕部之橈動脈內，再接連測壓儀，便可以在測壓儀之螢光幕上顯示出病人之動脈壓力曲線，也可顯示出血壓之讀數。此壓力曲線及讀數之顯示是不間斷的。傳統使用之血壓計必須每次測量，而且誤差較大，在心臟手術後病人大多僅用來作對照參考。在選用病人之橈動脈作爲測壓途徑時，必須先檢查其同側腕部之尺動脈脈搏及循環情況，如若尺動脈之循環有可疑之障礙情形，則同側之橈動脈不宜選作測壓途徑，以免因測壓導管在橈動脈中，妨礙手部之血液循環而導致手部組織缺血甚至壞死。正常之狀況下，熟練人員可由皮外直接穿刺將動脈測壓導管放入橈動脈。但在嬰孩或少部分不易由皮外直接穿刺橈動脈之患者，可行切開術將橈動脈找出後再行穿刺。如若兩側橈動脈均不適選用爲測壓途徑，亦可選用足背動脈或肱動脈。當測壓導管放入動脈內之後，應作適當之固定，以免導管滑出，並應經常保持導管之通暢，通常使用含有Heparin之溶液緩慢連續點滴沖洗，以維持正確之壓力指示及預防導管發生血栓塞。動脈壓力導管除可供測定壓力外，亦可由此抽出動脈血液作爲動脈血液氣體分析及其他血液檢查之用。抽取血液之操作應注意無菌技術，避免發生污染。當病人之情況漸漸穩定，血液之檢查需要減少時，動脈壓力導管可以拆除，而改用傳統之血壓計測量血壓。因爲任何導管在血管內時間越長，越難避免血栓或污染之發生，在不必要時應越早拔除越好。一般來說，病人之情況在手術後第三日大多已穩定，也是很多輔助儀器或導管停止使用的時機。

　　病人脈搏之測定，在加強護理病室中通常使用心電監視儀來顯示病人之心電圖形及心跳次數。因爲心臟手術後病人其周邊脈搏常常不易觸摸。而且，當病人有心房顫動等不整脈時，周邊脈搏更易不準確。使用心電監視儀則不但可指示每分鐘心跳次數，並可顯示出病人有無心律不整之心電圖形。如若心電血壓監視儀上有警告裝置，則病人之血壓心跳有不正常情形時，監視儀馬上放出警號，醫護人員因此能及時作有效之處理。

　　病人的呼吸情形是較容易察看出來，亦可由呼吸監視儀上顯示出呼吸曲線及每分鐘呼吸次數。但病人呼吸之型態，則無法完全靠呼吸監視儀，必須親自觀察判斷之。呼吸情形之異常，除了可能因爲肺功能有障礙，或呼吸衰竭可以引起外，血液循環功能發生問題時，亦可影響到呼吸型態之改變。例如在貧血（anemia）、低血量（hypo-volumia）、心搏出量過低（low cardiac output），或心臟衰竭（heart failure）時，在肺部循環之血液不能獲得足够之氧化，使病人呼吸增快甚至發生空氣飢餓型呼吸。除非循環功能獲得改善，病人之呼吸極可能逐漸衰竭而至無可救藥。大多數病人在循環功能開始有障礙時，血壓可能仍然保持正常範圍，其心跳和呼吸則會較早發生異常，這些早期警兆如能及早發現，當然更能把握治療之先機。

　　至於病人的小便量是否正常，所反映的是病人的循環功能和腎功能是否正常。如果病人之循環功能正常，腎臟血流量應該正常，則病人之小便排出量亦應正常。若病人循環功能不足，腎臟血流量減少，病人小便排出量便減少。如病人循環功能正常而小便排出量異常，則病人可能有腎功能不足之併發症，應詳加檢查分析以便對症治療。當僅有循環功能不足之情形時，及早矯治循環功能可使腎臟血流量恢復正常，小便排出量亦會恢復正常。如腎臟缺血時間過久，可併發腎衰竭，後果更為嚴重，關於腎功能之問題，將在稍後討論之。

　　在心臟手術後之病人，其循環功能之維護極為重要，有時單靠臨床上病人之血壓、心跳、呼吸及小便量仍不足以了解病人之循環血流力學（hemodynamic）。因此，中央靜脈壓力（central venous pressure）或右心房壓力（right atrial pressure）、右心室壓力（right ventricular pressure）、肺動脈壓力（pulmonary pressure）、肺動脈遠端壓力（wedge pressure）或左心房壓力（left atrial pressure），以及心搏出量之測定，在較嚴重之病人心臟手術後護理上，極為需要。一般來說，並非所有病人都需要有如此完整之血流力學資料。較常採用的是中央靜脈壓（或右心房壓）以及左心房壓之測定。在榮民總醫院，心臟手術病人例行在手術時放置壓力導管於右心房中，然後將導管經穿刺孔引出皮外，接連於靜脈壓力計或靜脈壓力監視儀上，以測定病人之右心房壓力。正常之右心房壓力約在 2～8 mmHg。當病人血量不足時，右心房壓力常會降低，此時如病人之血壓同時有下降之情形，則更表示血量不夠，應趕緊補充血量，使右心房壓力維持在正常範圍內。當右心房壓力高於 8 mmHg 時，可能由於血量過多、右心衰竭或心包膜填塞症引起，應仔細鑑別診斷而加以適當矯治。

但因右心房壓力並不能顯示左心之功能，其壓力之變化亦容易受到呼吸、人工呼吸輔助器、病人姿勢或左心功能等之影響，不易作爲心臟血流力學之基準，故此，右心房壓力之測定在最近已成爲一種輔助資料，以供心臟血流力學之參考而已。眞正能表示左心功能之左心房壓力測定，已逐漸普遍使用於心臟手術後病人之照顧。左心房壓力導管亦可在手術時經由右上肺靜脈或左心耳放入左心房，然後從胸壁穿孔引至體外，接連至測壓儀上測定其壓力。正常之左心房壓力應在12mmHg之下，通常反映左心室之舒張壓。在左心室衰竭時，左心房壓力會升高，而在左心房壓力不高時，血壓下降或心搏出量不夠，則很可能是病人血量不足或因動脈阻力降低，因此，可以針對心臟之前負荷（pre-load）或後負荷（after-load）問題而予以適當之矯治。若病人原有心臟擴大及左心房壓力增高之情形，在手術後初期欲要維持正常之心搏出量，通常必須使左心房壓力保持手術前之情形，方能使左心室有足够之充血（filling），而有足够之搏出量。最近，有一種導管稱爲 Swan-Ganz flow-directed right heart catheter（圖1-4），在床邊使用，可以完全代替右心房及左心房壓力導管。這種 Swan-Ganz catheter 可在任何時候，從病人之手臂上靜脈或頸靜脈中放入，經上腔靜脈至右心房，然後再將導管前端之氣球充氣，導管更容易隨著血流飄至右心室、肺動脈，甚至通到肺動脈最遠端。導管的遠端及一側有數處開孔，當遠端氣球充氣時，遠端開孔可測出肺動脈遠端壓力（wedge pressure）（圖1-5）。在正常之情形下，肺動脈遠端壓力可以代表左心房壓力。當遠端氣球放氣時，可測定肺動脈壓力。其導管之側孔落在右心室者可測定右心室之壓力，落在右心房者可測定右心房之壓力。如導管爲四線通道（Swan-Ganz thermodilution catheter），則可利用溫度式電腦心搏量測定儀（thermodilution cardiac output computer）（圖1-6），測定病人之心搏出量。如此一來，病人心臟之血流力學可以完全了解，在臨床上當然極有幫助。

當心臟手術後病人有心搏出量過低或心臟衰竭之現象時，可先行使用藥物如 Digitalis, Epinephrine, Isoprel, Dopamine, Nitro-prusside, Regitin 等來治療。各種藥物之效果各有不同，可先行了解其藥理作用，視病人之情況慎重選擇使用之。少部分之病人對藥物治療無效。在某些左心室衰竭病人，可利用左心輔助裝置 (left hear assist device) 或動脈內氣球幫浦 (intra-aortic balloon pump) 來幫助左心室功能之恢復。（圖1-7）

心室早期收縮（Ventricular Premature Contraction—VPC）在心臟手術後病人甚為常見，宜密切注意其發生。如病人每分鐘發生心室早期收縮之次數大於六次，應立即加以矯治。否則，容易變成心室顫動 (ventricular fibrillation)，導致病人危險。治療心室早期收縮的第一步是給予病人靜脈注射 Xylocaine，按每公斤體重一公克 Xylocaine 之量給予一次注射，一般均能使心律回復正常。此時，應同時檢查病人之其他狀況，如心肺功能、血液氣體分析、血液電解質平衡等是否有不正常之處。如有發現，應同時矯正之，以防心室早期收縮之再發。一旦再發生 VPC 之現象，可再給予 Xylocaine 注射，或予以靜脈點滴。如 Xylocaine無效，病人其他之因素亦已矯治，則可能要使用 Quinidine, Procainamide, Digitalis, Diphenylhydantoin, Propranolol等藥物，甚至要使用暫時性心律調整器（Temporary pacemaker）來控制維持病人正常之心跳及心搏出量。

少數病人在心臟手術時，可能因為心傳導系統受損而在手術後發生心傳導阻滯 (heart block) 之現象。若發現此現象時，應在病人心

臟上安裝一暫時性之心律調整器導線 (temporary pacing wire)，並
將導線引至體外與體外心律調整器相接，以維持病人一定之心跳律。
若病人之心傳導系統受損不嚴重，大部分會逐漸復原，則待病人之心
律恢復正常後，可將暫時性心律調整裝置取下。若病人之心傳導阻滯
現象在手術後兩個月以上仍不能復原，且其心跳率不能維持正常之循
環功能時，應爲病人裝置永久性之心律調整器。

　　手術後出血 (post-operative bleeding) 是心臟病人手術後經
常出現的問題。 如果出血量過多， 無疑將會影響病人之循環功能，
因此， 必須特別注意。 心臟手術病人因爲手術時必須使用抗凝血素
(heparin) 及人工心肺機， 致令病人在手術後之止血功能無法立時恢
復正常，病人因而較其他手術後病人更容易出血。雖然，在手術後通
常會使用 Protamine sulfate 來中和病人體內之 Heparin， 但所謂
Heparin pooling 而未能完全被中和或所謂 Heparin rebound 之情
形亦可能存在。而且，Protamine sulfate 使用過量時，亦可妨礙正
常之凝血作用，再加上使用人工心肺機及 Cardiotomy suction 能破
壞血液中之血小板、 凝血因子及纖維素酶 (fibrinogen) 等，使病人
在手術後不易止血，這種情形，因爲人工心肺機氧化器之改良，以及
小心使用 Heparin 和 Cardiotomy suction 而得到改善。而且，在
正常之情況下，大部分病人在手術後八至廿四小時內，其止血功能卽
漸行恢復。爲了幫助病人之止血功能，在心臟手術後初期，使用新鮮
之血漿輸給病人，不但可以補充病人之失血量，同時也可以補充病人
血液中缺少之血小板、凝血因子及纖維素酶等。當然，在某些特殊病
例中，如知悉病人止血功能障礙之原因時，甚至可以選擇性輸給病人
所需之物質，而迅速恢復其凝血功能。一般而言，人工心肺機使用之
時間越短，引起人體生理上之變化或血液之破壞越少。目前普遍使用

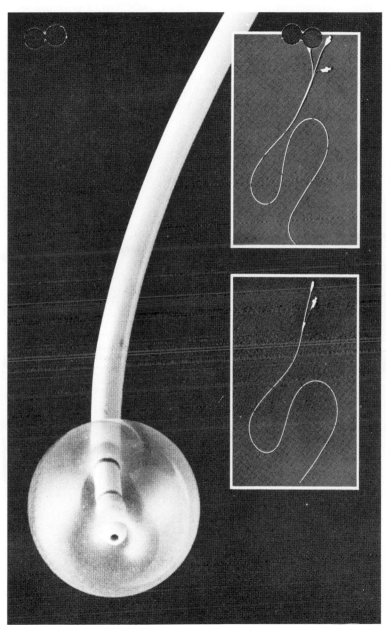

圖 1-4 Swan–Ganz 血流力學壓力測定導管。

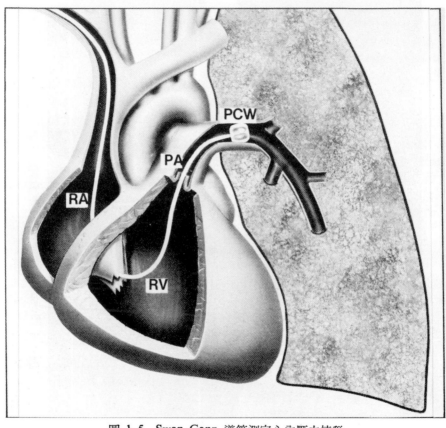

圖 1-5　Swan-Ganz 導管測定心內壓力情形
RA：右心房
PA：肺動脈
RV：右心室
PCW：肺動脈末端壓力

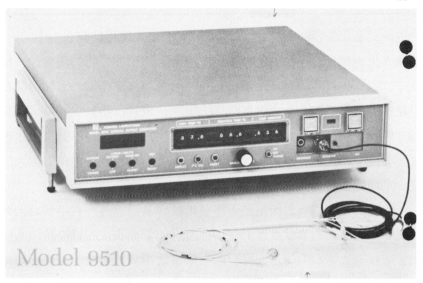

圖 1-6　心搏出量電腦測定儀

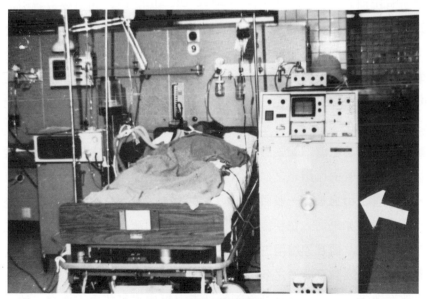

圖 1-7　主動脈內氣球幫浦之臨床應用，箭頭所指卽 IABP
　　　　之主機裝置病人爲一接受兩個瓣膜換置手術後產
　　　　生心搏出量過低之患者，使用 IABP 約一天後情
　　　　況獲得改善。

之泡沫式氧化器（Buble type oxygenator）如其使用時間在二小時內，
對病人來說頗爲安全。卽使有凝血功能上之破壞亦是暫時現象，多能
在一、二日內自然復原。但使用人工心肺機超過 4 小時，人體內某些
生理機轉可能受到永久之破壞而無法復原。最近，由於半透膜式氧化
器（Membrane oxygenator）在臨床上應用之效果不錯，對人體生理
之影響減少，部分文獻報告可使用超過十天以上於特殊病例而無大問
題。尤以肺功能不良之病患爲然。

　　除了病人因爲凝血問題在手術後比較容易出血外，在手術時因外
科醫師之疏忽，心臟或血管上之切口縫合不够緊密或在縫合後因心臟
血管回復充血搏動而撕裂，可引起極嚴重之手術後出血。故在手術時
及縫合病人之胸骨傷口之前，應仔細檢視心臟血管各處，小心謹愼的
將所有出血點止血後，確定無 Active bleeding 時，循例要放置引流
管於心臟下方與橫隔膜間之心包膜腔中，，以及心臟前方與胸骨間之
中膈腔中，並於劍突軟骨下方穿孔將引流管引出體外，接至引流系統
中，以引流心包膜內可能之出血， 一方面可避免心包膜塡塞症（Car_
diac tamponade）之發生，一方面可測量引流血量，以判斷病人出血
之程度。如在手術時發現左或右肋膜有破孔，則宜將肋膜破孔擴大，
並置引流管於左或右胸腔內引流之。以防氣胸或血胸之發生。在正常
狀況下，胸管引流出來之血量卽表示病人之出血量，應每小時紀錄每
一引流管之出血量。一般而言，病人在手術後第一日出血較多，然後
日漸減少。如果病人在手術後每小時從胸管引流出來之血量在一、二
百西西以上，而且連續兩三小時沒有減少的現象，或者引流量在短短
十數分鐘內達數百西西之多，則應考慮病人有大出血之可能；除了立
卽補充所失血量外，應行緊急剖胸探查，以檢視可能之出血處，並立
卽採取行動止血，切勿猶疑不決而延誤時機。如果病人出血之情況逐漸

改善並有停止出血之趨向，胸管引流量亦會逐漸減少甚至於無，但必須注意胸管引流之停止是否有其他外在原因，例如引流系統有故障，胸管引流管阻塞、扭轉、漏氣或脫落，使引流作用不良，應隨即矯正之。尤其是胸管引流管必須經常保持暢通及作用良好，否則，病人之出血無法引流出來，留存在中隔腔心包膜內，極易引起心包膜填塞症。在心臟手術後病人而言，心包膜填塞症極難與心臟功能衰竭作鑑別診斷，若在病人發生心包膜填塞症時誤以為病人出血已止，而着眼於心臟衰竭之治療，則病人將因延誤解除心包膜之填塞而導致不幸。因此，當病人之胸管引流量突然減少或停止，病人之中央靜脈壓升高，脈搏壓變狹窄，心跳加速，甚或發現病人之收縮血壓下降，舒張血壓上升，並聽到逆性脈搏（paradoxical pulse）時，應懷疑有心包膜填塞症之可能，此時，如有一張胸部X光片參考其中隔腔陰影有無擴大現象，以資佐證，則更容易判斷心包膜填塞症之發生，應立即採取緊急手術解除心臟之壓迫，如能及時行動，病人多能脫險。

　　當胸管引流量日漸減少或停止，而病人亦無心包膜填塞症時，表示病人已無出血現象。通常，如胸管引流量在廿四小時內不超過五十西西時，即可將胸管拔除。胸管拔除後，最好在一兩小時內再替病人照一張胸部X光片，以檢視病人有無氣胸、血胸等情形。如有必要，可再放置胸管引流之。

IV. 消化系統（Digestive system）

　　心臟手術後病人例行禁食二至三日。一方面為了等待病人因全身麻醉後導致胃腸蠕動停頓之恢復，一方面為了方便控制病人之水分輸入量。因為病人在手術後，心肺功能及腎功能都可能稍有影響，給予病人過多之水分容易導致肺充血、肺水腫甚至心臟衰竭。所以，水分之輸入量在手術後應予適度之限制，尤以手術後當日及次日最要緊。

水分之給予量不宜超過 800c.c./M²BSA （每平方尺體表面積給予八百西西水分），並視病人之腎功能及每日排尿量稍作適當之調整，卽以維持基本水分需要量(basic daily fluid requirement) 及水分進出量平衡 (intake and output balance) 爲原則。水分之補充通常以靜脈點滴 5％葡萄糖溶液行之， 此亦爲病人禁食期間之營養來源。 除非病人有嚴重血鈉過低之情形，否則在禁食期不宜給予生理鹽水或鈉鹽，以防血鈉過高，使病人體內水分增加，影響心肺功能。

　　如果心臟手術病人是小孩或嬰兒，則手術後水分之給予尤應嚴加注意。水分之限制在手術後初期仍按體表面積每平方尺每日八百西西計算，並視小便排出量作適當之調整。少於兩歲之病童可使用5％之葡萄糖溶液內含25％之氯化鈉溶液來代替純葡萄糖液。三個月以下之嬰兒則可使用10％葡萄糖液內含25％氯化鈉溶液代替。因爲嬰兒及孩童對血鉀缺乏之適應力較差，因而必須在維持血鈉正常之情形下，給予補充鈉鹽並注意其水分進出量之平衡。小量之水分或鈉鹽不平衡，對體積及血量比例上較小之嬰孩，可能造成極大之差異，應隨時矯治之。

　　手術後病人禁食之另一原因是因爲胃腸蠕動不良，此時進食容易引起嘔吐，發生吸入性肺炎甚至窒息等危險。有些病人在手術後胃部會產生脹氣， 嚴重之胃脹氣可影響橫隔膜之活動， 甚或影響心肺功能。檢查病人或檢視X光片時，如發現胃脹氣，應給予病人放置胃管減壓。有些醫師主張，心臟手術後病人例行予以胃減壓，直至胃腸恢復正常蠕動，病人再行進食爲止。通常在手術後第三日病人之胃腸蠕動卽可恢復，胃管可以拔除而自行進食，但每日水分給予量及鈉鹽給予量，應視病人之情況而加以適度之限制，尤以慢性心臟病病人或其心、肺、腎功能欠佳者，可能要長時間限制鈉鹽之攝食量，而水分之飲用量則多按每日水分進出量平衡原則限制之。

少部分之病人，由於不斷嘔吐、中風、使用氣管插管或有氣管切開而無法早日自行進食時，可視情形給予高熱量靜脈點滴或行胃管灌食。長時間使用胃管者宜注意保持胃管之通暢及位置之正確，並避免胃管壓傷鼻翼。

手術後病人使用靜脈注射時，宜使用塑膠留置針頭。採用之靜脈注射位置，並應令病人感到舒服方便爲原則。針頭要固定良好，以防脫出。注射處及注射系統要注意預防感染。由於靜脈點滴途徑除供給病人營養及水分外，經常亦爲某些藥物之注射途徑。有些藥物如 Epine-phrine, Dopamine 等，如在注射時漏出血管外至皮下組織時，可引起軟組織或皮膚之壞死，故施行靜脈注射該等藥物時，應愼重避免藥物外漏之發生。當病人能自行進食並且不必經常由靜脈注射藥物時，靜脈點滴應盡早拔除，以防靜脈栓塞炎或其他感染之發生，同時亦可提早減少病人之不便。

腹部急症在手術後病人身上亦有可能發生。比較常見的是上胃腸道出血，原因以病人原有消化性潰瘍復發或因緊張性潰瘍（stress ulcer）所致。大量之上胃腸道出血可導致病人失血過多而休克。此時，病人如有放置胃管，則從胃管中抽出鮮血時可資診斷。若病人沒有胃管，則除非病人有吐血現象，否則可能被忽視。若有懷疑，放置胃管是最簡易之診斷方法。發現上胃腸道出血後，除補充失血外應給予適當之抗酸劑或鎮靜劑等先行藥物治療，以視能否控制出血。若出血無法以藥物控制，則應考慮外科手術治療。但如病人所發生者是緊張性潰瘍出血，手術治療之效果不能確定，文獻上報告使用 Cimetidine（Tagamet）製劑效果不錯。

其他腹部急症如胃十二指腸穿孔、急性闌尾炎、急性膽囊炎等亦並非不常見。在檢查病人時例行採用檢查四要，應可作相當正確之診斷，使病人能得到及時之治療。

V. 泌尿系統（Urologic system）

手術前腎功能顯示正常之病人，除非在手術過程中或手術後因某種原因使腎功能受損，否則，病人在手術後應繼續維持正常之腎功能。正常之狀況下，手術後病人成人者每小時應有 30c.c. 以上之小便排出，小孩者每小時至少應有每公斤體重排一西西以上之小便量。為了方便紀錄小便量，心臟手術病人例行在手術前麻醉後放置導尿管並連接尿袋，不但在手術過程中記錄小便量之排出以觀察病人在手術時之腎功能情形，在患有糖尿病之患者並可隨時採取尿液作尿糖檢查，以免發生危險。亦可觀察病人有無血尿或血色素尿之發生，而判斷使用人工心肺機對病人血球破壞之程度。

當心臟手術後病人之小便排出量連續兩小時以上都少於正常基本小便量時，應立即察看有什麼原因影響小便量之排出。如導尿管阻塞、脫出或小便外漏等，應馬上矯正。如病人之輸入量不夠，體內水分或血量不足，應先行補充。若此等因素改善後病人小便量仍然減少，其心、肺、腎功能如血壓、脈搏、心搏出量、血液氣體分析、電解質及 BUN, CREATININE 等均無不正常之現象時，可試行給予病人利尿劑如 Manitol, Furosemide (Lasix) 等以觀察小便排出量之反應。一般而言，心臟手術病人較常採用 Furosemide 以免增加過多之水份。給予量為每公斤體重 1 mg 行靜脈或肌肉注射。在正常之狀況下病人小便量在注射利尿劑後應有增加。如利尿劑無效，病人心、肺功能正常，而 BUN, CREATININE 有升高情形，則病人可能併發腎功能衰竭症。此時病人可能缺尿（Oliguria）或無尿（Anuria），為免病人體內水分過多，每日水分給予量應限於每日基本需要量，並應設法解除引起腎衰竭之原因。腎衰竭之原因有急性腎管壞

死 (Acute tubular necrosis) 及缺血性腎衰竭 (Ischemic renal shut down) 等。例如病人之心搏出量減少，使腎臟血流量減少，或因腎動脈血栓併發腎臟缺血，腎絲球及腎管受損均可導致腎衰竭。如果病人在手術前之腎功能是正常的，在手術中或手術後能維持正常之腎血流量，則病人之腎功能應可保持正常。尤其在手術後，維持病人之心搏出量正常是維護腎功能之最佳辦法。病人一旦發生腎功能衰竭，除了保守療法如限制水分輸入量，矯治病人酸鹼電解質之平衡及保持正常循環功能外，必要時祇有施行腹膜透析或血液透析以治療尿毒症，並等待腎功能之恢復，病人之預後，很難確定。

由於留置導尿管可能成為病人泌尿道感染之途徑，所以必須注意維護病人導尿管系統之無菌狀態，在病人之腎功能穩定正常後，導尿管應拔除之，以避免不必要之留置，而增加泌尿道感染之可能性。當病人在手術後有持續之發燒而無肺炎，心內膜炎或菌血等炎症發現時，應考慮泌尿道炎症之可能。尿液檢查及尿液細菌培養可予證實，宜用適當之抗生素或化學藥物治療之。

VI. 酸鹼電解質之平衡 (Acid-base and electrolyte balance)

心臟手術後病人在初期，大多數其血液會呈輕微酸性，原因主要為㈠手術時病人血液氣體交換失常（呼吸性酸中毒）。㈡組織缺氧分泌過多之 Lactic acid （代謝性酸中毒）。㈢腎功能排泄失常。這種情況如非長時間存在，病人血液酸鹼度會於 8 至 24 小時內逐漸恢復正常，並不需要特別之治療。但如此種不正常的情況繼續存在，則病人血液酸鹼不平衡之現象，可能會繼續出現而且可能漸趨嚴重，應及早加以矯治。一般而言，呼吸性酸中毒可因適當使用呼吸輔助器而得以預防或改善，除非病人之心肺功能惡化，影響酸中毒之加劇。代謝性酸中毒與病人之循環功能有密切之關係，保持循環功能正常及身體組織避免發生缺氧是最有效之預防與治療方法。當病人血液酸鹼度有不平衡時，在設法去除主要原因之同時，應使用藥物矯治病人之酸鹼度，一般治療酸中毒以靜脈注射 $NaHCO_3$ 中和酸度爲主。當病人之Base deficit 3Meq/L時，按病人體重百分之卅作爲細胞外液(ECF)計算，則 Total base deficit＝ Base deficit x ECF，然後按 1/3 Total base deficit 之量給予相當之 $NaHCO_3$，視情況之輕重，每五至卅分鐘再測定血液中酸鹼度以視正常與否。如仍有酸中毒之情形，再按上述方式算出應給 $NaHCO_3$ 之量繼續給予，直至酸中毒完全矯治爲止。有時，代謝失常或腎功能失常所引起之酸中毒不易控制，除必須設法去除主要原因及給予大量 $NaHCO_3$ 外，必要時得行腹膜或血液透析，此時，病人後果難以預料。

少部分病人在手術後會有鹼中毒之情形，多爲呼吸性鹼中毒，血液內 PCO_2 過低，可調節利用呼吸輔助器幫助病人呼吸恢復正常，卽能予以矯治。

手術前曾長時間服用利尿劑之病人血液中鉀鈉離子大多有過低不平衡之現象，如在手術前未能完全矯治，在手術後應儘量矯治之。尤其是鉀離子，在開心手術後之病人多呈鉀離子減少（hypokalemia）之現象，應隨時加以補充，以免血鉀過低，影響心臟功能。病人手術後如有溶血（hemolysis）或腎功能衰竭時，血鉀亦有增高之趨向。正常血鉀量應在 4～5 Meq/L之間。手術後病人之血鉀如正常，病人又在禁食期時，手術當日可不必給予鉀鹽。在手術後次日通常宜給予鉀鹽 KCl 40Meq/L/Day 之維持量，以靜脈注射點滴緩慢給予，直至病人能自行進食爲止。如手術後病人之血鉀低於 4 Meq/L，可按每次給予 5～10Meq/L 之量加入 100c.c. 之葡萄糖液中靜脈點滴緩慢注射至病人之血鉀達到標準爲止，除非血鉀嚴重過低，每日給予鉀鹽之總量不宜超過 80Meq/L/Day，當病人之血鉀超過 5 Meq/L時，不應再給予鉀鹽，並應注意病人有無溶血或腎功能衰竭之現象，及早矯治之。　若病人之血鉀高於 6 Meq/L，　且有酸中毒或腎功能衰竭現象時，應先行給予病人靜脈注射 NaHCO₃，改善酸中毒，至血液酸鹼度正常，如腎功能同時恢復正常，則血鉀過高之情形常可控制。如病人腎功能不良，血鉀過高情形無法矯治，可能會影響病人之心臟功能。心律不整是較早期出現之徵兆。此時，應測定血鈣量是否正常，如血鈣過低，可補充血鈣，常能有效恢復心律。但如病人在使用毛地黃製劑時，給予鈣鹽要特別小心，以免發生心跳停頓之反應。如血鉀過高無法以上述方法有效控制，則以葡萄糖加胰島素混合注射法行靜脈注射，按 Insulin 1 u. ＋Glucose 2gm 之量靜脈點滴給予病人，使過高之血鉀加速進入細胞中而減低血鉀之含量。　亦可同時使用 Renin-exchange-cation，口服或行直腸灌洗，　以替換血液中之鉀離子。如病人之腎功能不佳，利尿劑無法增加尿量，血鉀繼續上升，必要時應使用腹膜或血液透析以行矯治之。

VII. 其他應注意事項（**Miscellaneous subjects**）

　　手術後病人使用抗生素，如無特別情況，例行使用廣效抗生素如 Penicillin, Ampicillin, Oxacillin, Cephalothin... 等任擇其一。當病人體溫回復正常而無發炎現象時，抗生素即可停用。此時，約在手術後 1 週左右。　但如病人併發肺炎、　心內膜炎、　菌血症或其他炎症時，不但要繼續使用抗生素，而且要作病原菌之培養，找出原因，做藥物敏感試驗後使用適當有效之抗生素以加速療效。一般而言，心臟手術後病人在初期兩三天均有發燒之現象，如病人之護理良好，並有效預防感染，則發燒之現象應在手術後三日逐漸消退。在病人發高燒時，為使病人身體代謝盡量平衡，可使用冰袋或冰毯以調節病人之體溫，必要時可使用退熱劑，期能令病人更爲舒適。持續之高溫多因併發炎症引起，必須針對病因徹底治療之。

　　行人工瓣膜換置、左心室瘤切除或冠狀動脈繞道手術之病人在手術後常需服用抗凝血藥物 Warfarin sodium，通常在病人開始進食時啟用。以預防病人發生血栓併發症。使用 Warfarin sodium 之量因人而異，多以病人之 Prothrombin time 作指標，據筆者之經驗，國人使用 Warfarin sodium，其 Prothrombin time 宜維持在正常者60％～70％之間爲原則，過低則病人容易有出血之傾向。使用 Warfarin sodium 初期，應每日測定 Prothrombin time 以調節用藥維持量直至穩定後，可改爲每週測定兩次 Prothrombin time，一旦 Prothrombin time 過低或病人有出血現象，如齒齦出血、皮下出血、便血、尿血、吐血，甚至腦出血時，應卽停止服用Warfarin sodium，並卽使用 Vitamin K_1 治療之，以免發生大出血之危險。

　　少數病人可能因接受輸血而發生過敏反應或溶血反應，應立卽停止輸血並迅速處理過敏及溶血之現象。輕微之過敏反應可使用抗過敏藥物如 Anti-histamin, Decadron 等治療之。因輸血血漿不合而引起之溶血反應，有時極度嚴重，可使病人休克致死，不可不慎。

　　肝炎亦爲輸血可能帶來之併發症之一，但多在手術後一兩個月才發生，將在心臟手術之併發症中討論。

　　當手術後病人之情況漸趨穩定後，可能不必繼續在加強護理病室接受治療，而轉回一般病房，此時，病人之復健工作卽開始，視病人之身體狀況逐漸增加其活動。如病人恢復較慢，臥床時間較長，應注意避免褥瘡或下肢深部靜脈栓塞之產生。病人康復出院時，應詳告病人回家後注意事項，並約期再來醫院檢查，以收繼續追踪觀察及治療之效果。

第三節　心肺復甦術 (Cardiac Pulmonary Resuscitation)

心臟手術後病人發生心肺功能停止雖然比例不高，卻是無法絕對避免之事。一旦發生，急救是分秒必爭之情況。及早發現至爲重要，發現得早，救治能迅速確實，病人才有希望被救活。因此，各醫護人員平時應熟記心肺復甦術之各種急救步驟，並預先安排好各人急救工作之分配，以便急救時能立卽確實配合，發揮時效。在加強護理病室中，急救所需之藥物和器械（如表 1-2），尤應隨時準備妥當隨時可用。

表 1-2　急救藥物與器械

急　救　藥　物	急　救　器　械
Epinephrine 1:1000	氧氣
NaHCO₃	氣管挿管及咽喉鏡
Xylocaine	抽痰器
CaCl	呼吸輔助器或 Ambu bag
	心電圖儀器
	切開縫合手術包
	DC defibrillator

導致心臟手術後病人發生心肺停頓之原因，最常見者有下列六種: ㈠缺氧 (Anoxia)。㈡心肌受損 (Myocardial damage)。㈢心律不整 (Arrhythmia)。㈣酸鹼電解質異常 (Acid–base electrolyte abnormaly)。㈤藥物 (Drugs)。㈥反射機轉 (Reflex mechanism)。

缺氧之原因與病人之肺功能及呼吸道有關；任何能引起呼吸道阻塞之因素如過多之痰液、吸入性異物、氣管插管扭曲閉塞或脫落等，均應避免。呼吸功能不足者應儘量矯治之，以防缺氧之發生。

心肌受損之原因可能與手術時之創傷、缺氧、冠狀動脈血栓或氣體栓塞有關，幾乎無法完全避免其發生。一旦發生，其預後極差。

心律不整常在心肌受損時發生，也可因酸鹼電解質異常、藥物或心傳導系統受損而發生。心室早期收縮（ventricular premature contraction）、心跳過速（tachycardia）、心跳過慢（bradycardia）、心傳導阻滯（heart block）或心室顫動（ventricular fibrillation），均可能轉變為心臟停頓，尤以心室顫動最危險，若能及早治療，或可使心臟回復規律搏動而免於停頓。

酸中毒、鹼中毒、血鉀過高或過低、血鈣過低等情形嚴重時，可引起心室早期收縮、顫動而致於心臟停頓，及早矯治酸鹼電解質之異常為有效預防方法。

麻醉藥、毛地黃製劑、鉀鹽或鈣鹽等藥物在給予心臟手術病人時，應特別小心。該等藥物對心臟可能有抑制作用而使心跳停頓。

迷走神經反射機轉可使心跳變慢或停頓。此反射機轉導致心跳停頓之發生率雖不高，但在放置氣管插管或抽痰等能刺激咽喉反射之操作時，應注意此種反射機轉之發生可能，以免措手不及。

當病人發生心跳停頓時，急救人員應迅速行動，互相配合進行急救之步驟：

㈠迅速將病人置於硬板床上平臥，或於病人背後放置硬板一塊。

㈡立卽給予病人充足之氧氣，保持其呼吸道通暢。最好能有氣管插管並使用呼吸輔助器。如無氣管插管，應將病人額枕稍向後扳（圖1-8），以拉直氣管減少阻塞，並使用口對口或 Ambu bag 等維持病

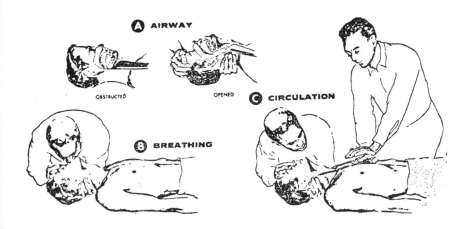

圖 1-8 心肺功能停頓之急救
　　　A. 保持呼吸道之通暢
　　　B. 人工呼吸（口對口）
　　　C. 體外心臟按摩，另一助手測頸動脈脈搏

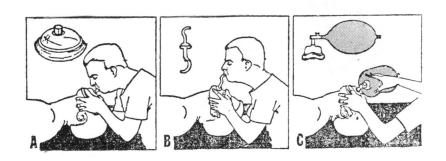

圖 1-9 人工呼吸之輔助儀器
　　　A. 使用口鼻罩
　　　B. 使用口喉管
　　　C. 使用呼吸急救 Ambu-bag

人之呼吸（圖 1-9），無論用何種方法，必須要觀察病人之胸廓起伏情形以證實呼吸有效與否，並至少維持每分鐘十五次左右之呼吸數。

㈢同時進行心臟體外按摩（external cardiac massage）（圖 1-10），以手掌基部施力於胸骨下端，迅速垂直往下壓，使胸骨下陷約 3～5 公分左右，再鬆開力量使胸骨復位，每分鐘至少要按摩壓迫胸骨七十次左右。並應同時測定病人之頸動脈或股動脈在每一次按摩時有無搏動之脈搏，以證實每次心臟按摩之效果。或為病人裝上心電圖監視儀以觀察病人心跳之情況。但必須切記，有心電圖出現並不表示心臟按摩之作用效果，必須要有脈搏出現方能表示有心搏出量，才有可能維持病人之循環功能。有了最低限度之循環功能，才能維持病人腦部組織及其他器官組織之活命！

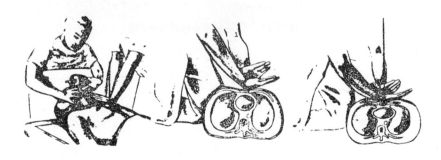

圖 1-10　體外心臟按摩，注意應以手掌根部之力量垂直往下壓迫心臟。

㈣上述步驟如不能在短時間內使病人之心肺功能恢復，則每隔五分鐘應注射 Epinephrine 0.5～1.0mg.，$NaHCO_3$ 44Meq/L，CaCl 0.5～1.0mg. 一次，靜脈注射給予，直至病人之心肺功能恢復為止。必要時 Epinephrine 可直接穿刺心臟給予(Intra-cardiac injection)。同時應隨時測定病人血液中氣體分析及酸鹼度以作矯治之根據。

㈤如病人心臟跳動發生心室顫動情形，　可使用體外電擊　（ DC defibrillator）， 以　400 Watt-second 行之，或可使病人心跳恢復正常。（圖1-11）。

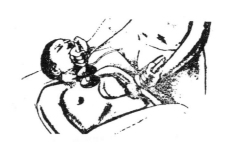

圖 1-11　使用電擊 DC Defibrillator 使心臟復甦

㈥如病人心跳出現次數頻繁之心室早期收縮，可使用Xylocaine，每次以 50～100mg 行靜脈注射，以控制心室早期收縮之出現。

㈦病人之體溫宜保持正常，可使用保溫氈控制之。

㈧必要時得行開胸心臟按摩　(open chest cardiac massage)，以求有效恢復心跳及循環功能。

為了方便記憶急救之步驟，文獻上將上述第二、第三項及第四項列為 A，B，C，D 四要。所謂 A(air way) 即保持呼吸道通暢。 B (breath) 即維持呼吸功能。 C(circulation) 即維持循環功能。 D (drugs and defibrillator) 即使用急救藥物及電擊儀。

當替病人行體外心臟按摩時，壓力切勿過猛，以免病人肋骨發生骨折。成人與小孩用力自然不同。在嬰孩病患施行體外心臟按摩，甚至可使用大拇指之壓力，即能得到應有效果。

如若病人被救活過來，應盡量避免再發生心肺停頓。並趕緊將可能引起心肺停頓之原因找出並矯治之。

第二章 人工心肺機、體外循環及低體溫法

第一節　體外循環之歷史背景

體外循環應用於心臟外科手術，始於何人無法詳知。在 1885 年，Frey 及 Gruber 首先開始研究血氧化器（oxygenator）。接著有不少血氧化器及人工心臟幫浦之報告。然而直到近代麻醉術之進一步發展及肝素（heparin）之發明後，才有辦法真正應用於心臟手術。真正有臨床結果的當推 Gibbon 在麻州總醫院（Massachusetts Genera Hospital）之研究（1939 年）。他的研究雖被第二次世界大戰所打斷，但戰後他繼續在費城做他體外循環之研究，並設計出完整之一套體外循環之辦法。經由鍥而不捨之努力，他終於在1953年完成了第一個利用體外循環而行的心房中隔缺損修補手術。在此同一時期，其他醫學中心如明尼蘇打大學之 Dennis 及 Lillehei 與梅約診所之 Kirklin 等，亦在體外循環輔助下之開心手術中獲致成功，使體外循環很快地被其他醫學中心採用，而獲致更進一步之發展迄今。

第二節　體外循環之生理及病理學

I.　簡介

體外循環（extracorporeal circulation）亦即藉助人工心肺機（heart–lung machine）之方式，使病人在心臟及肺臟功能停止之狀

〔 41 〕

態下，仍能維持全身血液循環及氣體交換之功能的一種方式。人體在
體外循環時，其生理是異於常人的，其主要之不同見表 2-1。

表 2-1

The physiology and pharmacology of extracorporeal circulation compared to normal circulation and pulmonary function

Normal function	Physiological changes with ECC	Mechanical factors	Pharmacological factors
Blood flow	Total flow Negative venous P	Venous cannula size	Steroids
	Adrenergic response Renin-angiotensin Abnormal distribution Non-pulsatile Non-servo	Arterial cannula site Pump characteristics	Adrenergic blockers Diuretics Volume expanders
Gas exchange	Tissue washout Oxygen delivery Acidosis O_2-CO_2 exchange requires large blood volume	Heat exchanger Oxygenator Disc Bubble Membrane	Hypothermia Buffers-tris HCO_3^-
Blood endothelial interface	Microbubbles Emboli and aggregates Stagnant zones Anticoagulation Fibrinolytic activity Platelet function	Reservoirs, connectors, tubing Surface coating Coronary suction	Defoamer ? Platelet-active drugs Heparin Priming solutions
Reticuloendothelial function	Blood dilution Tissue histiocytes loaded Phagocytosis	Filters	Haemodilution

　　當全身靜脈回心血流皆流入人工心肺機時，這時的體外循環卽稱
爲完全性體外循環(total cardiopulmonary bypass)；而當只有一部
分靜脈回心血流流入人工心肺機時，心臟仍然做部分之工作，此時叫
做部分體外循環 (partial cardiopulmonary bypass)。

　　表 2-1 中所列爲體外循環時生理上之變化，而其變化常操縱於人

力。某些因素是完全由人力來控制的，如：系統性全身血流量（total systemic blood flow），回體血流之壓力波形，全身性靜脈壓力（systemic venous pressure），血色素（Hg b）與血球容積（hemato-crit），動脈血氧濃度與血二氧化碳濃度，體溫，與其他血中化學物質之成分等。全身血流量在常溫時應與心臟輸出量（cardiac output）相等，但體溫降低時就應改變。動脈血流之壓力波形因是由機器之幫浦（pump）來產生，故其波形與使用之幫浦之種類有關，雖在近年來幫浦之改進使得其壓力波形漸近生理狀態之動脈壓波形，但仍無法稱得上是真正完全合乎生理的。

另有一些生理因素在體外循環時，是可以用人力來調整，但無法完全控制的，如：全身性血管阻力（systemic vascular resistance），全身氧消耗量（total-body oxygen consumption），靜脈血氧濃度，與各器官之血流等。

有些副作用可經由體外循環產生，其中有：血液凝結之不正常（blood coagulation abnormalities），紅血球之變化，血中蛋白質之破壞，空氣栓塞（gaseous emboli），微細血栓，以及由於血液與外來物質如塑膠管接觸而導致的身體內分泌之變化等。

欲行使體外循環，必先建立其管路系統。通常動脈管由主動脈或其主要之分枝如股動脈插入，以便由人工心肺機已經氧化之血液回流身體；而靜脈管則由右心房或其主要之分枝如股靜脈插入，引導全身之靜脈回心血流流入人工心肺機以行氣體交換。即使如上述來行體外循環，氣管動脈（bronchial artery）之血流仍可由鎖骨下動脈（sub-clavian artery）流入肺臟再注入左心房中；同時冠狀動脈血流也可由主動脈基底部流回右心房中，故手術中另需心內抽吸管（intracardiac vent 或 sucker）將溢出之血液抽回人工心肺機之靜脈血貯存槽中。

II. 體外循環時血液，血流動力學，與體溫等之需求

(1)全身血流量(systemic blood flow)：

體外循環時，全身血流量乃由體外循環技術員來控制，因正常人在常溫狀態下心臟搏出量係數（cardiac index）為 2.5公升／分鐘／平方公尺（Liter/min/M²）， 故體外循環時在常溫狀態下人工心肺機幫浦（Pump）之速度，亦必須維持在此數目之上下。血中之氧氣及二氧化碳含量通常可由血氧化器（oxygenator）控制得很好，但雖然如此，亦不能絕對相信如此便能讓身體處於正常之生理狀態。

由於低體溫（hypothermia）之使用，身體代謝率降低，使得各部器官受到保護，並因而使體外循環更為安全，甚至可使身體忍受短時間之循環停止，以便進行若干之心內手術。

至於多少的血流量才算是真正恰當，通常可由兩個因素來決定，一個是體溫，另一個則是隨著體溫降低而減少的氧消耗量，這裡列出美國阿拉巴馬大學所設計的一個圖（圖 2-1），由圖中可看出在何種溫度時適宜之血流量。

高血流流速可造成較大的血球破壞，與較高可能性之氣體栓塞是無庸置疑的。我們一般使用 2.2 L/min/M² 之血流於成人之開心手術，假設其體溫維持在28°C。但若該成人之體表面積特別大（超過2.0M²以上），則血流量可以減少到 1.8～2.0 L/min/M²。若在4歲以下之小孩或嬰兒行開心手術，則流量必須加大到 2.5 L/min/M²左右。有時我們將體溫降至更低的程度，此時便可依圖2-1 將血流量同時降低。

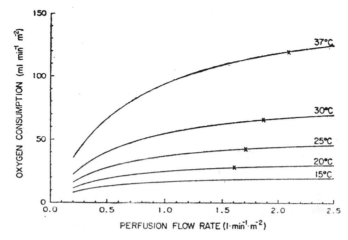

圖 2-1　圖示在不同體溫時氧消耗量之變化，在接近常溫時，
氧消耗量會因動脈血流之多少產生較大之變化，但體
溫降低時，血流之多少對氧消耗量並不產生很大之影
響。圖中打×之點代表在各不同體溫時所擬採用之血
流流速。

(2)灌注液（perfusate）與病人之溫度：

自從1958年 Ivan Brown 開始使用熱交換器 （heat exchanger）
於人工心肺機後，病人與灌注液之溫度便可任意地調整了。至於何種
溫度最為適宜，則與手術類別，心臟停止及缺血之時間，及個人喜好
等許多因素有關。降低體溫固然可以減少代謝及氧消耗量，但亦需較
長時間之加溫，故會增加體外循環之總時間；然而許多人採用低體溫
法來行體外循環，其基本理由除了減少代謝之外，尚有：㈠可更佳
地保護心臟，因心臟在缺血之時期，即使有心臟麻痺劑之灌注及表面
降溫之保護，但仍有部分血流由左心房流回心臟之內，若血液溫度也
很低，則心臟受到低溫血流之影響較少，不致於因此而增加心臟本身
之溫度。㈡低體溫時，可允許身體短暫之循環停止，當意外狀況如停

電或人工心肺機故障等發生時，可從容不迫地重新建立起體外循環，亦可在某些情況如心臟回血太多，阻礙某深部之修補工作時，以及心臟內部需要排除空氣時，可暫時停止循環而予以修補或排氣。㈢若將體溫降至甚低(15°C 左右)，則循環停止之時間可延長至一個小時左右，如此可在完全無血之狀態下行心內修補手術，這種方法稱爲超低溫及循環停止 (deep hypothermia and circulatory arrest)，通常應用於體重小於10公斤以下較複雜之先天性心臟病之修補，或主動脈弓動脈瘤之切除等，此部分將在後詳述。

降低體溫完全由熱交換器之協助時，常常作用很快，而使身體各部分降低之程度不一，通常血液溫度改變時變動最快的是食道溫度，肛溫變化則較慢，因心臟與食道較接近，故食道溫度較能反應心臟之溫度，在熟知兩者之差異之情況下，採用何者溫度通常無多大關係，但通常爲了安全理由，兩種溫度都必須持續性地監護。有些地方如阿拉巴馬大學固定採用 20 至 25°C 之食道溫來行心臟手術，三軍總醫院則以血溫維持在 25°C 左右來行一般之開心手術，食道溫及肛溫之變化則做爲參考。當手術完成溫度回升之時，通常我們是把肛溫升至 34°C 以後才停止體外循環與熱交換器之加溫，以後的時間裡完全靠墊在病人背部之溫毯加溫。

(3)動脈回流之壓力波形:

此波形完全取決於所採用之幫浦型式。目前一般最常採用的是旋轉幫浦(roller pump)，它通常產生一種非搏動性血流(non-pulsatile flow)，自然與生理上之動脈搏動不同。要產生搏動性之血流，可由旋轉幫浦快慢節律性之轉動完成，亦可加裝主動脈氣囊幫浦 (intra-aortic balloon pump) 於主動脈輸入管之上而成爲搏動性輔助裝置 (pulsatile assist device) 來完成，後者是由 Pappas 在 1975年所提出。至於是否這些人工的搏動性裝置眞正能够幫病人很大的忙，到目前爲止尚無定論，在三軍總醫院，過去一直使用旋轉式幫浦與非搏動性血流，在最近一年來，因爲人工心肺機之換新而改用旋轉式搏動性幫浦，在臨床上之觀察並未發現重大之不同點。

(4)全身性靜脈壓力 (systemic venous Pressure)：

體外循環時全身性靜脈壓力取決於兩個因素：一個是使用管子的大小，另一則是身體中血量之多少。回心之靜脈血流被引導到人工心肺機中是利用虹吸的原理，故靜脈揷管之大小必須够大，至於身體中所存之血量不必維持太多，否則徒增塡充液之量，故靜脈壓力維持在零以上卽可。

(5)肺靜脈（或左心房）壓力：

理想情況下此壓力必須在零左右，至多不可大於 10 毫米水銀柱 (mm Hg)，若左心房充血太多以致壓力增高，則可能導致肺部組織水腫。間接引起之左心室壓力增加，亦可導致左心室過度膨脹與功能受損。

(6)病人之血球容積 (Hct)：

血球容積主要取決於塡充液之成分，若塡充液中無血液成分則循環時之血球容積便會下降，另外循環中水分由血管內滲透到組織間隙 (interstitial space)，與變成尿液排泄出去之量亦可影響血球容積。

常溫狀態下之成人其血球容積爲0.40～0.50時最適合氧氣之携帶（錢煦 Chien, 1972）。體外循環時因合併低體溫，血球容積可隨時降低。除了低體溫本身可增加血液之黏稠度 (viscosity) 之外，血球容積越高其黏稠度亦越大。故在低體溫時，通常可僅把血球容積維持在 0.20～0.25 之間，但當體外循環結束之前，在體溫回升之階段，則宜增加血球容積至0.30以上。

要如何在體外循環開始之前，即預測循環時之血球容積，可利用以下公式：

循環時之 Hct＝

$$\frac{\text{體重 (kg)} \times K \times \text{病人 Hct} + \text{填加血液之 Hct}}{\text{體重 (kg)} \times K \times \text{病人Hct} + \text{非血液性之填加液量} + \text{填加血液量}}$$

其中，　K＝80（在體重＜12公斤之小孩）

　　　　K＝65（在體重＞12公斤之大人）

若不計算「填加血液」，亦即全用非血液性填充液，其循環時之 Hct 能達到前述之標準，則我們就不必填充任何血液；若 Hct 不足，則需加適當量之血液使循環後之血球容積達到應有之標準。

體外循環中所填加之血液必須爲48小時之內者，又因血中已加入含 Citrate 之抗凝劑，故需補充 Ca^{++}，並加入適量之肝素以維持其抗凝效果，並應給予適量之 HCO_3^- 以維持血中之酸鹼度。

⑺病人之血中白蛋白 (albumin)之含量：

合併血液稀釋 (hemodilution) 之使用，血中白蛋白之濃度亦降低。白蛋白係血中維持膠質滲透壓 (colloid osmotic pressure) 之重要因子。若白蛋白降低，則血中水分較易由血管中滲透至組織間隙中，而發生水腫之現象。Cohn 發現血液稀釋後，組織中細胞外液之量會因而增加。一般心臟外科醫生亦皆有經驗認爲，血液稀釋合併長時間之體外循環，必定發生明顯組織水腫之現象。我們相信在填充液中加入適量之人血白蛋白，可改善組織水腫之現象。我們把填加白蛋白與未填加白蛋白之病人做比較時發現，填加白蛋白之病人在術後發生水腫現象之程度較輕，但白蛋白價格昂貴，大量使用頗不經濟，故改採價格相差十倍之氫氧乙基澱粉 (hydroxyethyl starch)，初步認定可取代白蛋白之功能，且無明顯之不良後果。

(8)灌注液之糖分與離子成分：

有些人使用高葡萄糖含量之灌注液，亦即其葡萄糖濃度在 350mg ％，其目的乃在手術中及手術後發生利尿之作用。亦有些人不用葡萄糖來利尿，而使用 mannitol 於灌注液中利尿。至於離子成分必須與血中含量接近，亦即要有適量之鈉與鉀離子等。

(9)血中氧與二氧化碳分壓：

一般而言，維持動脈血中氧分壓（PaO_2）在250mmHg 左右是最理想的。PaO_2 太高並無必要，反而易導致氧中毒或氣泡之形成；但若 PaO_2 少於 80mmHg 則又嫌太低，因會造成組織缺氧。

PaO_2 與血中血色素氧飽和度(Hgb saturation 或 SO_2)有關，其關係可由圖2-2 表示。當血中 PaO_2 超過 80mmHg 以上時，氧飽和度（SO_2）便超過 90％ 以上了。此曲線稱氧分離曲線（oxygen dissociation curve）。它可受到溫度與酸鹼度之影響。當體溫降低時，此曲線會往左偏移，亦即氧氣不易脫離血色素進入組織中；當酸鹼度(pH)增高時（亦即變鹼時），同樣之情況也會發生。

體溫本身之變化亦可影響 PaO_2。因為體溫升高時，身體之氧消耗量（oxygen consumption 或 VO_2）亦會隨之增高，因此靜脈中之氧氣分壓（PVO_2）就變低，在血氧化器中氧氣流量不便的狀態下，自然動脈血氧氣分壓（PaO_2）就降低了。相反的若體溫下降，PaO_2 與 PVO_2 亦會升高；因此在體外循環當中，當降溫與升溫之時，PaO_2 皆可能產生變化，必須隨時調整血氧化器中氧氣之流量。

體外循環當中，動脈血中二氧化碳分壓（$PaCO_2$）一般應維持在 30～40mmHg。$PaCO_2$ 由血氧化器中氧氣之流速與血流之流速之比例而決定(Hallowell, 1967)。氧氣流速加快之結果除了會增加 PaO_2 之外，同時會降低 $PaCO_2$。

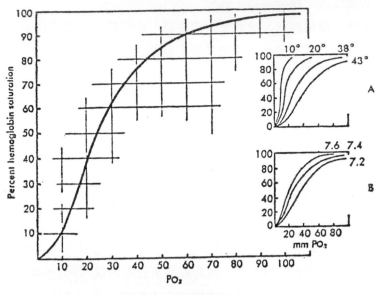

圖 2-2　氧分離曲線

　　在 PaO₂ 超過 80mmHg 以上時，血色素氧飽和度便已超過 90％，但若 PaO₂ 低於 60mmHg 則飽和度會急遽下降而可能導致組織缺氧；另外，pH 升高與體溫下降皆會使曲線向左偏移（代表氧氣不易由 Hgb 脫離而被組織利用）；反之，pH 下降與體溫升高皆會使曲線向右偏移（亦卽氧氣易脫離Hgb而被組織利用）。

　　PaCO₂在超低溫狀態下是否仍維持在 30～40mmHg 則不盡然。根據 Reeves 在1976年之報告，在低溫狀態由於水的分解常數（dissociation constant）改變的關係，血液之 pH 會較常溫狀態者爲高；在體溫（食道溫）20°C 狀態下，其 pH 約爲 7.6，而 PaCO₂ 約爲 14～20mmHg。PaCO₂若欲降低，可增加血氧化器中氣體之流速；若欲升高，則可在氧氣中塡加 CO₂ 氣體。

III. 體外循環時病人之生理反應

(1)全身血管阻力之變化：

在體外循環之起始，　全身性血管阻力會突然下降，　然後慢慢增加。在冠狀動脈疾病之病人，其增加往往非常顯著(Wallach, 1980)；然而當超低溫法被使用時，全身血管阻力會較中等低溫時要低。通常吾人所欲維持的平均血壓（在體外循環時）爲60～90mmHg。當血管阻力降低而致血壓不足 55mmHg 時，若此時之體溫爲常溫或僅是中等低溫，腦部之血流量可能不夠。當體外循環末期而正在升溫之時發生血壓不足之情況時，　往往以增加血流量的方式無法增加血壓，　此時便可考慮給予血管收縮劑以便增加血壓；然而當平均血壓超過 100 mmHg 時，吾人亦慣以血管鬆弛劑或吸入性麻醉劑如 Halothanc 等予以降壓。

(2)全身氧消耗量：

氧消耗量 (VO_2) 受到灌注血流速度與溫度之影響，在前段已有敍述；但除此之外，體外循環對病人之 VO_2 本身亦有影響，只是其作用機轉尚未明瞭而已。

(3)代謝性酸中毒 (metabolic acidosis)：

體外循環時因全身血流不足之故，皆會發生程度不等之乳酸過多症(lactic acidemia)；尤其是體外循環時間越長越明顯；故灌注血流流速之控制非常重要，若速度維持前述之要求，便不致發生嚴重之酸中毒。

(4)兒茶酚胺 (catecholamine) 之分泌：

Wallach(1980)發現在體外循環當中，腎上腺素(epinephrine)會增加，而在體外循環停止後逐漸下降。副腎上腺素 (norepinephrine) 則不增加，除非病人在手術後仍有持續性高血壓。兒茶酚胺之增加可能與體外循環所導致之破壞作用有關，亦可能是由於肺中破壞副腎上腺素之作用在體外循環時無法發揮有關。

IV. 體外循環所產生之副作用

血液乃由紅血球、白血球、血小板，與其他非成形之物質所組成。其中最易受到破壞的是血漿蛋白質 (plasma protein)。它之主要成分爲: 白蛋白 (albumin)、免疫球蛋白 (immunoglobulins)、脂蛋白 (lipoprotein)，及凝血因子 (coagulation factors) 等。血液與外來物質接觸，包含所使用之塑膠管及氧氣泡等，會使上述蛋白質發生變化。由旋轉幫浦所給予之應力 (shear stress) 亦可破壞血球等。

血液與外來物質接觸最多的部分應首推氧氣交換之部位: 在氣泡型血氧化器主要是氧氣氣泡; 而在膜型血氧化器 (membrane oxygenator)則爲其薄膜本身。其次卽是熱交換器 (heat exchanger)，因在該部分血液必須與其中之散熱管接觸。另外如過濾網、去泡裝置等亦可破壞血液成分。較少造成問題的，則是靜脈血貯存槽(reservoir)、管子等。

血小板在接觸外來物質後甚易受到破壞。血小板會因此而相互凝集，產生栓塞; 並因此而減少其血中之數量。血小板之功能也會因接觸外來物質而減弱，其相互黏連與凝集之功能會因體外循環而喪失。許多研究報告發現血小板在體外循環之後有明顯之降低。三軍總醫院在1984年之一項研究中亦發現，血小板之數目在體外循環後有明顯之降低(表 2-2)。故近來有人主張在體外循環中塡加攝護腺素 (prostaglandin)，利用其拮抗血小板凝集之作用，來預防血栓之發生及減少血小板數目之消耗 (Addonizio, 1979)。

表 2-2　此表爲 8 位開心手術之病人在體外循環
　　　　前後血小板數目之變化*

	BEFORE 25.8±13.8	AFTERCPB 12.8±4.3	AFTERDY 13.9±3.0	AFTERWK 20.5±6.9
BEFORE 25.8±13.8	—	—	—	—
AFTERCPB 12.8±4.3	P <0.05	—	—	—
AFTERDY 13.9±3.0	P <0.02	NS	—	—
AFTERWK 20.5±6.9	NS	NS	NS	—

* 在體外循環當中僅使用 albumin 來維持 Colloid osmotic pressure。
此表顯示體外循環結束時，與手術後第一天血中之血小板數目分別爲
12.8＋4.3 與 13.9＋3.0，皆較手術前之血小板數目減少。
BEFORE: 體外循環前。
AFTERCPB: 體外循環剛結束時。
AFTERDY: 手術後第一天。
AFTERWK: 手術後第一週。
　　P <0.05: 表示統計上有意義。
　　NS: 表示統計上無意義。

　　紅血球之破壞主要是由於應力 (shear force) 所產生（亦卽旋轉幫浦之力量），亦可由於與氧氣氣泡之接觸而遭受破壞。

　　由於與外來物質之接觸，脂蛋白會分解而放出游離性脂肪造成脂肪栓塞。　亦由於與氧氣直接之接觸，　免疫球蛋白亦會遭致破壞而減少，因此病人在體外循環後之抵抗力亦減弱。

　　由於接觸外來物質之關係，第 12 凝血因子 (hageman factor) 受到促活之作用並進而引起一連串之凝血反應；因此卽使我們使用肝素

預防凝血，血中仍然有纖維蛋白（fibrin）之形成以及凝血因子之消耗現象發生。凝血因子之消耗主要是由於上述機轉造成，而非直接源於體外循環之破壞。表 2-3，2-4，與 2-5 顯示體外循環前後凝血酵素

表 2-3　體外循環前後血液"凝血酵素原時間"
（prothrombin time 或 PT）之改變

	BEFORE 12.2±0.7	AFTERCPB 16.3±2.8	AFTERDY 13.7±1.5	AFTERWK 12.3±1.1
BEPORE 12.2±0.7	—	—	—	—
AFTERCPB 16.3±2.8	P <0.01	—	—	—
AFTERDY 13.7±1.5	NS	P <0.01	—	—
AFTERWK 12.3±1.1	NS	P <0.01	NS	—

此表顯示在體外循環剛結束時 PT 會延長，但在手術後第一天及第一週時已恢復正常。（圖中縮寫之註解請參考表2-2）

表 2-4　體外循環前後"部分血栓促進酶時間"（partial thromboplastin time 或 PTT）之改變

	BEFORE 33.2±4.8	AFTERCPB 50.3±22.2	AFTERDY 37.6±9.3	AFTERWK 33.5±7.8
BEFORE 33.2±4.8	—	—	—	—
AFTERCPB 50.3±22.2	P <0.02	—	—	—
AFTERDY 37.6±9.3	NS	NS	—	—
AFTERWK 33.5±7.8	NS	P <0.02	NS	—

此表顯示在體外循環剛結束時，PTT 會延長，但手術後第一天便恢復正常。（圖中縮寫之註解請參考表 2-2）

表 2-5　體外循環前後血中 "纖維蛋白原"
(Fibrinogen) 之變化

	BEFORE 361±206	AFTERCPB 183±82	AFTERDY 427±195	AFTERWK 509±190
BEFORE 361±206	—	—	—	—
AFTERCPB 183±82	P =0. 05	—	—	—
AFTERDY 427±195	NS	P <0. 02	—	—
AFTERWK 509±190	NS	P <0. 01	NS	—

此表顯示在體外循環剛結束時，Fibrinogen 會降低，但在手術後第一天及第一週再測量時，非但不降低反而比手術之前為高。（縮寫之註解請參考表 2-2）

原時問 (prothrombin time 或 PT)，部分血栓似泄酶時間 (partial thromboplastin time或 PTT)，與纖維蛋白原 (Fibrinogen) 數量之改變（三軍總醫院，J. Wei, 1984）。

V. 體外循環之建立　可由下圖表示:

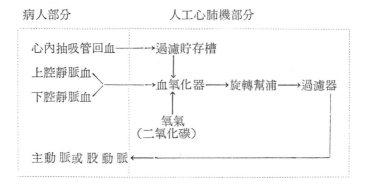

如前所述，靜脈血回流至機器必須經過足夠大小之插管，通常用

兩條管子各放置在上下腔靜脈，但若右邊心臟不打開時，亦可考慮使用單一靜脈管放置在右心房中，其大小必須是兩條管子之總合。目前所常使用的 Two-Stage Venous Cannula 便是例子，通常在冠狀動脈繞道手術，二尖瓣置換手術或主動脈瓣置換手術時使用。

　　主動脈插管亦應按病人體重大小來衡量。所使用之插管愈大則其中之阻力便愈低；然而大的管子不易插入主動脈或股動脈中，亦可能造成不易修補之出血，故管子之選擇以適中爲準。理論上而言，動脈插管最好在主動脈；但若主動脈太短或有病變，如動脈瘤或長度不足以同時做插管與冠狀動脈繞道術時，股動脈可以當做動脈回血之位置；惟此時之血流方向爲逆行性的。

　　在體外循環之前必先行全身性肝素化 (systemic heparinization) 以防止在體外循環當中發生凝血及血栓。此一步驟非常重要，若無足夠的肝素化，則可能因全身性血栓而致命。通常在循環以前及給予肝素之前，先抽血做活化凝血時間 (activated clotting time 或 ACT) 之試驗；在給予肝素（一般約爲 3 mg/kg 之劑量）之後，再測試其ACT，若維持在 300～400 秒之間便爲安全範圍，此時便可開始體外循環，否則應調整肝素之量，使 ACT 在 300～400 秒之間。體外循環當中仍然必須每隔 30 分鐘測試 ACT，因肝素會被身體代謝，ACT 會逐漸減短，必須隨時給予肝素以維持其 ACT 在安全範圍之內。

　　在體外循環結束之後，因身體中仍保留大量之肝素，不利於手術後之止血工作，故必須以其拮抗劑將之中和。通常我們採用魚精蛋白 (protamine)，利用其強鹼對抗肝素之強酸性質加以中和。一般採用之劑量爲肝素之 1.2～1.5 倍，由靜脈、右心房或左心房給予。給予之時會發生短暫時間之血壓下降現象。由三軍總醫院病人手術中之觀察，給予 protamine（不論是右心房或左心房）後 15 秒鐘，血壓卽開始下降，但幾乎所有病例在 2 分鐘之內血壓皆可恢復至原來之程度。給予 protamine 之後五分鐘，必須重新測試 ACT，若未達肝素化前之標準，則可能有增加給予 protamine之必要。通常爲了安全起見，我們開始時以肝素 1.2 倍劑量之 protamine 給予病人，若 ACT 太長則可漸次給予更多之 protamine。因 protamine本身是抗凝血劑，若一次給予超過應有劑量之 protamine, ACT 可能反而延長，此時便甚難決定是否應繼續補充 protamine。

VI. 血氧化器之種類

血氧化器（oxygenator）共有三種：氣泡型（bubble type），轉盤型（disc type），與膜型 （membrane type）。

(1)氣泡型血氧化器（圖 2-3）：

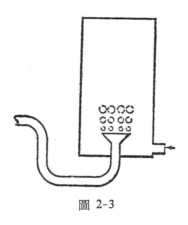

圖 2-3

爲目前最常使用之血氧化器。其原理乃是將氧氣或其與二氧化碳之混合氣注射入血中。其注射之氧氣經過篩狀之設備，變成無數之小氣泡，由血液之底端向上浮出。氣泡之外表即爲血液所形成之薄膜，於是血液與其中之氣體接觸而行氣體交換。其功能甚似肺泡，只是中間並未隔一層肺泡膜，而是氣體與血液直接接觸。氣體交換包含氧氣與二氧化碳。氣泡中高濃度之氧氣被血液中之血色素吸收，而血液中之二氧化碳亦滲透到氣泡中。氣泡由血氧化器之基底部上昇到血液面以上時，卽經過血氧化器上之排氣孔排出。

氧氣流量之大小可決定血液吸取氧氣之多少。如前所述氧氣之流量必須控制好，以免血中氧分壓太高或太低。太高會造成氧氣中毒，而太低則造成組織缺氧。二氧化碳亦復如此；通常單獨使用氧氣，多半可以控制二氧化碳之分壓在正常範圍內，但若血中二氧化碳分壓太低，則需塡加少量之二氧化碳在氧氣之中。

氣體與血液直接接觸所造成之血液破壞，已在前段有所敍述，在此不再重覆。雖然如此，氣泡型血氧化器仍然是目前最常使用之型式，其理由則是其價格不及膜型血氧化器昂貴，同時亦爲用後丟棄者，不必像轉盤型血氧化器那麼麻煩，用後必須清洗消毒再重覆使用。至於其效果與血液方面之副作用，若不長時間使用，則與膜型血氧化器無多大差別，此乃其廣泛被採用之原因。

(2)轉盤型血氧化器（圖 2-4）：

如圖中所示，該氧化器中有上百個以上的轉盤，血液在氧化器之底部，被旋轉中之轉盤帶上而在盤上形成一層薄膜，該薄膜與腔內之氧氣接觸而行氣體交換，其原理與氣泡型血氧化器類似，皆爲氣體直

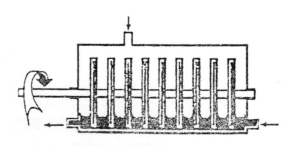

圖 2-4

接與血液之薄膜接觸而行氣體交換，爲最原始的一種血氧化器，目前已很少人採用，其理由則爲保養，清洗不易。

(3)膜型血氧化器（圖 2-5）：

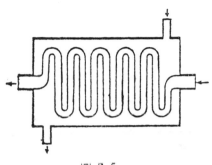

圖 2-5

該氧化器中有很緻密之薄膜，其結構可爲平面或細管狀，血液由平面內之夾層或細管中通過，氣體則在平面夾層以外之空間或細管以外之空間流過，因平面或細管之結構爲薄膜，可通過氣體但無法通過血液及其成分，故在薄膜之內外可完成氣體交換。這種薄膜之功能就有如肺泡一樣，故膜型血氧化器在理論上是最合乎生理，而不致因血液與氣體直接接觸而發生血液破壞的。

雖然膜型血氧化器有上述之優點，但因爲增加了一層薄膜，血液與薄膜本身之接觸是否也可造成副作用則不得而知；而其價錢較昂貴則是另一個未被廣泛採用之原因。但未來之趨勢顯示：由於大量之製造及成本之降低，其價格有漸減低之傾向，故未來之市場可能還是膜型血氧化器之天下。

VII. 血液稀釋法（Hemodilution）

所謂血液稀釋法，即在體外循環當中，將全身之血液用非血液性之溶液加以稀釋，使血中之血球成分降低的一種方法。早期使用體外循環之時，用來填充血氧化器及管子的是全血（亦卽他人之血），因此在體外循環時血液未被稀釋。以全血來行體外循環有許多缺點，故目前所採用的皆是血液稀釋法。

使用全血來填充體外循環有下述之缺點:

(1)需血量大。

(2)血庫之血皆有缺點，紅血球因腫脹而易破裂；使用血庫之血在體外循環早期便可能發生溶血現象。

(3)血庫之血中所含的 Citrate 有抑制 2,3-DPG 之作用，因此可減低氧氣分離（oxygen dissociation）之能力。

(4)使用他人之血越多，越易發生輸血反應，如 minor blood incompatibility 等。

(5)產生血球凝集及栓塞之機會較高。

使用血液稀釋法則有下述優點:

(1)需血量減少。

(2)血液黏稠度減少，因而減低週邊血管阻力，增加微血管血流，減少由應力引起之蛋白質變性等。

(3)使血氧化器中之血液薄膜變薄，加速氧化作用。

血液稀釋法所要求之血球容積(Hct)是這樣的: 在體溫25°C時，其 Hct 理應為 25%，在體溫為 20°C 時，其 Hct 則應為 20%；但通常不希望少於20%，因可能身體會釋放脂肪酸來代償，以致於可能發生脂肪栓塞。

至於如何選擇溶液來行血液稀釋，理想上而言，這溶液必須與血漿之滲透壓（osmotic pressure）與腫脹壓（oncotic pressure）相等，因此在血液稀釋之後，不致於水分外洩至血管以外之組織間隙中發生水腫。若有些外洩之情形發生，則血量會漸不足，而需要在體外循環中不斷地填加水分；而在體外循環結束之後，這些水分又由組織間隙回流至血管中，造成心臟與腎臟負擔之加重。

用來添加在體外循環中之溶液稱填加液（priming solution），如前所述，我們使用血液稀釋之方法，目的是使血液維持其 Hct 在25%～30% 左右。若病人本身之 Hct 已經很高，則可能不必添加任何血液之成分於人工心肺機中，該添加多少血液在其中，可由下述公式計算出來（詳前述）：

循環時之 Hct＝

$$\frac{體重（kg）\times K \times 病人Hct＋填加血液之\ Hct}{體重（kg）\times K \times 病人Hct＋非血液性之填加液量＋填加血液量}$$

其中，K＝80（在體重＜12公斤之小孩）

K＝65（在體重＞12公斤之大人）

非血液性之填加液應爲一種不衡性的電解質溶液，加上膠質溶液（colloid solution）使其腫脹壓（oncotic pressure）維持正常。平衡性的電解質溶液應會有 130～140 mEq/L 之鈉離子， 4～10mEq/L 之鉀離子，以及 3～5 mEq/L 之鈣離子。膠質溶液最好的是 25% 或 5% 之白蛋白（albumin）溶液，但其價格非常昂貴，同時來源也不易。低分子量之葡萄聚糖 （dextran） 亦可增加血液之腫脹壓，但它會減弱血球凝集及影響血液之凝固，以致於導致術後之出血傾向。三軍總醫院在新近採用氫氧乙基澱粉（hydroxyethyl starch 或 HES）來取代白蛋白，發現其增加 Oncotic pressure之能力不亞於白蛋白，但亦不致影響血液之凝固，而其價格又較白蛋白便宜很多，故爲體外循環中例行填加之一種膠質溶液。

血液在體外循環時因經過稀釋，故手術後病人之 Hct 必定偏低，要如何重建病人體內之 Hct，則爲手術後必定完成之工作。由於水分經過腎臟從尿液中排泄，血量必須補充，在術後的期間補充血液或紅白球，以取代排出之尿液，將可使 Hct 升高，吾人亦可將人工心肺機存留之血液重新輸回病人身上，以減少因輸他人之血而引起之輸血反應或肝炎等。把機器存留之血液取出加以清洗，僅取出其紅血球，在目前已經在實際使用當中，但若存留之血太少，則可免除此一步驟 (autotransfusion 或 cell saver)。

VIII. 人工幫浦 (Pumps)

體外循環時因心臟不再做工，而循環必須靠人工幫浦來維持。其種類有：

⑴推進式幫浦 (impeller pump)：

乃利用離心之原理，將血液送出。它若遇到管子較大之阻力時，便無法有效地將足够量之血液打出，因此需要有血流測量儀隨時觀察其流速之變化。

⑵活塞式幫浦 (piston pump)：

乃由一圓筒與其中之活塞組成，在圓筒兩端有流入與流出之開口，開口處又有單向之瓣膜。由於活塞之移動與單向之瓣膜，血流順著同一方向前進，故此種幫浦嚴格說來是一種搏動性幫浦 (pulsatile pump)。

⑶腔室型幫浦 (ventricle pump)：

由非常柔軟具有彈性之管子或囊狀物所組成，也具備有流入與流出之單向瓣膜。它本身無收縮之能力，而是由其外面之空氣或液體，間接經由機械之力量加以壓縮的。

⑷滾軸式或旋轉式幫浦 (roller pump)：

由一個滾軸在固定之Ｕ形槽裏轉動，將介於滾軸與槽壁之間可壓縮之管子擠壓，使管子中之血液往滾軸轉動之方向流去。若滾軸為連續性之轉動，則血流則無搏動，若滾軸之轉動速度並非連續不變，而是有規律地快慢交替，則血流就有搏動之現象。

IX. 低體溫法（Hypothermia）

在1950年，Bigelow 首次在動物實驗上將低溫之觀念應用於心臟手術，並證實在低溫下循環停止之安全性。在 1953 年，Lewis 及 Tauffic 首次應用低溫於臨床之心臟外科手術。在 1955年，Swan 尚且發表100例先天性心臟病之修補手術，用的是低溫法。1959年Lealy 更使用體外循環降低體溫及循環停止之方法來做開心手術。由於早期之低體溫法合併循環停止，仍非令人相當滿意，故始終未獲廣泛使用。一直到目前為止，許多人採用的仍舊是一般的體外循環合併中等低溫法來行開心手術。至於把體溫降到 20°C 以下合併循環停止，則在日本 Kyoto 大學所做的一些方法改良，以及紐西蘭 Barratt-Boyes 之良好臨床報告之後，始重新被一些心臟外科醫生所樂用。

低體溫法之目的在降低病人氧氣之需要量，並抑制體內二氧化碳之生成。體溫之降低乃經過下述步驟：經由體表如冰毯之覆蓋、冰塊之覆蓋；以及血液降溫來降低體溫。血液降溫可由人工心肺機所連接之熱交換器(heat exchanger)來完成。血氧化器中在靜脈血那一端通常連有熱交換器之管路，熱交換器之冷水流過其管路，間接地將靜脈血之溫度下降，從而降低全身之溫度。熱交換器之管路為何不設在動脈端之理由，乃是熱會使已氧化過之血液中之氧，變成氣泡游離而出，故必須加溫回升體溫時便有氣泡栓塞之危險。熱交換器中之水溫不能太冷或太熱。太冷會使其周圍之血液結冰，太熱則會燒壞血液；故其溫度必須介於 0°C 與 42°C 之間。

體溫每降低 10°C 便可使身體之氧消耗量減少 50%，故若降低 20°C 時氧消耗量便會很少，因此才有可能行循環停止的方法來做心臟手術。

　　然而低體溫法亦有缺點，比如說它會增加血液之黏稠度，會刺激血管收縮，紅血球會聚集在一起，氧氣與血色素之相連會更緊，而不易分離，二氧化碳之產量減少，以致於可能發生呼吸性鹼中毒等；而當加溫時其 PH 可能會下降（代謝性酸中毒），二氧化碳產量加多以致於形成呼吸性酸中毒等。溫度改變時氣體之溶解度亦會改變，降低體溫時，其氧氣與二氧化碳之分壓皆會減少，而 pH 則會增加（見表 2-6）。

表 2-6

(°C)	PCO_2 二氧化碳分壓	PO_2 氧氣分壓	PH
37	1.0	1.0	0.0
36	0.96	0.93	+0.0147
35	0.92	0.87	+0.0294
34	0.88	0.81	+0.0441
33	0.84	0.75	+0.0588
32	0.81	0.70	+0.0735
31	0.77	0.65	+0.0882
30	0.74	0.61	+0.1029
29	0.71	0.57	+0.1176
28	0.68	0.53	+0.1323
27	0.65	0.50	+0.1470
26	0.63	0.46	+0.1617
25	0.60	0.43	+0.1764

　　體溫降的越低，循環停止之安全範圍便越大。神經組織（腦爲

主）對缺血及缺氧最爲敏感，故循環停止時，最先可能受損之組織爲腦組織。

　　循環停止在不同體溫下之安全範圍，請參考第五章第十三節。

　　循環停止在體外循環行開心手術時常被利用。在體重小於10公斤以下之小孩，若行較複雜之開心手術，必先行體外循環，由於體外循環必須放置一條動脈管及兩條靜脈管，加上肺靜脈不斷地有回血流至心臟內，勢必影響手術之視野，又由於病人心臟甚小，任何縫補之工作必須很仔細地進行，更需要一個無管無血之狀態下行手術，此時若體溫已降至 20°C 以下，有一個循環停止之安全期限，便可將體內之血液全數回流至人工心肺機中，將靜脈管移除，在很好的手術視野下開刀。另外一個採用循環停止的原因，則是一般之體外循環在大人之手術，固然非常安全與方便，但在體重小於10公斤以下之幼兒開刀，其塡充液量與身體中血液量之比例增加很多，流速也降低很多，些許之誤差皆對幼兒有很大之影響，故體外循環時間越長則越危險，越易發生合併症，而使用循環停止之結果，可節省心臟停止時體外循環之時間，從而減低體外循環發生合併症之機會。

　　體溫下降合併循環停止之方法也並非全無缺點。它有一定之時間限制，若超過其安全期限便有可能發生腦缺氧之狀態，同時因爲降溫需時較長之緣故，使手術過程之時間加長半小時至一小時左右，對一個忙碌的心臟外科醫師而言，是浪費了些許時間，其他的併發症如皮下脂肪結節等，通常則不是很大的問題。

　　欲降體溫至 20°C 以下以行循環停止有兩種方式：第一種是體表降溫（surface cooling），另一種是體外循環降溫（bypass cooling）。早期沒有體外循環時，純粹用的是體表降溫，有了體外循環後，可以用人工心肺機中之熱交換器很快地降溫。體外循環降溫雖然可很快地把血液溫度下降，但身體各部分降低溫度之程度就可能有較大的差別。通常血液循環較好的組織，降溫的速度較快，較差的組織則只在血管周圍血液供應較佳的地方降溫較快，其他部位溫度則可能要高出很多。日本Kyoto大學在這方面曾有深入的研究（1967），並報告稱體表降溫至 29°C 再行體外循環降溫，能使降溫，之均勻度大大地增加，同時更能保護腦組織之安全。理論上而言，若全用體表降溫，當然降溫均勻度最大，但體表降溫太耗時，同時在溫度降到 29°C 以下時，可能會發生心臟停止之現象，故兩者併用似乎是目前最理想的方法。三軍總醫院在近來 20 例幼兒之開心手術中，使用低體溫及循環停止之

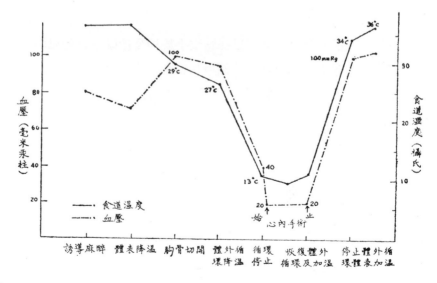

圖 2-7　使用低體溫及循環停止於開心手術之一例。圖示使用體表降溫，使食道溫度降至 29°C，將冰塊移除，消毒胸部皮膚，切開胸骨，接上體外循環，將食道溫用體外循環降溫之方式降至 13°C，停止體外循環，行心內修補手術，再重行體外循環，將食道溫升至 34°C。

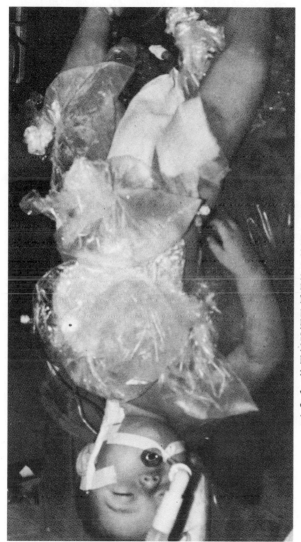

圖 2-6 使用低體溫及循環停止於開心手術之一例。圖示使用低體表降溫，將冰塊敷於幼兒之身體表面。

方法時， 其降溫之步驟亦是兼用體表與體外循環降溫（見圖 2-6 及 2-7）。這些病例中平均循環停止之時間爲 40 分鐘，最長者爲 65 分鐘，手術後長期之追踪檢查發現，皆無腦部受損及智力障礙之情形發生。

第三章　開心手術中之心肌保護
(Myocardial Protection)

楊　友　任

第一節　前　言

　　在進行開心手術時，除了利用體外循環的裝置暫時代替病人的心肺功能外；習慣上，爲了方便心內修補步驟的進行，我們必須讓心臟暫時停止跳動，最常用的方法就是將主動脈根部夾住，令心臟因缺血而停止跳動 (ischemic arrest)。對於缺血，心肌組織雖不像中樞神經系統那麼敏感，但也有一定的限度；根據狗的實驗數據，在常溫 (37°C 下)，其缺血的限度約爲十至十五分鐘。在心肌組織發生缺血後，由於交感神經的作用，使得心肌細胞內的新陳代謝率代償性地增加，很快地就會將本來貯存於心肌細胞內的能量來源用光；在同時，細胞內產生能量的氧化性燐化作用(Oxidative phosphorylation)逐漸停止，而改由缺氧性的肝醣分解作用 (Anaerobic glycolysis) 來產生能量。前者的作用可使一分子之葡萄糖產生三十六分子的高能量燐酸酐 (ATP)，而後者的功率只有十二分之一左右，同時不完全的代謝物如乳酸等會堆積於細胞內，造成細胞內環境酸鹼值 (pH) 呈酸性，此將阻礙細胞內一些酵素的活性。此時若不能有新的養分或氧氣供應，則細胞內能量將惡性循環地愈來愈少，終至使細胞內的胞器 (organelle) 構造都無法維持正常而破裂，放出水解性酵素，最後使整個心肌細胞完全壞死，造成所謂不可逆的傷害 (irreversible injury)。因此所謂的心肌保護 (myocardial protection) 乃是指所有可以在心肌缺血期間避免其不可逆傷害的方法。以上所言，是比較狹義的心肌保護的定義；若較廣義而言，它應該是包含所有令心臟病病人安全地自心臟手術中恢復過來的方法：如手術前之用藥、麻醉過程的進行、體外循環的適當執行，以及術後在加護病房的適當照顧等等均是。不過，本文僅就狹義的心肌保護來討論。

第二節　心肌保護的重要性

毫無疑問的，在一個正確的心內矯正手術之後，我們仍常常經歷到所謂的低心輸出量（low cardiac output）狀態；病人的心收縮壓降低，心跳加速，小便量減少，四肢端冷卻而潮溼。此時我們的對策往往是先查其體液容積够不够？是否有心包填塞症（Cardiac Tamponade）的可能，脈律是否不整而頻速？在將這些因素除掉之後，最後的可能性就是心臟本身的衰竭，這時候就必須用到各種強心藥劑（Inotropic agents）來幫忙心臟渡過這個難關。爲何術後會有因心肌衰竭而造成的低心輸出量狀態呢？在以往的解釋總是歸罪於手術前心肌已有的變化，但手術本身旣沒有破壞心肌，而只是將破壞的瓣膜修補或置換，照理講，術後的血行力學更趨正常，至少也要和術前狀態一樣，爲何有些病人的心臟功能反而比術前差，甚至死亡呢？Dr. Morales 等人經由屍體解剖發現，在這些術後死亡的病例，其心臟皆呈心肌壞死的現象。Dr. Cooley 也曾報告所謂的 "石頭樣心"(Stony heart)：在體外循環結束後，心臟無法恢復跳動而變得像石頭般僵硬，查其病變，方知是心肌內膜下的廣泛性壞死。這些都是手術當中才引起的，爲何會發生呢？主要就是心肌保護效果不佳所致。1970年之後，有關心肌保護的研究逐漸多起來，心肌保護的重要性遂爲大家所重視。Dr. Buckberg 回顧文獻：認爲不管是先天性或者是後天性心臟病，在滿意的手術矯正後，因低心輸出量而死亡的病例，約有百分之九十都可以在其心臟發現有大小不等的心肌壞死病變。當然，我們不能說這些心肌壞死一定是造成他死亡的原因，但至少有些關係。近年來有些學者甚至認為心臟手術後死亡只有兩個原因：一是手術矯正不完全，另一就是心肌保護效果不好。由此可見心肌保護對於成功的心臟手術之重要性。

第三節　心肌保護的方法

自從直視下開心手術變為可行之後，術者無不想盡辦法來保護心肌，務使因手術必要而缺血的心肌，不致發生不可逆的傷害。他們的辦法大致上可歸為兩大類：第一就是繼續供給心肌氧氣及養分，如持續或間歇性冠狀動脈灌流；另一方法就是設法減少心肌細胞的新陳代謝率。兩者在理論上皆正確，但執行上也各有利弊，我們就每一方法加以討論：

I. 全身性低溫保護法　(Systemic hypothermia)

遠在1950年，Bigelow 等研究低溫法應用於心臟開刀的可能性：他利用體表冷卻法將狗的體溫降至 20°C ，然後將循環完全停止六十分鐘之後，再慢慢將體溫回升，動物可以完全恢復過來。Horuichi 等人曾利用此法於臨床小兒病人的心臟開刀，獲致良好的結果。當然此法的關鍵，乃在於腦部是否得到充分的保護；照理論而言，溫度下降，新陳代謝率減低，組織對缺氧的耐力就會增加，腦部既然不會發生問題，心肌自然也不會受到不可逆的傷害，這是最早利用低溫法於心肌保護。1953 年，Gibbon 等發明人工心肺機之後，冷卻的方法改用人工心肺機後速率更快。但此種循環完全停止的方法，常因腦部的溫度不穩定，造成術後病人意識不清，同時整個過程很花費時間，遂只限於少數較複雜的病例方才使用。不過，此種利用低溫減低心肌細胞代謝率來保護心肌的方法，至此已成爲定論。日後的心臟外科手術，雖比較少採用循環完全停止的方法，但利用體外循環來冷卻至不同程度的低溫，同時合併其他心肌保護法來進行手術，結果都相當不錯。因此我們可以說，低溫法是最基本的心肌保護法。

II. 冠狀動脈持續灌流（Continuous coronary artery perfusion）

此法就是在手術期間，繼續供給心肌氧氣及養分：它首先利用體外循環將體溫下降至中等程度低溫（約 28～30°C），電擊令心臟發生心室振顫（ventricular fibrillation）；或將主動脈夾住，打開主動脈根部，利用導管插入冠狀動脈開口分別灌流帶氧血。此法在理論上是相當理想的，它使得心肌在手術期間完全不會受到缺血的威脅。但結果並不如我們所想的那麼好，仍有約16%的病人發生術後心肌梗塞，更有甚者，有人報告容易發生冠狀動脈開口的受傷，同時由於血流不斷，妨礙了手術的視野。究竟爲何此法的心肌保護效果不佳呢？主要的原因乃是冠狀動脈灌流的壓力固定，但心肌內的冠狀動脈血管阻力會改變，特別是在有心室肥大的病例，往往會造成灌流不足的情形，特別是內膜下心肌常因此而壞死。近年來，仍有些人繼續使用此法，但大家都瞭解灌流的壓力至少必須高 70mmHg，此時才能維持有效的灌流。

III. 心包膜局部冷却法（Pericardial cooling）

此法爲1959年 Shumway 所創，他在主動脈夾住令心臟呈缺血而停止跳動之後，使用冰冷的林格爾溶液（0～4°C）持續灌流心包膜腔，使整個心臟淹沒於溶液中，藉此，心肌溫度下降，其新陳代謝率隨之減低。後來也有人使用成冰屑（ice slush）的林格爾溶液置於心包膜腔來保護心肌。此法也是利用低溫減少心肌細胞的代謝率，以延長心肌缺氧的忍耐度；但臨床上報告仍有百分之十三的病人發生心肌梗塞。究其原因，乃在於心肌各層的溫度下降不一致：接近心外膜的心肌溫度較低，而接近心內膜的心肌溫度較高，因而保護的效果要打個折扣。另外，由於和冰屑的直接接觸，它會造成心外膜下的局部壞死，或者是橫隔膜神經的麻痺。但它確實可以減少周圍環境溫度的影響，因此至今仍被使用為輔助性的心肌保護法。最近有人將這些冷卻溶液包於一長條形塑膠袋中，然後包住心臟 (external pad) 以達冷卻的效果，但使用不普遍。

IV. 間歇性主動脈夾釋放法

(Intermittent release of aortic cross-clamping)

此法為 Kirklin 於 1970 年所首創：他們的理論是，在一段可以忍受的缺血時間之後，再度給予帶氧血的灌流，對心肌應不會造成不可逆的傷害。因此他在令心臟呈缺血性停止跳動約十至十五分鐘之後，將主動脈夾放開，讓心臟接受灌流約二、三分鐘，當心臟要再度呈跳動時，迅將主動脈夾住，令其再度缺血而停止跳動。理論上在常溫下，心肌缺血的極限約為十至十五分鐘，因此此法若合併低溫法來保護心肌，其缺血時間可以延長些。在我們醫院早期使用相當久，效果相當不錯；但毫無疑問的，它會拖延手術的時間。根據最近的研究報告，認為此法中的再度灌流時間只有二、三分鐘，不足以使心肌細胞內的 ATP 再度合成，至少必須有十分鐘以上的灌流，方能使 ATP 再生，如此一來，手術時間勢必更加延長。因此當有更新更有效的心肌保護法出現時，它就慢慢沒落了。

V. 藥物誘導心肌麻痺法

(Pharmacologically induced cardioplegia)

此法為目前最流行的心肌保護法，它是利用含有某種特別濃度的電解質或藥物的溶液，在心臟缺血後，立卽由主動脈根部灌入，使心肌細胞的電氣及機械性活動立卽停止，以保留已貯存於心肌細胞內的能量；同時由於此溶液置備時之溫度爲 0～4°C，可以將心肌的溫度降低，使得心肌細胞的代謝率減低。合倂兩者的效用，使心肌細胞能忍受更長久的缺氧。

(1)非血性的心肌麻痺液

(asanguinous or crystalloid cardioplegic solution)

此法之使用於心臟手術，事實上應溯自1955 年的 Dr. Melrose, 他使用高濃度的檸檬酸鉀溶液,在主動脈夾住之後，灌入冠狀動脈,使心肌細胞在缺血後立卽停止跳動，並呈鬆弛狀，非常適合於心內修補步驟的進行。但此法只風行五、六年久，由於有人報告用此方法保護心肌，可能適得其反而造成心肌的壞死，大家遂畏縮而不敢再用。然而在德國，Bretschneider及Kirsch仍孜孜不倦的努力於這種利用電解質成分改變來保護心肌的方法，不過他們的重點並非鉀離子；Bretschneider 強調的是低鈉、無鈣及添加普羅卡因(Procaine)，而Kirsch則是高鎂、及添加普羅卡因的成分。兩者分別在臨床試驗的效果皆相當好，於是自1960年起，歐洲大陸各國的心臟外科醫師競相採用。也許是由於歐洲經驗的刺激，在1973年美國的Dr. Gay 及 Ebert 再重新檢討利用高鉀離子溶液於心肌保護的可能性：發現過去 Melrose氏溶液之所以失敗,主要是鉀離子濃度太高，約爲 245mEq/L, 若將鉀離子濃度維持在 20～40mEq/L 之內，則對缺血的心肌有明顯的保護作用。經過無數的臨床試驗之後，高鉀濃度的溶液再度獲得心臟外科醫師的肯定，遂風行於美國本土。近十年來，由於電氣生理學、組織生化學及藥物學的發達，有更多的學者，嘗試改變溶液中各種電解質的濃度，以期發明出一種最理想的心肌保護液。這些以不同電解質濃度或添加某種藥物構成的心肌保護液，我們通稱爲非血性的心肌麻痺保護液，比較常用的有下列幾種：

1. 高鉀灌流液：灌流液中的鉀離子維持在 20～40mEq/L。
2. 低鈉、無鈣灌流液：溶液中的鈉離子爲正常細胞外體液濃度的十分之一（約爲 15mEq/L），同時完全無鈣。
3. 高鎂、高鉀及普羅卡因灌流液：鎂離子濃度爲 16mEq/L，鉀離子亦爲 16mEq/L，普羅卡因 1 mmole/L。
4. 純粹普羅卡因溶液：普羅卡因濃度爲 4 mmole/L。

以上四種代表性溶液，其詳細成分如表 3-1。

表 3-1

Bretschneider (1979)		Hamburg (1975)	Kirklin (1977)	ST. Thomas' Hospital (1977)
鈉*	15	50	110	119
鉀	10	5	30	16
鈣	—	0.5	0.5	1
鎂	8	2	—	16
普羅卡因	—	4	—	1
緩衝劑	Histidine	bicarbonate, asparate	bicarbonate	bicarbonate, phosphate sulfate
滲透壓	300	375	360	320

* 所有濃度以 mmole/L 表示之。

5. 增添其他物質：除了以上所言的作用成分外，另外在灌流液中添加類固醇、葡萄糖、ATP、CP，以及近年來爲人所注目的乙型阻斷劑、鈣拮抗劑、氨基酸（glutamate）等。不過這些臨床報告數量仍少，同時效果仍未確定。

(2)血性的心肌麻痺液（blood cardioplegia solution）

1978 年，正值非血性的心肌麻痺液大盛其道時，Dr. Follete 注意到非血性心肌麻痺液，僅是利用心肌細胞已貯存的能量來渡過缺血期間，雖說有效，但畢竟已貯存的能量有限；如果此時能由麻痺液繼續供給氧氣及養分，則心肌的保護效果將必更佳。因此他將一般使用之高鉀灌流液，加入氧化血液，使得心肌在接受此液灌流後，除了立即停止跳動，減少新陳代謝率外，同時仍可接受充分的氧氣及養分，臨床試驗效果頗佳。若與非血性的心肌麻痺液相比，初期的報告認為前者較佳，但後來的研究又認為兩者不分軒輊。最近的觀念則認為此和溶液本身的溫度有關：若以 0～4°C 的溫度製備溶液，則非血性的心肌麻痺液保護效果較佳，若是以 10°C 置備溶液，則兩者相差無幾，但若以 20°C 以上的溫度置備，則以血性心肌麻痺液保護效果較佳。由上面的事實，我們瞭解到在低溫低代謝狀態下的心肌，若再給予過多的氧氣及養分似乎也無法消受。因此，在使用非血性的心肌麻痺液時，只要執行得嚴格，能確實維持心肌的溫度在 20°C 以下，則效果自佳；再加上血性心肌麻痺液之置備需要額外的裝置，一般的醫院還是比較喜歡使用非血性的心肌麻痺液比較簡單，如果病例的心臟功能相當不好，或手術缺血時間可能會很長，才考慮到使用血性的心肌麻痺液，其主要成分如下：

鉀離子	30±1mEq/L	鈣離子	0.6±0.1mEq/L
血容比	20±2%	溫度	16°C
酸鹼度	7.7±0.1	滲透壓	355±5mosm/L

第四節　心肌麻痺保護液的生理學基礎

Dr. Bigelow 在早期作低溫實驗時，溫度愈降低，組織的新陳代謝率也隨著下降，大約每降低攝氏十度，組織的氧氣消耗量就減少約百分之五十。Dr. Buckberg 進一步作更精確的測量，他使用狗於體外循環研究，同時由冠狀靜脈竇（Coronary sinus）抽血測其氧氣含量，測出心臟在不同溫度及不同生理狀態下之氧氣消耗量，其結果如下：

(1)在常溫下（37°C），心臟作正常負擔工作時，其氧氣消耗量爲 8～9cc/100gm 心肌／分鐘。

(2)在常溫下，心臟無負擔地跳動時（empty beating，例如在體外循環時，心臟工作完全由人工心肺機代替），其氧氣消耗量爲6cc/100gm 心肌／分鐘。

(3)若將心肌溫度降至攝氏二十二度時，其氧氣消耗量只剩原來的三分之一，卽 2cc/100gm 心肌／分鐘。

(4)在常溫下跳動之心臟，若迡以乙醯膽鹼（acetylcholine）注射使之完全停止跳動，則此時之氧氣消耗量變爲 1.2cc/100gm 心肌／分鐘。

(5)除了使心臟停止跳動外，若再將心肌溫度降至 22°C，則其氧氣消耗量只剩 0.3cc/100gm 心肌／分鐘。

心肌麻痺保護液的生理學基礎，乃基於上述心臟在攝氏二十二度下，靜止不動時，其氧氣消耗量由原來在攝氏三十七度下，無負擔跳動時的 6cc 減至 0.3cc，如此一來，假如在三十七度時，心肌對缺氧的忍受度爲十五分鐘，那麼在二十二度時，心臟靜止的狀態下，在理論上它應可忍受缺氧達三百分鐘之久，而不致引起心肌的不可逆傷害。

第五節　心肌麻痺保護液使用之原則

心肌麻痺保護液可使用於開心手術中保護缺血的心肌，已是公認的事實，而各種保護液中的成分千變萬化也是一個事實，但無論如何，下列諸原則必須遵守：

(1)迅速使心臟停止跳動並呈鬆弛狀態。最好能在溶液灌入兩分鐘內停止跳動，這樣一來，心肌細胞內貯存的能量方不致於浪費於無意義的跳動。

(2)在缺血期間，必須維持心肌電氣活動或機械性活動的靜止。平常在第一次灌入心肌麻痹保護液後二十或三十分鐘之後，常常可以發現逐漸有電氣性或機械性的活動出現，此時必須予以再度灌流，以維持心肌的靜止狀態。

(3)維持心臟各部分溫度的均勻冷卻。在缺血一開始，由主動脈根部灌入冰冷的溶液，經由冠狀動脈系統均勻地分布至心臟各部，使心肌溫度降至攝氏十至二十度，如此可確保心肌保護的效果。如果因冠狀動脈本身有阻塞性病變而引起溫度之差別，必須先作繞道手術，然後迅將溶液灌流阻塞部位的遠端心肌以減少傷害。當心肌溫度由於周圍溫度的影響，而逐漸回升至超過攝氏二十度時，必須再度灌流，使心肌溫度保持於攝氏二十度以下。

(4)必須儘可能地使缺血時間愈短愈好。心肌麻痹保護液雖是目前最佳的心肌保護法，對於術者而言，特別是年輕的外科醫師，它提供了較長的安全時間；但它並非完美的，它總有個限度，畢竟心肌還是多多少少會有些傷害。最近有人報告在體外循環降至攝氏二十五度，同時使用高鉀灌流液來保護心肌，其安全極限為一個半鐘頭左右，當然這只是一個粗略的估計。因此心臟外科在作心內修補手術時，第一重要是正確的矯正步驟，再來的就是要求快，必須隨時記住心臟目前是缺血狀態，能快則儘快完成。

第六節　心肌麻痺保護液成分之作用機轉

首先，我們必須瞭解心肌細胞動作電動勢（action potential）之產生。　心臟細胞依其電動勢之產生可分爲兩大類：　一爲快速反應細胞，包括心房、心室及 Purkinje 纖維之細胞，其電動勢之發生，乃由於鈉離子、鈣離子之往細胞內流動以及鉀離子往細胞外流動所造成的；二爲緩慢反應細胞，包括竇律結及房室結的細胞，其作用電動勢之產生，主要靠鈣離子之向細胞內流動，及鉀離子之向細胞外流動而造成的，鈉離子作用較少。有了動作電動勢的產生，方能引發心臟肌肉的機械性收縮。各種電解質在心肌細胞膜之動作電動勢，產生之地位如下（圖 3-1，表 3-2）。

表 3-2　Purkinje 纖維電動勢與電解質之關係

電　解　質	電動勢中的地位	電流的方向	生　理　學　作　用
Na^+	0	向（細胞）內	反極化 (depolarized)
Cl^-	1	向（細胞）外	復極化 (repolarized)
Ca^{2+}	1, 2	向內	使電動勢呈平臺(plateau)
K^+, ?	3	向外	復極化
K^+	4	向外	去活性，自發性反極化
Na^+, Ca^{2+}	0, 1, 2, 3, 4	向內	反極化
K^+	0, 1, 2, 3, 4	向外	背景電流

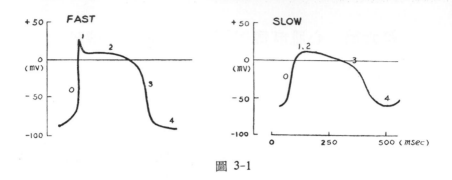

圖 3-1

　　心肌麻痺保護液中各種電解質濃度之調配，乃在於阻止心肌細胞
動作電動勢之產生，或是抑制其連續發生，因而使心臟肌肉之機械性收
縮停止。另外其他添加物也各有其作用機轉，試分列於下（表3-3）。

表 3-3

名　　　稱	劑　　　量	作　用　機　轉
鉀離子	10～40mEq/L	保持細胞膜之反極化現象，使動作電動勢無法繼續發生。
鎂離子	15～160mmole/L	和鈣離子拮抗，使之無法進入細胞內，因而無法產生電動勢。 爲細胞內呼吸酵素之輔酶。
普羅·卡因	2～3gm/L	細胞膜穩定作用。 抑制細胞膜 ATPase 作用。 減少細胞膜對鈉離子之滲透。
低鈉 低鈣		抑制細胞膜動作電動勢之產生，因而阻止心肌細胞之收縮。
鈣拮抗劑		
Nifedipine	100μg/10ml	抑制鈣離子通過細胞膜，因而抑制動作電動勢之產生及肌肉收縮。
Diltiazem	150μg/kg B.W.	有冠狀動脈血管擴張作用。

Verapamil	0.8mg/kg B.W.	可以減少再度灌流之傷害 (Reperfusion injury)。
類固醇		細胞膜之穩定作用。
葡萄糖		提供作用基質 (Substrate)，並增加滲透壓。
ATP PC Glutamate		提供作用基質 (Substrate)
Acetylcholine Neostigmine	10mg/kg B.W. 12μg/kg B.W.	提高細胞膜對鉀離子之滲透力，使細胞膜呈過度極化現象，因而使電動勢無法產生。現少用。

第七節　理想的心肌麻痺保護液成分

(1)除了主要作用的電解質濃度外， 心肌麻痺保護液中的其他成分，應盡量類似細胞外體液的成分 (extracellular fluid)。心肌麻痺保護液由主動脈根部灌入之後，由冠狀靜脈竇回流至右心房，雖然有些人利用普通吸引器將此回流吸取丟棄，但仍有一部分的回流液會經由人工心肺機的吸引器吸取而進入體外循環液中，因此若其成分和正常細胞外體液相差太多，會引起術後電解質的不平衡。大部分的學者在製作此溶液時，喜歡用林格爾(Ringer) 溶液或林格爾乳酸(Ringer-lactate) 溶液作為基本溶液，其原因在此。前者的氯離子偏高，後者則更類似細胞外體液的濃度。

(2)溶液之酸鹼度 (pH) 應稍偏向鹼側， 在低溫狀態下較合乎生理狀態。 細胞內酵素的正常活動， 有賴於適當的酸鹼值（中性， 即 pH＝7.4最佳）；因此一般人在製作心肌保護液時，大都使用緩衝液

(buffer) 將溶液調整至在攝氏三十七度時爲中性 (pH=7.4)。 但一般水溶液之酸鹼度隨溫度之下降而有所改變: 大約每下降攝氏一度,其酸鹼值會增加 0.014, 因此在攝氏 三十七度時 爲中性之心肌保護液, 當溫度降至二十二度時, 其酸鹼值自動升至 7.6 左右, 應是相當合乎生理狀態的。但 Buckberg 利用多眠動物如青蛙、蠑螈等作研究,發現這些多眠動物在攝氏二十二度時, 其血液之酸鹼值可達 7.8, 表示我們目前所採用的原則, 似乎仍不合乎生理狀態, 必須更稍爲偏向鹼側, 但是否眞的如此, 則有待進一步的探討。

(3)心肌麻痺保護液的滲透壓 (osmotic pressure) 必須維持正常或者稍爲增高 (hyperosmolarity)。心肌細胞在受到缺氧的傷害時,常可見到細胞內水腫的現象, 此可能因細胞膜對於水分子的進出失卻了控制。因此假若心肌保護液中的滲透壓太低, 則更容易加重細胞外的水分往內流動, 造成更厲害的水腫。在保護液中添加葡萄糖、白蛋白、Mannitol 或其他體積擴張劑 (plasma expander) 以增加其滲透壓, 是大家所常用的。

(4)能提供作用基質 (substrate)。 雖然心肌麻痺保護液之作用,可以減低心肌細胞之代謝率, 同時減少貯存於心肌細胞中能量的無意義浪費, 但我們無法確定心肌細胞內貯存之能量是否足以應付心肌細胞的需要, 基於供、需必須均衡的原則, 假若我們能提供額外的作用基質來供應缺血的心肌, 理論上應該是更完美的心肌保護。在這方面有許多報告: 如添加葡萄糖、脂肪酸、氨基酸, 甚至 ATP、PC等高能量物質; 最近發展的血性灌流液, 也是基於此種原理。但臨床效果則相當矛盾, 可能和心肌細胞在低溫狀態下是否能攝取有關。

第八節　影響心肌麻痺保護液執行效果之因素

I. 冠狀動脈血管的阻塞病變

　　心肌麻痺保護液之灌流，乃借助於正常冠狀動脈血管的分布，使得各處之心肌得到均勻而且相同的效用。假若有某一條冠狀動脈血管有阻塞性病變，勢必影響到心肌保護效果。而事實上在美國每年有上十萬的病人，就是因爲冠狀動脈血管阻塞而需要開刀治療，因此在這方面的研究因應之策也相當多。從開刀中心肌各處的溫度監視，可以發現由於血管之阻塞，灌流液不易進入阻塞部分遠端之心肌，因此溫度特別高，其保護效果顯然要打折扣。爲了減少因血管阻塞所造成的效應，在行冠狀動脈繞道手術時，必須合併使用全身性或局部性心肌冷卻法來保護心肌，同時阻塞最屬害的血管遠端部，必須最優先作繞道手術，因爲此處之心肌溫度最高；一旦遠端吻合完成，則迅將灌流液灌入以降低心肌的溫度。另有人主張，在較近端有阻塞性病變的人，可以將心肌麻痺灌流液由冠狀靜脈竇倒灌回去，也可以得到相當理想的保護作用。

II. 非冠狀動脈性側枝循環

　　所謂的非冠狀動脈性側枝循環乃是指在心臟後側，由支氣管動脈分出與心臟冠狀動脈系統相吻合 的一些血管。 此循環之血流量 並不大，對正常的心臟而言，可說是微不足道；但在有病變的心臟是否會增加呢？ Buckberg 利用狗作成慢性左心室肥大及冠狀動脈阻塞的模型，發現在這些病態的心臟，此側枝循環量皆增加。我們自己也曾利用狗作成發紺性心臟的模型，利用放射性微粒直接測量此血流，發現在發紺性的心臟，此流量甚至可增加二、三倍。此循環的存在，使得心肌麻痺保護液的作用發生了偏差：因爲此時的心臟不再是完全缺血了，慢慢回流的此循環會將心肌麻痺保護液沖淡，同時提高心肌溫度，使得心肌之電氣活動逐漸回復，　這是我們所不願見到的；　但另一方面，它也可將心肌細胞的代謝廢物沖掉，同時又提供養分及氧氣，這又是我們求之不得的。但它的存在到底對我們心肌保護的作用是怎樣的一個偏差呢？似乎完全不可預料。爲了消除這可能的破壞性效果，大家都主張必須監視心肌的溫度及其電氣活動，當溫度一超過二十度，或者電氣活動一出現，馬上再度予以灌流。我們自己的經驗認爲：除了每隔一段時間（大約三十分鐘）必須再度灌流外，體外循環液的溫度降得愈低愈好（最好是低於攝氏二十八度），因爲側枝循環量所帶來的破壞性效果，完全是因爲本身溫度較高所引起的，因此若能將溫度降低，則仍能保有它提供養分及氧氣的好處，而免於溫度提高所帶來的反效應。

III. 環境溫度的影響

熱在空氣中是以對流或輻射的方式來傳導。因此心肌溫度雖在保護液灌流後降至攝氏二十度以下，　但在手術進行當中，　除了非冠狀動脈性側枝循環會影響其溫度外；室內空氣的溫度，或者是手術燈光的熱度均會提升其溫度。我們可以在手術中，利用溫度監視器測量心臟的前壁（右心室），往往比後壁之溫度來得高證明之。另外，心臟周圍器官本身的溫度若比心臟來得高，也會傳導過來，使心肌溫度提升。對於這些影響，我們盡量保持室溫於攝氏二十度左右，同時也降低體外循環的溫度，或者添加心包膜局部冷卻的方法，以期得到最佳的保護效果。

IV. 灌流的方式

心肌麻痺保護液剛開始發展時，由於不瞭解非冠狀動脈性側枝循環之影響，往往主張一次灌流即可。漸漸地大家知道灌流液的持續作用受到一些因素的影響，因而提出多次灌流的觀念，一般是選定每隔三十分鐘再度灌流一次，但由於非冠狀動脈性側枝循環量在每一個病態的心臟不一樣，因而有人提出每隔二十分鐘再灌一次，方足以維持開刀當中電氣活動的平息。事實上，個別的心臟差異實在很大，很難說二十分鐘或三十分鐘較佳，不過，多次灌流比單次灌流的效果來得佳是不可否認的。

第九節　心肌保護作用之評估

在開心手術發展的初期，對於心肌保護的觀念尚未十分明瞭時，只要病人能夠存活，就表示這是成功的外科手術。後來，由於實驗室檢驗技術的發展，發現卽使在這些所謂的成功的手術之後，病人仍多多少少心肌會受到傷害，甚或發生心肌梗塞的現象。因此，心臟外科醫師的目標，不再只是期待病人的存活，我們希望病人的心臟能夠完全避免缺氧的傷害，這就是爲什麼近年來有那麼多人，花費那麼多的錢於心肌保護液的研究。而保護作用的好壞評估，必須有很客觀的標準，我們試將這些方法分兩大類，敍述於下：

I. 間接方法

此法稍嫌粗略，因數據有時會受到其他全身性因素的影響。

(1)血行力學的變化

臨床上，病人在接受開刀後，是否能很容易地脫離人工心肺機的幫忙，是否需要主動脈性氣球幫浦來幫忙，或者是否需要強心劑來支持，劑量需多少，這都代表著心肌保護的好壞，不過這些情況很不容易以計量的方式表示，我們一般以其血壓的恢復、心輸出量的高低，以及心臟各部分腔室的壓力，特別是和缺血前的數據相比較，可以瞭解缺血對於心臟的傷害有多少，但此法常因不可預期的全身性因素影響而造成偏差。

(2)心電圖的變化

比較手術前後之心電圖變化，是否有新的Q波出現，或者是否有ST-T 波段的變化。前者的變化代表著心肌梗塞的發生，可以作爲心肌保護好壞的評估項目，而 ST-T 波段之變化，則很難說是否爲不可逆的傷害，特別是在開心手術後，多多少少會有些心包膜炎，因此很少人以 ST-T 波段的變化來評估心肌保護的好壞。但若以Q波之出現來評估，則又有些低估了實際情形，因爲有些部位的心肌壞死，從心電圖記錄中無法偵測之。因此可以說，此法是相當粗略的估計方法。

(3)血清酶之變化

假若心肌確實受損，心肌細胞溶解後釋放出的酶會進入全體循環中。和心肌有關的酶相當多，如 GOT、LDH、CPK 等皆是，但是身體其他部分之肌肉切割也會釋放出類似的酶出來 ， 因此很容易混淆，在以往使用 CPK、GOT 測定來評估時，大家都認爲以 CPK大於 2,000 單位和 GOT 大於 200 單位同時出現時，方爲有意義的心肌傷害。近來，由於電泳學的發展，發現在這些酶中的有些同位酶是心臟肌肉特異的，如 CPK-MB， 如此可以正確地診斷出是否有心肌壞死。但利用血清酶檢查，必須作連續好幾天的檢查，否則不易偵知何時爲最高峯時期，不能瞭解其受損的最大程度。

II. 直接方法

(1)代謝物的改變

這是心肌保護效果評估最敏感的方法，因爲它的改變是在構造發生變化或心室功能減弱之前就已發生。當缺氧時，氧化性燐化作用被缺氧性的肝醣分解作用取代。其所產生之 ATP 自然減少。利用目前組織化學的方法，我們可以精確地定量心肌組織中的 ATP 含量，依據 Jenning 在狗的缺氧實驗中報告，若心肌細胞中 ATP 含量低於缺氧前值的百分之五十以下，則心肌細胞之傷害已爲不可逆，若仍高於此值，則仍有挽救餘地。因而心肌組織中 ATP 含量是目前最常用的評估項目。CP (creatinine phosphate) 值也是評估項目之一，它是代表細胞內高能量物質的補給處，當 ATP 分解成 ADP，則 CP 馬上提供燐酸鍵使 ADP 變回 ATP，因此 CP 值在缺氧後五～十分鐘就下降是很正常的現象，但當再度灌流帶氧血時，CP 值馬上就補充回來，故此項目不是很好的評估數據。心肌細胞內肝醣的含量、乳酸含量，以及水分等，也常用於心肌保護好壞的評估，心肌保護的效果好，則肝醣維持率高，乳酸含量低，同時細胞內水分也个會增加，反之則表示保護效果差。不過，最重要的乃是 ATP 值，因爲它是細胞內一切活動能量的來源。

(2)構造上的變化

利用一般光學顯微鏡來觀察，可能可以看到一些細胞的溶解或水腫等末期的變化。對於缺氧所發生的一些較早期的變化，必須使用電子顯微鏡方能觀察得清楚。在細胞內有許多胞器，最敏感同時也是最有意義的變化發生在粒線體 (mitochondria)，粒線體俗謂細胞的電力供應室，細胞產生能量的新陳代謝反應，幾乎都在其內進行，因此假如粒線體的構造本身有了問題，勢必影響能量的生產。一般觀察粒線體的變化，習慣上將之分爲五個等級：Gr. 0 爲正常的粒線體構造；Gr. I 爲粒線體內顆粒消化或減少；Gr. II 爲粒線體呈水腫，基質變清；Gr. III 爲粒線體呈水腫、內嵴破裂、基質變清或有不定形的凝集物出現；Gr. IV 爲內嵴破裂，粒線體本身內、外膜均破裂。Gr. II 以前之變化爲可逆性之傷害，而 Gr. III、IV 爲不可逆的傷害。但以電子顯微鏡來觀察心肌傷害，可以說是以管窺天，所見

到的變化，只是代表一小部分的心肌細胞，因此在互相比較時，必須觀察的數目够大，方足以顯示實際的情形。（圖3-4至3-8）

(3)心室功能曲線

依據 Starling Law，我們知道心室的功能和其心舒期時的塡充容積有正相關，但達到某一容積之後，心室功能不但無法提高，反而朝相反方向變壞下去。因此若只以某一塡充容積時之心室功能如何，作爲評估心肌保護的效果實有失客觀，特別是在缺血過一段時間的心臟，在低塡充容積下之心輸出量，往往和缺血前之對照值相差無幾，但若將塡充容積提升，則心輸出量就下降了，因此若能多觀察幾點，則心室功能優劣立見。不過，此法的敏感度可能不佳，因爲心室功能曲線代表了整個心臟的肌肉羣的工作能力，可能會掩蓋一些局部的變化。

(4)放射性元素掃描

利用 TC^{99m}—Pyrophosphate 打入體內，它可以在發生梗塞的部位清楚地標示出來，這是目前最特異性的檢查法。一般使用時，必須術前術後皆作以相比較。但由於價錢相當昂貴，並未廣泛使用。

第十節　將來的趨勢

I. 鈣拮抗劑的使用

Zimmerman 等發現在使用心肌麻痺保護液灌流時，若溶液中完全無鈣離子存在時，當主動脈夾一放開，冠狀動脈再度接受血流灌流時，血液中的鈣離子很容易通過心肌細胞膜而造成鈣離子之貯積，這就是所謂的奇異性的鈣離子流動 (Calcium paradox)，臨床上的表現，則是心肌纖維的攣縮，造成了俗謂的石樣心 (Stony Heart)。此現象的造成，主要是因爲基底膜 (Basement membrane) 與肌膜

（Sarcolemma）之分離，使得心肌細胞內的鈣離子大量流出（此時之細胞外液中，由於灌流液缺乏鈣離子，因此造成細胞內外間的鈣離子濃度差）；當冠狀動脈再度接受血液的灌流時，血液中的鈣離子自然而然地大量流入細胞內而貯積。　Jenning　等從心肌缺氧的實驗中證明：心肌缺氧受損，其主要的機轉乃是心肌細胞內鈣離子的代謝不平衡所致（如圖 3-2）；若心肌細胞內鈣離子貯積過多，會妨礙粒線體的功能，使得能量的產生減少，而鈣離子之運送到細胞外，又必須有能量的支援方能進行，如此一來，變成一個惡性循環，使得能量產生更形減少，終至不能維持細胞之正常構造。由以上的事實，大家瞭解到心肌保護液中若完全沒有鈣離子是不對的。目前，學者們除了維持低鈣離子濃度於保護液外，乾脆另添加鈣離子之拮抗劑來抑制鈣離子之流動，以避免其在心肌細胞內貯積，使心肌受傷。在臨床上已有報告，但數量不多，其可能的作用機轉我們以圖 3-3示之。

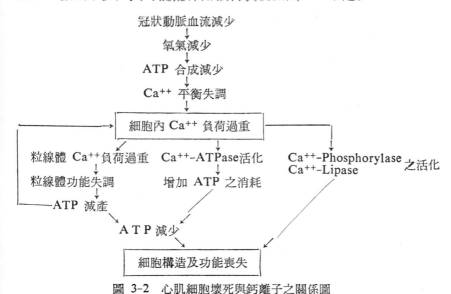

圖 3-2　心肌細胞壞死與鈣離子之關係圖

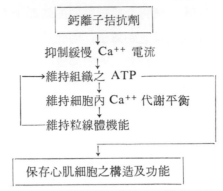

圖 3-3　鈣離子拮抗劑保護缺血心肌之可能機轉

II. 再度灌流之傷害（Reperfusion injury）

　　所謂再度灌流之傷害，乃是指心肌在經過一段時間之缺血後，當冠狀動脈再度接受帶氧血之灌流時，可能會加重本來在缺血後就已造成之傷害。其主要的原因，除了上述的異常性鈣離子流動外，大家都認為可能與灌流液的壓力、滲透壓、以及酸鹼度有關。因而主張在再度灌流時開始的幾分鐘，灌流壓力最好維持在 70mmHg 以下；同時灌流液的酸鹼值稍調為鹼側，因此時的心肌細胞因代謝物之貯積，已稍呈酸側。另外還是強調在缺血開始灌流之心肌保護液之滲透壓必須盡量稍高些，以免在再度血液灌流前時，心肌已呈水腫的現象。

III. 二度心肌麻痺保護液（Secondary blood cardioplegia）

　　在心臟手術完畢時，我們必須將體外循環完全停止，讓本身的心臟接替工作；假若心臟的機能很差，不容易脫離體外循環，我們習慣上用主動脈性氣球幫浦、強心藥劑來幫忙，有時候我們就乾脆將心臟再度置於完全體外循環下，讓心臟只承受冠狀動脈血流而不作任何負荷的跳動，大部分的心臟都可慢慢地恢復過來。但 Buckberg 認為這樣的讓心臟休息仍不夠徹底，因為此時的心臟仍在跳動，仍會浪費能

量，最好除了重新完全體外循環外，再將主動脈夾住，使用血性的心
肌麻痺保護液由主動脈根部灌入，使心臟完全靜止，同時利用血性心
肌保護液中的氧氣及養分來回復，這就是所謂的二次性血性心肌麻痺
保護作用。臨床上我們很少碰到這麼麻煩的情形，因此是否真的有效，
仍不清楚。

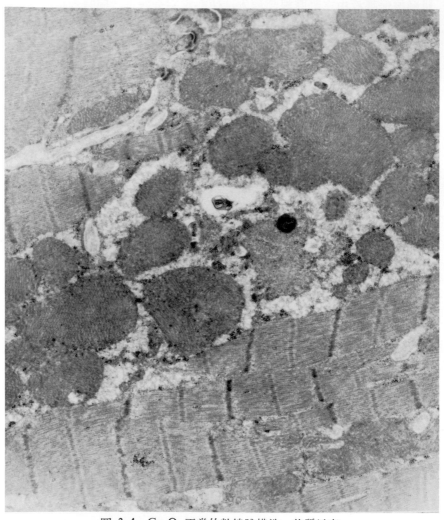

圖 3-4 Gr. O. 正常的粒線體構造，基質緻密，
內嵴完整，原放大倍數約5,300倍。

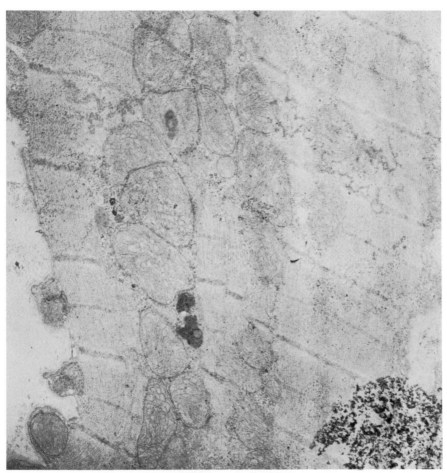

圖 3-5 Gr. I 變化，粒線體仍維持原來構造，
但基質變清，原放大倍數約 5,300 倍。

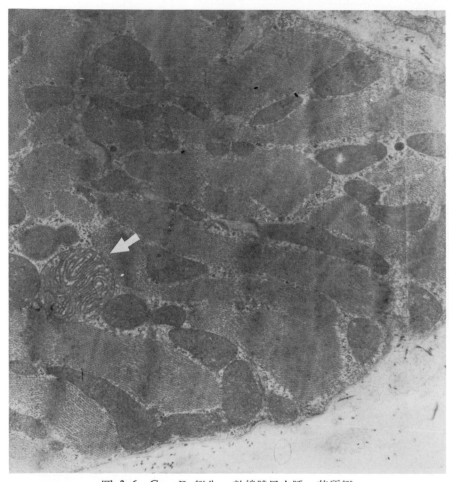

圖 3-6 Gr. II 變化，粒線體呈水腫，基質變
清，原放大倍數約 5,300 倍。

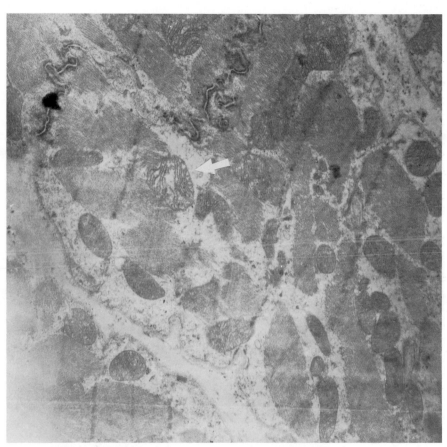

圖 3-7　Gr. Ⅲ變化，基質變淸，內嵴破裂，原
　　　　放大倍數約4,350倍。

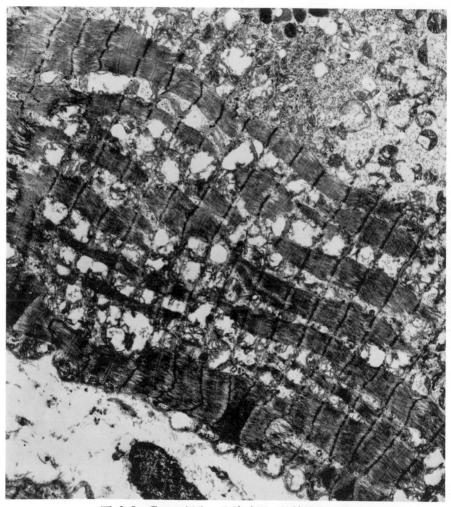

圖 3-8　Gr. Ⅳ變化，內嵴破裂，粒線體內、外
膜皆破裂，原放大倍數 2,650倍。

第四章　存開性動脈管及大動脈中隔缺損

林　永　明

第一節　存開性動脈管
(Patent Ductus Arteriosus)

I. 病　理

　　動脈管爲一長約 1 公分左右，連接下行大動脈與主肺動脈的胚胎血管。在胚胎期血液循環，由右心室進入主肺動脈的血液，不進入未充氣的肺，而經由動脈管進入主動脈。

　　動脈管的血管壁有似括約肌的肌肉，成熟新生兒出生後約15小時內，　會收縮關閉而無功能。　出生後數週至數月問再發生器質性的閉合。依統計，生後 8 週內，約有88%會自然閉鎖。若出生後 1 年以上未閉合，則幾無再閉合之機會，而形成存開性動脈管。使血液由主動脈經此管進入肺動脈，形成由左至右的短絡。若管徑大時，短絡血量增加，可能導致肺高血壓症。有時候，存開性動脈管亦爲細菌性心內膜炎的導因。

II. 發生率

　　此病之發生率以女性較多。男與女的比率約爲1:2至1:3。常見於母體懷孕時感染德國麻疹之胎兒。

III. 診　斷

　　當聽診時，於患者左胸上部，可聽到標準的連續性機械轉動聲似的心雜音。患者很少會發紺。量血壓時，舒張壓可能降低。脈搏常有強烈而飽滿的情形。 若短絡血量少， 則無明顯症狀。 若短絡血量大時，於嬰兒期，就有可能產生心衰竭之症狀。或常有呼吸道感染及發育不良。肺部X光檢查，可能呈現肺血管充血擴張，左心肥大，肺動脈擴大。心電圖通常是正常，或呈現左心肥大。 2-D ECHO 檢查，亦可見到存開性動脈管之存在。

IV. 手術方式

1938年，Gross 與 Hubbard 初次成功地完成存開性動脈管的結紮手術。

目前的手術方式（圖4-1至4-4），通常採取左後側開胸術，經由第四肋間進入胸腔，將肺葉以肺葉鉤向腹側牽引，露出肺門部。將縱隔肋膜治下行大動脈、左鎖骨下動脈剪開，將其下方之組織剝離，即可見到連接大動脈與肺動脈的動脈管，此時可用指頭於肺動脈端感覺到 Thrill。動脈管之管徑若小於 1 公分或於早產兒之手術，有時可用結紮法關閉動脈管。但 Mustard 報告約有 0.4~1.0% 會有再開通之情形。目前一般多採用切斷再縫合的方式。合併有肺高血壓情況時，手術進行需特別小心。若肺血壓與體循環血壓相近時，於切開動脈管之前，須用 Potts 血管鉗夾住後，觀察心臟對關閉動脈管的反應。若無心跳、血壓之異常，才可切斷。於切斷前，通常以二支 Potts 鉗夾

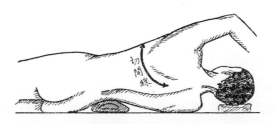

圖 4-1 全身麻醉後，病人左上側睡，由左後側開
　　　　胸術，經第四肋間進入胸腔。

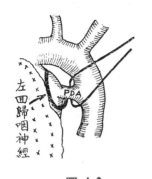

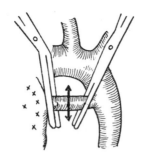

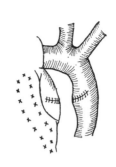

圖 4-2

分離存開性動脈管
(PDA)

圖 4-3

存開性動脈管之大動
脈側及左肺動脈側分
別以鉗子夾住後，在
動脈管之正中，稍近
肺動脈側切斷。

圖 4-4

動脈管切斷後，兩端
以5～0或4～0
Prolene 連續縫合完
成手術。

住，二鉗之間須留有足夠之空間，再將動脈管以小刀切開，然後以 5
～0 或 4～0 Prolene 將兩端切口縫合。縫合後，先將肺動脈端鉗子
放開，並確認無出血情形之後，再將主動脈端鉗子放開少許，使少量
主動脈血由針孔滲出，再輕輕夾住，若無大量出血時，可將鉗子全部
放開。出血處通常只要以手指或紗布壓迫數分鐘，即可止血。若仍有
出血情形，可用 5～0 或 6～0 Prolene補強、止血。

　　若無合併高度肺高血壓，動脈管手術死亡率低於 1 ％。手術死亡
原因多為主動脈端血管壁脆弱破裂大量出血。

V. 合併症

　　術後合併症很少發生，有時可能發生：血胸、氣胸、乳糜胸、左
回歸咽神經受損導致聲帶麻痺、傷口感染等。

第二節　大動脈中隔缺損

I. 病　理

　　此種疾病之名稱有數種： Aortic Pulmonary Septal defect, Aortic Septal defect, Aortic Pulmonary Window, A-P window, Aorto Pulmonary Fenestration。此爲較罕見之先天性心臟病，發生率約爲 0.3～0.5%，由於胚胎期第 5 ～ 8 週，總動脈幹不完全分離，中隔形成不全而造成。

　　由於大動脈與肺動脈之異常交通，情況類似存開性動脈管，通常缺損口徑約爲 0.5 至 6 cm 之間，依缺損口之位置可分爲近端缺損 (proximal defect)、遠端缺損 (distal defect)、及全缺損 (total defect)。

　　若缺損相當大時，於幼兒早期，症狀就會相當危急，左心容量負荷大增，導致右心壓力負荷增高，而使肺血管床 (pulmonary vascular bed) 發生變化。

II. 診　斷

　　由於此種缺損之存在，會使身體一般發育遲緩，加上頻繁的呼吸道感染、呼吸困難、易疲勞感、 Bounding pulse 、明顯的頸動脈搏動、脈壓增大、心前胸突出、心尖搏動明顯、於胸骨左緣第 3 ～ 4 肋間，可聽到連續性機械性心雜音。

　　胸部X光片、心電圖所見與存開性動脈管相似，依短絡量之大小，可見到輕度至重度的心擴大，肺血管影增強，若已有持續高度肺高血壓之情形，可見到肺門部之血管影擴大，但肺野之末梢變細。

　　此病之預後與缺損大小有關，約有 25～30% 的病患於 1 歲前死亡。15%於少年期前死亡。死亡原因多爲心衰竭、呼吸道感染。

III. 手術方法

　　開心手術未發展之前，Gross 於1948年曾成功地結紮大動脈中隔缺損。自開心手術發展以後，一般皆利用體外循環進行手術關閉。當體外循環開始後，以大動脈鉗夾住缺損上方的上行大動脈，再將上行大動脈沿缺損附近縱切，打開大動脈卽可看到缺損及附近的冠狀動脈出口，再以 Patch關閉缺損口，若缺損大時，縫合中，須避免損傷到冠狀動脈口，關閉缺損後，再將大動脈切開口，以 4～0 Prolene 縫合，完成手術。

第五章　主動脈縮窄
(Coarctation of Aorta)

林永明

第一節　病　理

　　主動脈縮窄是動脈管與主動脈附著處附近的主動脈峽部，呈現先天性狹窄。　依其部位之不同，　可分爲:　第一類——管後型（post-ductal type）——亦卽縮窄處在動脈管的遠端，多爲一局限型狹窄，亦多爲單純性縮窄(simple coarctation)，最狹窄部口徑約 1～3 mm 左右程度爲多，亦有外表無縮窄，但主動脈內有 Curtain-like formation 或 fold 等膜狀狹窄之情形，狹窄部遠端的主動脈則多形成動脈瘤樣擴大。而狹窄部近心端的主動脈峽部、左總頸動脈、左鎖骨下動脈則發育正常爲多。此外常合併有二瓣（bicuspid）的主動脈瓣。此類型常見於成年人，　一般側枝循環（collateral circulation）明顯，肋間動脈發達，可見肋骨下緣被侵蝕之情形，有時亦會形成肋間動脈瘤。第二類——管部型（juxta-ductal type）——狹窄部正好位於動脈管附著處。第三類——管前型(pre-ductal type)——狹窄部位於動脈管附著處的近心端。除了局限性縮窄外，有時加上主動脈峽部發育不全，或主動脈弓發育不全，而呈現管狀狹窄。此型常合併有其他先天性心臟畸形，常見於嬰兒，其中約有90％併有存開性動脈管或心室中隔缺損，少數則併有左心發育不全，大動脈轉位等較複雜之心畸型，因之統稱爲 Coarctation Complex，此型常於嬰兒期卽有肺高血

103 〕

壓及心衰竭之情形。

第二節　診　斷

　　管後型縮窄一般多因小兒期以後發生高血壓而被診斷發現，但亦有少數於新生兒期卽發病者。本症之特徵爲上肢呈現高血壓，半數患者收縮壓超過 160mmHg，當同時觸診上肢與下肢動脈脈搏，可發現搏動時間之差異，而且下肢脈搏較弱，並有相對性低血壓存在。聽診可聽到收縮期的 Vascular Bruit，胸部X光片可見到左鎖骨下動脈與縮窄部遠端主動脈形成一 " 3 " 字型陰影 (aortic knuckle)。於成年人之肋骨下緣可見到侵蝕凹陷 (rib-notching)。 管前型縮窄之臨床症狀，因與各種不同之心畸型合併情形程度而有差異。若合併有存開性動脈管及心室中隔缺損時，因左心室壓增高，使心室中隔缺損處之短絡血流量增加，導致早期發生肺高血壓。

第三節　外科手術方法

I. 嬰兒期的外科手術

　　於術前，須經由縮窄主動脈對側（通常卽右側）的橈動脈或臂動脈，置入動脈壓測定管路，以監視動脈壓及測定血液氣體。手術通常採取左側開胸術，經第四肋間進入胸腔。以肺葉鈎將左肺向前下方牽引。將縱隔肋膜自左鎖骨下動脈，沿下行主動脈縱向切開。此時須避免傷及迷走神經。以針線縫在切開的肋膜沿，將肋膜牽拉張開。此時通常可見到存開的動脈管與發育不全的主動脈峽部。先將動脈管小心剝離後，再仔細小心地將縮窄部附近的主動脈剝離，以數條 1 ～ 0 粗絲線繞過縮窄部上下端的主動脈與動脈管。確實將主動脈、動脈管與周圍組織游離，以利夾上血管鉗，再將動脈管以絲線結紮關閉。接著以血管鉗夾住縮窄部上下端的主動脈，以進行縮窄部的整形與重建。

(1)縮窄部切除，端對端吻合 (resection and end-to-end anastomosis)

動脈管結紮後，再以小刀切斷動脈管，使結紮端與主動脈分開，接著切除兩支血管鉗夾住之間的縮窄主動脈部分。然後將兩端切口拉攏，再以 5～0 或 6～0 Prolene 將主動脈後壁以連續縫合法縫合，再將前壁以 Interrupt Suture 縫合，完成手術。（圖5-1a）

(2)鎖骨下動脈瓣動脈成形術 (subclavian flap arterioplasty)

此種動脈成形術是1966年 Waldhausen 及 Nahrwold 提出的。當切開縱隔肋膜後，沿鎖骨下動脈向上延伸至脊椎動脈之起點，將鎖骨下動脈及脊椎動脈仔細剝離後，以絲線結紮脊椎動脈及鎖骨下動脈的遠端，再將鎖骨下動脈自結紮下方切斷。於此之前，須另以兩支血管鉗夾住左頸動脈與左鎖骨下動脈間的主動脈弓及縮窄部下端的下行主動脈。再將血管鉗夾住部位之主動脈沿鎖骨下動脈縱向切開。打開主動脈時，即可見到縮窄處之病理變化。此時，須將該處之縮窄隔膜小心切除，當切開口延伸至鎖骨下動脈截斷口時，鎖骨下動脈即形成一血管瓣，然後將此血管瓣向下折彎，以覆蓋於切開之主動脈上方，再以 6～0 Prolene 將血管瓣與主動脈仔細縫合。縫合完成後，先將遠端的血管鉗放開，使血液充滿先前夾住部分，以排出主動脈內之氣體，再將近端的血管鉗慢慢放開，此時須注意觀察血壓之變化。如果血壓降低，須輸血補充。如果血壓下降劇烈，有時須再將血管鉗夾上，並以藥物提高血壓之後再放開血管鉗。若情形穩定後，即可止血、關閉傷口，完成手術。（圖5-1b）

II. 孩童期（Childhood）的外科手術

較大孩童須採左後側開胸術，由於有豐富的側枝循環，切開肌肉

或肋間時，須將切斷的血管結紮止血。於剝離主動脈時，須避免傷及
發達的側枝循環血管。主動脈剝離之範圍須超過左頸動脈。縮窄部遠
端的肋間動脈常呈現膨大之情形，而且管壁較薄弱，須小心剝離，通
常下端須超過第 3 或第 4 對肋間動脈，以增加主動脈游離之距離。

(1)縮窄部切除，端對端吻合

此手術是1945 年 Crafoord 及 Nylin 提出的，適用於孩童期病
患。首先將靠近鎖骨下動脈下方的近端主動脈以血管鉗夾住，此時動
脈血仍可經由鎖骨下動脈，流經側枝循環血管至下半身。再以另一血
管鉗夾住縮窄部遠端的主動脈，然後將縮窄部主動脈部分切除。再將
兩端主動脈切口拉近吻合。若近端切口較小時，可將近端切口大彎處
向鎖骨下動脈縱向切開一小切口以擴大吻合處，接著以 6 ～ 0 Prolene
以連續縫合法吻合後壁，再以 Interrupted Sutures 吻合前壁。

(2)人工血管片主動脈成形術 (patch graft aortoplasty)

此種變通手術是1957年 Vosschulte 開始採用， 再經 Renl 及其
同事於 1974 推廣而普遍化。手術時，將主動脈從左頸動脈部位至縮
窄部下端游離後，以一血管鉗夾住鎖骨下動脈附近的主動脈，再以一
血管鉗夾住縮窄部遠端的主動脈。再將夾住部分的主動脈縱向切開。
若有形成縮窄的隔膜存在，須將它切除。再利用一剪成橢圓紡錘型的
Woven dacron graft patch， 以 4 ～ 0 或 5 ～ 0 Prolene 縫合
Patch 與主動脈，即可擴大原來之縮窄部位。（圖5-1c）

(3)再縮窄修補術 (repair of recoarctation)

再縮窄是一種幼兒期手術修補以後，發生的一種較主要的後期併
發症。再手術的適應症是: 上身高血壓，心電圖顯示左心室Strain 及
股動脈脈搏消失，手術仍須探左側開胸術，將主動脈剝離清楚。此時
一般須備有體外循環設備。當遠端主動脈以血管鉗夾住時，須測定其

主動脈縮窄之手術方法

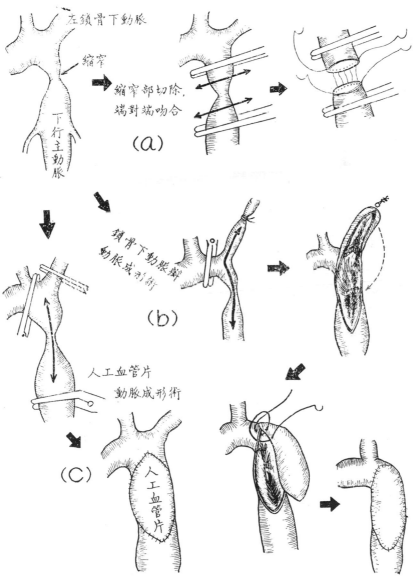

圖 5-1　主動脈縮窄之手術方法

血壓，若遠端血壓低於 40mmHg，近端血壓高於 200mmHg 時，手
術須以部分體外循環（partial bypass）進行，以預防發生脊椎神經傷
害。　手術方法可採用縮窄處切除再吻合，　或以人工血管片擴大縮窄
部，若前次手術部位有嚴重纖維組織包圍時，致使剝離不易，可用一
條 Dacron 人工血管，吻合鎖骨下動脈與縮窄部遠端的主動脈。若縮
窄部分較長，並有主動脈發育不全時，亦可吻合於上行主動脈及下行
主動脈。

第四節　手術結果

單純性縮窄的手術結果相當良好，嬰兒期手術死亡率約爲 3 ～ 6
％。再縮窄的發生率約爲 8 ％，其中以切除再吻合手術較多於鎖骨下
動脈瓣成形術。大於 1 歲以上患者手術死亡率可降低至 2 ～ 3 ％。發
生脊椎神經傷害後遺症者，約有 0.5％。早期併發症中 Paradoxical
hypertension 約有 30％，但可以藥物治療控制。

第六章　心房中隔缺損
（Atrial Septal Defect-ASD）

第一節　病　理

　　二次心房中隔缺損（Secundum ASD）之發生頻度約爲 7 ％左右，是一種常見的先天性心臟病。男女比率，以女性佔多數。此種缺損，以卵圓孔附近之二次口存開爲最常見，可稱爲卵圓孔缺損（Foramen ovale defect, fossa ovalis defect），缺損口若位於二次中隔上部，靠近上腔靜脈入口，稱爲靜脈竇缺損（Sinus venosus defect），這一型之心房中隔缺損常合併右上肺靜脈之異常回流至右心房。有些心房中隔缺損位於冠靜脈竇附近，可稱爲 Coronary Sinus ASD。大部分有二次心房中隔缺損之病人並無症狀。

第二節　診　斷

　　其診斷發現通常因身體檢查時，聽到心雜音。此種心雜音是在心基部聽到的 Soft ejection systolic murmur，且有第二心音固定分離（fixed split second sound）之現象，心電圖可呈現右心室擴大，不完全右腳傳導阻滯。如果缺損大時，由左至右之短絡血量大，於 X 光片可見到心臟擴大，肺動脈影增加，經由 2-D Echocardiography 及心導管可得到確實之診斷。此症之症狀發展與肺動脈壓上昇通常較爲緩慢。若極高度肺高血壓產生後，會產生由右至左之短絡，症狀會加速惡化。通常於診斷確定後，建議於入學年齡前，開刀矯正。

第三節　手術方法

目前手術方式一般皆於體外循環下進行。由人工心肺送回之動脈管插入於上行主動脈，脫血靜脈管由右心耳送入上腔大靜脈，而另外在靠近下腔大靜脈處另外做一個 Purse string sutune，使用直角靜脈管送入下腔大靜脈，可供給較好之手術視野，同時可避免空氣進入左側心臟，尤其是病人突然有呼吸運動時，產生陰壓，將空氣由心房中隔缺損吸入左心房，引起腦栓塞。右心房之切開線宜在右心耳與 Sulcus terminalis 之中間，與 Sulcus terminalis 平行。當打開右心房時，除詳細確定 ASD 之位置與形態外，須觀察是否合併有不正常之肺靜脈回流至右心房之情形，須同時矯正。若中隔缺損不大時，而且邊緣組織堅強時，可將缺損直接用 4～0 或 5～0 Prolene 縫合。若缺損口相當大，或邊緣組織脆弱，或合併有異常肺靜脈回流時，須採用 Teflon 或心包膜 Patch 關閉缺損。

縫合之起點應由缺損之下端靠近下腔大靜脈之開口處開始，並將此缺損下端仔細縫合。此下端縫合起始部如有未完全縫合處而殘留缺口，下腔大靜脈之靜脈血可能直接流入左心房而手術後產生紫紺 Cyanosis。通常連續縫合完備後把縫線鬆弛一下，請麻醉醫師壓一下 Bag，使可能殘留在肺靜脈系統的空氣排出來，才把縫線結紮。再把主動脈夾解開，重新開始冠動脈血流，並由左心室尖部以19號針或做小切開排出剩餘的空氣。此時如以19號針穿刺右上肺靜脈在其與心包膜交界處，往往還可以排出滯留在此處的空氣。因為此部分往往比左心房高，可能有些空氣留在此地。

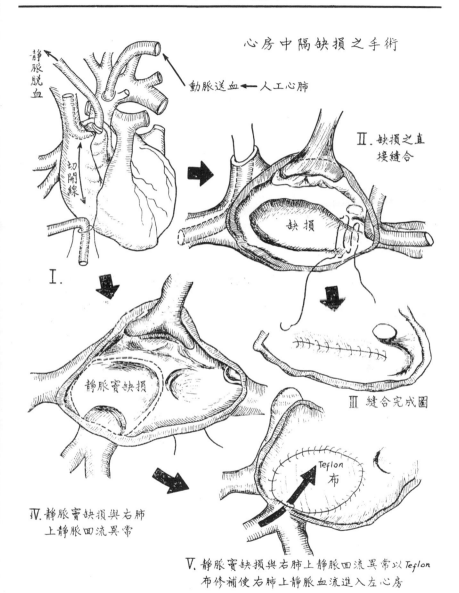

心房中隔缺損之手術

靜脈脫血

動脈送血 ← 人工心肺

切開線

I.

II. 缺損之直接縫合

缺損

III. 縫合完成圖

靜脈竇缺損

IV. 靜脈竇缺損與右肺上靜脈回流異常

Teflon 布

V. 靜脈竇缺損與右肺上靜脈回流異常以 Teflon 布修補使右肺上靜脈血流進入左心房

圖 6-1

　　等心臟功能適當恢復後，可以把體外循環停止，使心臟重新負擔循環之工作。（圖6-1）

　　二次心房中隔缺損之手術死亡率甚低，一般應少於 2～3 ％，但若併有高度肺高血壓時，死亡率可能增高至10％以上。此種手術之合併症常見的有：Residural Shunt、心律不整等。

第七章　肺靜脈囬流完全異常 (Total Anomalous of Pulmonary Venous Return)

楊友任　洪啟仁

第一節　沿　革

　　肺靜脈回流完全異常症，　佔所有先天性心臟病例的 1 % 左右。遠在1798年，Dr. Wilsen 就曾經報告過這樣的解剖病例，到了1942年，Dr. Brody 廣泛地收集資料，共報告了 37 個解剖病例，方引起大家的興趣。它主要的特徵乃是由肺回流的肺靜脈血管和左心房不直接相接，而間接地或直接與右心房相接。從胚胎學的觀點而言，在受孕第三個星期開始，就有一些靜脈叢包圍住正在發育的肺部組織，此靜脈叢與內臟靜脈叢 (splanchic plexus)相交通，當由靜脈竇(sinus venosus) 發出的原始肺靜脈 (primordial pulmonary vein) 與肺靜脈叢相交通時，此時肺靜脈叢與內臟靜脈叢的相通血管則逐漸閉塞。而肺靜脈回流完全異常的病人，在胚胎期的發展中，肺靜脈叢與原始肺靜脈的相連失敗了，而仍保持著與內臟靜脈叢的交通，因此肺靜脈回流必須經由內臟靜脈叢轉變而成的血管，然後再與心臟（右心房）相通。這些內臟靜脈叢將來所轉變成的血管包括上腔靜脈、冠狀靜脈竇、無名靜脈、奇靜脈、肝門靜脈、及下腔靜脈等。藉著與上述各靜脈的交通，逐形成各式各樣的亞型。

〔 113 〕

第二節　分　　類

　　左、右兩側的肺靜脈在心後形成一共同管道，然後在不同階層進入右心房，依其階層可分四個亞型：（圖 7-1）

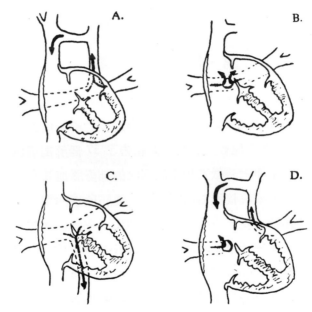

圖 7-1　肺靜脈回流完全異常各亞型及血流方向圖
A. 心上型	B. 心內型
C. 心下型	D. 混合型

第一亞型（心上型 Supracardiac type）

　　回流的肺靜脈匯集成一共同管道後，經由左垂直靜脈(left vertical vein)進入無名靜脈，然後經由右上腔靜脈進入右心房，在解剖學的位置而言，此一垂直靜脈幾相當於未退化的左上腔靜脈。此型佔所有病人的15％以上。

第二亞型（心內型 Intracardiac type）

此亞型的病人約佔三分之一左右。回流的肺靜脈在心後形成共同管道後，直入右心房或經由膨大的冠狀竇（coronary sinus）流入右心房。

第三亞型（心下型 Infracardiac type）

此型只佔13%左右。回流的肺靜脈於心後形成共同管道之後，直下穿過橫隔膜，然後經由肝靜脈、肝門靜脈或直接進入下腔靜脈。因此也稱爲橫隔膜型。

第四亞型（混合型 Mixed type）

以上諸亞型的多種混合型，約佔病人的百分之七左右。

第三節　血流力學變化

異常的靜脈回流帶回的充氧血在腔靜脈或右心房與缺氧血充分混合，然後一部分經心房中隔缺損流入左心房，再達全身各處。因此，理論上在右心室、肺動脈、左心房、左心室及主動脈的血氧飽和度應相同。但實際上，由下腔靜脈回流的血較易經由心房中隔缺損而入左心房，而由上腔靜脈回流的血較易經由三尖瓣而入右心室。因此在第三亞型的病人，其體動脈血氧氣飽和度較肺動脈血來得高，而其他諸亞型則差不多或較低。大部分的病人，由於解剖學上有左向右分流的存在，肺循環血流較體循環血流來得大，有時達 3～5 倍之多，因此很容易發生肺動脈高血壓、心臟衰竭，但假如心房中隔缺損較大時，則症狀會較緩出現。另外有一部分的病人（第三亞型），由於異常的靜脈共同通道過長，容易發生阻塞的現象，而使得肺靜脈充血，肺水腫及肺出血，肺泡中的氣體交換不佳，容易發生發紺現象。而上面所說的左向右分流太大的病人，由於到最後肺動脈血管發生阻塞性變化後，肺血流減少，也會有發紺的現象。

第四節　診　斷

I. 臨床症狀

依血流力學之不同，有不同的症狀顯示出來:

(1)肺靜脈回流阻塞者: (57～71%)

在所有第三亞型及部分第一及第四亞型者屬此，病人出生後不久即呈發紺、呼吸困難、倦怠，同時餵食困難，發育減慢，一個月左右會發生心臟衰竭的現象。

(2)肺動脈高血壓者: (15～20%)

在大部分的第二亞型及少數的第一、第四亞型者屬此。大部分的病人出生後，並沒有什麼異狀，但大約 1 歲左右，就會發生心臟衰竭的現象，此時發紺會出現，但一般而言不太厲害。除此之外，如呼吸較快、餵食不易、及經常的上呼吸道感染是其特徵。

(3)無肺動脈高血壓者: (25～30%)

部分的第一、第二亞型者屬此。其臨床症狀和一般心房中隔缺損者之症狀雷同，如運動後呼吸困難、易倦怠感等，不過其出現的時間，可能較一般心房中隔缺損者來得早。

II. 理學檢查

(1)心雜音:

在聽診時，往往在胸骨左側區域可聽到心縮期雜音，代表因肺血流過多而引起的相對的肺動脈狹窄的雜音。在肺靜脈回流共同通道有阻塞的病人，此雜音往往消失。同時還可聽到心舒期雜音，代表過多血流通過三尖瓣所造成的雜音。除此之外，此類病人之第二心音較大聲，且固定地分離 (fixed splitted)。

(2)心電圖變化：

① 　QRS 波軸右轉約至＋130度。

② 　胸前及標準誘導皆呈高 P 波。

③ 　右心室肥大的波形：V_1誘導有高 R 波。

④ 　右前胸誘導（V_R）常有 q 波出現。

⑤ 　V_{3R} 及 V_1 之 T 波呈負向量，約有半數之病人 II、III 及 AVF 誘導之 T 波也呈負向量。

(3)胸部 X 光變化：

由於肺部血流量增加，胸部 X 光常呈充血現象。若左側的垂直靜脈存在時，常與右側的上腔靜脈在上縱隔寶形成一個很特別的圓形構造物，使得整個心臟看起來類似 "8" 字形（figure of eight），或有人稱之為 "雪人" 形（snowman appearance）。（圖 7-2）

(4)心導管及心臟造影：

心導管檢查時，由各部位靜脈血得到之氧氣飽和度，可以知道異常靜脈回流究竟由那一部分流入右側心循環，例如心上型，往往在上腔靜脈血的氧氣飽和度特別的高。同時經由導管的操作，可以輕易地進入異常的靜脈回流共同管道。不過在心下型者，導管往往較不易進入共同管道。血管造影時，往往將導管置於肺動脈的位置，然後打顯影劑，可以很清楚地看到肺靜脈回流之走向，及其共同管道與心臟的異常連繫。（圖 7-3）

(5)超音波檢查：

利用 M- 形超音波掃描，常可在左心房後面發現一個 "無回響"（echo-free）的空間，表異常肺靜脈共同管道（common channel）。（圖 7-4）

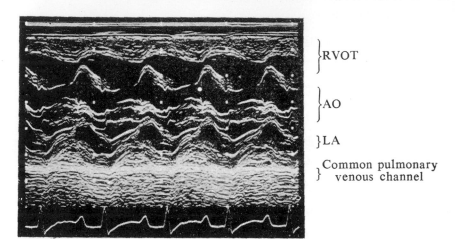

圖 7-4　M- 形超音波掃描，可見到一 "無回響"（Echo-free）空
間，表異常肺靜脈的共同管道。

第五節　自然病史

80％的病人，在出生後一年之內就死亡。若合併有肺靜脈回流阻
塞的話（佔所有病人的 60％），則 90％的病人在三個月至一年內死
亡。若呈肺動脈高血壓（hyperkinetic pulmonary hypertension）及
心臟衰竭者（約有 15～20％的病人屬此），則 50％在一年內死亡。
預後最好的是旣無肺靜脈阻塞又無肺動脈高血壓者（約佔 25％的病
人），可能有80％的病人可以活過 1 歲以上。因此大致說來，此症的
患者若不及時開刀，只有死亡一途。

第六節　手術治療

在1951年，Dr. Muller 使用開胸術，將患者的左心耳與異常肺靜
脈回流的共同管道作一吻合，不過這並非完全矯正。　1956 年，Dr.

Lewis 及　Dr. Varco　使用低溫及靜脈回流停止法（inflow occlu-sion），　成功地對一心內型的病患作完全矯正。　人工心肺機 發展之後，在直視下作心內手術變爲可能，於是大家遂使用體外循環來進行此病症之完全矯正，不過手術死亡率一直都是很高。到了1960年代末期，深度低溫及循環完全停止的方法被使用之後，手術的結果才慢慢改善。

　　基本上來講，手術矯正的目標有三：　一、將異常的肺靜脈回流導引入左心房。二、將肺靜脈與體靜脈之間的連繫切斷。三、修補心房中隔缺損。詳細的手術步驟依其亞型之不同分述於下：

I.　心上型及心下型（圖 7-5，7-6）

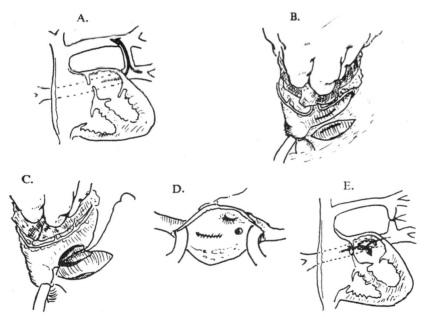

圖 7-5　心上型肺靜脈回流完全異常之手術矯正步驟：(A)矯正前血流方向圖。(B)將心尖翻起，尋找共同的肺靜脈管道，作一橫切口。(C)左心房後壁亦作一切口，兩者作吻合。(D)心房中隔缺損修補。(E)矯正後血流方向圖。

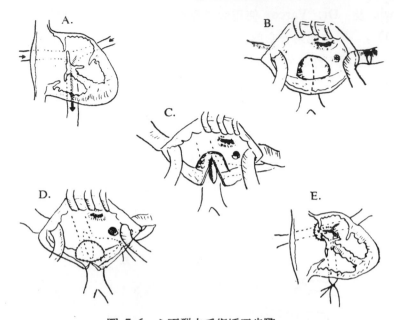

圖 7-6　心下型之手術矯正步驟

(A)矯正前之血流方向。(B)由右心房後壁剪開，通過心
房中隔缺損，直至左心耳處。(C)將共同肺靜脈管道作
一橫切口，與左心房後壁切口，作一吻合。(D)用布塊
修補心房中隔缺損。(E)矯正後之血流方向圖。

　　在體外循環或深度低溫及循環停止之下，將心臟整個往上翻，使心
尖朝上，找出異常肺靜脈回流之共同管道，將之切開，同時也將左心
房之後壁作一相當的切口，兩者作一吻合，此吻合口徑愈大愈好，然後
將共同管道之遠端結紮，最後使用一布塊將心房中隔缺損修補即成。
Dr. Shumacker 等人則有另一作法：他們經由右心房進行，而不需將
心臟整個抬上，其步驟是由右心房後壁平行剪開，通過心房中隔缺
損，在心房後壁，一直剪至左心耳部；將異常肺靜脈回流的共同管道
縱切開，然後兩者作一相當大的吻合；再使用人工布塊修補心房中隔

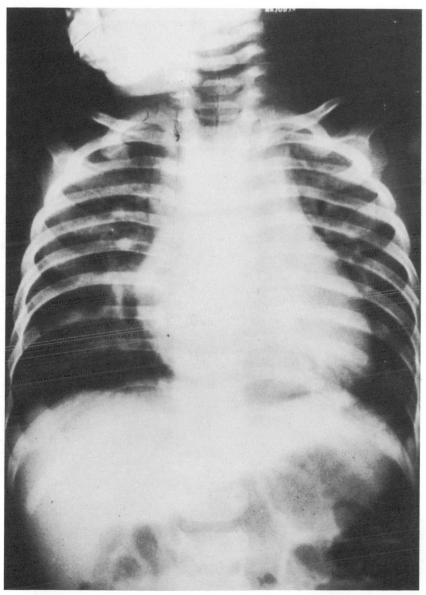

圖 7-2　肺靜脈回流完全異常者之胸部 X 光，上縱隔寬變寬
成所謂"8"字型或"雪人"型。

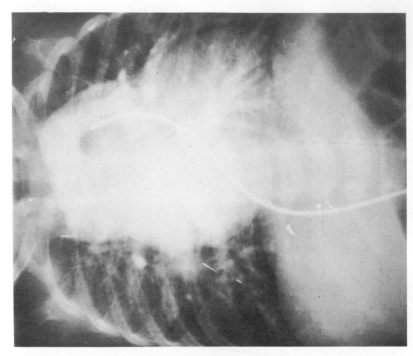

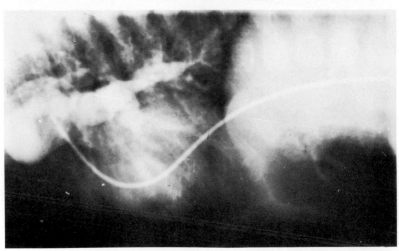

圖 7-3　肺靜脈回流全異常完全型心上型血管攝影，左側面，右正面，顯影劑由肺動脈打入，可清楚地看到肺靜脈回流及左側垂直靜脈（Vertical vein）

缺損，此時爲了擴大左心房容積，往往將布塊之下緣縫於心房中隔的右側，最後將右心房沿著後壁縫合起來卽成。目前我們使用的方法以後者較多，主要是吻合的操作較確實。

II. 心內型　（圖 7-7）

也同樣在體外循環或深度低溫及循環停止下操作，將右心房打開，將異常的肺靜脈入口（往往爲冠狀竇）與心房中隔缺損之間的中隔組織切掉，此時必須注意後面的切除線勿太深，以免破到心臟外面，有必要時，後面的切除線要先縫合加強。然後使用一大布塊將心房中隔缺損及冠狀竇一起修補，使冠狀靜脈流入左心房，雖有少量右向左分流，並沒有什麼影響，重要的是在縫冠狀竇的前及下緣（an-

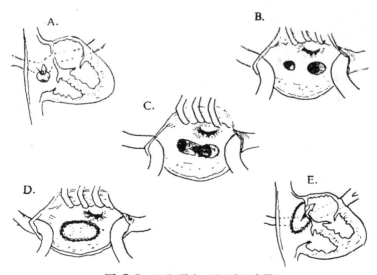

圖 7-7　心內型之手術矯正步驟
(A)矯正前之血流方向圖。(B)肺靜脈流回冠狀竇，使得冠狀竇變得異常的大。(C)將冠狀竇與心房中隔缺損之間的中隔組織切掉。(D)用布塊將兩者修補起來。(E)矯正後血流的方向。

terior-inferior border)時，必須儘量靠內側，以免傷及傳導系統。

第七節　影響手術結果之因素

I. 年　　齡

根據 Dr. Mustard 等人的報告，在 6 個月以下的病人手術死亡率幾達90%，一歲以下之手術死亡率也達50%左右，但一歲以上之病人其手術死亡率可減至20%左右。最近由於利用深度低溫及循環停止法，手術死亡率已顯著減少，甚至在 3 個月以下的嬰兒死亡率只有30～40%左右。

II. 亞型不同之影響

一般而言，以心內型手術結果最佳，心上型次之，心下型及混合型結果最壞。

III. 是否有肺動脈高血壓

肺動脈血壓高於 75mmHg 者，其手術的危險性較低者來得高。

IV. 是否有發紺的現象

手術的結果與發紺程度呈反比，有人報告體動脈血氧氣飽和度低於80%者，死亡率可達50%，而高於80%者，死亡率為14%。

V. 心房中隔缺損之大小

當心房中隔缺損大小小於 6 mm 以下者，其手術死亡率來得較高。

VI. 體外循環的方法

使用深度低溫及循環停止的方法較之傳統的體外循環法，不但提供了較為清楚的手術視野，同時手術死亡率也減少了許多。

第八章 心室中隔缺損

朱 樹 勳

1879 年駱傑（Roger）首先描述心室中隔缺損的臨床症狀，而且提到其病理。 1932 年莫笛阿勃特 （Maude Abbott） 認爲達倫波（Dalrymple）首先描述了艾生門葛（Eisenmenger）複合症。因爲在1847年達倫波報告了一個45歲的婦人死後解剖報告。這個病人在死亡前好幾年全身發紫。1897年艾生門葛報告了一個類似的病例。日前，艾生門葛複合症已經被認爲是心室中隔缺損合併肺動脈高壓，其肺血管阻力大得足以使血由心臟的右邊流向心臟左邊，而進入主動脈。

第一節 發生率

心室中隔缺損之發生率實難以準確估計。由屍體解剖所得心室中隔缺損發生率無法正確，因爲心室中隔缺損在先天性心臟病裏面算是比較良性，不易死亡，因此由死亡解剖來看心室中隔缺損的話，會覺得發生率很少。其次，很多心臟有雜音的沒有做過心導管，要由臨床症狀來確定心室中隔缺損的話也不一定正確。1954年伍德（Wood）綜合13篇文獻，這些文獻是根據死後的屍體解剖所記載的。平均這13篇文獻，他認爲心室中隔缺損發生率佔所有先天性心臟病之15％。1954年伍德（Wood）檢查750個先天性心臟病的病例，而發現心室中隔缺損佔 8 ％。這些病人三分之二由心導管診斷，其餘只由臨床診斷。加拿大的病童醫院在6,600個先天性心臟病兒童中， 15 歲以上單獨性心室中隔缺損佔25％。加拿大多倫多心臟登記發現，每一萬個 5 至14歲兒童，有 5 至 7 個有單獨的心室中隔缺損。在出生至 5 歲當中，心室中隔缺損每一萬個中佔10至12個。根據臺大醫院小兒科做過心導管的診斷，心室中隔缺損的發生率如表8-1，佔所有先天性心臟病之26.8%。

表 8-1　常見先天性心臟病接受心臟導管檢查之人數

先　天　性　心　臟　病	病　例　數	百　分　比（%）
法洛氏四合羣症	198	32.4
心室中隔缺損	164	26.8
存開性動脈導管	93	15.2
大血管轉位	49	8.0
肺動脈瓣狹窄	48	7.8
心房中隔缺損	38	6.2
主動脈縮窄	13	2.1
三尖瓣膜閉鎖	5	0.8
主動脈瓣狹窄	4	0.7

第二節　心室中隔缺損之分類

最早提出心室中隔分類的是培久（Becu）與柯克林（Kirklin），他們把心室中隔缺損分成四類（如圖 8-1）。

第一型: 肺瓣膜與心室上脊（Crista supraventricularis）之間。

第二型: 心室上脊的下面，心室薄膜中隔的地方。

第三型: 三尖瓣的中隔葉之下。

第四型: 位於心室中隔肌肉部分。

早期之分類皆根據此法。

臺大醫院自民國54年至72年所開過心室中隔缺損共有 549 個，其中第一型佔 189 個或 34.4%，第二型佔354個或64.2%，第三型有 6

個或1.1%，第四型有 2 個或0.4%（圖 8-1）。

　　培久與柯克林之分類法主要注重外科手術上的實用 ， 雖盛行一時，但嫌過於簡單，且第二與第三型之間也沒有明確的界限，故近年來又有其他的分類法提出。

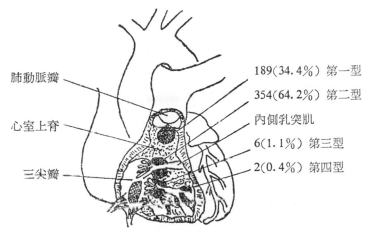

肺動脈瓣

心室上脊

三尖瓣

189(34.4％) 第一型
354(64.2％) 第二型
內側乳突肌
6(1.1％) 第三型
2(0.4％) 第四型

圖 8-1　根據培久與柯克林對心室中隔之分類，臺大醫院自民國 54 年至 72 年所開刀之心室中隔缺損 549 病例之分類百分比。

　　古爾（Goore）與李烈海（Lillehei）根據胚胎學提出新的分類法。他們把心室中隔缺損分成漏斗中隔缺損（Infundibular VSD），膜中隔缺損（Membranous VSD），房室中隔缺損（Atrioventricular septal defect），竇中隔缺損（Sinus VSD）及肉柱中隔缺損（Trabecular VSD）。其中， 漏斗及竇中隔缺損又細分五種；總共有十幾種分類，過於複雜，臨床上很少使用。

　　貝可（Becker）與安德生（Anderson）綜合心臟胚胎發生學與外科實用，提出了另一種分類方法。他們把心室中隔缺損分成三大類，即膜週缺損（Perimembranous defects），動脈下缺損（Subarterial defects）及肌肉缺損（Muscular defects）（圖 8-2）。心室中隔可分成肌肉部分（約佔95％）及膜部分（約佔５％），後者位於三尖瓣、二尖瓣、及主動脈瓣之直下方，傳導系統之希氏束卽由膜部之後下緣通過，再分成左、右分束進入左、右心室。

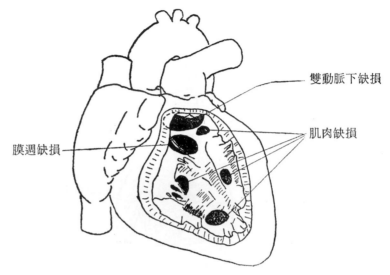

雙動脈下缺損

肌肉缺損

膜週缺損

圖 8-2　貝可與安德生對心室中隔缺損之分類法。
（重畫自Becker 與 Anderson）

膜週缺損（Perimembranous defects）：　大部分的心室中隔缺損（以下簡稱室隔缺損）皆位於膜部中隔，並擴大及其四週。卽爲培久及柯克林分類法之第二型。從左心左室看過來，膜週缺損緊接著中央纖維體。依中隔缺損所牽涉的肌肉中隔部位，膜週缺損又可分下列三種（圖 8-3）：①膜週內流道缺損（Perimembranous inlet defect）爲缺損由膜週伸向內流道，　爲三尖瓣之隔葉所覆蓋。　三尖瓣之內側乳突肌位於缺損之上緣。缺損之頂部卽爲三尖瓣、主動脈瓣、及僧帽瓣之纖維連接處。　②膜週肉柱缺損（Perimembranous trabecular defect）由膜週指向右心尖，內側乳突肌橫跨缺損而過。此缺損常合併三尖瓣之隔葉裂開， 此裂開指向中央纖維體。 ③膜週外流道缺損 (Perimembranous outlet defects)則由膜週伸向右心室外流道，這使內側乳突肌移往室隔缺損之後下緣。此種膜週外流道缺損常合併外流道中隔歪位 (malalignment)， 不是偏向右心室造成法洛氏四合羣症， 便是偏向左心室造成左心外流道狹窄， 進而引起主動脈縮窄 (coarctation of aorta) 或主動脈弓部中斷 (interruption of aortic arch)。上述三種膜週缺損皆位於主動脈瓣之下方且與其相連接。臨床上重要的是所有膜週缺損其傳導系統皆位於室隔缺損之後下緣。由

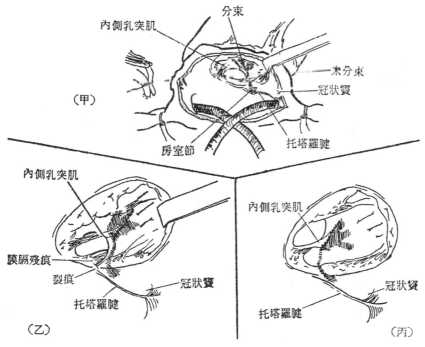

圖 8-3 （重畫自Stark 與 De Level）
自右心房所見之膜週室隔缺損，（甲）內流道缺損，（乙）肉柱缺損，（丙）外流道缺損。

右心房看進去，此傳導系統位於室隔缺損之右邊。

　　肌肉缺損(Muscular defects)：室隔缺損之四週皆有肌肉圍繞，與心室中隔之膜部、中央纖維體及所有心瓣膜皆不相接觸。細分則如同膜週缺損一樣，分成內流道、肉柱、外流道三種。肌肉內流道缺損(Muscular Inlet) 爲三尖瓣之隔葉所覆蓋，但有一道肌肉將此缺損與中央纖維體及房室瓣膜分開。傳導系統由缺損之上緣通過，此恰與膜週內流道缺損相反（圖8-4）。肌肉肉柱缺損 (Muscular trabecular defect) 位於肉柱中隔範圍內。有時只有一個且很大， 有時則好幾個小缺損同在。肌肉外流道缺損 (Muscular outlet defect) 位於外流道中隔範圍內，大小不一。與肺動脈瓣有肌肉隔開。後二種室隔缺損皆遠離傳導系統。

　　雙動脈下缺損 （Doubly-committed subarterial defect)：此爲外流道之完全缺損 。 缺損上緣卽爲主動脈瓣與肺動脈瓣之纖維連接

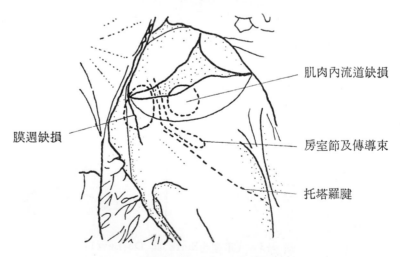

肌肉內流道缺損

膜週缺損

房室節及傳導束

托塔羅腱

圖 8-4　（重畫自 Becker與Anderson）
自右心房所見之膜週缺損、肌肉內流道缺損與傳導系統之相關位置。

體，二者之間完全沒有肌肉來隔開。

第三節 血流力學變化

在開刀之前要知道心室中隔缺損大小很困難，因為有時心室中隔缺損合併肺動脈狹窄，就不容易由分流來算出它的大小，有時肺動脈瓣下心室中隔缺損會被脫垂的主動脈瓣蓋住，而使得一個本來很大的第一型心室中隔缺損卻在開刀前用分流算起顯得很小。小的心室中隔缺損，其缺損為 $0.5cm/M^2$ 體表面積，其分流不足以引起肺動脈高壓，而肺血流量與系統之血流量之比小於 1.5。中等度的心室中隔缺損為 $0.5-1.0cm/M^2$ 體表面積，造成肺動脈壓力升高到系統動脈壓力的一半，而肺血流與系統血流之比小於3.0。大的室隔缺損為缺損等於或大於主動脈開口，或大於 $1cm/M^2$ 體表面積，左右心室壓力一致。很多小的心室中隔缺損會合起來形成一個大的心室中隔缺損，心室中隔缺損如不合併其他心臟畸形，稱之為單純心室中隔缺損。但有時會合併肺動脈狹窄，心房中隔缺損，左邊上腔靜脈存在，右位主動脈，輕度到中等度主動脈縮窄等，如表 8-2。

表 8-2 心室中隔缺損合併其他心臟畸形 （臺大醫院 1964-1980）

合 併 病 變	病例數（百分比）	
主動脈瓣閉鎖不全		35(9.2%)
肺動脈狹窄		21(5.5%)
瓣膜性	6	
漏斗性	15	
伐氏竇瘤		12(3.2%)
存開性動脈管		5(1.3%)
心房中隔缺損 II		3(0.8%)
心室中隔缺損總病例數		379

I. 肺血管阻力

正常肺血管可分三種，卽彈性動脈，肌肉動脈，與小動脈。

彈性動脈是 1000u 或更大的直徑。肌肉動脈的直徑爲100～1000u。肌肉動脈的管壁在出生的時候是很肥厚，直徑跟管壁的比率 1:1 或 1:2，在出生後第一年當中這些血管壁很快的變薄，然後再慢慢薄下去，一直到變成管壁很薄的血管像大人的一樣。由肌肉動脈分出小動脈，這些小動脈只是與肌肉動脈相接處有些肌肉，平常只有一層彈性層。在肺動脈壓力高時，這些小動脈管壁才會有肌肉肥厚起來。在肺的舌葉部分的肌肉動脈之管壁比較肥厚，所以做切片檢查時候不要取這地方。在小心室中隔缺損時，肺動脈的成熟像一般情況進行，由厚而變薄。如果心室中隔缺損比較大，肺動脈血流增加以及肺動脈壓力增高時，嬰兒式的動脈會繼續的存在而不會退化成管壁很薄的動脈。

肺動脈的變化，可以分成四度:

第一度是小肌肉動脈中層肥厚。

第二度是血管內膜增生。

第三度是血管內膜的增生及纖維化，以至於使一些小的肺動脈阻塞。

第四度是血管擴張，在阻塞的遠端血管壁變薄，以至於形成囊狀，擴張成囊狀的動脈，有時候會破裂進入肺泡而使病人吐血。

上述分類法是根據1958年奚斯（Heath）及耶德瓦（Edwards)的分類法。1975年雷得（Reid）認爲在嬰兒時期變化很少，通常在小孩 1～2 歲後，動脈血管變化才會超過第二度，這種組織學上的變化，如果超過奚斯（Heath）及耶德瓦（Edwards)第三度就不會因心室中隔缺損開刀而恢復原狀。

II. 生理學上分流大小及方向的決定

心室中隔缺損如果很小時對分流通過有阻力，缺損的大小影響分流的大小很大。分流要經過小的心室中隔時候，只有發生在一個很大的壓力差，這也是發生在心臟收縮的中期及收縮末期。這個時候左心室的壓力遠較右心室爲高，因而有很大分流。當心室中隔缺損很大的時候，對於分流就沒有什麼阻力。這個時候決定分流大小是靠兩邊壓力差決定。在心臟收縮的末期，壓力差主要決定於左心室及右心室射出血液的阻力。心室中隔缺損本身也會因爲心臟收縮週期的改變，而改變其大小。很大的心室中隔在心臟收縮的時候，有時會被心肌或一片組織部分擋住，尤其是在肌肉心室中隔缺損，顯然會在心室收縮時使缺損變小。

III. 由左向右分流的結果

當心室中隔引起由左向右分流的時候，肺的血流量大爲增加，而超過系統的血流量，於是經由左心房僧帽瓣的血流也增加，兩個心室的工作也跟著增加，左心室的擴大會與肺部血流量增大成正比。有時候在心尖可聽到心臟舒張期的雜音。左心房的壓力增加會引起肺動脈壓增高，因此，左心室與右心室皆會擴大及肥大，由於左心房壓力增加，於是肺靜脈的壓力也隨著增加，因此使得許多有心室缺損的嬰兒肺的水份增加。　結果這些小孩容易重覆的得肺部感染，　肺部缺乏彈性，呼吸次數的增加，使小孩更容易消耗能量。再加上左心室輸出量減少，使得嬰兒生長緩慢。在大的心室中隔缺損，當肺血管阻力增加時，肺的血流量也會開始減少，左心房的壓力減低，由左向右的分流也隨之減少。　臨床上嬰兒或小孩看起來會改善，　肺部感染減少，　呼吸的功減少，生長也加快，很不幸的這時候肺血管阻力會繼續慢慢增加，而終於到達艾生門葛複合症（Eisenmenger　Complex）。這個時候肺動脈高壓的結果，使得心室中隔缺損成爲左右方向分流，心臟左心室不再擴大，有時候反會減小，雖然尚有些心室肥大，但是容量並不再增加。

第四節　自然病史

I. 自動關閉

　　心室中隔有自動關閉的現象，這影響開刀的決定。在一歲之前就可能自動關閉或變小，或者在較長時間關閉。自動關閉的可能性與初次發現心室中隔缺損之年齡成反比。年齡愈小，自動關閉可能性愈大。在一個月的時候發現有心室中隔病人，80％病人會自動關閉，在三個月時發現則60％會自動關閉。在六個月時候發現則50％會自動關閉。在一歲時發現心室中隔缺損25％會自動關閉。以上所指都是大的心室中隔缺損。

　　根據培久（Becu）與柯克林（Kirklin）的分類來看室隔缺損之自然關閉，則第一型心室中隔缺損不會自動關閉。它的分流減少可能由於主動脈脫垂所引起。因此這種心室中隔缺損自動關閉或分流減少的話，不是病理變化的改善，而是惡化，因爲除了心室中隔缺損以外，又加上主動脈瓣脫垂。如室隔缺損很小，偶而也會因與主動脈瓣沾連而自然關閉，不過，其機會微乎其微。第二型心室中隔缺損有三尖瓣隔葉在附近，且常蓋住全部或部分之缺損，心室中隔缺損自然關閉的機轉大都由三尖瓣隔葉沾連心室中隔引起。因此，也只有這種心室中隔缺損才會自然關閉。這種心室中隔分流減少的話，是病理現象的改善，而不是惡化。這是與上面所說的第一型的缺損不一樣。

　　在臺大醫院 1964～1983 年當中，所開過心室中隔缺損第一型和第二型共有 543 名病人，在 9 歲以下小孩第一型佔百分之25.5，第二

型佔74.2%，隨著年齡的增長，心室中隔缺損第一型所佔百分比愈來
愈多，至 30 歲以上時，第一型佔 59.4%，第二型佔40.6%。換句話
說，年齡愈大，第二型心室中隔缺損漸漸關閉，只留下第一型心室中
隔缺損。如表 8-3 所示。

表 8-3　心室中隔缺損第一型及第二型隨年齡之增加而消長情形

年齡	心室中隔缺損		病例數
0 - 9	25.8%	74.2%	267
10 - 19	42.4%	57.6%	127
20 - 29	40.2%	59.8%	117
> 30	59.4%	40.6%	32
總數	34.8%	65.2%	543

☐ 第一型　　　☐ 第二型

II. 肺動脈血管症

　　大的心室中隔缺損會使病人引起肺動脈血管阻力增加，隨著年齡
的增長，這種動脈血管阻力會愈來愈嚴重。有了肺血管阻力增加的心
室中隔缺損病人，其壽命常在四十歲前結束。這種肺動脈血管阻力的
增加，雖然是在年齡長大才有，但是有的在兩歲以前就發生。雖然是
很少，這種現象有時也會發生在嬰兒。這是因為這些嬰兒沒有產生一
般生下之後肺血管阻力慢慢減低的過程。有一部分嬰兒雖然生下像一
般嬰兒那樣，肺血管阻力在幾個星期或幾個月之內減少至正常，但是
心室中隔缺損存在又慢慢的發生肺血管阻力增加。

III. 細菌性心內膜炎

由於分流存在使具有心室中隔缺損的人，容易發生細菌性心內膜炎。發生率很少，大約在每年 3 ％左右。有時是因為肺部症狀才發現心室中隔缺損，這些肺部症狀常常是因為右邊的心臟細菌性心內膜炎，造成肺動脈血栓。經過治療，這種細菌性心內膜炎預後良好。

IV. 早期死亡

根據文獻記載，大約有 9 ％的心室中隔缺損的嬰兒，在一年後死亡。死亡原因大多由於心臟衰竭。心臟衰竭都發生在出生二至三個月左右。可能是因為在這個時候，由於嬰兒肺動脈阻力在出生後慢慢減低，使得心室中隔缺損由左向右分流大為增加，造成心臟衰竭。死亡原因也可能由於一再重覆的肺感染，或由於肺靜脈壓力上升，肺水腫引起的。如果嬰兒大的心室中隔缺損再合併存開性動脈管，主動脈縮窄或加上一個大的心房中隔缺損，死亡率會增加。超過一歲之後，死亡率就減少，一直到十幾歲以後。在十幾歲以後如果心室中隔缺損還是很大的話，會漸漸引起肺血管症。最後死於艾生門葛複合症。這時候病人會有吐血，血中紅血球過多，大腦化膿或栓塞，以及右心衰竭。小的心室中隔缺損則不會引起肺血管症也不會早期死亡，唯一的危險是細菌性心內膜炎，這種發生率也很少。

V. 主動脈瓣閉鎖不全的發生

心室中隔缺損會有一部分的人合併主動脈閉鎖不全，這種主動脈閉鎖不全的合併症與人種及年齡有關。在高加索人與黑人方面，也有 5 ％病人合併主動脈閉鎖不全，這是因為上述種族裏面，第一型心室中隔缺損比較少，只佔心室中隔缺損的 8 ％左右。在西太平洋地區的國家，像中國、日本、韓國等國家，這些種族第一型心室中隔缺損約佔30％左右。主動脈瓣閉鎖不全是因主動脈瓣脫垂的關係。這種合併症是與第一型心室中隔缺損有關。在臺大醫院開過刀的病人裏面，第一型心室中隔缺損合併主動脈瓣閉鎖不全佔23.3％，如再加上伐氏竇瘤破裂，　主動脈瓣脫垂等，　則第一型室隔缺損之主動脈瓣變病共佔54.2％。而這在第二型之室隔缺損則只佔3.9％（表8-4及圖8-5）。年齡增加，則主動脈瓣脫垂漸進而爲閉鎖不全，且伐氏瘤自10歲以後開始出現，而愈來愈多。

　　表8-4顯示在九歲以下心室中隔缺損第一型的合併主動脈瓣閉鎖不全爲10.1％。到20至29歲已經增加至34％。而第二型心室中隔缺損主動脈瓣閉鎖不全只佔　2.5％。同時，不會因年齡增加而增加這種合併症。

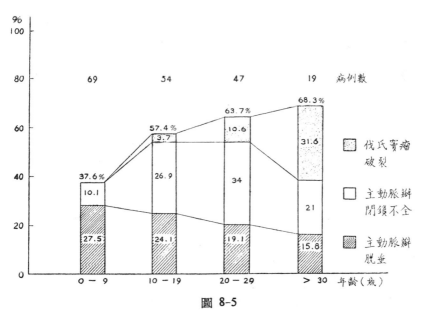

圖 8-5

第一型室隔缺損常見之主動脈瓣合併症。此隨年齡之增加而不同。此爲根據臺大醫院外科自民國 54 年至 72 年開刀病人之分析。

表 8-4　第一、二型心室中隔缺損與主動脈瓣病變之關係

臺大醫院　民國53年至72年8月之資料

年　齡	病例數	第　一　型　心　室　中　隔　缺　損			
		主動脈瓣* 閉鎖不全	伐氏竇瘤** 破　裂	主動脈瓣 脫　垂	主動脈瓣 病　變
0～9	69	7(10.1%)	0	19(27.5%)	26(37.6%)
10～19	54	16(29.6%)	2(3.7%)	13(24.1%)	31(57.4%)
20～29	47	16(34.0%)	5(10.6%)	9(19.1%)	30(63.7%)
＞30	19	4(21.0%)	6(31.6%)	3(15.8%)	13(68.4%)
	189	43(23.3%)	13(7.0%)	44(23.9%)	100(54.2%)

年　齡	病例數	第　二　型　心　室　中　隔　缺　損			
		主動脈瓣 閉鎖不全	伐氏竇瘤 破　裂	主動脈瓣 脫　垂	主動脈瓣 病　變
0～9	198	6(3.0%)	0	2(1.0%)	8(4.0%)
10～19	73	0	0	2(2.7%)	2(2.7%)
20～29	70	3(4.3%)	1(1.4%)	0	4(5.7%)
＞30	13	0	0	0	0(0%)
	354	9(2.5%)	1(0.3%)	4(1.1%)	14(3.9%)

＊ 包括合併有伐氏竇瘤破裂者。

＊＊包括合併主動脈瓣脫垂者。

VI. 漏斗式肺動脈狹窄的發生

　　大約 5～10％的大心室中隔缺損，以及有大的由左向右分流的嬰兒會發生漏斗式肺動脈狹窄。由此引起的肺動脈狹窄有時變得很厲害，而使分流自原來由左向右變成由右向左，而引起病人的發紫，這

種情況可以稱爲法洛氏四合症。這種會由出生時單純性心室中隔缺損以後變成漏斗式肺動脈狹窄，而終於形成法洛氏四合症，是由於出生的時候，漏斗中隔已經有向前移位，這種情形約佔嬰兒百分之六。

第五節　診　　斷

I. 臨床症狀

心室中隔缺損是最常看到的先天性心臟病。心室中隔單獨存在時候是佔嬰兒及小孩23%，如果合併其他先天性心臟病，像心內膜墊缺損，主動脈縮窄，肺動脈狹窄以及大血管轉位，則心室中隔缺損佔先天性心臟病 49%。每一千個出生的新生兒裏面就有兩個心室中隔缺損。在學童裏面，則每一千個人便有一個人有心室中隔缺損。在成人裏面，心室中隔缺損佔成人的先天性心臟病10%。男女之比約爲 1.4比 1，男士比較多，但未達統計學上意義。在有染色體異常的嬰兒裏面，常合併有心室中隔缺損，像當氏（Downs）症候羣與托那斯（Turners）症候羣。嬰兒或小孩具有小的心室中隔缺損時是毫無症狀。心室中隔缺損雜音常常在出生後第四個禮拜，在小兒科診所做例行檢查時候發現的。事實上，這種雜音可能在出生二十四小時至三十六小時就出現。

小的心室中隔缺損在生長、體重增加以及呼吸方面常是正常的。大的心室中隔缺損使得右心室、肺動脈、以及肺血管床承受左心室的收縮壓。造成了連續的右心室及肺動脈高壓，而在肺血管阻力漸漸少的時候，由左向右分流也漸漸的增加。因此，這些嬰兒呈現心臟衰竭，常於出生二至十星期的時候，發生下呼吸道感染，父母常發現這些嬰兒呼吸急迫且發出聲音、容易疲勞，尤其是在餵奶時候常有冒汗的現象。同時體重增加緩慢。理學檢查方面，在小的心室中隔缺損時，在胸骨左緣下方會聽到輕聲的收縮期的雜音，同時也會摸到一個收縮期的振動。心音的第二聲會正常分裂，肺動脈的第二聲不會加強，收縮期的雜音常是在第二度至第四度的強度，而且是全收縮期都有雜音。有此雜音只限於早期、中期或後期收縮期，後者尤其會發生於肌肉部的心室中隔缺損。在心尖部會聽到舒張期中期血流雜音，這常表示肺動脈血流量已經超過系統的血流量兩倍以上。在小的心室中隔缺損就不會聽到這種心尖部舒張期中期的血流雜音。

心室中隔缺損較大的小孩，則會有大的分流，肺動脈壓力升高，這時小孩子會顯得煩躁不安，體重不足，有中等度呼吸困難，呼吸次數常達到每分鐘八十至一百下，尤其是在三至四個月以下嬰兒，左心室及右心室的跳動厲害，可以由胸部觸診感覺到。在胸骨左緣下方，常可摸到顫動，心音的第一聲很大，第二聲常有狹窄的分裂，同時有一個大的可以摸到的肺動脈瓣關閉的聲音。心尖部常可以聽到第三心音。心雜音常是全收縮期的雜音，同時在心尖可以聽到舒張中期的雜音、肝臟腫大。在嚴重心臟衰竭時，常可以聽到肺部的囉音。隨著時間過去，由左向右分流有可能減少，這時候可以看到體重增加，比較不會有呼吸困難的情形。同時，胸前的過度活動以及心尖的舒張期雜音都會消失或減輕。這種臨床上看起來似乎進步，其實代表三種可能的情況發生：

第一、心室中隔缺損已經慢慢自動在關閉。

第二、這個病人可能在慢慢形成肺動脈瓣下（漏斗式）的狹窄。

第三、表示肺血管阻塞，引起肺動脈高壓。

如果是心室中隔缺損在減小，這時心臟雜音會更局部化，聽起來更軟弱，有時會更短。心音第二聲會很容易分裂，而且肺動脈的第二聲變成正常。如果分流減少是由於肺動脈瓣下狹窄的話，則心臟雜音會由胸骨左沿下方移上胸骨右沿上方，心音的第二聲會很寬地分裂，心音的第二聲的強度會漸漸減低。分流減少如是由於肺血管症，則心收縮期雜音強度會慢慢減低，心音第二聲分裂狹窄，肺動脈的第二聲，也就是肺動脈瓣關閉的聲音會加強。臨床上這種肺血管症或艾生門葛症大多發生在比較大的小孩、少年或青年。臨床上沒有心臟衰竭現象，而有輕微的手指末端發紫以及肥大。做 PCG 時在頸靜脈的波動，有個很明顯 A 波，左前胸腫大，常表示右心臟的腫大。觸診的時候常可以發現胸骨左沿有右心室的搏動，早期的肺動脈收縮期的射出聲音，就代表肺動脈的擴張。收縮期的雜音常是限於收縮早期。有時心臟雜音會消失，這表示心室中隔缺損分流已經逆轉來，變成由右向左。年紀再大一點，就可以聽到肺動脈閉鎖不全或三尖瓣閉鎖不全的雜音。

II. 胸部 X 光檢查

小的心室中隔缺損，胸部 X 光片顯示心臟大小形狀幾乎正常。側面的胸部 X 光，則可能看到左心房擴大。大的心室中隔缺損則會有中等到明顯的心臟擴大，肺動脈明顯突出。

如心臟衰竭嚴重時，則會有肺水腫，左心房明顯擴大，有時候會因壓迫左邊支氣管，引起左下葉的肺塌下 (atelectasis)。隨著肺血管症的增加，心臟變小，接近正常，而中心的肺動脈保留擴大，末端肺動脈變小。在肺野的外面三分之一血管會突然減少很多。

III. 心電圖檢查

嬰兒如果心室中隔缺損很小，則 QRS 軸會由右向左轉移，同時 V_1 極的 R 波也會慢慢減小，就像正常的嬰兒一樣，左心室的伏特可能維持正常範圍或稍微增加。視左心室血量多寡而定。

心室中隔缺損如果大的話，QRS 軸會繼續留在右位，右心室肥大的現象不會減少，左心室伏特會漸漸增加，結果形成雙心室肥大，這在出生幾個星期後就會發生。左心房肥大及右心房肥大都會發生。

　　肺血管症發生或有厲害的肺動脈狹窄時，QRS 軸會繼續留在右邊，而且會繼續往右邊移動，同時右心室繼續肥大。左心室的肥大則會漸漸減少，甚至消失。單純右心室肥大及右心房肥大變成主要變化。QRS 軸往上移至右上方，則很少見於單純心室中隔缺損，但卻常表示有心房心室溝的畸形。

IV. 超音波檢查

　　目前二度空間的超音波可從各種角度觀察心室中隔缺損。在肋骨下縱切面可以看到膜部、內流道及肉柱部之心室中隔缺損。四房室面可以看到肌肉內流道心室中隔缺損。胸骨緣長軸面以及胸骨緣經肺動脈瓣之箭面，則可以看到肉柱部及外流道的心室中隔缺損，從僧帽瓣切下來之短軸面可以看到肉柱部及內流道之心室中隔缺損，從左心室外流道短軸面可以看到膜部及外流道之心室中隔缺損。

V. 心導管檢查

　　心導管檢查時在右心室可以看到氧氣含量上昇，證明由左向右分流發生在心室中隔缺損，小的心室中隔缺損則右心室肺動脈壓力會正常或稍微提高。在大的心室中隔缺損則這些壓力會接近系統壓力，而且平均左心房壓力也會提高到 10 至 15mmHg。在沒有真正的心房中隔缺損的由左向右分流時，右心房也會有氧氣含量上昇，是由於左心房脹大時把橢圓孔撐開而引起由左向右分流。心導管檢查應做下列諸項：

　　⑴在一些嬰兒裏面，除了右心導管檢查之外，應該同時測量肺動脈及系統動脈壓力，以及氧氣含量。

　　⑵同時要取到代表靜脈血的右心房含氧量。

　　⑶左心房或肺動脈楔壓以及左心室舒張末期的壓力，以便於檢查

是否有僧帽瓣阻塞。

(4)選擇性左心室攝影，以便瞭解大血管與心室的相關位置。

(5)主動脈攝影以便瞭解有沒有合併存開性動脈導管、主動脈縮窄及主動脈瓣脫垂或閉鎖不全。

第六節　治療方針

在嬰兒一旦診斷心室中隔缺損之後，必須要從臨床上看出心室中隔缺損的大小，以便於採取心室中隔缺損治療的方針。心室中隔缺損大的病人會由於右心室及肺動脈直接承受左心室的壓力而造成心臟衰竭、肺血管症或嚴重肺動脈狹窄。新生兒一旦診斷有中等度心室中隔缺損的時候，應該在門診部追蹤複查四至六星期，以便早期發現心臟衰竭，以及心臟負荷過重；此即體重增加緩慢，呼吸快，呼吸困難，容易疲勞，心臟激烈跳動，以及心臟擴大，同時可以聽到舒張期血流聲或肝腫大。重覆做心電圖會有助於瞭解嬰兒的肺動脈壓力是否居高不下。心臟衰竭時要用毛地黃、利尿劑來治療，貧血、呼吸道感染必須馬上治療。對嬰兒肺動脈壓力高低瞭解是很重要的。因此對於有明顯心臟衰竭或右心室或左右心室肥大的嬰兒，應做心導管檢查。如果肺動脈壓力超過系統動脈壓力一半，且心臟衰竭很不容易用藥物來控制時，則應該開刀來縫補心室中隔缺損。但是有兩個以上心室中隔缺損或有大的心室中隔缺損位於肌肉中隔部分，則應該做肺動脈束帶開刀。如果心臟衰竭並不屬害，則繼續用藥物治療。在這當中，期待心室中隔缺損可以自動關閉。

六個月之後再讓病人做一次心導管檢查，如果肺動脈收縮壓仍然高於系統收縮壓的一半以上，則心室中隔缺損應該馬上開刀關閉，不要再拖延。

如果第二次心導管檢查發現肺動脈的壓力已經低於系統壓力一半以下，則嬰兒可以繼續藥物治療，一直到第二年，以期待這種病人心室中隔愈來愈小，如此則肺動脈壓力將會降低到正常狀態。在這當中，必須觀察心電圖中右心室肥大逐漸減小，同時臨床症狀日漸進步。如果到第二年肺動脈壓並沒有恢復到正常，（所謂正常卽肺動脈壓的平均值小於 20mnHg）則病人應接受開刀治療。

一些小孩子在二歲之後仍然會有症狀，仍然有心臟擴大，這都是由於有大的由左向右分流。這種病人的肺動脈壓力可能會正常，但也應該在他進入小學之前就開刀。如果繼續有症狀或心臟繼續擴大，而肺血流量與系統血流量之比（Qp/Qs）超過 1.4，病人也應該接受開刀。

最後在大人方面，則只要肺動脈血流量與系統血流量之比（Qp/Qs）超過 1.4，而沒有肺血管症就應該接受開刀。很不幸地，並不是所有大的心室中隔缺損的病人都能在一、兩歲前被醫師發現。在一、兩歲之前如果醫師發現，及早做開刀治療，就可以預防肺血管症發生。如果肺動脈收縮壓力大於系統收縮壓力一半以上的病人，遲早會發生肺動脈阻塞症。雖然發現時間因人而異，但是很清楚跟年齡、以及肺動脈壓力有關。爲了這個理由，所有心室中隔缺損超過二歲之後，如果肺動脈收縮壓大於系統動脈收縮壓一半以上，或者平均肺動脈壓力超過 20mnHg，或者肺動脈與系統動脈阻力之比超過 0.2，都應該接受開刀治療。在肺動脈血管症的病人，如果計算出來肺血管阻力小於 10 Units/M² 體表面積，或肺動脈對系統動脈肺血管阻力之比小於 0.7，同時肺血流量對系統血流量之比（Qp/Qs），仍然大於 1.5，則應該建議病人開刀。

在嬰兒二或三個月時，如果心室中隔缺損是小的，則應該在一至二個月間隔複查，一直到嬰兒六個月爲止，以確定初步的診斷，同時可以觀察小孩是否正常的體重增加，有無症狀，以及心電圖上顯示右心室的力量逐漸減少。在六個月之後，應該在一至二年之間做定期性檢查，　同時向家屬強調抗生素預防心內膜炎的重要。　同時在追踪當中，觀察心室中隔缺損是否在自動關閉。第一型心室中隔缺損的病人應觀察其有無主動脈瓣脫垂。如果單純的心室中隔缺損雜音較粗，且比較上昇，同時是前收縮期的雜音，位於左胸骨上緣，則醫師應該想到會有心室上脊缺損（第一型心室中隔缺損）。這種心室中隔缺損容易引發主動脈瓣脫垂。選擇性的左心室攝影將看出這種心室上脊心室中隔缺損。主動脈攝影則可以看到有無主動脈瓣脫垂逆流。

　　大的心室中隔缺損合併肺動脈高壓，當其肺血管阻力接近，等於或大於系統血管阻力的時候，就稱之爲艾生門葛複合症（Eisenmenger's Complex）。這個時候病人會有系統動脈低氧血症，一些人會有右心衰竭、頭昏、吐血、腦化膿、高尿酸血症及心臟衰竭。懷孕會有27％死亡率，因此這種病人不可懷孕。口服避孕藥也不可服用。這時如果給予放血可以改善病人的症狀，如果要坐飛機旅行，應該有特別氧氣供應才可以。

　　經過姑息手術療法，也就是肺動脈束帶開刀的病人，應該在二至三歲的時候重新做一次心導管，然後在三至四歲的時候開刀。如果在心室中隔缺損做一次開心手術縫補之後，應該先暫時給予利尿劑及毛地黃。尤其是開刀前有肺動脈高壓的病人，利尿劑可以在開完刀幾個禮拜慢慢減少，如果病人進步很好的話。毛地黃是要繼續到心臟恢復到原來或接近原來大小的時候，才把毛地黃停掉。

　　開完刀之後，下列的病人應該再做一次心導管檢查：

　　①開刀前有肺動脈高壓或肺動脈血管阻力增加的病人，這種病人

應該在開完刀後一年或二年之後做心導管檢查。

　②開完刀之後，仍然有大的心臟雜音，心臟繼續腫大或有心臟衰竭的病人應該及早做心導管檢查。

　開完刀之後對於心內膜炎的發生預防，應該持續至少開刀後一年。至於開完刀以後仍然留下心臟雜音的病人，應該無限期的做心內膜炎的預防。

　開完刀之後如果有心律不整的病人，尤其是開完刀有右束支遮斷合併左前半遮斷，則應該有二十四小時的心電圖監視。

　有心室中隔缺損的家庭，應該照會優生學的人。因為再次生下來的小孩有先天性心臟病的可能性為 3～4％。小的心室中隔缺損而肺動脈壓力正常婦女，可以懷孕。其懷孕對孕婦及嬰兒的危險性並不比一般人高。當然要小心預防心內膜炎的發生。父母親之一有心室中隔缺損的人，其生下的小孩有先天性心臟病機會為百分之四。一個開過刀之後或開刀以後仍然殘留的心室中隔缺損的病人，當他的年齡大到成人時，應由小兒科醫師交給內科醫師繼續照顧。

第七節　外科治療

　1955年李烈海（Lillehei）首先做心室中隔缺損開心縫補手術。心室中隔缺損，無論是單獨存在或與其他畸形合併存在是心臟外科醫師最常矯正的先天性心臟病。心室中隔缺損開刀適應症又可分為單獨的心室中隔缺損與合併的心室中隔缺損。

　單獨的心室中隔缺損：有大的心室中隔缺損的嬰兒，當其心臟衰竭用藥物無法控制，就必須開刀。以前所做的肺動脈束帶開刀，目前已經很少人在做。當前一般對嬰兒心室中隔缺損都使用開心縫補手術。但是具有兩個以上心室中隔缺損的時候，在嬰兒時期仍然以肺動脈束帶開刀爲佳。到二歲左右的病人仍然有大的由左向右分流（大於2：1）就應該開刀。

根據博拉克斯洞 Blackstone （1976）的報告，認爲嬰兒有肺動脈血流阻力時（ 8 ～12 Units/M²），應在三至六個月年紀時候開刀，以便得到最好結果，使其肺動脈血管阻力，在五年之內歸於正常。

大的心室中隔缺損只要肺血流比系統血流 （Qp/Qs）大於 1.4，應該馬上開刀。不過，對於肺血管阻力已經中等到嚴重增加的病人，年紀愈大則經由開刀完全治療的機會愈小。一般認爲肺動脈阻力超過10Units/M² 或更大時候，就不應該再開刀。 小的心室中隔缺損，當肺動脈壓力正常的時候，由於有自然關閉傾向，因此這一類病人不需開刀，但是如果病人發生一次感染性心內膜炎，卽使是小的心室中隔缺損，也應該在感染治療之後再開刀。

合併其他心臟畸形心室中隔缺損： 合併其他先天性心室中隔缺損的開刀如法洛氏四合症、大血管轉位等將在各有關項目裏面敍述。不過，合併主動脈瓣脫垂或閉鎖不全的心室中隔缺損將在本章討論。

其實，主動脈瓣閉鎖不全並不是先天性的畸形，而是由於心室中隔缺損存在而後天得到。這種主動脈瓣閉鎖不全合併心室中隔缺損的比率，各個國家不一樣。 在臺灣佔9.6％。 在日本，1972年 Tatsuno 報告是8.2％。歐洲或美國則較少，1964年內達思 Nadas 報告是 4.6 ％。根據著者統計，主動脈瓣閉鎖不全主要合併在第一型心室中隔缺損，而且隨著年齡增加，其百分比也隨著增加，已如前述。至於第二型心室中隔缺損很少合併主動脈瓣閉鎖不全，而且不隨年齡增加而增加。

主動脈瓣閉鎖不全或脫垂原因，主要是因在第一型心室中隔缺損時，主動脈瓣右葉失去支持，同時在心室收縮時候，由左向右血流會把主動脈瓣拉向右邊。而在心臟舒張期的時候則沒有接受支持，就會垂向右側，而形成主動脈瓣閉鎖不全，最常發生這樣是主動脈瓣的右冠狀瓣。如果發生在第二型心室中隔缺損的脫垂，則是無冠狀動脈瓣的脫垂。

大的第一型心室中隔缺損有時候也只有很小的由左向右分流。這是由脫垂的主動脈瓣堵住心室中隔缺損關係。在右心室與肺動脈之間有時會發生壓力差。這是由於漏斗性狹窄或主動脈瓣突出右心室外流道，或者是肺動脈瓣狹窄的關係。由於主動脈瓣一旦脫垂以後會繼續進行，因此一旦診斷這種情況之後，應該馬上開刀關閉心室中隔缺損。

外科技術

心室中隔缺損的開刀，是由胸骨中間垂直剖開，在體外循環或者在嬰兒使用深度低體溫及全部循環中止法之下進行開刀。心室中隔缺損的開刀依其發生部位以及是否合併其他先天性心臟畸形，而有所不同。心室中隔缺損可以經由右心房、右心室、左心室或大動脈來關閉，視其發生位置而定。

⑴經由右心房縫補心室中隔缺損:

右心房法通常用於關閉薄膜週邊（perinembranous）或內流肌肉型(inlet muscualar)的心室中隔缺損, 若是肉柱肌肉缺損(Trabecular muscular defect) 以及漏斗肌肉缺損 (Infundibalar muscular defects) 通常不容易由右心房來關閉。右心房切開時，斜向切開，切線位於終點溝 (sulcus terminalis)之前，而與房室溝平行。把右心房打開後，經由三尖瓣可以展露心室中隔，而觀察其心室中隔缺損的位置。如果中央纖維體 (central fibrous body)，形成心室中隔缺損之部分邊緣，則是屬於薄膜週邊缺損。這種心室中隔缺損，與房室傳導系統有關聯。開刀時三尖瓣前葉與隔葉的交連處，也就是內側乳突肌所支持的地方，就是位於傳導系統的左邊，有時候隔葉的裂縫是指向中央纖維體，從房室結經由中央纖維體傳導系統分叉進入心室。

①薄膜週邊肉柱心室中隔缺損：

從中央纖維體看來，這種心室中隔缺損的長軸是指向心尖部分。從中央纖維體起沿順時鐘方向來講，缺損四週為中央纖維體，三尖瓣隔葉、漏斗中隔、肉柱中隔及內流道中隔缺損。從圖 8-3看來，三尖瓣前葉與隔葉交連處是連向內側乳突肌。而這內側乳突肌是常常位於心室中隔缺損上方及左方。在某些病例，這個內側乳突肌是向心尖部分，而腱索橫過缺損造成外科開刀上的困難。隔葉的一個缺損常是指向中央纖維體，而表示了傳導束的存在。在三尖瓣隔葉右邊可能會有心室薄膜中隔的殘留部，蓋住了心室中隔缺損，位於三尖瓣之下，這個地方可能包含穿過的傳導束。傳導束一旦穿過纖維體就開始偏向左心室，同時馬上分叉，所以內流道以及肉柱中隔缺損是不包含傳導分支，這種解剖學上傳導束的走法，並不是一成不變。在某些病人，傳導束分支是與心室中隔邊緣很近，一旦診斷為薄膜週邊肉柱心室中隔缺損，就可以用兩條縫線牽引隔葉，以便展露位於瓣膜組織下的缺損。小的心室中隔缺損可以直接縫補。但大部分的病人需要一塊達克隆薄片來縫補心室中隔缺損，縫補方法有連續縫補或間斷的一針一針的縫合。

a. 用達克隆薄片間斷縫合法：

縫補心室中隔缺損時，達克隆薄片剪得比心室中隔缺損大20%，其形狀應配合心室中隔形狀。在小孩使用4個零的針線，大人使用3個零的針線，線的兩端各有縫針。這種縫線穿過 Teflon 小塊，以免撕裂心臟肌肉，兩頭針穿過心室中隔缺損邊沿，再穿過達克隆薄片，第一針要縫在離手術者最遠地方，也是中隔邊沿肉柱 (trabecula septomarginalis)。 稍微拉動縫下的第一針，可以使心室中隔缺損更展露清楚，縫線繼續由左邊縫過來，一直到中央纖維體。接近中央纖維體之後，二到三針要縫在三尖瓣的隔葉上，離開三尖瓣輪 1～2 mm。如果三尖瓣隔葉有缺損， 則應該避免缺損底部， 以免傷害到傳導系統。在這種情況下，最好把縫線置於缺損的兩邊。如果薄膜殘餘部被夾在隔葉之下，在這種情況下，針線以縫過瓣膜本身為宜。此後針線要縫在內流中隔，再繼續前進到達隔沿的肉柱，也就是心室中隔缺損右邊的邊沿， 在這裏縫線並不穿過心室中隔的整層， 只是抓到其右側，同時必須距離心室中隔缺損 3～5 mm， 以避免傷害到傳導束的分支。在所有這些縫針都要穿過達克隆薄片，然後把它綁在心室中隔缺損的地方。

b. 以薄片及連續縫合關閉心室中隔缺損:

達克隆薄片要適當裁剪，然後以小的止血鉗夾住， 5 個零或 4 個零兩頭針 Prolene 縫線， 首先縫在隔緣肉柱上， 也就是距離手術者最遠地方，這一針能夠牽引而使得心室中隔缺損有更好的展露。開頭三、四針先縫下，然後將達克隆薄片按到心室中隔缺損的地方，這連續的針，由心室漏斗突起的地方縫向中央纖維體，到了這個地方的時候，針要穿過三尖瓣的隔葉，而用帶有橡皮圈的止血鉗夾住。另一半的縫線則縫向另外一邊，要縫得很淺，距離心室中隔缺損邊緣 3～5 mm。 當這些針線一直縫向開刀者的本身，也就是接近三尖瓣輪的地方，要在三尖瓣的隔葉縫上一至三針，一直到達首先縫的另一半針頭為止。這條線的兩端就在此處結紮。達克隆薄片要置於任何三尖瓣腱索之下，如果有很多三尖瓣下的腱梭阻礙了心室中隔缺損，在這種情況之下，可以在三尖瓣隔葉根部切開，以便展露心室中隔缺損，隔葉的切開法是與三尖瓣輪平行，同時距離三尖瓣輪 2～3 mm，　這個時候心室中隔缺損可以直接縫合，或以連續方法縫合。在很小的嬰兒的時候，用切開三尖瓣隔葉的方法是不理想；因爲在小的嬰兒的時候，三尖瓣組織的很薄，很脆弱，但是在大的小孩就可以使用這種方法。

　　從解剖觀點看來，　所謂房室缺損也就是由左心室向右心房的分流，其實是一種薄膜週邊肉柱缺損，在關閉這種缺損的時候，必須瞭解傳導系統就在附近，可以使用鬆脫三尖瓣組織來做下針的地方。這種三尖瓣組織必須以殘存的心室中隔薄膜區分，因爲前者沒有傳導系統，而後者是有未分支傳導束。

　　②薄膜週邊內流道**缺損**：

　　這種缺損由薄膜週邊指向內流道中隔。除了中央纖維體之外，連接的三尖瓣隔葉與僧帽瓣前葉，共同形成心室中隔缺損纖維邊緣。內側乳突肌是附在缺損的上方。支持隔葉的腱索，可能橫過心室中隔缺損，而連接到隔緣肉柱分支的小乳突肌。像完全的心房、心室中隔缺損一樣，　柯霍（Koch）三角的頂點及房室節偏向冠狀竇。　傳導系統位於室隔缺損之內流道邊緣，也就是執刀者的右邊。可用線牽開三尖瓣隔葉以展露心室中隔缺損。連續或間斷的縫法都可以用來固定達克隆薄膜在心室中隔缺損上面。在左邊的心室中隔缺損的邊緣可以縫深一點，在右邊的邊緣則要離心室中隔遠一點，以避免傳導系統，同時要縫淺一點，以避免傳導系統左束。有幾針必須縫在三尖瓣輪上面的隔葉。

　　③薄膜週邊漏斗缺損：

　　這是肌肉中隔缺損部分位於漏斗中隔，法洛式四合症的心室中隔缺損屬於這一種。由右心房看來此種缺損之四週爲中央纖維體及其附近三尖瓣的前葉與隔葉，心室漏斗隆起，跨位主動脈瓣輪以及漏斗中隔與隔緣肉柱的轉移地帶。內側乳突肌位於缺損的下方。以縫線牽引三尖瓣的前葉與隔葉，則可展露此種心室中隔缺損。達克隆薄片固定法如同上述。在某些病人則心室漏斗隆起並不發達，以致於主動脈瓣與三尖瓣連接，使得由右心房來縫補這種心室中隔缺損較爲困難。在這種情況之下，有時候將前葉與隔葉切開，以便縫補此種心室中隔缺損。

④肉柱肌肉中隔缺損：

這種缺損，某些病例可以經由右心房來關閉，尤其是當這些缺損位於隔緣肉柱兩側的時候。縫補這種心室中隔缺損的困難，在於確定眞正缺損的邊緣，有時候肉柱必須切開以免擋住這些心室中隔缺損的邊緣。大的缺損要用達克隆片縫補。這些缺損與傳導系統沒有關聯，因此縫起的時候，縫線可以沿著邊緣來縫補。

⑤內流道肌肉心室中隔缺損：

與薄膜周圍缺損比較，這種心室中隔缺損在右心房這邊也有肌肉做爲缺損的邊緣，而前者則無。傳導系統穿過心室的時候，是在心室中隔缺損的外流道方面，也就是執刀者左手邊。在這個地方縫線要縫在心室中隔缺損邊緣，而且要縫得很淺。

⑥漏斗肌肉缺損：

這一種缺損很容易經由右心室切開縫補，不過當右心室是系統的心室時候，譬如說在大血管轉位的時候，這種心室中隔缺損，還是經肺動脈來縫補比較好。這一種缺損遠離傳導系統，因此縫起來比較安全。

(2)經由右心室縫合心室中隔缺損：

經由右心室可以縫合薄膜週邊漏斗中隔缺損以及一些肉柱中隔缺損，右心室可以在外流道由橫向或縱向切開，可以用縫線牽引右心室的外流道，在避開主要冠狀動脈地方，而且要距離左前下支流冠狀動脈 5～10mm。在牽引縫線之間切開，所切範圍以能展露心室中隔缺損就好，切口愈小愈不會妨礙右心室手術後收縮能力，心室中隔缺損由右心室切開後，可以很明顯看出來。

①薄膜週邊缺損：

由右心室切開來縫補這一型心室中隔缺損，最常見的是薄膜週邊漏斗缺損，也就是法洛氏四合症的心室中隔缺損。這一種心室中隔缺損的纖維部分包括中央纖維體、三尖瓣的前葉與隔葉，以及主動脈瓣輪。傳導系統穿過中央纖維體而走向心室中隔缺損的邊緣，尤其是在那種主動脈瓣與三尖瓣有纖維聯結的心臟。然後，分叉的傳導束大都經由心室中隔缺損的下緣，而穿向心室中隔的左邊。有些心臟傳導束的分叉更靠近心室中隔邊緣。以拉鉤將心室切口拉開，同時，一個小鉤把心室中隔缺損往左前方拉開，再把三尖瓣的前葉以拉鉤拉開，可以清楚看到心室中隔缺損。

a. 間斷縫合法：

達克隆薄片依心室中隔缺損形狀剪，而且要大於心室中隔缺損百分之二十。首先縫合的是內側乳突肌附近的心室中隔缺損，距離希氏束較遠處下針可以大一點，然後一針一針的往三尖瓣移動。當縫線靠近三尖瓣時，要遠離心室中隔缺損 3～5 mm，以避開傳導系統。然後縫針轉移到三尖瓣的隔葉，利用三尖瓣隔葉來固定達克隆薄片。然後繼續往左邊縫，一直到三尖瓣的前葉與主動脈瓣輪交接的地方，過此以後就離開了危險的傳導系統地帶。然後由主動脈瓣輪縫針一針一針往漏斗中隔的壁帶，在這裏縫針可以縫得深一點以固定薄片，因為這個地帶已經沒有傳導系統存在。到了這個地方以後達克隆薄片可以放到心室中隔缺損的缺口上，然後把每一針都打結，打四到五個結。

這個時候心室中隔缺損幾乎縫了一半或到五分之三周圍已縫好了。這樣結紮好之後，再把其餘部分縫好，其餘部分可以大針的縫，因為已沒有傳導系統。

　　b. 連續縫合法：

　　心室中隔展露如同上述，達克隆薄片剪得與心室中隔缺損形狀一樣，但是略大。要連續縫合的時候，執刀者最好換位置，跑到病人的左手邊，然後從三尖瓣開始，第一針縫在三尖瓣的前葉與心室漏斗隆起或主動脈輪交接地方，然後連續縫合。另一端縫針由此朝心室中隔缺損後下緣，也就是利用三尖瓣的隔葉縫合，漸漸轉向三尖瓣隔葉與隔緣肉柱交接地帶，由這裏開始要遠離心室中隔缺損 3～5 mm，然後縫針漸漸移向內側乳突肌。這個時候再用另一端的縫針由上面所說三尖瓣與主動脈輪或心室漏斗隆起交叉處開始往漏斗中隔的地帶移動，然後移向漏斗中隔再往下移向心室中隔右邊，最後與前面縫線聯合起來。

　　②肉柱肌肉缺損：

　　這些都是一個或有時兩個以上，位於肉柱中隔的前部，常常需要鐵夫龍(Teflon)把它整個縫起來，有時候可以把線穿到心室的外面，而在心臟外面結紮。

　　③漏斗中隔缺損：

　　如果是整個心室中隔缺損都被肌肉圍繞，則可以用達克隆片修補，在心室中隔缺損邊緣縫合。這時傳導系統在心室中隔下緣的更下方地方。這樣子的心室中隔缺損約佔法洛氏四合症的15～20％左右。漏斗中隔缺損如果是屬於肺動脈下位置，則心室中隔缺損上緣是主動脈瓣與肺動脈瓣連合處，而心室漏斗隆起與肉柱中隔就形成心室中隔缺損的其他部分。這種心室中隔缺損縫合時，在下緣都可用連續縫法，　也可以用間斷縫法。　心室中隔缺損的上緣，　常常沒什麼組織固定針線。　這個時候可以由肺動脈瓣內側縫向達克隆薄片，　要注意的是，　不要影響主動脈瓣或肺動脈瓣的機能。　這種心室中隔缺損常合併主動脈瓣脫垂，　大部分都是右冠狀動脈瓣的脫垂。　如果脫垂不嚴重，可以用成形術來矯正主動脈瓣閉鎖不全。這種矯正法是將脫垂右冠狀動脈瓣摺疊縫向主動脈壁，如果主動脈瓣閉鎖不全嚴重，同時變形厲害，就要換一個人工瓣膜。先把主動脈處理好再縫補心室中隔缺損，可以經由未修補的心室中隔缺損來觀察修補的主動脈瓣閉鎖是否完整。

(3)經由大動脈縫合心室中隔缺損：

動脈下的漏斗中隔缺損可由主肺動脈縫合。　在主肺動脈縱向切開，以兩隻肌勾左右拉開肺動脈瓣，可以很明顯看到肺動脈瓣下的漏斗中隔缺損，縫補方法如上所述。經由肺動脈縫補的好處是可以避免切開右心室，可以減少右心室因為被切開而收縮機能減弱。這在有肺動脈高壓的病人顯得格外重要。經由主動脈切開不但可以縫補漏斗中隔缺損，　也可以縫補薄膜中隔缺損，　因為兩者從左心室看過來都位在主動脈瓣之下方，尤其在主動脈瓣閉鎖不全要修補或換主動脈瓣時候，必須把主動脈打開，這時可以經由主動脈瓣修補心室中隔缺損。無論是漏斗中隔缺損或薄膜週邊中隔缺損都會有很良好的展露。尤其在換主動脈瓣之後不必再檢查有沒有主動脈閉鎖不全，可以事先把心室中隔缺損縫合。經由主動脈瓣縫補心室中隔缺損的好處是達克隆薄片位於左心室，比較高的左心室壓力可以使達克隆薄片貼在心室中隔缺損上。

(4)經由左心室縫補心室中隔缺損：

由左心室縫補心室中隔缺損，通常用來關閉肉柱肌肉缺損。這種缺損位於心室中隔肌肉部， 尤其位於中隔下方常常是有好幾個在一起。從右心室縫過來，由於右心室方面有好多肉柱不容易正確找出心室中隔缺損位置。由於左心室的肉柱比較小，心室中隔缺損看起來比較平滑，所以比較容易縫補。切開是要在心尖部分切開，猶如魚的嘴巴那樣切開。切線要平行冠狀動脈的左前降支，如果心室中隔缺損有好幾個，要用一塊很大的達克隆薄片把所有的缺損完全蓋住，左心室的高壓將使這樣的達克隆薄片牢固黏附在心室中隔上面。

第八節　外科治療的結果

I. 心室中隔縫合的早期結果

由於科技進步以及經驗的累積，使心室中隔缺損的縫補手術死亡率大爲降低。除了嬰兒以及有肺動脈阻力高的病人之外，心室中隔縫合手術成功率很高，幾乎接近百分之百。

大的心室中隔缺損本身並不會增加手術的危險性，早期兩個以上VSD同時存在一個病人， 其開刀的危險性會增加。 最近的經驗顯示這種危險性增加不多，這是因爲多處的心室中隔缺損現在已經可以一次把它完全修補。開刀的年齡也會影響手術成功率，一般來說，年齡愈小手術的危險性愈大。然而近來嬰兒手術的死亡率也漸漸降到百分之五以下。目前嬰兒做心室中隔缺損開刀死亡率大爲減少，是因爲經驗的累積，手術技術的進步，心臟在開刀當中保存方法的進步，以及開刀後照顧的進步，減少開刀後人爲的錯誤。肺動脈壓力以及肺血管阻力增加，一度曾經是開刀危險性主要因素之一。目前這種影響已經慢慢的減少。這是因爲對於能够接受開刀的肺血管阻力上限已經有更深的瞭解，同時開刀後的照顧也更爲進步。心室中隔缺損如果合併其他的心臟畸型，其手術死亡率會增加。

　　開刀的方法，由右心房切開法，右心室切開法，以及左心室切開法（爲縫補肉柱肌肉中隔缺損），對於開刀的危險性沒有影響。

II. 晚期的結果

　　心室中隔缺損如果在出生之後第一年或第二年開刀縫補可以完全治好病人，其結果將使病人有正常或接近正常人的壽命。開刀之後，一般的嬰兒或小孩體重會增加很快，但是身高的增加就沒有那樣明顯，這種體重的增加常伴著症狀的消失。就心臟機能來說，如果心室中隔缺損在二歲縫補的話，心臟機能將跟正常人一樣。格拉夫（Graff）及其同事發現左心室舒張末期血量，左心室收縮輸出，左心室質量（mass），左心室射出率（ejection fraction）都在開刀完後一年顯示正常。如果在比較大的年紀，即兩歲後開刀的病人，雖然病人沒有症狀，左心室的大小機能都不正常，這個結果顯示如有大的心室中隔缺損，應該在兩歲前開刀。當肺血管阻力不高的時候，晚期死亡很少發生，小於 2.5％。這些晚期死亡的原因可能是心律不整，諸如心室顫動忽然發生，晚期的心臟傳導系統阻斷。在開刀之前肺血管阻力高於每平方公尺表面積10單位時，開刀年紀愈小則在開刀 5 年之後有更好的機會可以使肺動脈壓力正常，而且可能會終身正常。在開刀前肺血管阻力或肺動脈壓力愈低，則開刀之後病人愈有機會得到正常肺動脈壓力。開刀之後最嚴重的肺動脈高壓可能與時俱進，而引起提早死亡。這常發生在開刀之後 3～10年當中。但是有些病人即在開刀時候有肺動脈高壓及肺血管阻力高，在開刀後晚期也沒有繼續再惡化，雖然病人的運動量有限。開刀之後殘留的由左向右分流很少發生，尤其這種殘留由左向右分流大到需要開刀更少。一般在 2％左右會因殘留由左向右分流擴大需要第二度開刀。開刀時會造成永久性傳導系統阻斷，大約 1 ％的病人在縫補心室中隔缺損之後，可能會引起心臟傳導系統的阻斷，而需裝上永久性人工心律調整器。

第九章　房室中隔缺損
(Atrioventricular Septal Defect)

心內墊缺損症(Endocardial Cushion Defect)

林芳郁　洪啟仁

　　房室中隔缺損(Atrioventricular septal defect) 又叫心內墊缺損症 (Endocardial cushion defect)，也叫房室管缺損症 (Atrioventricular canal defect)，代表一種很特殊的先天性心臟病羣。

　　心內墊在胚胎學上是在原始房室管 (primitive atrioventricular canal) 內，分隔著原始的心房和心室。以後，房室管進行右側偏移朝向心球 (bulbus cordis) 的方向；前後二個心內墊逐漸成長而且彼此連結，把原始房室管分隔成左、右兩個房室腔。此後，隨著房室瓣膜的形成，心臟的左、右心房和左、右心室才逐漸成形。所以，心內墊在胚胎學上是形成(1)心房中隔近房室瓣膜的部分，(2)心室中隔，心室進口部位，(3)僧帽瓣，前葉和後葉，(4)三尖瓣，中隔葉和後葉。換言之，整個心臟的房室交界部位，幾乎都是由心內墊來形成的。

　　瞭解心內墊在胚胎學上所扮演的角色，就能瞭解當心內墊缺損，它可能造成的異常包括了心室中隔缺損，心房中隔缺損和僧帽瓣以及三尖瓣的異常——總稱 "房室中隔缺損"。

　　在臨床上，一般可分成「部分型房室中隔缺損症」(Partial form of Atrioventricular septal defect)，「全部型房室中隔缺損症」

（Complete form of Atrioventricular septal defect）和「中間型房室中隔缺損症」 （Intermediate form of Atrioventricular septal defect）。我們就針對這三種型式的先天缺損，做詳細的描述。

一、部分型房室中隔缺損
(Partial form of atrioventricular septal defect)

第一節　解剖學上的變化

此類的先天性心臟病，通常是指原發口（ostium primum）式的心房中隔缺損 （atrial septal defect）； 心房中隔在隔開僧帽瓣和三尖瓣的部分有缺損。 這種缺損可以有不同大小的形狀； 典型的型式是一個大的橢圓型的缺損，但是作者也看過只有幾個 mm 大小的破洞。

就解剖學的觀點而言， 這種部分型缺損有 一個很特殊的 解剖構造，就是僧帽瓣和三尖瓣是分開的，這表示在胚胎發育時期，前心內墊和後心內墊曾經結合在一起。心室中隔後面部分有大塊缺損，結合之後的僧帽瓣和三尖瓣環， 只有附著在低垂的心室中隔上； 所以，理論上應該沒有心室之間交通才對（也就是沒有心室中隔缺損可以找到）。另一方面，心房中隔的缺損，在僧帽瓣——三尖瓣環上方形成一個橢圓形的洞。

僧帽瓣和三尖瓣在部分型心內墊缺損，幾乎都呈現或多或少的異常。例如在三尖瓣，典型的變化是中隔葉（septal leaflet）顯得十分異常而且比正常心臟小得多；常常呈現著卷曲，這是由於它被一些小而短的腱索（邊緣腱索），把瓣葉的邊緣栓在心室中隔上。而且，它常常缺乏腱索連接到內乳突肌（medial papillary muscle of lancisi）上，使得中隔葉和前葉之間形成一個很大的"空隙"。在過去這種三尖瓣之間的空隙，被認爲如同僧帽瓣的"裂縫"一般，最近的研究認爲這種空隙完全由於後心內墊的發育不良引起的。

僧帽瓣的異常，在1977年以前一直認爲是僧帽瓣前葉裂開了一個縫，使得發生僧帽瓣閉鎖不全。A. Carpentier 在1977年提出了革命性的看法，他仔細分析了66個房室中隔缺損的病人心臟，發現僧帽瓣膜有下列典型的變化：(1)僧帽瓣環是呈橢圓形，長軸指向主動脈。僧帽瓣部分的環連續著主動脈瓣環。中隔部分的環，可能呈現部分或全

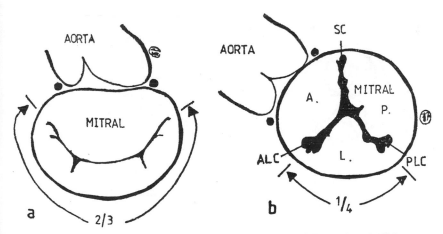

圖 9-1　a. 正常人類的心臟，主動脈瓣和僧帽瓣的關係。b. 在房室中隔缺損（部分型），主動脈瓣和僧帽瓣之間的關係。A: 前葉，P: 後葉，L: 側葉；在前後葉之間的連合，叫中隔連合，也就是以往認爲僧帽瓣"裂縫"。另外，僧帽瓣的型狀在房室中隔缺損，呈橢圓形。SC: 中隔連合，ALC: 前側連合，PLC: 後側連合。

部缺如，這種中隔環的缺損約佔整個圓周$\frac{1}{3}$。(2)瓣膜：通常分成三葉（見圖 9-1），主動瓣（前）葉是最大的，呈三角形，基部接到主動脈根部。後葉大略也呈三角形，但是比前葉略小，主要接著在心室中隔上和纖維環的後部。側葉是呈尖三角形，它的基部比高度來得小。側葉的面積可能是三葉中最小的。(3)連合：有三個連合——中隔連合、前側連合和後側連合。中隔連合在以往被認為是僧帽瓣前葉的"裂縫"，但是實際上它具備有正常連合的特徵，如：邊緣腱索（marginal chordae），和二片葉片之間有重疊的閉合區域（closure area）。中隔連合常常位在心室中隔靠近前面$\frac{1}{3}$處。至於前側連合和後側連合看起來非常相似，都是向外伸展開。(4)乳突肌：通常有二個乳突肌。40％的病例，另有一個附乳突肌接受側葉的腱索。前乳突肌和正常僧帽瓣的

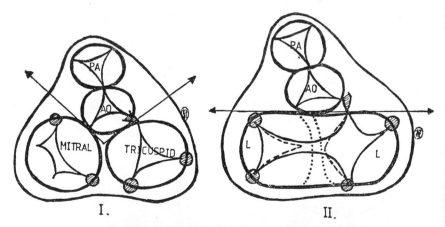

圖 9-2　I. 正常人類的心臟橫切面圖。II. 在房室中隔缺損心臟的橫切面圖，注意：主動脈瓣跳出二個房室瓣膜中間，不再如正常心臟主動脈瓣 "嵌入" 兩房室瓣膜之間。此外，兩個房室瓣膜呈共同房室相連。乳突肌的分佈，在左心也和正常相異。實線代表全部型房室中隔缺損的房室瓣膜情形，點線則代表部分型房室瓣膜情形。圓圈點線代表心室中隔所在的位置。

前乳突肌位置大略相同，但是側乳突肌，比正常的後乳突肌要向側移（見圖 9-2）。(5)腱索：邊緣腱索一般的長度接近正常，但有時候會呈現比正常短，尤其在前側連合和後側連合的腱索，如此造成瓣膜下空間要來得小；中隔連合的腱索是附著在中隔（心室）上，或在乳突肌上。

　　房室中隔缺損在解剖學上還有另外一些特殊。正常的心臟，在橫切面上，主動脈根部是呈楔形嵌入於左、右房室瓣膜中間（見圖9-2）。在房室中隔缺損，兩個（左、右）房室瓣膜不再呈現正常的形狀，而呈現共同房室接連（見圖 9-2）。主動脈根部不再呈現正常楔形嵌入的情況，而向前跳出正常的位置（圖 9-2）。

　　房室中隔缺損，也由於僧帽瓣環向下移、前移，使得左心室入口

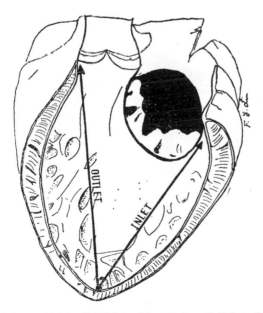

圖 9-3　房室中隔缺損，僧帽瓣向下移、前移，使得左心室入口管徑縮
　　　　短。在正常的心臟，入口管徑和出口管徑約略相等。但是在房
　　　　室中隔缺損的心臟，入口管徑比出口管徑短得多。

管徑縮短；換言之，在房室中隔缺損，不論是部分型或完全型，它的入口管徑比出口管徑的數據要比正常值少得多（正常值約 1 ）（見圖9-3）。也由於如此，在心臟血管攝影就呈現典型的"鵝頸"徵候。

第二節　部分型房室中隔缺損的電路傳導系統的變化

心臟電路傳導系統的位置，關係著心臟手術的方法，也因為房室中隔缺損正好影響正常的房室結的部位，也影響了房室結之後的傳導束。

在部分型房室中隔缺損，它的心房中隔的解剖學構造，呈現和正常不同的形象（見圖 9-4），它除了正常的 Koch 三角形外，又形成

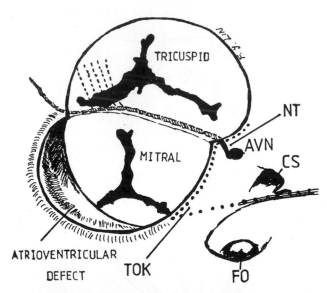

圖 9-4　部分型房室中隔缺損，房室結（Atrioventricular node）已不
　　　　在正常的"Koch 三角" 內（TOK），而在 "結三角"（NT）之
　　　　內。結三角是由心房中隔殘壁和三尖瓣之間形成一個三角形稱
　　　　之。由房室結再分出穿透性傳導束（Penetrating bundle）進
　　　　入心室中隔之內。

第二個三角形，由心房中隔的殘壁和三尖瓣環之間交叉成第二個三角形，我們稱之"結三角"（Nodal triangle）。在房室中隔缺損的心臟，房室結就在結三角內 （見圖 9-4） 。 由房室結向心室中隔分出傳導束，以後再形成傳導束分支（左右各一）。

瞭解了外科解剖學的構造，才能進一步談到外科手術的適應症和手術的方法。

第三節 手術的適應症

部分型房室中隔缺損只有一小部分病人會呈現嚴重性僧帽瓣閉鎖不全，而有心衰竭的症狀，和小孩子發育不良的現象。在嬰兒發生這種情形，而需要緊急手術治療的，只佔很少數。大部分病人只有輕度到中度僧帽瓣閉鎖不全。會發生心臟衰竭通常只佔20%病例，而且可能在30～40歲才發生。

大部分病人應該在學齡前接受手術（4 ～ 6歲）；當然，假如在更小的時候，已經發生心臟衰竭或是發育不良，可以建議更早就接受手術治療。有一少部分病人，他的僧帽瓣有嚴重畸形，造成很厲害的閉鎖不全，可能需要瓣膜的置換，對於這類病人，盡量用藥物治療，讓小孩能夠在必要時接受最大號的瓣膜。

第四節 手術步驟

通常採用胸骨中分術，假使需要使用心包膜來做修補工作，可以取下一片適當大小的心包膜，浸在生理食鹽水內。採用心肺繞道術將動脈導管放在升主動脈，靜脈導管則放入上、下腔（直接放入或經由右心房）。假使病人是個嬰兒，也可以採用深度低溫和循環止斷術，這時候只要放單一靜脈導管於右心房即可。病人的體溫利用心肺機將其冷卻到 25°C 左右。再將升主動脈鉗夾。由主動脈根灌注 4°C 的高鉀心肌麻痺劑。右心房做直線縱切（圖 9-5），從右心耳向著下腔靜脈。用心房鉤或用針線吊著心房開口的四角，最先要仔細觀察病理解剖的構造。

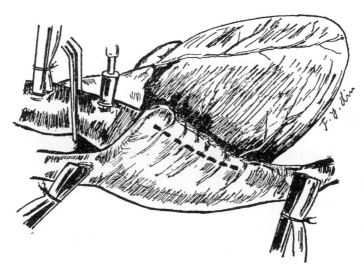

圖 9-5　房室中隔缺損，手術時，右心房切開是沿着房室溝切開，從右心耳向着下腔靜脈。再用針線吊住心房開口的四角。

　　僧帽瓣是否得到適當的處理，往往是這種房室中隔缺損成功的關鍵。首先，把冷水灌入左心室，讓僧帽瓣鼓起來，看看是否漏水？水從那裏漏出來？假使中隔連合（septal commissure）接合得很好，沒有漏水的現象，就不必去修補它；否則，可以用 5～0 Prolene 或 4～0 Ticron，在最靠近中隔的前、後葉間縫合一針（見圖9-6），再以冰水測試，仍然有漏水現象，可以再縫上一、二針，再測試。千萬不要一下子就把中隔連合完全縫合，會扭曲葉片，造成開口太過狹窄及閉鎖不全二種後果。假如漏水發生在前側連合或後側連合，可以

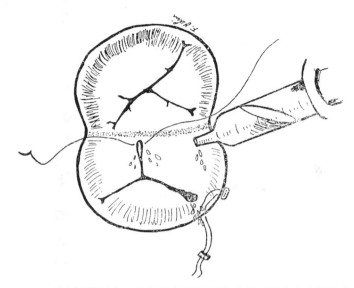

圖 9-6　用冰水測試房室中隔缺損之僧帽瓣的功能；假使在中隔連合有
漏水的現象，可在其上緣用4～0 Ticron 縫上一、二針，再用
冰水試試它的完整性。假使在前側連合或後側連合有漏水的現
象（如圖示，後側連合有漏水），可以用 3～0 Ticron 穿過
Teflon 襯墊做環整形術。

用 3 ～ 0 Ticron 穿上 Teflon 襯墊（如圖9-6），做環的整形術。
漏水的部位假使是三個瓣膜葉交合的中央部位，我們可以使用兩側連
合環整形術，來縮小環的大小，並且把側葉向前帶向前、後葉。此
外，假使瓣膜有脫垂的現象，可以用 Carpentier 的方法把過長的腱
索縮短。有時，腱索太短或太緊，限制瓣膜的活動性，可把附著的乳
突肌中分，來增加它的活動性（見圖9-7）。所有的整形都做好了，還
要再做最後一次的檢查，把冰水灌注入左心室，再觀察它的完美性。
　　其次，我們要把心房中隔缺損修補好。這個涉及到傳導系統的解
剖，一定要事先充分了解。有二種情形可能會遭遇，第一種情形，冠
狀竇和中隔缺損之間，假使剩下比較大的竇中隔，我們可用 5 ～ 0

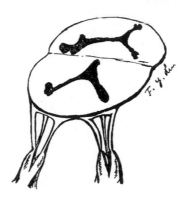

圖 9-7　假使瓣膜的活動性太差，是由於腱索太短或是腱索太緊引起，
　　　　可以中分乳突肌來增加腱索的活動性。

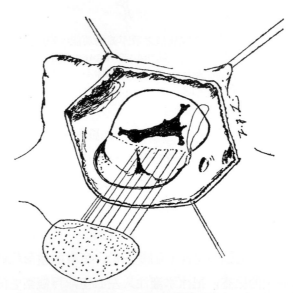

圖 9-8　竇中隔較大的病例，冠狀竇離開結三角 (Nodal triangle) 比
　　　　較遠，縫針可以穿過心房中隔邊緣 (如圖所示)，來分隔心房
　　　　中隔缺損。也可以用中斷縫合術。

Prolene 作中斷縫法，　每隔 3～5 mm縫一針，一直到竇中隔上。無虞會傷及房室結時，再用連續縫法（見圖 9-8）。修補用的Teflon或Dacron 片要事前仔細裁好，也可以用心包膜。使用上述方法，縫線要靠近左心（僧帽瓣緣），　其結果，　冠狀竇會隔到右心房內（圖9-9）。第二種情形，竇中隔很小，就要避免用上述的縫法。用 4～0 或 5～0 Prolene，從中隔連合（septal commissure）相對的位置開始，　向後做連續縫合，　在靠近竇中隔處，　縫在右心三尖瓣的後葉環上，還要向前 1 公分左右，繞過冠狀竇，把冠狀竇和所有傳導系統留在左側。然後就是縫在心房中隔缺損的邊緣上（圖9-10）。

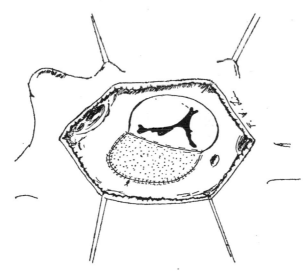

圖 9-9　Dacron 片縫上心房中隔缺損後，　可以看到冠狀竇是隔到有心房內。

修補好心房中隔缺損之後，最後一個步驟就是要測試三尖瓣的完整。用冰水灌注右心室，看看有無漏水，它的修補方法如同僧帽瓣，不再詳細一一描述。

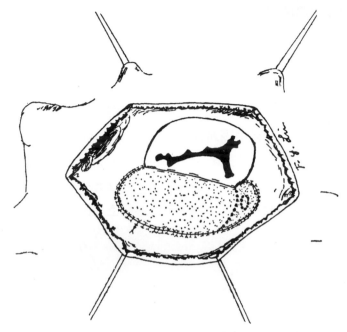

圖 9-10　竇中隔很小時，冠狀竇很靠近結三角（Nodal triangle），這
　　　　時候，從中隔連合附近開始縫，到接近竇中隔時縫在三尖瓣環
　　　　上，向前縫在環上 1 公分左右，再繞過冠狀竇，最後把心房中
　　　　隔缺損修補起來。

　　右心房開口用 5～0 Prolene 縫好，同時慢慢把體溫逐漸升高到
35～37°C。在手術中，左心房的壓力，最好儘量維持在 10～14mnHg
以下，避免肺臟微血管受傷。

第五節　結　果

　　從 Rastelli et al (1965)，McMullan et al (1973)，Levy et
al (1974)，Losay et al (1978)，和 Danielson et al (1984) 的報
告，總共有 657 例部分型房室中隔缺損，在醫院的死亡率約 3～6

％，主要的死亡原因是低輸出量症候羣（Low output syndrome）。95％以上的病人在術後的心臟機能都在功能組第一組（紐約心臟協會分類）。 在 5 年、10 年和 15 年後的生存率， 分別是 97％、95％和94％。Carpentier 在 1984 年的報告，使用他的方法（三葉瓣 three leaflet valve theory）來處理部分型房室中隔缺損， 4 年之中，沒有病人發生僧帽瓣閉鎖不全而 需要再手術。 反之， 使用傳統的方法，把中隔連合全部縫合的方法， Danielson 報告了九例 3.8％發生僧帽瓣閉鎖不全而需再次手術（發生的時間自 3 個月至14年）。至於可能會增加病人手術死亡的因素 ， 經過多重變異分析法 （multivariate analysis)發現有下列因素：(1)手術前，房室瓣膜（包括僧帽瓣和三尖瓣）有嚴重的閉鎖不全。(2)手術前的身體情況很差。(3)房室瓣膜有副瓣膜開口（accessory valve orifice）。(4)年紀太小。 最後一個因素，在1977年之後，因為嬰兒手術、麻醉的進步，已經逐漸減少它的重要性。

第六節　合併症和長期的結果

最常見的手術合併症是造成房室傳導阻斷 （atrioventricular block)，但是出現率大約在 1 ％以下。 早期手術後，出現心房不整律的病人，有的報告高達22％，卽使在長期的追踪報告，仍有17％左右會有心房不整律發生。McMullan et al 在1973年發表在20年追踪的結果，94％病人仍然存活，大部分都沒有症狀。需要再次做僧帽瓣手術的病人約佔 5 ％。

二、全部型房室中隔缺損

(Complete form of atrioven-
tricular septal defect)

第一節　解剖學上的變化

全部型房室中隔缺損和部分型一樣，最重要的標誌是缺少了正常房室中隔的構造。在全部型的房室中隔缺損，僧帽瓣的前葉，會延伸過心室中隔，伸入右心室。僧帽瓣前葉有腱索連接在右側的心室中隔上，有時，腱索會接在右心室的前乳突肌上，此瓣膜我們稱"前拱橋葉"。

第二件在解剖學上的特徵，就是主動脈瓣不再嵌入僧帽瓣和三尖瓣之間（見圖 9-2）。在正常人的心臟，主動脈瓣是嵌入二個房室瓣膜之間，形成如同樸克牌的"黑梅花"的排列，但是在房室中隔缺損，這種"黑梅花"形的排列不再存在，而是呈一種"雪人"形狀。

第三個特徵，是房室間由一個共通的房室瓣膜所分隔，這種房室瓣膜和一般的僧帽瓣和三尖瓣十分不相同，基本上它有五個瓣膜葉，有時甚至於有六個瓣膜。在右心中有二個瓣膜通常都存在，而且類似正常三尖瓣中的前瓣膜葉和後瓣膜葉。左心室的瓣膜在構造上和正常的僧帽瓣差別就很大了，主要的原因，可能由於乳突肌的位置發生了改變。正常左心室的兩個乳突肌是前側和後內排列的，但是在房室中隔缺損，左心室的二個乳突肌是呈前、後排列的（見圖 9-2），使得左心房室瓣膜的側葉，只有正常的僧帽瓣後葉的一半大小。剩下的兩個瓣膜葉就和正常的瓣膜葉大相逕庭，通常它們連續在左、右心室的乳突肌上，橫跨過心室中隔，通常我們稱之拱橋葉（前、後）。前、後拱橋葉之間，在左心室部位，在以往，稱之爲"裂縫"；但是這和正常僧帽瓣前葉所見的裂縫不同。Carpentier 認爲在房室中隔缺損左心的房室瓣膜是一種"三葉瓣"的構造，所以所謂的"裂縫"其實是前、後葉之間的連合，這個觀念已經逐漸被大家採用。

　　第四個特徵如在部分型所言，左心室的入口管徑（僧帽瓣環到心尖）和出口管徑在正常的心臟是幾乎等長，但是在房室中隔缺損時，入口管徑比出口管徑短得多。全部型房室中隔缺損如此，部分型也是如此（圖 9-3）。

　　在以往，房室瓣膜的形狀，往往依前拱橋葉的型狀細分成 Rastelli type A（前拱橋葉分開，連接在中隔上），type B（前拱橋葉部分分開，有腱索連續在右心室的異常乳突肌），type C（前拱橋葉不分開，也沒有腱索連接在心室中隔上）。事實上，這樣子的分類，並沒有造成手術方法的差異，我們在本文就不再引用。

第二節　全部型房室中隔缺損的電路傳導系統的變化

　　如同部分型的構造一般，全部型的心房中隔解剖圖，除了 Koch 三角外，也可以看到"結三角"，房室結就在此結三角之內。在全部型心室中隔缺損存在，從房室結分出的傳導束，就沿著心室中隔缺損的邊緣向後方進行（見圖9-11），再由此分出傳導束分支。

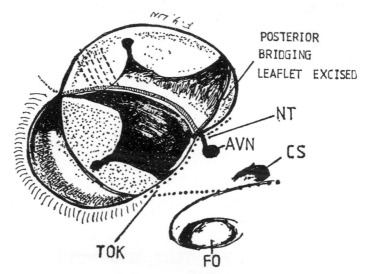

圖 9-11　全部型房室中隔缺損的電路傳導系統，和部分型相似，房室結
　　　　一樣在結三角內，而不在 Koch三角內。由房室結分出的傳導
　　　　束穿過結三角，沿著心室中隔缺損的中隔脊 (crest of vent-
　　　　ricular septum)，向後進行，再分出左右二個分支。（上圖
　　　　把後拱橋葉大部分切除，爲揭露出傳導系統之構造）。

第三節　手術的適應症

　　全部型房室中隔缺損的自然病史，從1974年 Tandon發表的解剖
91病例的論文看來，65％在出生的第一年中死亡。影響手術死亡率和
合併病最有關係的是肺血管阻塞症(Pulmonary vascular obstructive
disease, PVOD) 的發生年齡和機率。Newfeld 於 1977 年發表，
PVOD在全部型房室中隔缺損的病人，在一歲以前已經開始在形成；
在二歲的病人，大部分都已經存在 PVOD。作者認爲，爲了避免
PVOD的發生，此類病人應該在一歲以前接受手術。

　　至於外科手術之後和沒有接受手術兩組之間，長期性的比較。如同前述，65％沒有治療的病人在12個月以前死亡，在24個月以前，有85％死亡，五年內，約有96％死亡。經過外科手術治療，五年之後，在沒有肺動脈高血壓症的小孩，其功能幾乎和一般小孩無異。另一篇報告，長期（1～8年）追蹤手術後病人的結果，78％是沒有症狀。

　　肺血管阻塞症發生，會影響手術的死亡率和術後的合併症。通常假如心臟導管檢查，發現肺小動脈阻力超過 10 units·m²，我們認為不適於手術治療。 假使肺小動脈阻力在 6～8 units·m²， 病人年齡在 3～6 個月以下，我們建議應該立刻接受外科治療。肺小動脈阻力不高 （<4 units·m²） 的病人， 建議在一歲的時候， 接受矯正手術。

　　至於在過去所採用的肺動脈環箍術，先減少肺動脈的血量，再於第二次做完全矯正。由於長期追踪的結果，發現這些病人在接受肺動脈環箍術之後，死亡率很高，目前大部分醫學中心都放棄這種二段式手術法。

　　有四分之一的全部型房室中隔缺損的病人， 是 Down 症候羣的病人。這種病人是否需要開刀，見仁見智，每個心臟醫師有他的人生哲學觀。在臺大醫院，我們仍然對這一類病人施行矯正手術。

第四節　手術的步驟

　　手術的基本原則，是利用 Dacron 薄片或是心包膜將心房和心室中隔缺損補好；另外就是房室瓣膜的處理，使它不致於發生閉鎖不全或是狹窄的現象； 要避免在小孩子做瓣膜的置換。 第三件重要的事情，要避免傷及傳導系統。

　　通常採用胸骨中分術，直接放置導管入上下腔，和升主動脈，利用人工心肺機，把體溫降到 20～26°C。利用 4°C冰冷的高鉀心臟麻痺劑和局部冷卻法做心肌保護。

首先，有心房沿著房室溝平行切開（如圖 9-5），利用 4～0 Prolene 縫在心房開口四周，再加上二枝小肌鉤就可以把整個右心房內的構造揭露出來。首先要檢查的是瓣膜的情形，心室中隔缺損和心房中隔缺損的大小和位置，冠狀寶的位置，Koch 三角和結三角的位置，和有沒有肺靜脈或體靜脈異常回流。

房室瓣膜如何分成左、右二個瓣膜，關係著手術的成敗，務必要仔細酌量。首先用冰水灌入二個心室中，讓房室瓣膜鼓起，注意瓣膜的接合性是否很確實，有沒有漏水？何處漏水？前後拱橋葉接合於心室中隔之點，用 5～0 Prolene 做個標記（圖 9-12），這就是要分開此共同房室瓣膜成僧帽瓣和三尖瓣之點；假使有懷疑，可以用 Hegar 擴張器測量一下，新分成的左右瓣膜的直徑（見表 9-1），假使有某一側太大或太小，可以移動此標記線，務必使兩側的直徑可以接近正常值。確定好分界點，輕拉此線，再用冰水注射入左右心室，再看看是否造成更屬害的閉鎖不全？如此反覆測試，務必找出最理想的分界點。

其次，要測量出心室中隔缺損的正確大小，用一條 3～0 Silk 仔細測量灌注冰水之後瓣膜的前後徑長，和它瓣膜距離中隔脊的高度。通常爲了避免傷及傳導系統，縫線都縫在中隔脊右側下方 3～5 mm 處。所裁的 Dacron 片（或是心包膜片），就是按照所測量得到的長度，再加上 1 cm 的寬以及 5 mm的高。太寬的長度會造成新形成瓣膜的閉鎖不全；太短了，會造成新的瓣膜環縮短，和瓣膜脫垂的現象，可能導致閉鎖不全或是狹窄，都不是好的現象，由上述可知正確測重的重要性。

表 9-1　正常人僧帽瓣和三尖瓣直徑

體 表 面 積 （m²）	僧 帽 瓣 （mm）	三 尖 瓣 （mm）
0.25	11.2	13.4
0.30	12.6	14.9
0.35	13.6	16.2
0.40	14.4	17.3
0.45	15.2	18.2
0.50	15.8	19.2
0.60	16.9	20.7
0.70	17.9	21.9
0.80	18.8	23.0
0.90	19.7	24.0
1.0	20.2	24.9
1.2	21.4	26.2
1.4	22.3	27.7
1.6	23.1	28.9
1.8	23.8	29.1
2.0	24.2	30.0

此表從 Rowlatt et al (1963) 發表。

標準誤差: 僧帽瓣 $<0.3m^2$, $\pm 1.9mm$; $>0.3m^2$, $\pm 1.6mm$

三尖瓣 $<1.0m^2$, $\pm 1.7mm$; $>1.0m^2$, $\pm 1.5mm$

有時候，為了揭露更清楚，可以把前、後拱橋葉附著在右側中隔上的腱索切除。有時候，更可以依分界線，把瓣膜切開，務必要看得仔細，測量清楚。

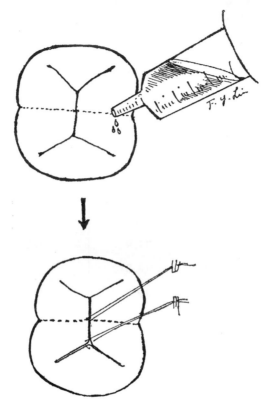

圖 9-12　在全部型房室中隔缺損，房室瓣膜如何分隔成左、右兩個瓣膜，
　　　　往往關係著手術的成敗。 首先， 用水充滿右心室和左心室，
　　　　讓瓣膜鼓起，一方面注意瓣膜的接合性，一方面注意其左右分
　　　　界點。用 5～0 Prolene， 穿過兩側的拱橋葉分界點，作個標
　　　　誌（如圖上面的一條線， 就是縫在分界點間）。 必要時， 用
　　　　Hegar 擴張器，仔細測量，假使有一側太大或太小，可以調整
　　　　分界點線。

　　下一個步驟，是把 Dacron 片或心包膜縫到心室中隔缺損上，用
4～0 Prolene兩頭針，穿過Teflon襯墊，縫在心室中隔脊的中央，

要偏離脊邊緣 3～5 mm 處，穿過 Dacron 片（或心包膜片）的適當點，做連續縫法，向著右後方（圖 9-13），務必避開傳導束，盡量沿著中隔脊下 5 mm 處，到接近後拱橋葉時，縫在拱橋葉基部上，再穿出到心房部（圖9-14）。接著用另一端 4～0 Prolene 向前方縫，在此處傳導束逐漸到中隔左側，所以可接近脊的邊緣，但是縫針仍盡

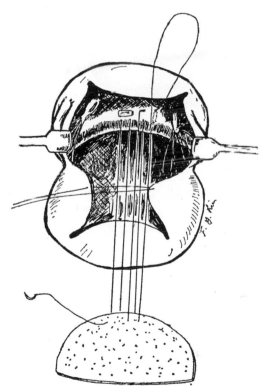

圖 9-13　全部型房室中隔缺損，隔開心室中隔缺損的方法。用 4～0 Prolene 穿 Teflon 襯墊，在心室中隔中央，離中隔脊 5mm 處縫好，穿過裁好的 Dacron 片，向後做連續縫合。由於傳導束在脊上，所以縫針盡可以避開脊 5mm 左右。

量穿過中隔右側，避免穿透到左心室（圖9-14）。

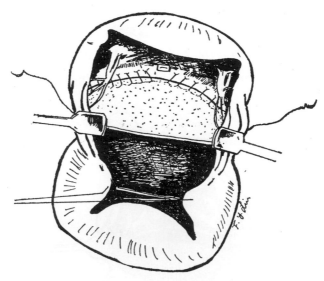

圖 9-14　全部型房室中隔缺損，心室中隔缺損用 Dacron 片修補好。縫
　　　　　針由後拱橋葉的基部穿出右心房。縫針從中央向前做連續縫合
　　　　　時，也要盡量縫在心室中隔右側，最後從前拱橋葉基部穿出右
　　　　　心房。

　　其次，是要把房室瓣膜縫上 Dacron片上。用 5 ～ 0 Prolene 在
僧帽瓣和三尖瓣已定好的分界線，每隔 3 ～ 5 mm 縫一針，穿過瓣膜
和 Dacron 片邊緣，並且打上結（圖 9-15）。

　　再用冰水灌注左、右心室，看看新隔好的僧帽瓣有沒有變形、漏
水的現象（圖9-16）。假使在連合有漏水，可以使用連合環整形術（
如圖9-17），三尖瓣可要看看，務必使手術完整。

　　最後一個步驟，用 Dacron 片或心包膜關閉心房中隔缺損，用
4 ～ 0 Prolene做連續縫法，由前穿過瓣膜和心室中隔的Dacron片，
再回頭穿過分隔心房中隔的 Dacron 片。由前向後縫，在後拱橋葉基

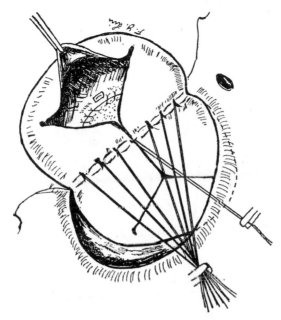

圖 9-15　心室中隔缺損修補好了之後，用　5～0 Prolene，在僧帽瓣和
　　　　　三尖瓣定好的分界線上，每隔 3～5 mm 縫一針，把 Dacron
　　　　　片固定在分界線上。

部，避開房室結和傳導束，把冠狀竇隔到左心房內。如此便完成了全
部的手術。（圖9-18）

　　另一種手術方法，是用單一片 Dacron 片或是 Pericardicum，
大小仍要依照上述"兩片式"的方法先行裁好。不過，它的高度要加
上心房中隔缺損的高度。它的做法，先把前、後拱橋葉的分界線定出
（如前述，圖9-19），用剪刀小心地剪開到瓣膜環，左側的前、後拱橋
葉交接點，　同樣用 5～0 Prolene 吊好；　右側則分別吊開（如圖
9-20），以便揭露心室中隔。同樣用 4～0 Prolene，由心室中隔脊
中央，偏離脊 3～5 mm處，縫上第一針，穿過Dacron片，以後向後

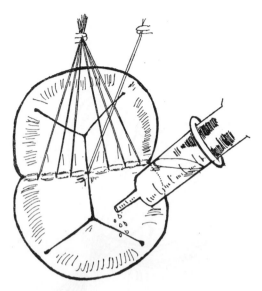

圖 9-16　把心室中隔缺損隔好之後，用冰水測試新隔好的僧帽瓣和三尖
　　　　瓣的功能，看看有沒有閉鎖不全的現象。

方做連續縫法直到後拱橋葉基部，縫在拱橋葉基部，避開傳導束，進
入心房中。

　　接著用 5～0 Prolene 穿 Teflon 襯墊，把新的僧帽瓣固定在
Dacron 片上，它的高度，應該符合先前測量好的和旁邊的環等高的
位置，每隔 3～5 mm 一針，在另一側，則把針穿過新的三尖瓣中隔
葉上（圖9-21），固定好僧帽瓣和三尖瓣之後，就要用冰水灌入心室，
測試僧帽瓣和三尖瓣的閉鎖情形是否良好，否則就用前述方法（圖
9-17）施行環整形手術。以後再把 Dacron 片縫蓋心房中隔缺損上，
原則和部分型一樣，可以把冠狀竇隔在右心房或左心房，端看病人的
解剖情形（圖9-22）。

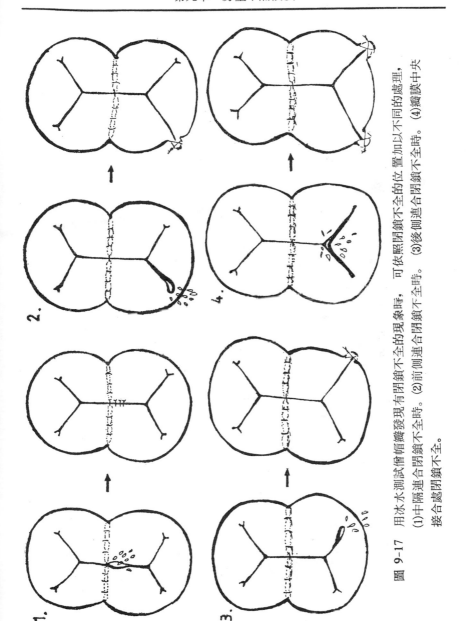

圖 9-17　用冰水測試僧帽瓣發現有閉鎖不全的現象時，可依照閉鎖不全的位置加以不同的處理，(1)中隔連合閉鎖不全時。(2)前側連合閉鎖不全時。(3)後側連合閉鎖不全時。(4)瓣膜中央接合處閉鎖不全。

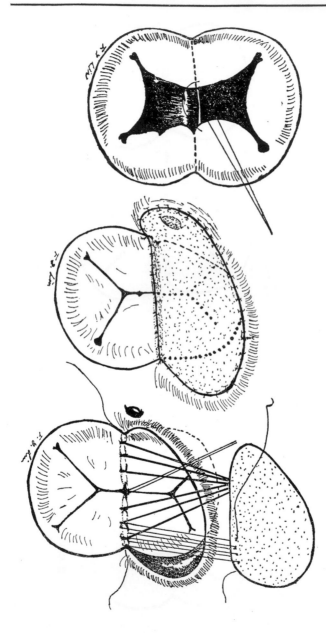

圖 9-18(1)心房中隔缺損的修補，用 4～0 Prolene，把 Dacron 片或心包膜做連續縫合；針線要穿過瓣膜分界線以及心室中隔的 Dacron 片，由前向後縫。

圖 9-18(2)心房中隔缺損用 Dacron 片分隔之後的完成圖。在後隔橋葉，縫線要在後拱橋葉基部向上走 1 公分，再把冠狀狀竇隔到左心房內。

圖 9-19　傳統利用單片 Dacron，分隔房室中隔缺損的方法，首先要把前、後拱葉的分界線定出，用一個5～0 Prolene吊好分界點。

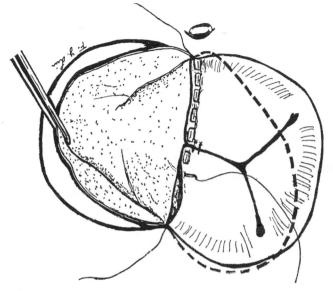

圖 9-21　心室中隔補好之後，把僧帽瓣和三尖瓣重新附著在 Dacron片。用 5～0 Prolene 穿上Teflon 襯墊，每隔 3～5mm 縫一針，把僧帽瓣附在 Dacron 片上，其高度，應該和事前測量的距離等高，或和兩側的環等高。穿過 Dacron 之後，Prolene 再穿過三尖瓣的中隔葉上。

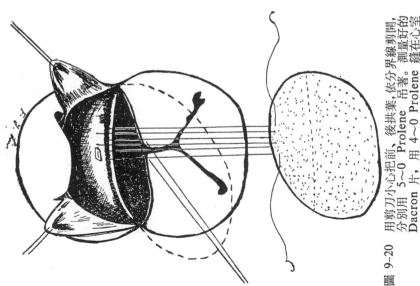

圖 9-20　用剪刀小心把前、後共葉，依分界線剪開，分別用 5～0 Prolene 吊著。測量好的Dacron 片，用 4～0 Prolene 縫在心室中隔上，離中隔脊 5mm 距離。

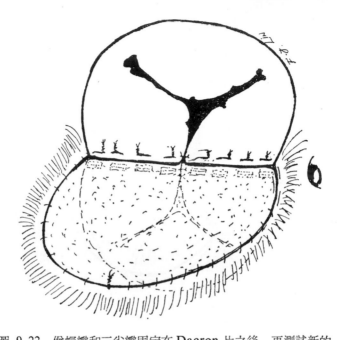

圖 9-22　僧帽瓣和三尖瓣固定在 Dacron 片之後，再測試新的
　　　　　僧帽瓣和三尖瓣，是否閉鎖完全。必要時，可以用環
　　　　　整形手術。最後把 Dacron 片縫補於心房中隔缺損。

第五節　結　　果

　　從幾個醫學中心的報告，在一歲以前做矯正手術的死亡率大約在
10～30％。反之，在一歲以後手術的死亡率大約在 0 ～10％左右。

　　Studer 在 1982年發表他們在 Alabama 大學醫院，從1967年至
1982年，310病人的報告；根據他們的報告，有下列的原因，會增加
手術的死亡率：(1)早期手術（指開刀的年代較早），這當然和手術的
經驗，心肺繞道術的進步，麻醉方法和術後照顧的進步有關係。(2)手
術年齡──他們發現在1976年之後，手術年齡小已經不再會增加死亡

率。(3)房室瓣脈閉鎖不全越厲害，會增加手術的危險性。(4)手術前病人一般狀況越差（依據紐約心臟學會分組，I–IV）， 手術死亡率會越高。(5)在左側房室瓣膜， 出現副開口（accessory orifice）， 也是增加危險性的原因。(6)合併其他心臟構造異常，像法洛式四重症，也會增加危險。(7)右心室太過具支配性，換言之，左心室發育不良，也會增加死亡率。

第六節　合併症和長期的結果

比較嚴重的合併症是發生完全性心臟傳導阻斷，可能發生於 1 ％左右的病人。目前的手術方法，盡量避免接近房室結和傳導束附近的方法，可以減少這種合併病發生。

長期的追踪，和房室瓣膜是否有缺陷很有關係，依據 Alabama 大學的報告，如房室瓣膜修補得非常完美，在手術後11年仍有90％的存活率，主要死亡的原因，大多是手術前、手術後仍有肺血管阻塞症的病人。反之，有房室瓣膜不健全，在 5 年的追踪，只有33％存活下來； 所以在手術當中，對於房室瓣膜的處理，確實需要謹慎。

此外， 依據 Alabama 大學統計的資料，會影響長期病人的死亡率， 還有手術前左側房室瓣膜嚴重閉鎖不全，手術前健康狀況不良，有副開口於房室瓣膜和Down 症候羣，都是會增加死亡的因素。

三、中間型房室中隔缺損 (Intermediate form)

中間型的房室中隔缺損是指那些房室瓣膜構造似部分型，但是房室瓣膜並沒有直接接觸到心室中隔，而以很薄的膜（或甚至於開洞）

連接房室瓣膜和心室中隔上。

　　中間型的外科手術方法，可比照部分型房室中隔缺損施行，不再重覆敍述。假使有心室交通，則可把前、後葉的纖維連結剪開，讓它變成全部型房室中隔缺損，再依全部型的手術方法修補。

第十章　肺動脈瓣狹窄、閉鎖
(Pulmonary Valvular Stenosis, Atresia)

楊友任　洪啓仁

前　言

在所有先天性心臟病中，約有百25～30％的病人，其病變會包含右心室、右心室出口徑、或肺動脈的阻塞。解剖學上其阻塞的位置可能在右心室腔內、肺動脈圓錐 (pulmonary conus)、肺動脈瓣葉、或肺動脈血管本身，有時往往有同時 2 個以上的阻塞性病變存在。在這些阻塞性病變病例中，約有一半合併有心室中隔缺損，或其他心臟畸型，使得臨床表徵及其處理上變爲變化多端。本文僅就單獨存在的肺動脈瓣狹窄、或閉鎖加以討論。

一、肺動脈瓣狹窄症

單獨存在的肺動脈瓣狹窄，不合併心室中隔缺損者，佔所有先天性心臟病中的 8～10％，是一種相當常見的先天性心臟病，於1761年由 Morgagni 首次發現。

第一節　解剖學變化

單獨存在的肺動脈瓣狹窄症，其瓣葉往往爲三片發育得相當好的瓣葉，但在交相連處黏連在一起，在心縮期時受到壓力而呈圓頂狀

（Dome shape），中間有一開口，開口之大小不一。 由於瓣葉往上鼓
起， 其竇部（sinus）往往消失， 有時瓣葉甚或黏附於肺動脈壁上。
肺動脈環部 （ annulus ） 本身往往正常， 但有時會有發育不良的現
象,在環部遠端的肺主動脈血管常呈膨大 （post-stenotic dilatation）。
卵圓窗由於右心室及右心房壓力的增高而呈開通。在合併其他的畸型
時（如法洛氏四合暈症）， 我們往往發現肺動脈狹窄的瓣葉只有兩片
或單片，這和單獨存在的肺動脈瓣狹窄不太相同。在1969年Koretsky
等人曾報告一種和尋常肺動脈瓣狹窄相類似， 但解剖學上不太相同的
病變， 他們稱之爲肺動脈瓣成形不良症 （Pulmonary valve dyspla-
sia）: 其瓣葉並不相連， 但變成肥厚、扭曲， 完全失去了運動性， 環
部及肺動脈血管本身均較小， 但沒有遠端膨大的現象， 常合併於一種
叫· Noonan's 症候暈中。

第二節　臨床症候

　　肺動脈瓣狹窄症臨床的表現有很大的差異。最危急的一種是在出
生後幾天或幾個星期內就有症狀出現，有很厲害的發紺、酸血症，幾
乎和所謂的肺動脈瓣閉鎖症無法分別，但其右心室發育一般較後者爲
佳，因此若能及早作瓣膜切開術則可存活。稍大一點的嬰兒則呈呼吸
困難、不易餵哺、易倦怠感，發紺則不一定出現。大部分的病人往往
開始時沒有什麼症狀，但隨著狹窄的程度繼續進行，因而症狀慢慢顯
示出來。一般而言，症狀的進行與其右心室肺動脈間壓力差有關: 在
壓力差小於 25 mmHg 時，症狀幾無，在 25 至 50 mmHg 間時，
也只有少數病人會有症狀出現， 但若超過 50 mmHg 時，則隨著年
齡的增加，症狀慢慢出現，若有合併續發性的漏斗狀肌肥大症，則症
狀將進行得更快。

第三節　診　　斷

在身體檢查時，在胸骨左側特別是第二肋間位置，可以聽到典型的心縮期雜音。胸部X光攝影時，心臟往往不大，肺野血流量正常或稍低於正常，主肺動脈段的部位稍呈突出。在嬰兒期就有症狀出現者，其右心房往往較大，遂使整個心臟在X光片上看來像球形。心電圖檢查之所見，為右心室肥大，QRS軸向右轉移，在較嚴重的病例，甚至有右心室負荷過重（Strain）及右心房擴大的現象。心導管檢查及右心室造影時，可以很清楚地看到瓣葉的狹窄，在心縮期時，瓣葉呈圓頂狀，造影劑由中間的開口噴出，狹窄遠端的肺主動脈膨大（如圖10-1）。有一點很重要的是，必須由右心室造影檢查決定是否有續發性的漏斗肌肥大所造成的狹窄，一般而言，若在心舒張期右心室出口徑直徑不小於肺動脈環部直徑的話，大概漏斗狀肌肥大所造成之狹窄不是很厲害。最後還必須觀察較周邊的肺動脈血管是否有狹窄或斷裂的現象。

第四節　手術治療

1913年，Doyen 首先對於一個 20 歲的病人使用盲目性地經右心室作瓣膜切開術，但由於該病人合併有漏斗狀肌的肥大，狹窄的改善並不完全。1948年，Brock 及 Sellers 分別使用同樣的技術於單純性的肺動脈瓣狹窄，手術獲得成功。1951年，Varco 在常溫下利用回流阻斷（inflow occlusion）的方式，作直視下瓣膜切開也獲得成功。1953年後，人工心肺機的使用變成可行，Dodrill 首先使用之於直視下瓣膜切開術。

至於什麼情況下必須手術？一般而言，若右心室與肺主動脈間心縮期壓力差大於 50 mm Hg 以上，就有開刀的必要，而手術的年齡最好在就學前。若是在嬰兒期就發生嚴重的肺動脈狹窄症者，則需要作緊急開刀。

經右心室盲目性瓣膜切開術（如圖 10-2），一般適用於新生兒緊急開刀者：將胸骨鋸開之後，打開心包膜，此時可以看到脹大的右心房及右心室，我們習慣上在右心室出口徑處作一預先的環形縫合（purstring suture），再用一小刀於環形縫合內作一小切口，然後使用彎止血鉗伸入右心室朝肺動脈瓣的方向前進，利用止血鉗張開的力量使瓣葉裂開，若手術成功，則右心房馬上縮小下來，同時顏色也由深紫變成淡紅色，最後將預先縫合的線收緊卽可。此法簡單、迅速，同時不會有太多的失血，但必須先確定沒有嚴重的續發性漏斗狀肌肥大，否則狹窄的解決不會成功的。

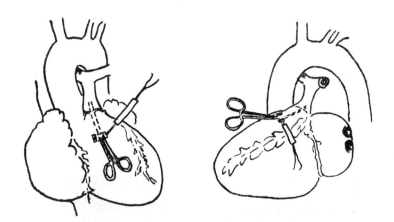

圖 10-2　Brock's 步驟，經右心室盲目性地肺動脈瓣切開術，於右心室出口徑，預作一縫合，使用小刀片於縫合內作一切口，利用蚊鉗伸入右心室，往瓣膜部位挿入，張開，使黏連的瓣葉裂開。

　　利用人工心肺機的幫忙，在直視下作瓣膜切開術（如圖10-3），可以清清楚楚地將黏連的瓣葉沿著交相連處切開，同時若有合併其他的畸型，如心房中隔缺損，可以一併矯正，這是它的最大優點。另外在有些病例，肺動脈環部太小，或是有嚴重的漏斗狀肌肥大（約佔15～20％左右），此時必須考慮右心室出口徑的再造。這就像法洛氏四合羣症在手術矯正時一樣，有許多主觀及客觀的標準：我們在將漏斗狀肌切除，瓣葉切開後，在體表面積大於 $1M^2$ 以上的病人，其右心室出口徑若不能允許術者的食指通過，體表面積在 $1M^2$ 以下（體重大約 30 公斤），則以小指頭爲準，不符合上述條件者，我們使用一橢圓形布塊綴補於右心室出口徑，以擴大之，常常發現的是右心室出口及肺動脈本身都够大，只有肺動脈環太緊，此時必須將環部切開，用一超越環部之橢圓形布塊補綴之，這是主觀的標準；在客觀方

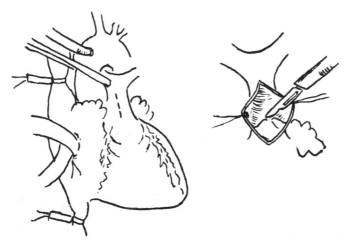

圖 10-3　使用體外循環的方式，由肺主動脈處作一縱切，然後使用小
　　　　　刀片，將黏連的瓣葉沿著交相連處切開。

面，我們以體外循環結束後，測量心臟各腔室的壓力，如果右心室與肺主動脈心縮期壓力差大於 30mmHg 以上，或右心室與左心室收縮壓之比大於 0.8 以上，表示肺動脈狹窄的解決仍未充分，必須再作一次矯正。爲了免除這個麻煩，有許多學者提出較精確的肺動脈環大小的測定，認爲在開刀中，把肺動脈環再造至某一正確大小，如此就可

表 10-1　以年齡、身高來預測該使用何種大小之 Hegar 擴大棒來作右心室出口徑再造術。

年　　齡	身高（公分）	肺動脈環（公釐）	Hegar 擴大棒大小	
			正 常 大 小	50%低限
3〜6月	59	9.2	9	7
6〜9月	65	10.1	10	7
9〜12月	68	10.6	11	8
12〜18月	75	11.2	11	8
18〜24月	81	11.7	12	8
2〜3歲	88	13.0	13	9
3〜4歲	97	13.5	14	10
4〜5歲	105	14.0	14	10
5〜6歲	112	14.6	15	10
6〜7歲	119	15.1	15	11
7〜8歲	124	15.7	16	11
8〜9歲	128	16.3	16	12
9〜10歲	130	16.8	17	12

數據出自 JL, Mercer, The Annals of Thoracic Surgery 20: 567-570, 1975

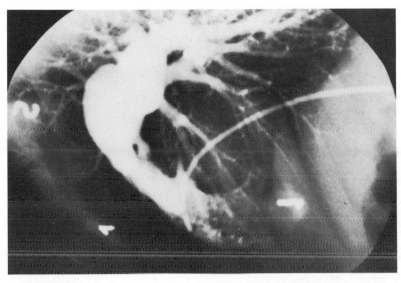

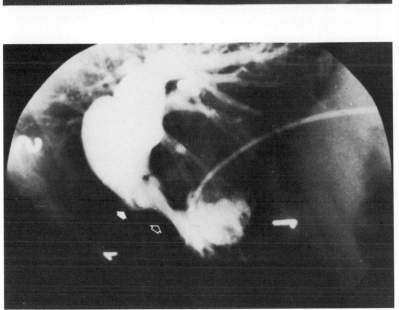

圖 10-1　肺動脈瓣瓣狹窄症，A. 右心室造影於心收縮期，瓣膜呈圓頂狀（白箭頭），狹窄後肺血管呈膨大現象。B. 右心室造影於心舒張期。

免去再度體外循環來矯正的麻煩：最常見的是，以 Hegar 擴大棒來實際測量，依年齡的大小，使用不同大小的 Hegar 擴大棒作標準（如表10-1）；另外有以體表面積來預測最適當的肺動脈環大小（如圖10-4），這都是很客觀的方法，但在開刀中不易作到那麼精確的測量，事實上只要有預測的肺動脈環面積的50％以上，其壓力差就不會很大。若是遇到所謂的肺動脈瓣成形不良症，則必須將瓣葉完全切除，同時考慮瓣膜的植入或單瓣葉布塊（monocuspid patch）的使用，以免造成過度的肺動脈瓣閉鎖不全。

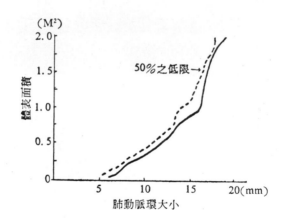

圖 10-4　體表面積（BSA）與肺動脈環大小之關係。取自 Rowlatt, Rimoldi 及 Lev 之數據，Surgery for congenital heart disease, p. 307.

總而言之，利用人工心肺機作直視下手術是最理想的，它可應付病理變化的變異，但若考慮到病人的年紀太小，及體外循環的潛在性傷害，盲目性經右心室瓣膜切開術仍有其地位。

第五節　手術結果

根據 Nugent 的報告：在２歲以下，利用盲目性地經右心室瓣膜切開法，手術死亡率約20％，而２歲以上者則幾無死亡率；利用體外循環作直視下切開術，２歲以下者，手術死亡率為 10％，２歲以上者，則死亡率在 0.5％以下。術後測量右心室的壓力，存活者的右心室肺動脈間壓力差均降至 50mmHg 以下。

在臺大的經驗，在２歲以上的病人，我們很少使用盲目性地經右心室瓣膜切開術，而大都使用體外循環的方式來作瓣膜切開，手術結果很好，手術死亡率在３％以下。而在新生兒或一歲以下之病人，我們使用回流阻斷或盲目性經右心室瓣膜切開法，手術的立即效果皆相當好，但死亡率仍偏高，約 30％左右，其主要的原因，有些固然是術後呼吸道照顧不良引起，但有些病例死於右心衰竭，這些病例經解剖後，右心室發育不良，三尖瓣萎縮，因而不能承受大量血流而死亡。

二、肺動脈瓣閉鎖症

肺動脈瓣閉鎖，但心室中隔完整者，佔所有先天性心臟病的 1 ～ 3 ％左右。在1783年，由 Hunter 第一次報告。

第一節　解剖學變化

主要的解剖學變化乃是三片肥厚的瓣葉黏連在一起，中間沒有開口，而呈橫隔膜狀阻塞於右心室與肺動脈之間。肺動脈環部一般發育不良，肺動脈血管本身也較小。右心室腔小但肌肉肥厚，有時發育不完全，由於右心室壓力高，自然而然地產生三尖瓣的閉鎖不全，不過有時候三尖瓣本身就有問題，而發生閉鎖不全，大約有10％的病人，其三尖瓣就如葉伯史顏症（Ebstein anomaly）那樣的往下移位。右心房由於承受三尖瓣閉鎖不全所造成的回流，會擴大，甚至呈血管瘤般，此時的卵圓窗自然持續開通而呈右至左向分流。至於其肺動脈血流則完全依靠開放性動脈導管來供給。

第二節　臨床症候及診斷

大部分的病人在出生後幾小時或幾天就會出現症狀，即發紺、酸血症。其原因乃是肺動脈血流所依賴的開放性動脈導管逐漸關閉之故，此時必須依賴 Prostaglandin E_1 之注射，使開放性動脈導管延遲關閉，然後才能作進一步的心導管檢查甚或開刀治療。其心導管檢查及右心室造影圖像類似單獨性肺動脈瓣狹窄，不過造影劑無法通過肺動脈瓣，而呈一盲端（Blind end，如圖 10-5）；而遠端之肺動脈血管，必須使用主動脈造影，或在右心室造影的後期，造影劑經開放性卵圓窗流入左側循環，再經動脈性導管顯示出來。若仍無法顯示出來，則必須由肺靜脈楔部（pulmonary wedge）倒打入造影劑使其顯示出來，否則無法決定手術之步驟。

第三節　外科治療及結果

外科治療的目的，除了增加肺動脈的血流量外，同時可以減低右心室的壓力，以減輕三尖瓣閉鎖不全的程度，並避免右心室內膜變成纖維化。手術方法分姑息性療法及根本性治療。姑息性療法有二種：一為體動脈與肺動脈之分流術，此法可以增加肺動脈血流，但無法減輕右心室的壓力；二為肺動脈瓣切開術，即利用經右心室盲目性地肺

動脈瓣切開術，此法必須確定遠端肺主動脈血管本身夠大才行，另外
它也會增加下次完全矯正時手術剝離的麻煩。最近有人主張由左側第
四肋間進入胸腔，將肺主動脈在分支前夾住，然後打開肺主動脈，使
用一 Fogarty 導管穿過閉鎖的瓣葉進入右心室，將 Fogarty 導管前
端之氣球充氣後，往後拉，直至頂住肺動脈瓣為止，使用小刀將瓣葉
切開，最後將肺主動脈切口縫合，同時抽回 Fogarty 導管並放開肺主
動脈夾（如圖10-6）。此法的好處是：萬一肺主動脈太小時，單單只
作瓣膜切開術可能不足以增加肺血流，可以馬上作體動脈至肺動脈的
分流手術，同時對日後矯正手術，並不會造成太多的黏連，缺點是失
血可能相當多，必須預先準備血。

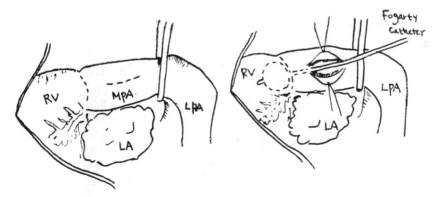

圖 10-6　經肺主動脈作瓣膜切開術。RV: 右心室，MPA: 主肺動脈，
　　　　　LPA: 左肺動脈，LA: 左心房。詳細步驟說明於文章內。

到底分流手術與瓣膜切開術何者為佳？一般說來，兩者的效果都
不太好；根據英國、加拿大的報告，單作瓣膜切開術，手術死亡率幾
近30%；使用分流手術，其手術死亡率也達14%。但若兩者合併同時
施行於病人，則死亡率可減低至 9%，因此經左側開胸進行手術的方

法，愈來愈爲人所注目。

　　另外有一種姑息性手術方法，不需要體外循環的幫助，可以將一擴大布塊縫於右心室出口徑上， 這是 Rittenhouse 等人在1982年報告的， 他們使用一條只有中間部分沒有絕緣的導線， 由肺主動脈穿入，經由肺動脈瓣葉，然後由右心室出口徑出來，調整導線的位置，使沒有絕緣的部分正好卡在右心室出口徑的肌肉，然後使用一橢圓形布塊縫合於右心室出口徑上，將整個導線的範圍蓋住，當縫合快完成時，將導線接電刀上電流，往上拉動，右心室出口徑將會裂開，最後將布塊縫合完成卽可（如圖10-7）。此法的可行性相當高，但其長期的效果仍有待追踪。

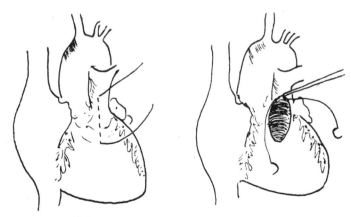

圖 10-7　不需體外循環幫忙，右心室出口徑使用布塊擴大術。
詳細步驟於文章內說明。

　　至於何時作根本治療呢？ 一般而言，在4～5歲左右作最適當，其最主要的考慮就是必須選一個够大的連接血管（conduit）， 以免病人將來長大了，必須再動一次手術。手術時，必須在人工心肺機的幫忙下，將右心室與肺主動脈遠端連接起來，最常使用材料是由屍體取出的連同瓣膜的主動脈血管（aortic homograft），或是用帶有瓣膜的人工血管（valved external conduit）。手術的步驟並不難，但死亡率相當高，約30％，主要的原因乃是右心室發育不良，或者是因肺血管阻塞性病變，造成術後的右心衰竭而死亡。

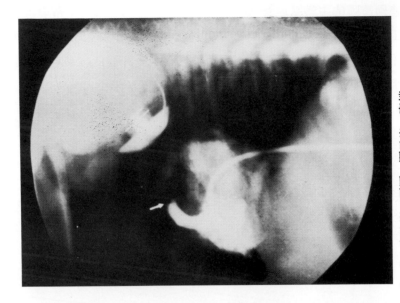

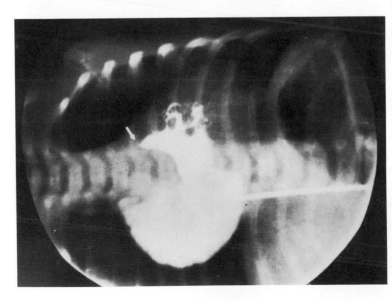

圖 10-5　肺動脈瓣閉鎖，心室中隔完整，A. 右心室造影正面圖，顯示出一盲端表瓣膜閉鎖，右心室發育不良。B. 右心室造影側面圖。

第十一章　法洛氏四合羣症

楊友任　洪啟仁

此病症雖以法洛氏爲名，　但事實上，　首先報告病例的是　Dr.
Stensen (1672)，　隨後，　Sandifort (1777)，John Hunter (1783)，
William Hunter (1784)，　Farre (1814)，　Gintrac (1824)，Hope
(1839)，以及 Peacock (1866) 都曾報告過類似的病例。法洛氏是在
1888年方才報告的，但是他收集的病例最多，同時最引人注目的是：
他將病理解剖與臨床狀況加以配合，特別是此種病症在生前的臨床表
徵敍述得特別清楚，後人爲了紀念他的貢獻，遂以此名之，由於解剖
學上它包括了(1)肺動脈狹窄(2)心室中隔缺損(3)主動脈駕疊(4)右心室肥
大，四種畸型，故稱之爲法洛氏四合羣症。

關於此症之手術治療，應溯自1944年，Dr. Blalock 首先爲一個
嬰兒施行鎖骨下動脈至肺動脈分流手術開始，不過，這只是姑息治療
法(palliative treatment)。眞正完全矯正手術，是在 1954, Dr. Scott
利用低溫及循環停止法完成的，隨後 Lillehei (1955) 利用體外循環
方法爲此症的病人行直視下開心矯正，自此之後，患此症之病人，除
了極少數例外，皆可以開刀方法完全矯正。

第一節　解剖學變化

雖然從定義而言，四合羣症應包括(1)心室中隔缺損(2)肺動脈狹窄
(3)右心室肥大(4)主動脈駕疊，但其中之右心室肥大乃續發於肺動脈狹
窄，而主動脈駕疊只是表示主動脈源頭與心室中隔缺損之相關位置；

因此眞正的解剖學特點乃是心室中隔缺損及肺動脈狹窄。事實上，單說肺動脈狹窄不易涵蓋所有的四合羣症病人；因爲大部分的病人，其狹窄乃因右心室出口處的漏斗狀肌 (infundibular muscle) 肥厚而造成的，只有少數純粹是由肺動脈瓣狹窄引起，甚至有些病人則完全是因肺動脈幹本身的發育不全 (pulmonary artery hypoplasia) 而造成的，因此現在大家都以右心室出口徑狹窄 (right ventricular outflow tract stenosis) 稱之較爲妥當。但不論其右心室出口狹窄是怎樣的情形，若從胚胎發展學的意義來看，它們有一共同特徵：就是錐狀心室中隔的向前及向上移動 (anterior and superior displacement of conus septum)。若病人合併有漏斗狀肌肥大及肺動脈瓣狹窄，則在兩者之間形成一擴大的腔室，我們稱之爲第三心室 (Third chamber)。肺動脈瓣一般爲三葉，但兩葉者 (bicuspid) 並非不常見，有的甚或完全萎縮 (atretic)。心室中隔缺損一般均相當大，直徑約 1～2 公分，約等於主動脈環輪 (aortic annulus) 之大小；其位置較低，屬於膜質心室中隔缺損 (Membranous septal defect)，通常位於室上脊 (Crista supraventricularis) 的下方，但有些病人（特別是肺動脈幹發育不全者）室上脊消失了，此時不易與高位的心室中隔缺損分別。另外，約有20％的病人，其動脈弓呈右側。

第二節　血流力學變化

由於右心室出口狹窄，使得右心室收縮壓升高至接近左心室收縮壓，甚或超過之，造成由右至左的分流，使得動脈血氧氣呈不飽和狀態；若病人的紅血球呈代償性增生至某一程度，使得氧氣不飽和的血色素(reduced hemoglobin)超過5gm％，則臨床上會發生發紺(cyanosis)的現象。但右心室出口的狹窄程度不一，由右至左的分流量也不同，因此症狀的表現富於變化；最厲害的，可能在出生不久就發生發紺的現象，一般的病人在出生後 3 至 6 個月方才發生，有少數病人，狹窄程度較輕，臨床上完全沒有發紺的現象（Pink Fallot）。

第三節　診　斷

I. 臨床症狀

(1)發紺:

大部分的病童，在出生時並無發紺現象，經過 3～4 星期方才慢慢出現，主要是開放性動脈導管仍然存在，以及此時值嬰兒的生理性貧血期，因此缺氧性血色素尚未達到5g%，故無發紺現象。等病童逐漸長大，發紺就慢慢出現，其快慢隨解剖學變化的程度而有所不同；最嚴重者，如肺動脈瓣完全閉鎖，則可能在出生時就會出現發紺的現象，較輕者，可能只在運動後方才出現。

(2)半蹲坐姿勢（squatting）:

在靜止休息時，病人有足夠的氧氣供應，但當運動時，氧氣供應呈不足，病人會有呼吸困難的現象，爲解救此危機，病童會採取一種半蹲坐的姿勢，或是側躺呈膝靠胸（knee-chest position）姿勢，呼吸困難就可解決，其機轉大概是藉肌肉收縮增加周圍血管阻力，使左心室的心縮壓增高，減少右至左分流，從而使有效的肺流血量增加，以改善缺氧狀態。這個姿勢很特別，同時也不需別人教他，可作爲診斷時的參考。

(3)突發性發紺加重（blue spell）:

此現象並非指病童哭泣時發紺加重的現象，而是指一種突發性的呼吸困難及發紺加重，不一定有誘因，嚴重時病人甚至失去意識，有時還有痙攣（convulsion）的現象。大約有三分之一的病童有此症狀，其解剖學變化一般說來是較爲嚴重的。其機轉可能是突發性的漏斗狀肌肉攣縮（spasm），使得本已狹窄的右心室出口更形狹窄甚或完全不通，自然通往腦部的血流氧氣不够，病人會失去意識，發作時，肺動脈狹窄的心縮期雜音會消失，待回復時，雜音再現。目前對此突發性的發作，可用乙種神經截斷劑（B-blocking agent）來控制，但若次數頻繁時，還是及早作開刀爲宜。

II. 體格檢查

(1)發育狀態：

大部分病童發育皆較一般人口來得差，Mehrizi 及 Drash(1962)報告：約60%的病人其身高及體重皆落在一般人口分布的16%以下。有些病人甚至合併胸部的畸形。

(2)發紺：

如臨床症狀所述，病人的嘴脣呈紫色，指（趾）甲床(Nail bed)亦是。口腔黏膜及眼瞼內側結膜呈充血狀態 （hyperemic state）。杵狀指（趾）(clubbing digits)：病人的肢端末梢呈杵狀膨大，指甲廓與指甲床之間的鈍角消失了。此可能與長期缺氧有關，而引起肢端末梢部位結締組織的變化，在一些慢性肺疾患者也可見到，法洛氏病人幾乎都有此現象，但罕見於6個月以下的病人。

(3)心臟雜音 （heart murmur）：

9%以上的病人，在胸骨左側肺動脈瓣區或者更下面第三、四肋間，可聽到相當強的心收縮期雜音，表示右心室出口處狹窄。若聽到前後型的雜音 （to and fro murmur），可能肺動脈瓣完全缺損 (Absence of pulmenary valve)。若聽到連續性雜音 (continuous murmur)，表示存有開放性動脈導管，或是有很大的支氣管側枝循環血管。

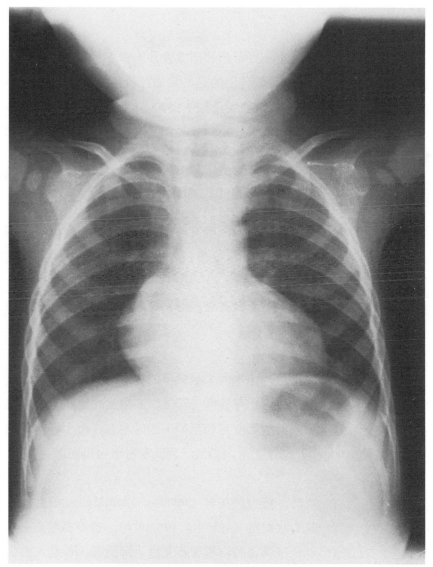

圖 11-1　法洛氏四合羣症之胸部 X 光，肺部血流量減少，
肺動脈凹下，整個心臟呈所謂的鞋狀。

III. 理學檢查

(1)放射線檢查：

由正面的胸部X光片，可看到肺部血管分佈較正常人爲稀，表示肺動脈血流量減少； 同時最特別的是心臟的形狀像一隻靴子（boot-shaped heart）， 心臟不大， 心尖稍往上提起， 原來應是主肺動脈形成突起之處凹陷下去（圖11-1）。約有25％的病人其主動脈節（aortic knob） 出現在右邊，表示右側的主動脈弓。

(2)心電圖檢查：

最典型的變化是： QRS 向量向右偏轉， 在＋90～＋180度之間，右心室肥大。 P波則隨著年齡逐漸增高， 一般在一歲以下很少見到高 P波， QRS 向量在前胸誘導呈R波在右側較明顯（V_1），而 S 波在左側較明顯（V_6）。T波呈高且尖。 若判讀心電圖時， 無右心室肥大，則必須考慮爲其他的疾病，若合併有左心室肥大時， 則必須考慮是否有合併其他的畸型。 （圖11-2）

(3)血液學檢查：

紅血球增多症（Polycythemia）是典型的對缺氧的代償作用； 血色素常可達 20g 以上，血容比可達60～70％，其增加的程度與缺氧程度幾成正比。動脈血氧氣飽和度可低至65～70％左右。血小板、纖維蛋白原（fibrinogen）也較正常人爲低，因此常有出血傾向。

(4)心導管檢查：

導管進入右心房時，壓力幾正常（mean< 5 mmHg）， 但進入右心室時壓力突高，其心收縮壓（systolic pressure），幾等於左心室心收縮壓； 右心室出口狹窄厲害時，導管不易進入肺動脈，若進入主肺動脈後，導管慢慢往右心室回抽時，在壓力記錄圖上常可見兩段式的壓力差（two stepwise pressure gradient）， 表示有肺動脈瓣及漏斗

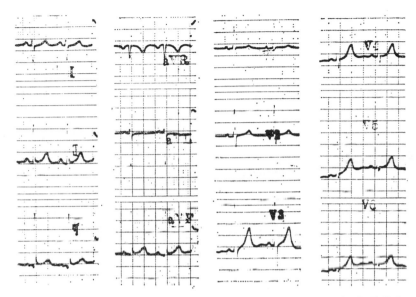

圖 11-2　法洛氏四合暈症之心電圖。QRS 波軸約＋110 度。明顯地 R 波於右
　　　　胸前誘導。

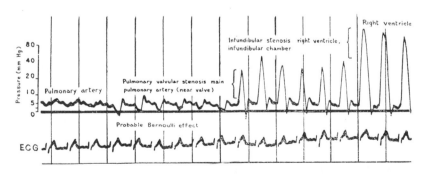

圖 11-3　法洛氏四合暈症心導管由肺動脈往右心室拉回時，有 2 個階層
　　　　的壓力差。

狀肌的狹窄（圖11-3）。心室中隔缺損相當大，因此導管很容易由右
心室經由缺損處直入主動脈。一般而言，病人主要爲右至左分流，但

有時會有兩方向對流 (bidirectional shunt)，因此從右心室所得血樣之氧氣飽和度有時會有階差 (step-up)，是不足爲奇的。當導管尖端置於右心室腔內，然後打入造影劑，主動脈幹及主肺動脈幹幾同時出現，同時由心收縮期所得之造影，可清楚地顯示漏斗狀肌的肥厚及肺動脈瓣狹窄的狀況 (圖11-4)，更進一步，可以觀察肺動脈是否有缺失 (absence) 或周邊狹窄 (peripheral stenosis)，以作爲治療時之參考。

第四節　外科治療

由於法洛氏病人其臨床表徵不一，故外科治療的方式也因人而異；然而，所有此類病人皆應接受外科治療是毫無疑問的。另外，有關外科治療的一個問題：就是何時接受治療乃是最適當的時候，以往大家都認爲2歲以上方才作完全矯正手術 (total correction) 較安全，2歲以下則作動脈至肺動脈 (systemic to pulmonary artery shunt)分流手術，以暫時解決病人嚴重缺氧的狀態，但最近，由於體外循環技術的進步，以及深度低溫的應用，使得在2歲以下的小孩接受完全矯正手術的成功率提高，和分段手術 (staged operation) 之總結果相差無幾，因此目前對此類病人的完全矯正手術適應症 (surgical indication)，幾無年齡的限制，除非病人之主肺動脈太小或左心室體積太小 (<50%正常值)，我們方考慮作姑息的分流手術。另外還有一個因素使得醫師希望盡早作矯正手術，就是有關心肌在長期缺氧狀態下所發生的退化現象 (degenerative change)，根據目前的研究，還沒有辦法確切知道幾歲以後方才會發生心肌退化的變化，但依電子顯微鏡的觀察，年齡愈大，退化的程度愈屬害，其轉捩點大約在3～8歲，因此及早開刀，不僅是技術進步的結果，而是有其生理

上的意義的。

I. 分流手術（Shunt operation）（圖11-5）

　　分流手術是一種姑息手術（palliative operation），其目的在暫時增加肺動脈血流量，使氧氣交換增加，以改善病人的情況，其手術適應症為：左心室太小，或合併其他畸型，以致於無法完全矯正，或肺動脈太小及屬害的紅血球增生（血容比超過70%）。分流手術有許多種，玆簡單介紹如下。

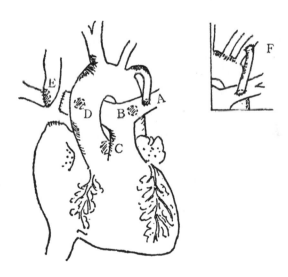

圖 11-5　各種分流手術位置

A: Blalock-Taussig 分流術　　B: Posterior Potts 分流術

C: Anterior Potts 分流術　　D: Waterston 分流術

E: Glenn 分流術　　F: 使用 Gore-Tex 人工血管於分流術

(1)Blalock-Taussig 分流術：

這是法洛氏病人最早的外科治療法，在1945年由 Dr. Blalock

及 Taussig 所創，他們是利用截斷的右鎖骨下動脈吻合於右肺動脈，以增加肺部血流量，其步驟如下：病人側臥，右邊朝上，行後外側的開胸手術 (postereolateral thoracotomy)，由第四肋間進入胸腔，將肺尖往下拉，曝露出右肺動脈，將之和周圍組織分離；然後進行右鎖骨下動脈之分離，為得到較長的鎖骨下動脈，必須結紮內乳動脈 (internal mammary artery)、椎動脈 (vertebral artery) 及甲狀腺頸部動脈 (thyrocervical artery)，再截斷鎖骨下動脈，並將周圍之組織分離乾淨。吻合時，在右肺動脈根部剪一 0.5～0.6cm 之小洞（原則上，和鎖骨下動脈口徑差不多），將鎖骨下動脈盡量靠近，看看長度是否足够，以免產生太大張力，然後由後壁開始縫合；最好使用間歇性一針一針縫合 (interrupted suture)，以免產生狹窄。縫合完畢，將血管夾放開，若在肺動脈可以摸到震顫 (thrill)，表示分流手術成功了，否則必須檢查一下吻合處是否有血栓、狹窄，或者是鎖骨下動脈太短了，此時必須重作，或者利用一段人工血管來銜接。以往我們所作的 Blalock-Taussig 分流手術，大都從左胸進入，利用左鎖骨下動脈和左肺動脈吻合，主要的原因是：左肺動脈較右側位置為高，所需的鎖骨下動脈長度較短。

　　最近我們所作的方法，不再切斷鎖骨下動脈，而利用 5 mm～6 mm 之 Gortex 人工血管與左鎖骨下動脈側端及左肺動脈側端做吻合。如此可避免因切斷鎖骨下動脈而引起之不良現象，如左側上肢比右側萎縮或體溫比較低等現象。

　　(2)Potts' 分流手術：

　　為 Dr. Potts 於1946年首創，行前外側開胸術 (antereolateral thoracotomy)，分離左肺動脈及降主動脈 (descending aorta)，行側吻合。此法由於分流量不易控制，甚或吻合後，開口逐漸變大，表面

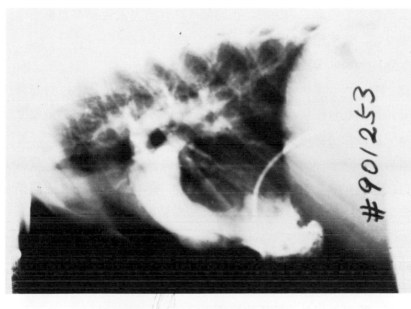

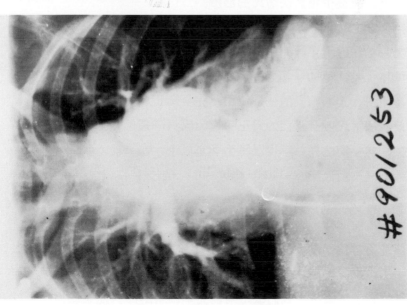

圖 11-4　法洛氏四合羣症，血管攝影，顯影劑由右心室打，肺動脈及主動脈同時出現，漏斗狀肌處之狹窄很明顯。

上病人的發紺有很顯著的改善，但時間一久，容易發生肺高血壓而導致心臟衰竭，故現已少用。

(3)Waterston 分流手術：

為 Dr. Waterston 於1962年所創，常用於較小的病人，行右側開胸術，打開心包膜後，將上腔靜脈略向側牽引，分離出右肺動脈至升主動脈處，然後利用血管夾同時夾住右肺動脈及升主動脈側部，並在兩者各劃一 0.4〜0.5cm 的縱切口，行側吻合。 此法和 Potts' 分流術類似，必須注意分流量大小， 以免發生心臟衰竭。 但它有一個優點，就是在日後行完全矯正時，此分流較易結紮。

(4)Glenn 分流手術：

此法較少用，乃利用上腔靜脈截斷後，將之吻合於右肺動脈，但由於兩者皆為低壓力系統，易栓塞，同時對日後的完全矯正手術增加不少困擾，故很少用於法洛氏的治療。

II. 完全矯正 (Total correction)

第一次在直視下，完成法洛氏四合羣症的完全矯正手術的是 Dr. Lillehei，時當1954年，正值 Dr. Gibbon 發展人工心肺機後 1 年。隨後，由於人工心肺機的普遍使用，完全矯正成功的病例愈來愈多；到目前，法洛氏四合羣症的矯正手術已成為一種例行的手術，而非特殊病例，其手術的死亡率也已降至 5 ％以下。在目前，我們均採用一般體外循環及血液稀釋 (hemodilution) 的技術， 中心溫度 (core temperature) 降至 25°C 左右。

(1)手術前準備：

對於血容比過高的(＞60％)的病人，我們一度曾預先放血，並以血漿輸入，以減少病人術後出血的傾向，同時還可節省用血及減少血清肝炎的發生；爾後，我們改用術前先準備新鮮冷凍血漿或血小板以備術後之用。除此之外，　病人若服用乙型神經截斷劑，　則在開刀前 2～3天必須停用，以免麻醉時發生危險。手術前一天皮膚準備，由頸部一直到膝蓋均須剃毛洗淨，同時投予第一個劑量的抗生素。

(2)手術步驟：

病人平躺於手術枱上，經全身麻醉後，由胸部正中切開；使用電鋸將胸骨 (sternum) 平分爲二，打開心包膜後，　首先觀察肺動脈大小及冠狀動脈走向，待一切就緒，　注射肝素 Heparin 後，　動脈回血管挿入上行主動脈，連接人工心肺回路。由右心耳切斷部送靜脈脫血管 Venous cannula 於下腔大靜脈 Inferior vena cava 內，再由右心房側面部 Lateral wall of right atrium 分別打開小洞送靜脈脫血管於上腔大靜脈 Superior vena cava 內。分別放靜脈脫血管可避免於部分體外循環中，空氣進入心內，由心室中隔缺損進入主動脈，引起空氣栓塞 Air embolization。開始體外循環，及冷卻到 25°C 左右，將主動脈夾住，由左心室尖或左心房鑿一小洞，挿入導管作爲引流 (venting)；　然後由主動脈根部灌入高鉀心肌保護液 (K⁺ Cardi-oplegic solution) 使心臟迅速停止跳動。若右心室出口處無迷走的冠狀動脈 (abberant coronary artery) 橫跨於上，　則可用小刀片作一垂直的縱切，約2～3 cm 長，上緣暫勿超過肺動脈環處 (pulmonary artery annulus)，(若有迷走的冠狀動脈於上，則必須避開作橫切)，用小肌鈎上下牽引，審視內部構造的畸形，再進行心內修補。

①漏斗狀肌切除 (Infundibulectomy)：

肥厚的漏斗狀肌可分爲中隔帶 (septal band)，及壁帶 (parietal band)，前者在病人左側，後者在右。切除時，　可發現在這些不正常肥大的肌肉與右心室肌之間，大約有一個較爲粗鬆的層面，沿著這個層面可以輕易地將漏斗狀肌的側翼 (lateral attachment) 和右心室

壁分開，但在中隔帶勿太深，以免傷及心室中隔；然後剪開漏斗狀肌
的尾翼（caudal attachment），在壁帶尾翼切除時，最好用小肌鈎將
心室中隔缺損吊起，並露出主動脈瓣及環部，以免傷及主動脈瓣。在
兩肌帶之間的心室上嵴（crista supraventricularis），原則上勿修剪，
以免傷及主動脈壁。（圖11-6）

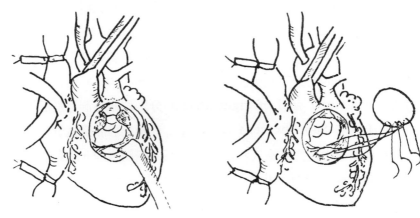

圖 11-6　法洛氏四合羣症手術步驟

左: 由右心室出口徑作縱切　　右: 用布塊修補心室中隔缺
開。將肥大之漏斗狀肌切除　　損。
（虛線表切迹）。

②心室中隔缺損之修補:

　　心室中隔缺損往往很大，同時大都位於膜質中隔處，即所謂第二
型缺損；修補時，同一般心室中隔缺損雷同，必須使用一圓型布塊（
直徑 1～2 cm） 縫蓋上去。 我們一般是使用間歇性縫合法（inter-
rupted suture）於後下緣（postereoinferior edge），前上緣方才使用
連續性縫合法（continuous suture）；在後下緣處縫合時， 必須考慮
心室傳導系統的存在，因此出針處必須離邊緣約 3～4 mm，以免傷

及，同時下針也勿太深，以免傷及左邊的傳導束。由於法洛氏四合羣症病人，特別是年紀較大的，心肌常較鬆脆，因此打結時勿太緊，以免撕裂，但也不能太鬆，總之剛剛够緊就好（Snug）。

⑧右心室出口再造（Reconstruction of RVOT）：

在肥厚的漏斗狀肌切除及心室中隔缺損補綴之後，必須檢查肺動脈瓣是否有狹窄的現象，如果有的話，則沿著瓣葉交相連（commissura）處切開。此時，剩下的問題就是右心室出口是否够大，判斷的標準又如何呢？我們目前所使用的標準乃引用 Dr. Mcgoon 在1969年發表的方法：凡體表面積（body surface area）大於 1m² 的病人，其右心室出口大小，必須足以使術者的食指輕易通過方可；若體表面積小於 1m² 的病人，則其大小只要足以使術者的小指頭通過即可，若不能符合上述條件者，表示右心室出口太小，必須另用一橢圓形布塊加以擴大，有時肺動脈本身或者是環部太窄（約20～30%），此時還需要將右心室切口處加以延長，使之超過肺動脈環部，然後再補一布塊擴充，當然在此情況下，肺動脈瓣會受損，多少會有閉鎖不全的現象。由以上敍述，可知右心室出口再造術，大約有下列幾種： a. 不需要使用布塊加以擴大，只將右心室切口加以縫合即可。 b. 在右心室出口處，使用一橢圓形布塊擴充即可。 c. 由於環部或肺動脈本身狹窄，必須使用一長橢圓形布塊加以擴充。 d. 若有迷走的冠狀動脈橫跨於上，由於此動脈不能犧牲，因此必須使用一帶有豬瓣膜的人工血管（valved external conduit），由右心室的橫切口連接至主肺動脈遠端。（圖11-7）e. 在少數病例，除了使用長橢圓形的布塊加以擴充，但由於肺動脈瓣本身萎縮得相當厲害，為避免術後造成太大量的閉鎖不全，我們常取下病人自體的心包膜，在布塊上作成一瓣葉（圖11-8），或者使用目前已發售的單瓣葉（monocusp）的心室出口

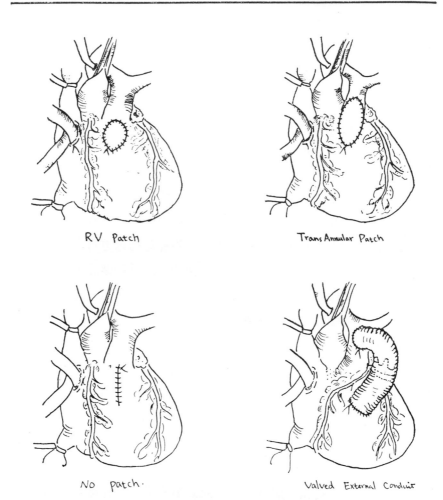

RV Patch

Trans Annular Patch

No patch.

Valved External Conduit

圖 11-7　各種右心室出口徑再造術

布塊加以補救。由於以上諸法的選用，是主觀的，必須依賴術者的經驗，因此在客觀上必須有一標準來決定右心室出口狹窄是否完全解決了；原則上，在體外循環結束心臟自行負擔工作時，我們測量右心室及肺動脈的壓力，假如右心室心縮壓和左心室心縮壓之比小於 0.6～

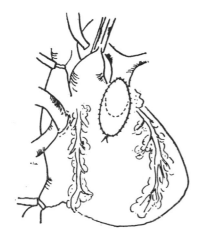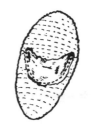

Trans Annular Patch
c̄ Pericardial gusset

圖 11-8　使用自體心包膜瓣於右心室出口徑再造術

0.7 時，我們認爲結果相當滿意，若大於此值，同時右心室和肺動脈壓力差大於 30mmHg 時，表示右心室出口還不够大，必須使用更大的布塊加以擴充，當然必須再重覆體外循環。 最近， 日本的 Naito 及美國的 Kirklin 爲了避免以上的錯誤嘗試，分別發展了利用體表面積來預測肺動脈環的大小， 如此， 可以在開刀時正確選擇適當大小的布塊來擴充右心室出口，但適用性仍有待發展。

第五節　手術後管理

　　原則上和一般開心手術的病人術後照顧無異； 如使用氣管內管及呼吸器24小時，然後除去，導尿管留置及心電圖監視等。比較特殊的就是： 一、出血問題： 由於體外循環時間較一般爲長，再加上此症病人其本身的凝血機轉可能有些缺陷，因此術後常造成大量出血；此時除了補充失掉的血量外，應補充蛋白纖維原（fibrinogen）、血小板或新鮮血漿。二、右心室衰竭： 由於右心室切口，特別是切口超過肺動脈環者，肺動脈瓣閉鎖不全，多少會增加右心室負擔而造成術後右心室衰竭，此時除了使用 Isoproterenol 、 Dopamine 之類的強心劑之外， 我們習慣上給予毛地黃劑； 以 0.03mg～0.04mg/kg 的飽和劑量，在24小時內分 4 次給予，然後再投以維持劑量約 3 個月。

第六節　影響手術結果的因素

I. 矯正時的年齡

Dr. Jarmakani 利用血管攝影， 發現在 2 歲以上的發紺性法洛氏病人的左心室機能已有相當程度的減低，日後雖接受分流或完全矯正手術，亦不能改善很多，再加上許多顯微鏡觀察，發現年紀愈大的病人， 心肌呈退化性病變愈厲害， 目前雖無法確知幾歲方才開始變化，但愈早開刀總是錯不了。

II. 手術後餘留的肺動脈狹窄(Residual PS)

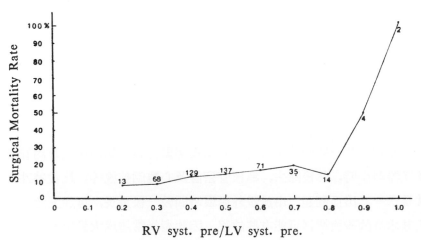

圖 11-9　法洛氏四合羣症之手術死亡率。術後 RVs/LVs 值高於 0.8 者，死亡率顯然較低者爲高。 (P ＜0.05)

在完全矯正後，我們必定測量左、右心室及肺動脈的壓力，並以右心室心縮壓和左心室心縮壓之比，作爲狹窄是否充分解決的指數，此值若愈高，對右心室的工作負擔愈大，因此容易在手術後早期造成死亡，兩者之間有正比關係（圖11-9）。我們一般取 0.7 爲上限，但最近有些學者認爲右心室的壓力在手術後24小時會再下降，因此他們認爲上限可以取到0.85。

III. 肺動脈閉鎖不全 (Pulmonary valvular insufficiency)

約有20%的法洛氏病人由於肺動脈本身或環部太小，爲充分解決狹窄，必須將肺動脈瓣切開，因此多多少少會造成術後肺動脈瓣閉鎖不全 , 這對於術後右心室功能已有不全的病人而言是一個很大的負擔, 這一類的病人其手術死亡率最高, 幾達20% (Jones, 1973), 我們也有類似的經驗，因此在目前，我們寧可保留一些肺動脈狹窄，不願造成太大的肺動脈閉鎖不全。

第十二章 假性動脈幹
(Pseudotruncus Arteriosus)

洪 啓 仁

第一節 病 理

肺動脈瓣膜閉鎖症（Pulmonary Atresia）合併心室中隔缺損症
(Ventricular septal defect) 之病人， 過去稱呼之方法有假性動脈管
(Pseudotruncus) 或動脈幹第4亞型（Type IV truncus arteriosus）
等，也可以稱爲法洛氏四合羣症之嚴重型(Severe form of tetralogy
of Fallot)。

　　心室中隔缺損很大以外，肺動脈瓣膜閉鎖併有 Conus， 肺動脈輪
(pulmonary annulus) 或主肺動脈之極度發育不全（hypoplasia）或
閉鎖。主肺動脈可能細小，甚至於變成細小的纖維帶（fibrous band）
或主肺動脈全缺。只有一個動脈幹跨於動脈下型心室中隔缺損，而有
發育良好的左右心室。供給血流到左右肺動脈者，可能是開放性動脈
幹（patent ductus arteriosus）或很多的側枝循環可能起始於主動脈
或其分枝。 左右側肺動脈通常是連接的（confluent type）而時有肺
動脈局部之狹窄。 偶有左右側肺動脈分開而沒有連接 （non-conflu-
ent type)。肺動脈之血量及壓力完全視開放性導管或側枝循環之血量
而定。 如果血量多也可能引起肺動脈高壓症及阻塞性肺動脈症（pul-
monary vascular obstructive disease)。

第二節　臨床症狀

病人有嚴重的紫紺症（cyanosis）， 供給肺動脈之血量愈少， 紫紺愈厲害，而在嬰兒時期就可能死亡。如果有很好的側枝循環或開放性動脈管沒有閉鎖，而可以送相當血量到肺部者，可能紫紺不大厲害，而可以活到大一點。

第三節　外科治療

I. 外科治療上之考慮

假性動脈管之病人都有厲害的紫紺症，而有呼吸困難的現象，都必須考慮外科手術矯正。但完全矯正手術均必須用人工血管（external conduit）（帶有豬心瓣膜或無豬心瓣膜） 來重建肺動脈系統。因此，4 至 5 歲以下之小孩，我們一般原則是採取分期手術，先做分流手術（shunt operation）改善肺循環血量。 5 歲以上者採取完全矯正之方法。手術前之心臟導管或心臟血管撮影，因導管無法進入肺動脈，往往無法預知肺動脈之壓力，甚至很難顯示有無左右肺動脈，則往往需要做 Pulmonary vein wedge angiography； 依賴撮影劑逆流到肺動脈，來顯示肺動脈之影像。

分流手術方法， 目前我們採取以 5～6 mm 之 Gortex 人工血管連接鎖骨下動脈與同側肺動脈。病人到 5 歲以上才做完全矯正。

II. 完全矯正手術

正中胸骨切開露出心臟後，置動脈送血管於上行主動脈，並分別放靜脈引流管於上、下腔大靜脈後，把體溫降下 25°C 左右，在等體溫降下之期間，可結紮開放性導管以及分離兩側肺動脈。因體溫降下而心跳緩慢而無有效心搏出量時或心室顫動時，將右上肺靜脈切開小洞放引流管。主動脈夾住後，由主動脈基部灌流心臟痲痺液。在右心室的流出部位順着解剖學上主肺動脈應有之方向切開，可發見心室中隔缺損很大，用一塊與心室中隔缺損略同大之 Teflon 布塊修補中隔

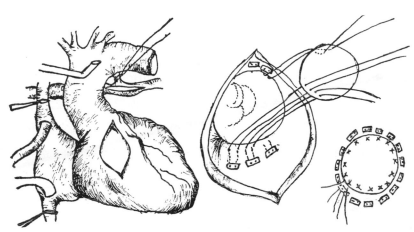

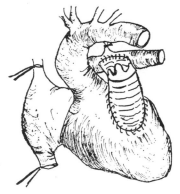

a. 體外循環後，開放性導管結紮，左右肺動脈切開，右心室切開。

a′ 縫補心室中隔缺損。

a″ 心室中隔缺損縫補完成。

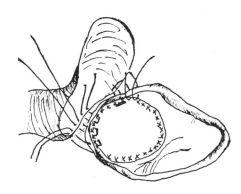

b. 帶有豬心瓣膜之人工血管連接肺動脈及右心室。

c. 人工血管後壁與右心室之吻合。

圖 12-1

缺損。 我們常用之方法曾於法洛氏四合羣症之手術中記述。 用帶有 Teflon buttress 之 4～0 tycron 用 Interrupted mattress suture 縫合於心室中隔缺損之周圍。後下方應離開心室中隔缺損邊緣 3～4 mm 之遠, 以避免傷到傳導系統, 而產生傳導系統阻滯 (complete atrioventricular block)。

選擇適當大小帶有豬心瓣膜之人工血管 (valved external conduit) 後, 把兩側肺動脈在其分枝點 (bifurcation) 爲中心, 向兩側切開與人工心管之口徑大約相同之開口。人工血管與肺動脈之吻合宜靠近豬心瓣膜,因此要剪斷人工血管爲適當長度時,遠端宜剪斷靠近豬心瓣膜處,如此豬心瓣膜在關閉胸骨時,才不會壓迫到心臟。人工

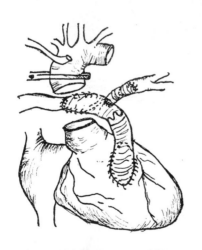 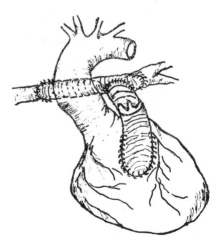

a. 帶有豬心瓣膜之人工血管之遠端吻合於右側肺動脈（上行主動脈切斷）,另一條人工血管連接左側肺動脈與人工血管。

b. 人工血管連接左右肺動脈後,由帶有豬心瓣膜之人工血管將其與右心室之間連接。

圖 12-2　左右肺動脈分離 non-confluent pulmonary artery 之肺動脈重建手術

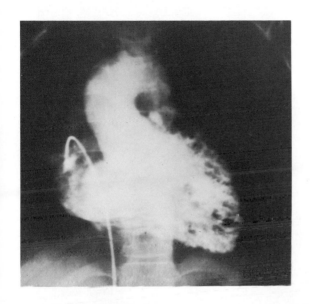

圖
12
│
3
A、假性動脈幹之手術
心臟血管攝影，攝影劑只顯
示主動脈，而主肺動脈沒有
顯示。

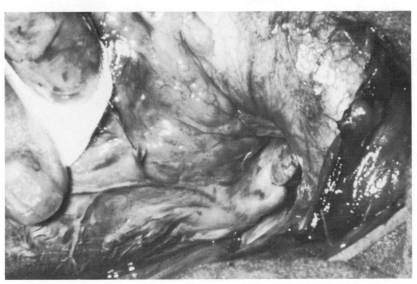

B、手術所見，缺主肺動脈。

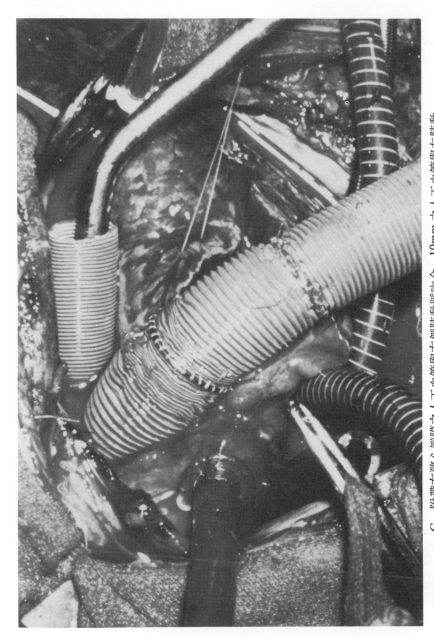

C、附帶有豬心瓣膜之人工血管與右側肺動脈動脈吻合，10mm 之人工血管與左肺動脈吻合。

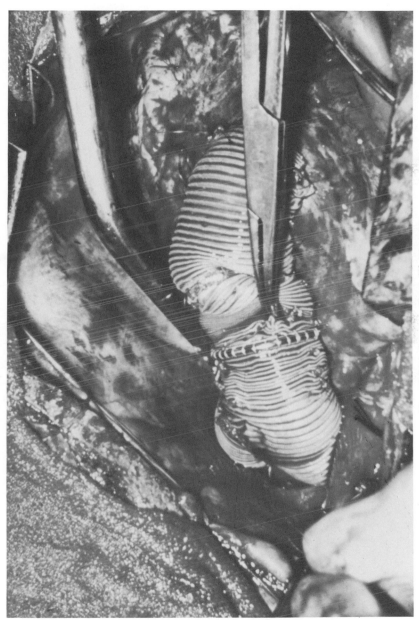

D、手術完成圖。(Rastelli 氏手術)

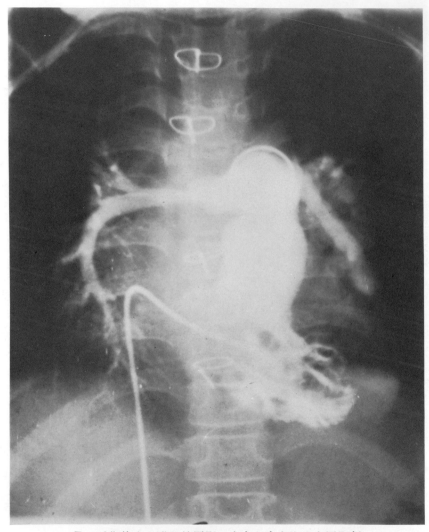

E、手術後之心臟血管攝影，自右心室之注入之攝影劑，
經過人工血管流入兩側肺動脈。

血管與肺動脈之吻合，以 5～0 Prolene 連續縫合，但宜細密地縫合，因為脫離人工心肺後，此吻合部如有出血將很難處理。吻合完成後，量好人工血管近端與右心室切開口之距離。右心室之遠端切開口與人工血管之距離較短，與右心室切開口之近端距則較長，要仔細量好後，斜方向的切斷。與右心室遠端切開口吻合之人工血管後壁太長，將造成人工血管之皺紋，形成阻塞，與右心室切開口遠端吻合之人工血管前壁太長，將於心跳恢復後形成太膨脹，都不理想。

人工血管與右心室遠端切開口之吻合須仔細進行，否則將來由此處之流血很難處理。我們常用之方法是最遠端處幾針用 4～0 Prolene 先縫合於縫補心室中隔缺損之 Teflon 布塊上，再穿過右心室前壁與人工血管做成 Mattress suture，而結紮於人工血管內，到右心室之切開口兩側部位時，就用連續縫合，吻合人工血管與右心室，在人工血管與右心室切開口吻合開始時，可先把左側心臟之空氣排出，把主動脈夾放開，重新灌流冠狀動脈，並開始加溫。體溫至理想程度而心跳之強度亦滿意時，可停止體外循環完成手術。（圖12-1）

在加溫期間，也有時間可察看有無出血點，如人工血管與右心室遠端吻合部是否有流血，因部位被人工血管蓋住，不易看到正確之出血點，應該恢復體外循環之後，可將人工血管近出血點部位切開，由內部以 5～0 Prolene 再度做人工血管與右心室吻合處補一層連續縫合，然後再將人工血管之切開口以 5～0 Prolene 縫合。

如果左右肺動脈分離沒有相通時（non-confluent type），右肺動脈之近端往往在上行主動脈之後面，與人工血管之吻合相當困難，可暫時切斷上行主動脈。帶有豬心瓣膜之人工血管遠端與右肺動脈（往往比左肺動脈粗大）以 5～0 Prolene 做連續縫合吻合後，把上行主動脈再連結。再用一條 8mm～10mm 的人工血管一節，連接左肺動脈及人工血管之豬心瓣膜遠端側壁。（圖 12–2a）也可以通過上行大動脈之後面， 用一節 8 mm～10mm 之人工血管先連接左右肺動脈，然後用帶有豬心瓣膜之人工血管連接此人工血管及右心室。（圖12–2b）（圖12–3）

　　置放左心房壓力測量管及胸腔引流管後， 縫閉胸骨。此時應注意病人動脈壓。胸骨關閉時，可能產生人工血管被胸骨壓迫，以致動脈壓下降。 萬一動脈壓下降， 則須考慮其他方法使胸骨關閉後不壓迫到人工血管才行。 （例如部分胸骨切除，或只關閉皮膚數天後，才關閉胸骨）

III. 手術後之管理：

　　手術後之看護與其他心臟手術無特別之處，但因右心室有較大的切開創，我們通常手術後以毛地黃及利尿劑維持 3 個月左右。

第十三章　動脈幹 (Truncus Arteriosus)

楊友任　洪啓仁

　　動脈幹症是一種不太常見的先天性心臟病，佔所有解剖病例的百分之一至四左右。此症的特徵就是：由心臟發出的大血管只有一條，因此由兩個心室流出的血皆由大血管接受，然後再分佈至體循環、肺循環及冠狀動脈血管。此症最早由 Dr. Taruffi 於1875年提出報告，Dr. Van praagh 把此症也叫作"共同的主動脈肺動脈幹"(Common aorticopulmonary trunk)。此症發生的原因，可以說是在胚胎發育開始幾個星期時，其圓錐構造 (conus) 的不完全隔間 (partitioning) 所造成的；出生之後遂只有一條共同的動脈幹，而不像正常的人分別有主動脈及肺動脈兩條。

第一節　解剖學之分類(圖13-1)

　　爲了活命，此症除了少數例外，幾乎都有一個很大的心室中隔缺損位於共同的動脈幹之下。Dr. Collett 及 Dr. Edward 依肺動脈源頭的情形將此症分爲四種亞型:

　　第一亞型：肺主動脈由共同動脈幹發出，然後再分成左、右兩條肺動脈。（佔48%）

　　第二亞型：沒有肺主動脈，左、右兩條肺動脈分別由共同動脈幹的背部發出。（佔29%）

　　第三亞型：也沒有肺主動脈，而左、右兩條肺動脈分別由共同動脈幹的兩側發出。（佔11%）

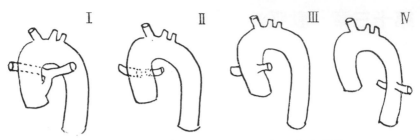

圖 13-1　動脈幹症依 Collett 及 Edward 之分類

第四亞型: 幾乎沒有辦法找到肺動脈, 肺部血流的供應完全由支氣管動脈來供應。(佔12％)

另外一個解剖學上的特徵就是: 共同動脈幹的半月瓣瓣葉數目變化很大, 可以由 2 個至 6 個, 大約有四分之一的病人有 4 個瓣葉。同時約有30～40％的病人會有瓣葉閉鎖不全, 不過程度都很輕微。除此之外, 存開性動脈導管及心房中隔缺損的存在也很普遍。

第二節　血流力學的變化

由於從兩個心室來的血液, 皆進入共同動脈幹, 然後再由此分送至體循環、肺循環及冠狀動脈循環。因此肺動脈接受了帶氧血及缺氧血兩者的混合血, 同時這些血流的壓力和體動脈循環的壓力一樣高, 除少數 (約 2 ％) 有肺動脈狹窄的情形外, 大都很容易在 2 歲前發生鬱血性心臟衰竭而死亡, 卽或沒有死亡, 肺動脈血管阻塞性病變則會發生。此時肺動脈血流量就會減少, 而造成更厲害的發紺。

第三節　診　　斷

I. 臨床症狀

(1)發紺: 每一個病人都有發紺的現象。但大都在出生後幾個星期或幾個月方才出現，而且往往爲間歇性出現，例如在哭泣或運動後方發生，而休息時則消失，表示在不同情況下，充氧血及缺氧血在送往主動脈時不一程度的混合而造成的。若在 4～5 歲方才出現發紺，往往是持續的，代表著因肺動脈血管阻塞性病變引起的。

(2)呼吸困難：由於過多的肺部血流，造成鬱血性心臟衰竭，使得呼吸困難，往往呼吸次數高達每分鐘 50 次以上。

(3)心臟雜音：約70％的病人可以在左側第三、四肋間聽到一個很強的心縮期雜音。若合併有半月瓣閉鎖不全，則常可聽到心舒期雜音。有時還可聽到由支氣管動脈側枝循環所產生的連續性雜音。

II. 理學檢查

(1)胸部X光：會有心臟擴大的現象，同時有胸部血流增加的情形，但並無特異性的病變。

(2)心電圖：也無特異的變化，可能如法洛氏四合羣症的右心室肥大，也可能像心室中隔缺損那樣的左心室肥大或兩心室皆肥大。

(3)心導管及血管攝影：右心室壓力和左心室相等，同時在沒有肺動脈狹窄情況下，肺動脈壓力也和主動脈相等。在心室階層有兩向的分流，但以左向右爲主。由主動脈幹根部注射顯影劑，可以很清楚地看到肺動脈的源頭，同時也可知主動脈瓣是否有閉鎖不全。（圖13-2)

第四節　自然病史

大部分的病人在出生後 6 個月就會死亡，死因爲鬱血性心臟衰竭。根據 Dr. Keith 的統計，只有22％的病人能活過 6 個月以上，而也有10％的病人能活至20～30歲以上。文獻上活得最久的是 Dr. Silverman 及 Scheinesson 報告的，活到43歲。這些活得較長的病人大都是肺動脈血管較小者。

第五節　治　　療

I. 內科療法

　　內科方面的治療，主要是對於鬱血性心臟衰竭施以藥物來控制，同時避免細菌性心臟內膜炎的發生。但大致說來，內科方面的治療效果並不大，只是暫時性的支持治療。

II. 外科療法

　　(1)姑息療法

　　①肺動脈環縮術：由於肺動脈血流完全由主動脈幹發出，因此壓力相當高，易造成肺動脈血管阻塞性病變（pulmonary vascular obstructive disease），或是由於左向右分流太大，鬱血性心臟衰竭不易用藥物控制者，可施此術，將肺動脈環縮使肺血流減少。不過此時的手術步驟和一般不同，必須由正中將胸骨切開，方能同時接觸到兩邊的肺動脈。

　　②分流手術：只有在極少數的病例，當肺動脈血管的近端有狹窄的現象時，由於肺動脈血流不夠導致發紺時，方施行此術。

　　(2)矯正手術

　　①在1968年，Mcgoon 報告第一個手術矯正成功的病例，他是利用由屍體取出的一段帶有主動脈瓣的主動脈幹，銜接於右心室及遠端的肺動脈，其手術步驟如下：（圖13-3）

　　a. 由胸部正中切開，將胸骨鋸開。

　　b. 利用傳統的體外循環法加上中度低溫及間歇性主動脈夾釋放法來保護心肌。

　　c. 將肺動脈幹和主動脈幹相通之處切開，用一 Dacron 布塊將

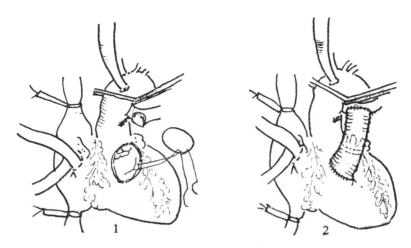

圖　13-3　McGoon 所發表之動脈幹症手術方法
1：將肺動脈由動脈幹之出口切開，並將心室中隔缺損修補。
2：使用帶有瓣膜的血管，銜接右心室切口及遠端肺動脈。

主動脈幹缺口補合。

　　d. 右心室高位處切開，用一 Teflon 布塊將心室中隔缺損補滿。

　　e. 將帶有瓣膜的主動脈幹，銜接於右心室切口處及遠端的肺動脈。

　　對於第一亞型者，肺動脈與主動脈很容易分開，對第二亞型者，必須將一部分的主動脈壁連同兩個肺動脈出口一起切下。若是病人先前作過肺動脈血管環縮術時，則在作遠端吻合前，必須將遠端肺動脈切開越過環縮的部分，以免吻合後發生狹窄。

　　②由於同種異質的血管來源不易，再加上術後發生鈣化的情形相當常見，因此當帶有豬瓣膜的人工血管（valved external conduit）發售之後，便為 Dr. Bowman 利用來矯正主動脈幹症，效果不錯，

其手術步驟和 Dr. Mcgoon 之方法差不多。

　　我們對動脈幹的手術方法稍加改變。體外循環開始後，將病人體溫冷卻到 25°C。上行主動脈夾住後，灌流心臟痲痺液，由左上肺靜脈吸收心內血液後，將右心室切開，縫補心室中隔缺損後：

　　第一亞型： 我們不將肺動脈自主動脈分開。 將主肺動脈縱切開後， 由主肺動脈內部以一塊 Teflon 布用 5～0 Prolene 連續縫補主肺動脈由上行主動脈起始之開口。然後以帶有豬心瓣膜的人工血管連絡主肺動脈與右心室切開口。（圖13-4）如有併發主動脈瓣之閉鎖不全，則由上行主動脈（動脈幹）切開，同時補肺動脈起始口之缺損及修補瓣膜之閉鎖不全。

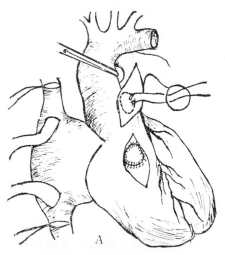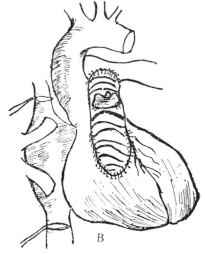

A. 心室中隔缺損縫補後，切開主肺動　　B. 帶有豬心瓣膜之人工血管，遠
　 脈，以 Teflon 布塊縫補主肺動脈　　　 端與肺動脈切開口吻合，近端
　 由上行主動脈起始部之開口。　　　　　 與右心室切開口吻合。

圖 13-4　動脈幹第一亞型之手術

　　第二亞型：在上行主動脈，在肺動脈起始部之正上面，將主動脈切斷，留肺動脈開口部之上下一些幅度之主動脈後壁，如此肺動脈開口部在手術視野非常清楚。將此肺動脈之開口與帶有豬心瓣膜之人工血管連接，然後，將切斷之上行主動脈以　4～0　Prolene　連續縫合吻合，然後將人工血管之近端與右心室之切開口吻合。（圖13-5）

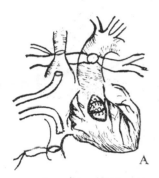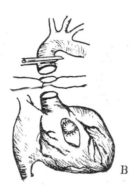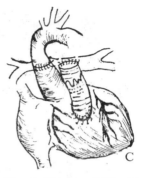

A.　第二亞型動脈幹，縫　　B.　上行主動脈，於肺動　　C.　修補上行主動脈，以
　　補心室中隔缺損。　　　　　脈起始部之正上面切　　　　帶有豬心瓣膜之人工
　　　　　　　　　　　　　　　斷，留2～3mm主動　　　　血管連接肺動脈與右
　　　　　　　　　　　　　　　脈後壁於肺動脈側。　　　　心室切開口。

圖 13-5　第二亞型動脈幹之手術

　　第三亞型：左右兩側肺動脈分別由上行主動脈開始。我們選擇起始於較在上行主動脈後側之一側肺動脈（通常是右側肺動脈）之正上面，與第二亞型一樣，將上行主動脈切斷，留些主動脈後壁於肺動脈開口部。這一側之肺動脈開口稍加擴大後，與帶有豬心瓣膜之人工血管做斜型的吻合。另一側（左側）之肺動脈在其自上行主動脈起始部切斷，以連續縫合縫閉主動脈缺口部後，將這一側肺動脈之斷端吻合於人工血管上（在豬心瓣膜之遠端側）。把上行主動脈再以4～0

Prolene　連續縫合修補後，人工血管之近端吻合於右心室切開口。（
圖13-6）

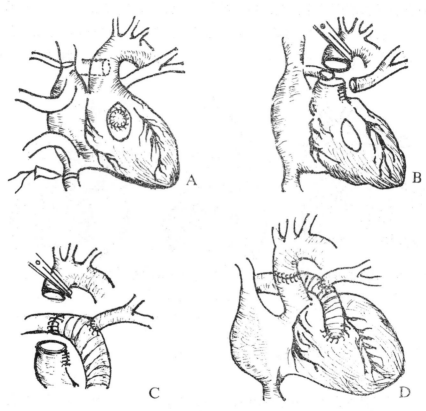

A.　修補心室中隔缺損。

B.　上行主動脈在右側肺動脈起始部正上切斷，　留 2～3mm 主動脈後壁於
　　肺動脈側，左側肺動脈自起始部切斷，主動脈側缺口縫合。

C.　右側肺動脈與有豬心瓣膜之人工血管斜型吻合，左側肺動脈吻合於人工
　　血管，豬心瓣膜遠端。

D.　主動脈修補後，人工血管近端吻合於右心室切開口。

圖 13-6　第三亞型動脈幹之手術

將上行主動脈切斷方法，重建肺動脈系統之方法有下述優點：卽肺動脈與人工血管之吻合非常容易，手術視野廣大。（圖13-7）如無切斷上行主動脈，因肺動脈自上行主動脈之起始部在上行主動脈之後側，不但要切開肺動脈困難，與人工血管之吻合困難，而且用布塊或心包膜補主動脈之缺口，技術上往往不簡單。這個切斷上行主動脈之方法也可以應用於其他手術，尤其摘下 Waterstone 吻合手術同時右側肺動脈因 Waterstone 吻合手術而引起右側肺動脈之彎曲(Kinking)時很適合。

心內矯正手術後，再把病人體溫提昇到心臟收縮力恢復後，將體外循環停止，完成手術。

第六節　影響手術結果的因素

根據 Mayo Clinics 的報告，因素有二:

I. 年齡因素: 2 歲以下的病人，其手術死亡率爲83%三，而 2 歲以上者只有25%左右，兩者顯然有意義的差別。

II. 肺動脈血管阻力: 肺動脈血管阻力在 12units M^2 以上者，其手術死亡率爲100%，而在 8 units M^2 以下者，手術死亡率降至 10%。

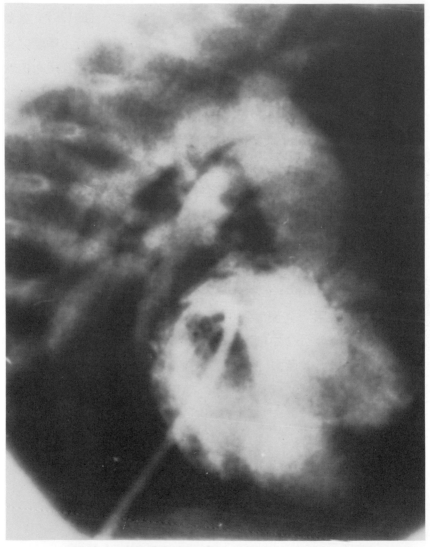

圖 13-2 動脈幹症第三亞型之血管攝影左右肺動脈分由
動脈幹兩側分出。

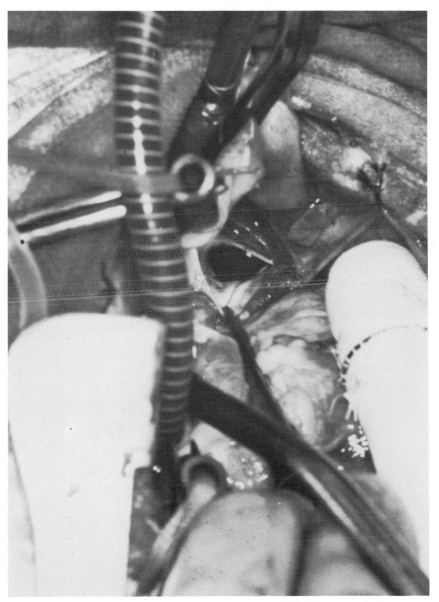

圖 13-7 上行主動脈（動脈幹）切斷並剝離肺動脈，供廣
大的手術視野。

第十四章　大動脈完全轉位
(Transposition of the Great Arteries)

邱英世　　洪啓仁

第一節　歷史沿革

所謂大動脈完全轉位有兩個主要特徵，包括心房與心室的銜接正常，而心室與大動脈的銜接反常（圖14-1）；亦卽由全身消耗氧氣以後回流的血液經由右心房、右心室流向主動脈；由肺臟回流的含氧血經由左心房、左心室仍通往肺動脈幹（Baillie，1979）。這種兩個各自獨立的病態的血液循環，到了1950年，才由 Blalock 和 Hanlon 兩位醫生用手術的方法來矯正（Blalock 等人 1950）；他們的方法是把心房中隔剪掉一部分，讓兩個循環的血液混合。這種方法雖然只是一種治標性的手術，但是也是人類史上對這種大動脈完全轉位開始提供治療的肇端。　到了1952年 Mustard 將轉位的兩條大動脈再轉接到另一個心室（Mustard 等人 1954），可惜他沒有將冠狀動脈接到左心室的出口，所以病人死亡。到了1955年，Albert 想到將回流到心房的血液引流到另一個心室（Albert，1955），根據他們的研究,Senning 在1958年首先成功的對一位男孩施行心房轉位手術（Senning，1959）；他的方法非常漂亮的用病人自己的心房中隔和心房壁的組織來達到心房轉位的目的。從1959到1964年當中也有很多醫生採用這種方法，包括 1961 年 Kirklin 所發表的 11 名大動脈完全轉位的病人（Kirklin 等人 1961），其中 9 名合併有一個很大的心室中隔缺損，這些病人在

接受了 Senning 氏手術以後，只有4名病人生存。到了 1964 年，
Mustard 提出了另一種方法 (Mustard, 1964)，他將整個心房中隔
切除，在心房內縫上一片心包膜來做心房轉位手術。他所報告的7名
病人都曾經接受過 Blalock-Hanlon 氏手術，以後接受了 Mustard 氏
手術以後有5名病人生存。由於這種手術的成功，因此這種手術方法
比 Senning 氏手術較爲流行。

1966年， Rashkind 利用心導管頂端的汽球灌滿造影劑來擴大心
房中隔缺損 (Rashkind 等人 1966)，所以病人可以不必接受開刀來
達到在心房混合兩種循環的目的。1969 年 Rastelli 在大動脈完全轉
位合併心室中隔缺損和左心室出口阻塞的病人 (Alfieri 等人 1975)
(Oelert 等人 1977)，宣稱他們完成了解剖學上的矯正手術；亦卽在
縫補心室中隔缺損時，將左心室的出口連接到主動脈瓣，然後用另外
一條含有瓣膜的血管連接肺動脈和左心室。這種手術方法可以說對這
種類型的病患提供了一種最佳的治療方法。

隨著 Mustard 氏手術的風行， 愈來愈多的病人被發現倂發全身
靜脈和肺靜脈回流的阻塞。 因此 Brom 等人提出了種種改良心包膜
片的方法 (Brom, 1975) (Ouaegebeur, 1978)。 後來由於人們對肺
血管阻塞病變的認識 (Hightower, 1966)， 發現以往 Senning 氏手
術死亡率高的原因是因爲那些接受手術的病人合併有很大的心室中隔
缺損因而倂發了肺血管阻塞疾病； 因此那些早期接受 Senning 氏手
術死亡的病人是死於肺血管阻塞疾病，而非死於 Senning 氏手術本
身的方法不好 (Pacifico, 1983)。 而且由於 Senning 氏手術利用的
是病人本身可以收縮的心房組織 (Wyse 等人 1980)，因此比 Mus-
tard 氏手術利用不能收縮的心包膜組織來的好， 而且不容易發生靜
脈回流阻塞 (Quaegebeur 等人 1977)。Brom 和 Quaegebeur 兩位

可以說是使 Senning 氏手術復活的功臣（Quaegebeur, 1977）。

　1975年 Jatene 施行了大動脈轉位手術（Jatene, 1975），他同時將冠狀動脈重新移植到新的主動脈，因此病人得以生存。其他還有 Damus-Kaye-Stansel 手術（Damus, 1975）(Kaye, 1975)(Stansel, 1975)，和 Nikaidoh 氏手術（Nikaidoh, 1984）都是人類企圖提供最好的治療方法所做的努力。

第二節　解剖學變化

　有人把大動脈轉位定義爲主動脈在肺動脈幹的前方（Mierop, 1971）；也有人把它定義爲肺動脈連接到一個全部由肌肉構成的漏斗部(Infunbibulum) (Grant, 1962)；但是上述兩項都不能做爲大動脈完全轉位的定義。大動脈完全轉位時主動脈可以在肺動脈幹的正前方或是右前方，或是左前方（圖14-2），或是在右側並排，甚至也可以跑到左後方（Wilkinson 等人 1975）。根據文獻上的報告，大動脈完全轉位的病人有14%到18%主動脈瓣位於肺動脈瓣的正前方，有12%到17%主動脈瓣甚至位於肺動脈瓣的左前方(Barcia 等人1967) (Carr 等人1968)；換句話說，大約有30%左右的病人主動脈瓣不在肺動脈瓣的右側。這些病人就無法用兩個大動脈之間的相互關係來做爲診斷的依據，由此可知大動脈完全轉位的病人至少有三分之一不能稱之爲所謂的右型大動脈轉位（Tynan 等人 1979）。至於漏斗部的解剖學變化也不能做爲診斷的根據，雖然通常在大動脈完全轉位漏斗部是在右心室和主動脈之間，而左心室的入口瓣膜和出口瓣膜當中沒有肌肉間隔，亦卽二尖瓣和肺動脈瓣當中是與纖維組織相連接。但是也有 5% 左右的病人在二尖瓣和肺動脈瓣之間有肌肉間隔（Chiu 等人 1984）（圖14-3）。大動脈完全轉位的定義最重要的是心室和大動脈之間如何連接，亦卽心房與心室的連接正常，而心室與大動脈之間的連接反常。至於大動脈之間的相關位置和漏斗部的型態學不能做爲診斷的定義（Anderson 等人 1983）。

　　大動脈完全轉位常合併有心室中隔缺損和左心室出口阻塞（Tynan 等人 1979）（Anderson, 1983）。一般可以將大動脈完全轉位分成四種類型如下:

　　第一型: 單純性大動脈完全轉位，沒有心室中隔缺損也沒有左心室出口阻塞。

　　第二型: 大動脈完全轉位沒有心室中隔缺損，但是有左心室出口阻塞。

　　第三型: 大動脈完全轉位合併心室中隔缺損。

　　第四型: 大動脈完全轉位合併心室中隔缺損和左心室出口阻塞。

　　其他可能合併發生的病變包括主動脈縮窄、開放性動脈導管、跨越性房室瓣膜 （straddling atrioventricular valves）、右心室出口阻塞、全身靜脈或肺靜脈回流異常或合併心室過小症 （ventricular hypoplasia）（Tynan, 1979）。

　　不論有無心室中隔缺損，患有大血管轉位的嬰兒通常很容易發生肺血管阻塞病變 （Edwards 等人 1978）。沒有心室中隔缺損的單純性大動脈完全轉位肺動脈壓力和左心室收縮壓通常在出生後幾週以內下降至正常，但也有在四個月大時發生不可逆轉的肺血管阻塞病變的報告。如果合併心室中隔缺損，肺血管阻塞病變更容易發生。一般而言，有中等大小或大心室中隔缺損的病童在出生 6 到 9 個月以後會出現嚴重的肺血管變化（Otero-Coto 等人 1979）（Haworth, 1981）; 而沒有心室中隔缺損的病童，在12個月以後會出現無法逆轉的肺血管病變 （Clarkson, 1976）。

第三節　診　　斷

發紺和鬱血性心臟衰竭是大血管完全轉位常見的特徵。發紺通常在一星期左右就出現了。如果沒有心室中隔缺損時，發紺更爲明顯。如果較晚出現發紺，通常表示患者的兩個循環之間有較好的混合，例如心室中隔缺損較大或者是有開放性動脈導管等。如果上肢的發紺現象比下肢更厲害，表示患者有一個大的開放性動脈導管和很高的肺血管阻力，使含氧的血液由肺動脈幹經由開放性動脈導管流到降主動脈再流到下肢的血管。病童在 6 個月以前很少發生杵狀指或杵狀趾，但年齡較大的嬰兒可以進行的很快。 蹲距姿勢是 Fallot 氏四重症病孩的特徵，在大動脈完全轉位很少見。

所有診斷爲大動脈呈全轉位的病人， 應該及早接受 Rashkind 氏心房中隔造口術。這種術氏可以經由雙向超音波引導完成，或是在心導管檢查時完成（圖14-4）。目前雙向超音波對單純性大動脈完全轉位可以做確實之診斷 （圖14-5）， 如果沒有肺血管阻塞病變的問題，病人不必接受心導管檢查，只接受雙向超音波檢查卽可做確定性的手術治療。在大動脈完全轉位利用雙向超音波卽可確定心房的情況，和房室連接的情形以及心室和大動脈之間的連接情況。關於大動脈的關係位置和心室之間的關係位置以及一些解剖學上的合併變化也可由雙向超音波檢查做正確的解剖學診斷 (Houston et al, 1978) (Hagler et al, 1980)。 病童如果必須施行心導管檢查是爲了瞭解肺血管的阻力，左心室和右心室的壓力以及左心室和右心室出口的壓力差。至於做心臟血管造影術的理由是爲了評估右心室的功能，以及周邊肺血管的大小和分佈情形，最後也可能爲了進一步了解冠狀動脈的解剖學是否適合做大動脈轉位手術而做心臟血管造影術。

　　由於肺血管阻塞病變存在與否是決定手術能否成功之重大因素，因此在心導管檢查時，導管必須進入肺動脈才能得知肺血管阻力的指數。在大動脈完全轉位時，如何讓心導管進入肺動脈已有很多文獻報告（Carr 等人，1966）。

手術的適應症

　　手術的適應症和手術的最佳時機決定於有無併發的病變。關於單純性大動脈完全轉位的處置方法，如表 14-1 所示。

表 14-1　單純性大動脈完全轉位之治療指針

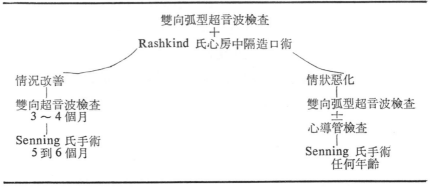

表 14-2 為大動脈完全轉位無心室中隔缺損時，合併左心室出口阻塞之治療指針。所謂固定型的左心室出口阻塞可以由包括纖維肌肉性狹窄（fibromuscular tunnel）或二尖瓣的乳頭肌或腱索造成的阻塞。所謂可逆型的左心室出口阻塞包括可切除的纖維突出物（fibrous shelf）、心室中隔的膜狀瘤（aneurysm of the membranous septum）、組織團（tissue tags），（Wilcox 等人，1983），和可逆型的心室中隔膨出（dynamic septal bulging）。心室中隔膨出特別容易發生在主動脈瓣位於肺動脈左側的病人（Chiu 等人，1984）。心室中隔往後膨出造成可逆型左心室至肺動脈的壓力差的病人，應該讓左心室

恢復負責全身的循環，因此病人應該接受大動脈轉換手術（Chiu 等人，1984），而不能接受心房轉換手術，例如 Senning 氏手術或 Mustard 氏手術。

表 14-2　大動脈完全轉位無心室中隔缺損合併左心室出口
　　　　　阻塞之治療指針

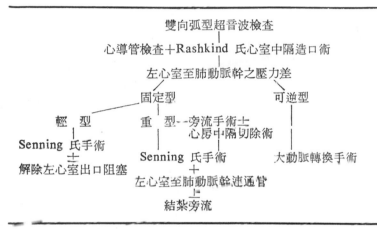

表 14-3 爲大動脈完全轉位合併心室中隔缺損之治療指針。左心室的收縮壓在右心室的收縮壓60％以上時，病人可以接受大動脈轉換手術。

表 14-4 爲大動脈完全轉位合併心室中隔缺損和左心室出口阻塞之治療指針。所謂不適合 Rastelli 氏手術的心室中隔缺損包括位於心尖部的心室中隔缺損，或是左心室出口和主動脈瓣之間有三尖瓣或僧帽瓣的腱索和乳頭肌擋在中間時，或是心室中隔缺損太小不適合挖大等等。

表 14-3　大動脈完全轉位合併心室中隔缺損之治療指針

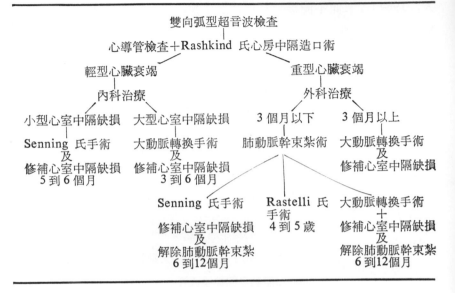

雙向弧型超音波檢查

心導管檢查＋Rashkind 氏心房中隔造口術

| 輕型心臟衰竭 | | 重型心臟衰竭 |
| 內科治療 | | 外科治療 |

| 小型心室中隔缺損 | 大型心室中隔缺損 | 3 個月以下 | 3 個月以上 |

Senning 氏手術　　大動脈轉換手術　肺動脈幹束紮術　大動脈轉換手術
及　　　　　　　　及　　　　　　　　　　　　　　　修補心室中隔缺損
修補心室中隔缺損　修補心室中隔缺損
5 到 6 個月　　　3 到 6 個月

Senning 氏手術　　Rastelli 氏　　大動脈轉換手術
　　　　　　　　　手術　　　　　＋
修補心室中隔缺損　4 到 5 歲　　修補心室中隔缺損
及　　　　　　　　　　　　　　及
解除肺動脈幹束紮　　　　　　　解除肺動脈幹束紮
6 到 12 個月　　　　　　　　　6 到 12 個月

表 14-4　大動脈完全轉位合併心室中隔缺損和左心室出口
　　　　阻塞之治療指針

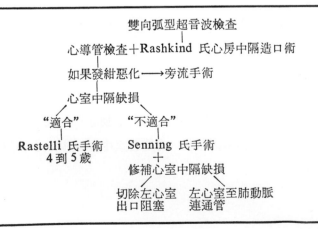

雙向弧型超音波檢查

心導管檢查＋Rashkind 氏心房中隔造口術

如果發紺惡化──→旁流手術

心室中隔缺損

"適合"	"不適合"
Rastelli 氏手術	Senning 氏手術
4 到 5 歲	＋
	修補心室中隔缺損

切除左心室　　左心室至肺動脈
出口阻塞　　　連通管

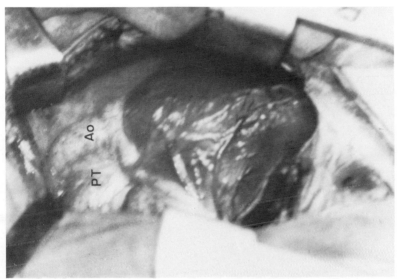

圖 14-2 大動脈完全轉位。(二)

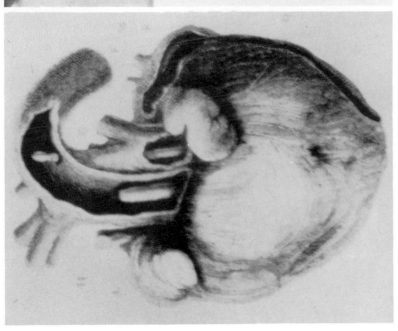

圖 14-1 大動脈完全轉位。(一)

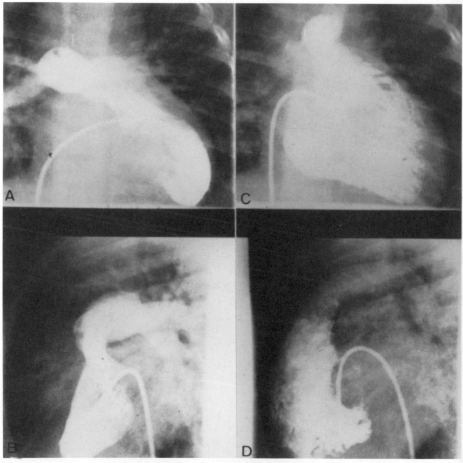

圖 14-3　大動脈完全轉位。(三)

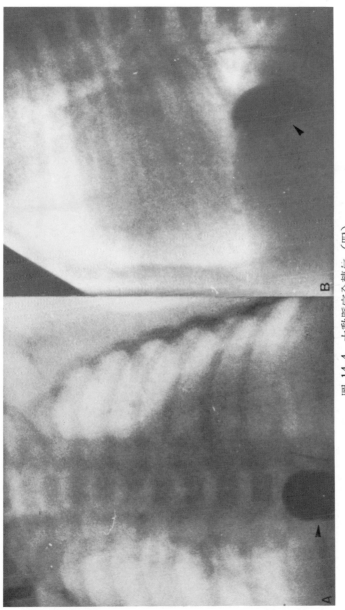

圖 14-4 大動脈完全轉位。(四)

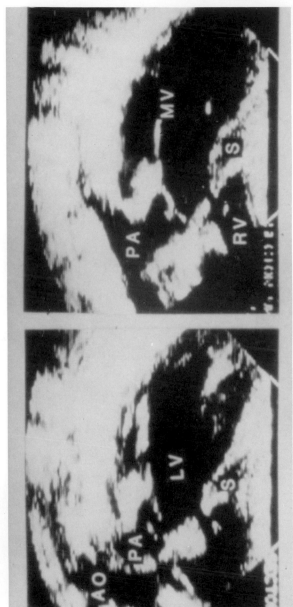

圖 14-5　大動脈完全轉位。(五)

第四節　手術方法

I. Blalock-Hanlon 氏手術

這種治標的手術方法（圖14-6）不需要體外循環，係經由左胸切開術，製造一個心房中隔缺損。手術枱上各種器械都放在術者可以拿到的位置以後，很快的施行手術，病人才能生存。首先必須將右肺動脈剝離出來，然後將一隻血管夾，一半放在右肺靜脈的後方，一半放在右心房壁的前方，以便夾住靠近右肺靜脈的心房中隔。在阻塞右肺靜脈以前，必須先暫時用絲線束緊右肺動脈。夾住血管夾以後，將右心房和左心房靠近心房溝的部分平行切開，此時可以將夾子稍稍鬆開以便拉出更多中隔，然後用剪刀很快地將靠近心房溝的心房中隔切掉一塊。將中隔切除後再將夾子稍稍鬆開讓心房中隔縮回去，此時病人的情況應可立即改善，因為已經有一個較大的心房中隔缺損可以讓左右心房的血液混合。此時仍然不要鬆開右肺動脈的束緊絲線，很快地將心房上的兩個切口縫在一起。然後鬆開夾子，肺靜脈暢通以後再鬆開右肺動脈。如果可以用另外一支血管夾一齊夾住左右心房的切口，也可以先放開第一支夾住肺靜脈及心房壁的血管夾，鬆開右肺靜脈，再鬆開右肺動脈，讓右肺可以進行氣體交換的功能，然後才縫合心房的切口。

II. Senning 氏手術（圖 14-7）

Senning 氏手術的適應症和 Mustard 氏手術相同，如果曾經做過心房中隔切除術或是合併有左上腔靜脈，並非 Senning 氏手術的禁忌症。即使有右心耳跑到左側和左心耳相靠在一起的情況（left juxta-position of the atrial appendages），也並非 Senning 氏手術的絕對禁忌；如果右心房組織不夠可以再利用心包膜補其不足。

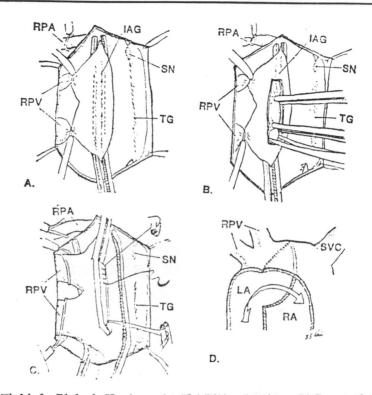

圖 14-6　Blalock-Hanlon 氏心房中隔造口術圖解，　IAG ＝ 心房中
溝，Interatrial　groove; RA＝右心房，　RPA＝右肺動脈，
RPV＝右肺靜脈，SN＝　竇結，Sinus node; SVC＝上腔靜
脈，TG＝終溝，Terminal groove;　請參閱本文。

　　手術方法如下，在主動脈插管連接至心肺機以後，上下腔靜脈本
身分別用直角式插管插入。體外循環開始以後將體溫下降至 24°。引
流左心房的導管可由右心耳放入 。 束緊上下腔靜脈插管以後， 夾住
主動脈， 然後由主動脈的根部灌入心臟痲痺液 。 在終端溝的前方約
0.8cm 的地方打開右心房，將心臟痲痺液吸出。然後將心房中隔剪出
一塊梯形，將此梯形之心房中隔之上緣縫到後面左心房壁。第一針開

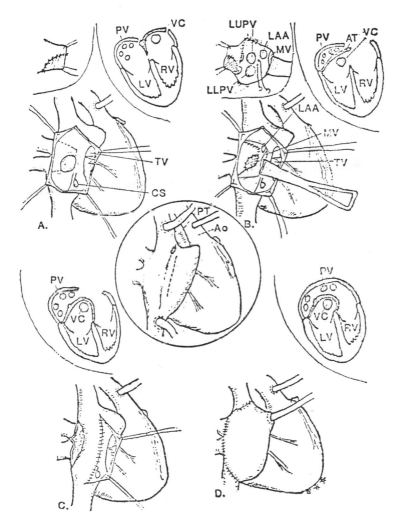

圖 14-7　Senning 氏手術圖解，AO＝主動脈，AT＝心房組織，atrial
tissue; CS＝冠狀竇, coroncery sinus; LAA＝左心房附件，
LUPV＝左上肺靜脈，LLPV＝左下肺靜脈, LV＝左心室, MV
＝僧帽瓣，PT＝肺動脈幹, pulmonary trunk; PV＝肺靜脈,
RV＝右心室, TV＝三尖瓣, VC＝腔靜脈; 請參閱本文。

始的位置恰好位於左上下肺靜脈開口和左心耳開口的中央地帶，然後往上縫至右上肺靜脈的上緣，結紮後再縫至右下肺靜脈的下緣。如果心房中隔缺損太大， 可以用一塊心包膜來補其不足 。 此時可以將右心房的切口延長； 往下延長時往前或往後係根據 Eustachian 氏瓣膜能否利用來決定。然後將右心房壁縫合到靠近心室中隔的心房中隔。一般是先從下腔靜脈開始，如果 Eustachian 氏瓣膜看不清楚， 可以讓體溫下降至 18°，在循環全部停止的情況下，拔出下腔靜脈的插管來重建下腔靜脈回流到左心室的通路。完成後可以在挿入下腔靜脈插管回復體外循環，然後再重建上腔靜脈回流到左心室的通路。此時應該確定全身靜脈回流的後方空間是否足夠，才不會造成肺靜脈回流阻塞。最後一步是將靠近心室的右心房壁縫到右肺靜脈。如果孔徑不夠大，可以在右上肺靜脈的中央切開來加大肺靜脈回流的通路。縫線在通過右上腔靜脈和右心房的交界處時，不可縫的太深以免傷及竇房結之供應動脈或竇房結本身之組織。有人喜歡用間斷式縫合右心房壁和右肺靜脈，但並非絕對必要，並無證據顯示連續縫合可以造成日後的肺靜脈回流阻塞。加溫以後以一般原則進行排氣，停止體外循環及拔管，排氣時要特別注意此時空氣特別容易聚集在主動脈下方的右心室漏斗部。

III. Mustard 氏手術

Mustard 氏手術(圖14-8)的基本原則和 Senning 氏手術相同。一般而言， 如果可以施行 Senning氏手術應該儘量施行Senning氏手術；因為 Senning 氏手術以後用來做為上下腔靜脈新的通路的心房壁組織有收縮的作用，而且係根據病孩心臟原來的大小所裁剪，所以比較不會產生全身靜脈回流阻塞或肺靜脈回流阻塞。相反的，Mustard 氏手術使用的是不可以收縮的心包膜片，心包膜片的形狀與大小裁剪不當

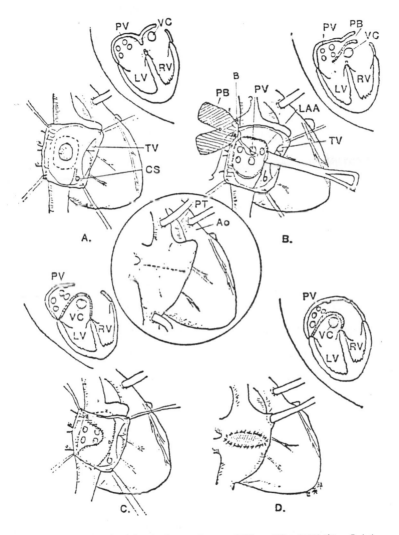

圖 14-8　Mustard＝手術圖解，AO＝主動脈，　CS＝冠狀寶，　LAA＝
　　　　左心房附件，LV＝左心室，MV＝僧帽瓣，PB＝心包膜片，
　　　　Percardial baffle，PT＝肺動脈幹，PV＝肺靜脈，RV＝右
　　　　心室，TV＝三尖瓣，VC＝腔靜脈；請參閱本文。

會造成靜脈回流阻塞，但是如果心尖部向右轉時 (dextroversion)，
Mustard 氏手術比 Senning 氏手術容易做。

　　胸骨切開以後，先將胸線剝離，然後用濕紗布將兩側的肋膜與心
包膜剝離。不要從中央切開心包膜，才能將一大片心包膜拿下來。拿
下心包膜時至少要離膈神經 1.5cm，以免電燒時傷及神經造成膈神經
麻痺。心包膜的四角可以用縫線固定，然後清除乾淨，浸在含有肝素
的生理食鹽水紗布。此時可以依照圖14-8的方式來量上下腔靜脈的大
小，然後將心包膜片裁剪成褲子的形狀，褲襠的角度大約 30°(α)，
尺的角度是 90°。D到 E 的距離等於所量上腔靜脈扁平直徑的兩倍，
D到 F的距離等於所量到的下腔靜脈扁平直徑的兩倍。A到 B 點的距
離在新生兒大約是 1 cm，在 1 歲的小孩是 1.5cm，在更大的小孩差
不多是 2 cm。褲管的大小留的愈長愈好，然後視實際需要再剪裁。

　　如果有開放性動脈導管，或是診斷不明確時，必須在此時先將該導
管分離出來。上下腔靜脈通常都必須剝離到心包膜以外。然後測量壓
力，給予肝素以後再進行插管。上下腔靜脈的插管最好使用直角式的
插管。放至左心房的引流也可以由右心耳放入。體外循環開始以後，
將體溫下降至 22°，然後束緊上下腔靜脈，夾住主動脈，然後由主動
脈根部灌入心臟麻痺液。再切開右心房，然後由冠狀竇抽回心臟麻痺
液。打開心房以後，先將心房中隔切除。如果有左上腔靜脈通到冠狀
竇，可以將冠狀竇往後切開，讓左上腔靜脈的血液還是回到左心室；
如果沒有左上腔靜脈可以讓冠狀竇的血液回到右心室。第一針將心包
膜片 AB 點之中央縫到左心耳和左上下肺靜脈開口處的三角地帶，結
紮後往上縫到右上肺靜脈的上緣，再往下縫到右下肺靜脈的下緣。第
二步將褲襠部的D點縫到靠近心室中隔的心房中隔中央，然後往上重
建上腔靜脈的通路，如果褲管太長可以將一部分的心包膜減掉。再往

下依同樣的方法重建下腔靜脈的通路。如果冠狀竇沒有引流左上腔靜脈的血液，可以將冠狀竇留在心包膜片的上方，使冠狀靜脈的血液仍舊流回右心室。

如果在 1 歲以內的嬰孩或是心耳的位置並連，我們通常再用另一片心包膜來增加肺靜脈回流的通道。如果是橫向切開心房時，可以再縱向切開終端脊（crista terminalis），再縫上心包膜片。其餘的步驟以一般原則施行。

IV. 大動脈轉換手術（Arterial switch procedure）（圖 14-9）

如果大動脈完全轉位合併有很大的心室中隔缺損，或開放性動脈導管，或是左心室的收縮壓大於右心室收縮壓60%以上，可以施行大動脈轉換手術（圖14-8）。單純性大動脈完全轉位在新生兒期可以施行大動脈轉換手術；超過新生兒期也有人先施行肺動脈束紮，再施行大動脈轉換手術，但是技術上比較困難。

胸骨切開以後，先將血管絲帶分別繞一圈到上下腔靜脈的周圍。然後將主動脈和肺動脈幹完全分開，主動脈必須剝離至心包膜外，到達肺的根部。如果有動脈導管或其靭帶必須將之切斷，然後結紮縫合。準備插管的錢袋型縫合線縫好以後，可以測量壓力，然後給予肝素。主動脈插管最好使用 Bardik 氏插管，然後將其頂端放到降主動脈。上腔靜脈可經由右心房附件插管，下腔靜脈則在靠近下腔靜脈的右心房壁插管，體外循環開始以後，將左心房引流導管放到右肺靜脈和左心房的交界處。然後開始全部性的體外循環，將病人的體溫降到16°C。夾住主動脈以後，將心臟麻痺液灌入主動脈的根部。打開右心房，關閉卵圓窗或心房中隔缺損，並抽回心臟麻痺液。然後在主動脈瓣的上方約 1.5cm 的切方截斷主動脈。將左右冠狀動脈連同進入主動脈壁的部分分別取下一個小圓片，然後剝離其起始處。接下來在相

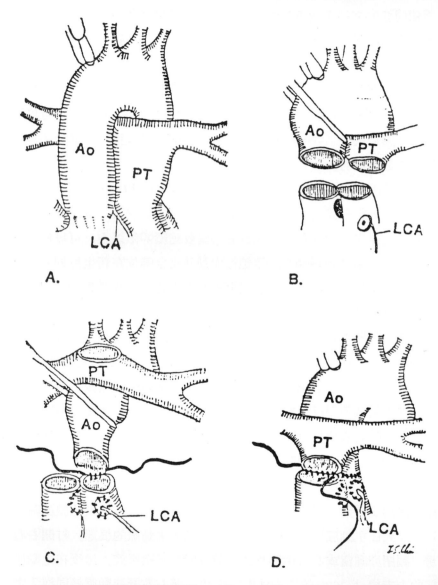

圖 14-9　大動脈轉換手術圖解，　AO＝主動脈，　LCA＝左冠狀動脈，
PT＝肺動脈幹；請參閱本文。

同的位置截斷肺動脈幹。此時必須尋找出重新移植冠狀動脈的適當位置，然後在肺動脈幹的根部挖掉一個小圓片。用 7～0 Prolene 將帶著左冠狀動脈的小圓片，縫到肺動脈幹的根部，然後用相同的方法將右冠狀動脈的小圓片縫到肺動脈幹的右側。縫好後可以用14號靜脈軟針測試冠狀動脈是否通暢，並灌入心臟麻痺液。此時可依照 LeCompte 等的建議將昇主動脈移位，放到肺動脈幹分叉部的後方 (Lecompte 等人，1981)，這時通常都必須用另外一根主動脈夾來幫忙。主動脈的直徑如果比肺動脈小，先將主動脈壁的後方切開，然後用 6～0 Prolene 進行縫合。 主動脈根部的兩個小圓洞用心包膜片補好以後， 將灌入心臟麻痺液的管子連通到心肺肌，然後放開主動脈夾。然後把左心室尖部舉起排氣。如有出血處，必須在此時徹底進行止血。然後在心臟一面跳動的情況下，吻合肺動脈幹和右心室的出口部。加溫以後的步驟依一般原則進行。

V. Rastelli 氏手術

Rastelli 氏手術是大動脈完全轉位合併心室中隔缺損和左心室出口阻塞最佳的手術方法。但是如果心室中隔缺損離開主動脈的根部很遠，或是有腱索跨過心室中隔缺損（不論是二尖瓣或是三尖瓣），或是正中乳頭肌的著落點不正常，無法將左心室出口連接到主動脈的根部，則無法施行 Rastelli 氏手術。 此時只好將心室中隔缺損縫合後施行 Senning 氏或 Mustard 氏手術，左心室出口阻塞可將之切除或用一根連通管連接左心室和肺動脈幹。

Rastelli 氏的手術方法，如圖 14-10 所示，對小孩而言最好的連通管是用同種移植 (Homograft) (Yacoub 等人，1970，Wain 等人，1977)，雖然人類同種移植的來源不易，但是在經濟上和長期使用來說比異種移植好的很多。以往以為同種移植的瓣膜會造成鈣化，後來知

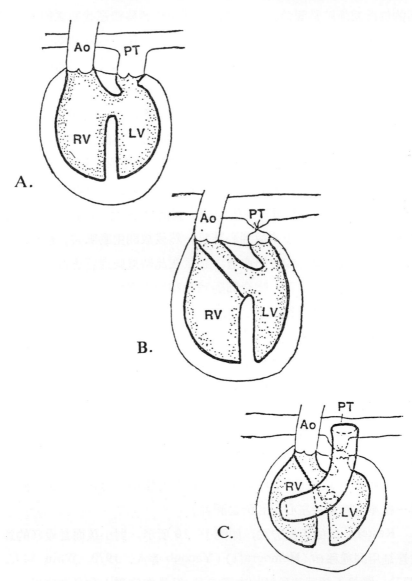

圖 14-10　Rastelli 氏手術圖解，AO＝主動脈，LV＝左心室，
PT＝肺動脈幹，RV＝右心室。

道那是因爲那些瓣膜經過照射或是冷凍所造成的，如果用抗生素和抗黴菌素以及一些營養溶液來保存由屍體上拿下來的主動脈瓣，這樣的同種移植瓣膜很少有鈣化的情形發生。縫合心室中隔缺損時，必須注意不要讓左心室出口的出入有阻塞的現象。如果心室中隔缺損不夠大，可以在心室中隔缺損的上緣切掉一部肌肉來擴大心室中隔缺損。

心室中隔缺損

　　大動脈完全轉位合併心室中隔缺損時，最常發生的部位是在薄膜性心室中隔的周圍（perimembranous defect）（Van Praagh等人，1977），其次是出口部肌肉型的缺損(Infundibular muscular defect)，其餘例如尖端部或入口部的肌肉型缺損，或是動脈下即所謂第一型或脊上型的心室中隔缺損都可能發生。由於合併心室中隔缺損可能造成不可挽回的肺血管疾病，因此手術時必須格外注意。如果年齡是在 6 個月以上的嬰孩，超音波顯示有巨大型心室中隔缺損，病嬰一定要接受心導管檢查測定肺動脈壓力和肺小動脈阻力指數，才能決定手術的方針（請參閱本章節最後一段有關大動脈完全轉位合併肺血管阻塞疾病的部分）。有人主張在任何年齡皆可施行大動脈轉換手術；但比較保守的方法是在 3 個月以內的病嬰先施行肺動脈結紮術，等到日後再施行矯正手術及解除肺動脈結紮，或是施行 Rastelli 氏手術(請參閱表14-3)。如果年齡在 3 個月以上則可直接施行大動脈轉換手術。結紮肺動脈幹必須非常小心，如果紮的太緊，則肺血流減少太多會導致全身缺氧以及代謝性酸血症。如果紮的太鬆，則肺血流仍然太多，因此會發生呼吸衰竭和肺血管床阻塞病變。因此如果發現肺動脈幹束紮術不能降肺動脈的壓力的話，應該合併其他類型的治標性手術，例如 Blalock-Hanlon 氏手術等以改善心房部分的血液混合。

　　在施行完全矯正手術時，要同時修補心室中隔缺損。如果所施行

的是 Mustard 氏手術或 Senning 氏手術，應該避免切開右心室，如
果心室中隔缺損靠近心室的入口部，可由右心房切開經由三尖瓣來修
補。但是在大動脈完全轉位的心室中隔缺損解剖學上往往相當靠近出
口部，因此經由三尖瓣修補，可能會殘留心室中隔缺損上緣的部分沒
有補好，這是因為出口部的心室中隔和其餘的心室中隔不在一直線上
的結果 (malalignment defect)，因此往往必須打開主動脈肺動脈來
修補心室中隔缺損上緣的部位。如果心室中隔缺損位置是在靠近出口
部的話，當然可以直接由主動脈切開通過主動脈瓣來修補心室中隔缺
損。如果要施行大動脈轉換手術可以經由右心室切口或截斷的肺動脈
幹來修補。至於肌肉型的心室中隔缺損位於心尖部的話，則由左心室
切口修補比較簡單。至於動脈下第一型的缺損，可以經由肺動脈瓣來
修補 (Norwood 等人，1983)。至於傳導組織在大動脈完全轉位時之
位置與一般心室中隔缺損相同，修補原則亦同，有些報告指出略有不
同，目前只是研究上有興趣而已 (Bharati 等人，1976)。

左心室出口阻塞

　　大動脈完全轉位合併左心室出口阻塞的治療指針已如表 14-2 和
表 14-4 所示，如果病人發紺很厲害，必須施行旁流手術時，有時必
須再加上心房中隔切除術。 旁流手術我們比較喜歡採用改良型 Bla-
lock-Taussig 氏旁流手術；亦即用一條 Gore-Tex 人工血管連接鎖骨
下動脈和該側的肺動脈。如果必須合併施行心房中隔切除術時，應由
右胸切開術進行旁流手術和心房中隔切除術。在完全矯正時要解除左
心室出口阻塞， 有些病變可以很容易切除， 例如纖維突出 (fibrous
shelf)、心室中隔的膜狀瘤 (aneurysm of the membranous septum)
(Vidne 等人，1976)、 組織團 (tissue tags)。 切除時可以經由肺動
脈幹、左心房或心室中隔缺損、或左心尖部 (Wilcox 等人，1983;

Alfieri 等人，1975; Stark 等人，1973）。如果心室中隔往後膨出已經變成織維肌肉性狹窄（fibromuscular tunnel），則切除非常困難。另外有一些病人的左心出口阻塞是由於僧帽瓣的腱索或乳頭肌著落點不正常所造成（Shrivastava 等人，1976），在這種情況下要切除左心室出口阻塞根本就不可能，因此在這些不可逆型的左心室出口阻塞的病人，只好用一條帶有瓣膜或無瓣膜的連通管連接左心室和肺動脈幹(Singh 等人，1976)，再加上心房轉位手術。使用連通管連接左心室和肺動脈幹時，通常必須在左隔神經的前方或是後方切開左肋膜，讓連通管佔據左肋膜腔的空間，以免心包膜壓迫連通管或壓迫到心臟。連通管的瓣膜最好是採用同種移植的瓣膜。

第五節　手術的併發症

心房轉位手術的併發症

　　兩種心房轉位手術包括 Senning 和 Mustard 氏手術都會造成心律不整。（El-Said 等人，1972; Breckenridge 等人，1972; Clarkson 等人，1976）最常見的心律不整是竇房結功能失常所造成；包括結性節律（junctional rhythm），心房性提早收縮，上心室性心跳過速（supraventricular tachycardia）和心房撲動等。但是這些心律不整發生的比例很低，如果小心避開竇房結的供應血管和竇房結本身，不要縫到這些組織的附近，應完全避免心律不整的併發症（Turley 等人，1978; Ullal 等人，1979; Stark 等人，1980）。第二種併發症是全身靜脈或肺靜脈血液回流阻塞（Mazzei Ea 等人，1971; Venables Aw 等人，1974; Hagler 等人，1977; Clarkson 等人，1976），但是在採用 Brom 的褲型心包膜片（Jatene 等人，1983)以後，以及一些技術上的改良（Brom，1975），Mustard 氏手術發生這種併發症的比例也大爲減低。 靜脈回流阻塞在 Senning 氏手術則可完全避免 （Quaegebeur 等人，1977）。 第三種併發症是三尖瓣閉鎖不全和右心室功能失常 （Graham 等人， 1976）。有很多人懷疑右心室是否可以做爲全身性的幫浦心室，但是事實上三尖瓣閉鎖不全和右心室功能失常在單純性大動脈完全轉位接受心房轉位手術的病人所發生的比率不到 5 ％ （Hagler 等人，1977; Graham，1982），而且這些右心室功能失常有些是由於以前對心肌保護不清楚所造成的後果，有些三尖瓣閉鎖不全並非三尖瓣承受全身壓力的結果，而是在做汽球或心房中隔造口術時就已造成。因此可以說絕大部分的三尖瓣和右心室可以用來承受全身性幫浦心室的壓力，並負責其功能。第四種併發症爲心室中隔往後膨出所造成的左心室出口阻塞 （Chiu IS 等人，1984; Anderson 等人，1983; Yaocub 等人，1983）。由於在正常情況下擔任全身幫浦的左心室位於心室中隔的後方。因此心室中隔往前膨出不會壓到左心室出口。如果在心房轉位手術以後，讓右心室繼續負責全身的循環，全身循環的收縮壓力高於肺循環的收縮壓。心室中隔就會往後膨出，壓迫到負責肺循環的左心室出口部。因此病人可能有遭受左心室出口阻塞的危險。但是根據研究顯示，在心房轉位手術以後在左心室的出口部壓力差大於 20mmHg 的病人只佔12％到33％左右，其中只有 5 ％到10％會有進行性的變化 （Graham，1982）。研究結果顯示，這些病人的形態學上具有下述三項特徵，亦卽大動脈瓣位於肺動脈瓣的正前方或左前方、肺動脈瓣夾在三尖瓣和僧帽瓣的中間、出口部的心室中隔和其餘的心室中隔不在一直線上 （Chiu 等人，1984）。沒有這些特徵的病人，在施行心房轉位手術以後，並不會發生進行性的左心室出口阻塞，因此這些病人仍舊可以接受死亡率較低的心房轉位手術。但是如果具有這些形態學上特徵，有可能會發生進行性左心室出口阻塞的病人，則必須接受大動脈轉換手術。

大動脈轉換手術的併發症

　　大動脈轉換手術的主要併發症是肺動脈瓣改成支持全身循環的瓣膜以後，無法承受那麼高的壓力而造成新的主動脈瓣閉鎖不全。有些病例甚至因爲新的主動脈瓣閉鎖不全，而必須施行瓣膜置換術。還有些病例發生冠狀動脈阻塞，也有發生肺瓣膜上狹窄的報告(Yacoub 等人，1983)。由於動這種手術本身所需的時間較長，因此必須有很好的體外循環技術來配合，才能減少手術後的併發症及死亡率。

Rastelli 氏手術的併發症

　　Rastelli 氏手術主要的併發症是由連接右心室和肺動脈的連通管本身所造成的併發症。例如手術後出血、心包填塞、或是日後的連通管瓣膜功能失常等之。連通管放的位置如果穿過中央線，也可能被胸骨壓迫，造成阻塞。連通管的內膜如果沒有先灌入可以凝固的血液（(Haverich 等人，1981)，再清除血塊，也有內膜剝落的併發症發生。其他的併發症例如殘留性心室中隔缺損、右心室瘤、或是感染造成心內膜炎等等（Moulton 等人，1981；Merin 等人，1973）。如果左心室出口阻塞不是厲害到足以保護肺血管床，或是第一次的肺動脈幹束紮不夠緊的話，而有殘留的肺高血壓合併肺血管阻塞病變，則術後也會發生肺高血壓所帶來的併發症。

第六節　手術的結果

　　Blalock-Hanlon 氏心房中隔切除術的死亡率如表 14-5 所示 （Bircks 等人，1975；Kratz 等人，1977）。單純性大動脈完全轉位施行心房轉位手術的死亡率只有百分之四左右（表 14-6, 14-7），不論是 Senning 氏手術或是 Mustard 氏手術（Turley 等人，1978；

表 14-5　Blalock-Hanlon 氏心房中隔造口術之結果

作　　　　　者	手術數	死亡數
Bircks　　等人 (1966～73)	52	15(29%)
Spencer　　　(1966～71)	20	1　(5%)
Kratz　　等人 (1967～77)	36	3　(8%)
總　　　　　計	108	19(18%)

表 14-6　單純性大動脈完全轉位接受 Senning 氏手術之早期死亡率

作　　　　　者	手　術　數	死　亡　數
Brom	36	2(5.6%)
Locatelli	35	0
Pacifico	24	1(4%)
Castaenda	42	3(7%)
Stark	82	2(2.4%)
總　　　　計	219	8(4%)

Stark 等人，1980; Locatelli 等人，1979; Egloff 等人，1978)。如果有合併心室中隔缺損的大動脈完全轉位，則心房轉位手術的死亡率可以高達25% (表 14-8) (Stark 等人，1980; Zavanella 等人，1978; Olelert, 1978; Turley 等人，1978; Egloff 等人，1978)。所以有人主張合併心室中隔缺損的大動脈完全轉位不如施行大動脈轉換手術。大動脈轉換手術的死亡率隨著技術的進步，死亡率愈來愈低，

表 14-7 單純性大動脈完全轉位接受 Mustard 氏手術之早
期死亡率

作 者	手 術 數	死 亡 數
Oelert 等人 (1974～77)	26	0(0%)
Zavanella 等人 (1967～76)	44	4(9%)
Turley 等人 (1975～78)	16	0(0%)
Egloff 等人 (1973～77)	42	3(7%)
Great Ormond Street (1967～80)	122	8(6%)
總 計	250	15(6%)

表 14-8 大動脈完全轉位合併心室中隔缺損接受心房轉位
手術之早期死亡率

作 者	手 術 數	死 亡 數
Norwood and Castamede et al.	53	7(13%)
Turley and Ebert (1978)	20	4(20%)
Oelet (1978)	13	0(0 %)
Zavanella and Subramanian (1978)	26	4(15%)
Stark et al. (1980)	95	25(26%)
總 計	207	40(19%)

可以由 Jatene 的報告中明顯的看出。平均而言，死亡率約在31%左
右（表14-9）（Yacoub 等人，1983; Jatene 等人，1981; Williams

表 14-9　大動脈轉位手術之早期死亡率

作　　　　　　　　　者	開刀病人數	死　亡　數
Jatene　等人 (1979)	21	15(71%)
Jatene　等人 (1983)	27	3(11%)
Yacoub　等人 (1983)	76	24(32%)
Stark　等人 (1983)	10	0(0 %)
總　　　　　　　　計	134	42(31%)

表 14-10　Rastelli 氏手術死亡率

作　　　　　　　　　者	手　術　數	死　亡　數
Marcelletti et al. (1968～75	59	11(19%)
Norwood et al. (1972～76)	7	0(0 %)
Great Ormond St (1971～82)	60	6(10%)
總　　　　　　　　計	126	17(13.5%)

等人，1981; Bernhard 等人，1981; Jatene 等人，1983)。至於 Rastelli 氏手術的死亡率如表 14-10 所示 (Moulton 等人，1981; Marcelletti 等人，1976; Norwood 等人，1977)。如果患有左心室出口阻塞，必須施行心房轉位手術加上左心室至肺動脈幹連通管手術的話，則死亡率可以高達46%。

第七節　大動脈完全轉位合併肺血管阻塞疾病

大動脈完全轉位的患者，很早就會發生肺血管阻塞的疾病。發生肺血管阻塞疾病的原因，包括肺血管血流太多、肺血管壓力太高、缺氧和紅血球過多等等。單純性大動脈完全轉位如果合併有心室中隔缺損或是有開放性動脈導管，比其他的單純性大動脈完全轉位的病童，發生的機會較高也較早(Lakier 等人，1975; Newfeld 等人，1974)。

診斷大動脈完全轉位發生肺血管阻塞疾病，在血行力學方面，必須測定肺血管流量和肺動脈壓。同時必須考慮臨床表徵，血管造影顯示周邊動脈之情形和肺組織切片檢查的結果 (Ferencz, 1966; Wagenvoort 等人，1976)。

適應症

如果病人的肺血管阻力指數是在 $6u \cdot m^2$ 以下的話，則可考慮完全的矯正，在 6 到 $8u \cdot m^2$ 之間則必須根據個案來評估，如果在 8 到 12 $u \cdot m^2$ 之間則只能施行治標性的手術，如果在 $12u \cdot m^2$ 以上則無法開刀 (Stark, 1983)。所謂治標性的手術包括治標性 Senning 氏手術、治標性 Mustard 氏手術和治標性大動轉換手術。也就是說病人合併有心室中隔缺損或開放性動脈導管時在施行該項手術時，不縫合心室中隔缺損或是不結紮開放性動脈導管。如果病患是單純性大動脈完全轉位則在施行 Mustard 氏手術或 Senning 氏手術或是大動脈完全轉位手術時，同時再製造一個心室中隔缺損做為肺高血壓時的一個血流的出路，即謂之治標性 Mustard 氏、Senning 氏或治標性大動脈完全轉位手術。

手術方法

心房轉位手術或大動脈轉位手術的方法如前所述，由於合併有肺血管阻塞病變，所以側枝循環通常比較多，回流到左心房的血液也比較多。所以有時必須將溫度降到 20° 以下，然後減少體外循環的血流量或是利用循環完全停止的方法來進行手術。

如果病人沒有心室中隔缺損，通常可以在心室中隔的頂尖部製造一個心室中隔缺損。我們可以用手將心臟的心尖部抬高以後，切開左心室的尖端部，必須避開冠狀動脈在心室的切口，大約和左降冠狀動脈平行。此時可以將手指頭通過三尖瓣伸到右心室的底部，然後再將心尖部抬高。從左心室切口將一根針插到心室中隔的心尖部，針頭的尖端不要刺到伸入右心室的手指頭。然後沿著針頭的周圍切開心室中隔。切開心室中隔時要注意不要切到三尖瓣或腱索及乳頭肌等。心室中隔的大小必須在 1.5 到 2 cm 左右。然後再縫合左心室。如果有合併開放性動脈導管，在進行體外循環的初期仍必須暫時閉塞動脈導管，可以用絲線暫時閉合，如果動脈導管已有硬化，也可以用導尿管的汽球來暫時閉合。如果覺得動脈導管不能提供足夠的通路，也可以在這樣的病人再製造一個心室中隔缺損。等手術完成體外循環停止以後，再讓開放性動脈導管恢復暢通，手術後的照顧和其他病人相同，病人有時的動脈含血量會比較低，但是通常在24小時到48小時以後仍可拔掉氣管內管。在隨後幾天病人的動脈含血量會逐漸增高。這樣的病人等於是一個還有單純心室中隔缺損的病人或是開放性動脈導管的病人，因此有時必須使用抗衰竭藥物來控制他們的鬱血性心臟衰竭。

結果

手術結果如表 14-11 所示（Lindesmith 等人， 1972; Oelert 等人，1977; Mair 等人，1976; Stark 等人， 1976）。這樣的病人在手術以後的情況大為改善，動脈的含氧量也會增加。有一個報告指出（Byrne 等人，1978）， 動脈含氧量可以從45%～79%(平均65%)

增加到75%~96%（平均89%）。如果病人能够生存，對運動的耐受性增加很明顯。對於長期的結果仍有待進一步的評估。

表 14-11 大動脈完全轉位合併肺血管阻塞病變接受治標性手術結果

作　　　　　　　　　　　者	手 術 數	死 亡 數
Lindesmith 等人　　　　(1975)	10	0(0%)
Bernhard 等人　　　　(1976)	3	0(0%)
Mair 等人　　　　(1976)	8	0(0%)
Oelert and Borst 等人　(1977)	8	1(12.5%)
Stark 等人　　　(1973~80)	32	1(3.1%)
總　　　　　　　　　　　計	61	2(3%)

第十五章 三尖瓣閉鎖症
(Tricuspid Atresia)

楊友任　洪啓仁

　　三尖瓣閉鎖症是一種發紺性的先天性心臟病，它最主要的畸形乃是三尖瓣完全缺損或者是沒有開口，以致於右心房與右心室之間沒有相交通。其發生率，在發紺性心臟病中佔第三位，僅次於法洛氏四合羣症及大動脈血管轉位症。根據 Dr. Keith 之統計，它佔所有先天性心臟病例為 2.1%；而我們此地，據臺大醫學院呂鴻基教授的統計為 0.7%。此症常伴有其他畸形，最常見者為㈠心房中隔缺損，㈡左心室及二尖瓣的增生 (hyperplasia)，㈢右心室發育不全。

第一節　解剖學變化

　　根據 Dr. Van Praagh 在1971年的報告，從38個解剖病例中，三尖瓣本身可發現如下之變化:

　　(1)肌肉組織佔了大部分，中間呈凹陷，肌肉纖維且呈放射狀分布，約百分之八十四的病人屬此。

　　(2)纖維組織佔了大部分。此種病人往往左右兩個心耳併排 (juxtaposition of atrial appendage)，此為特徵，約 8 %的病人有此變化。

　　(3)葉伯史顚氏型 (Ebstein type)，有心房化的右心室 (atrialized right ventricle)。約 8 %的病人屬此型。

第二節　分　類

Dr. Keith 嘗試依解剖學上的不同及附帶的畸形作一分類 （圖 15-1）：

I. 三尖瓣閉鎖但無大血管轉位

此種病人佔69％。

(1)肺動脈本身或者是肺動脈瓣閉鎖，右心室缺損，或只剩一些裂隙。此種病人往往有存開性的動脈導管來維持生命。佔 9 ％。

(2)肺動脈狹窄或者發育不全，右心室縮小，且有小的心室中隔缺損，大約四分之一的病人會有存開性的動脈導管。佔51％。

(3)肺動脈正常， 甚或擴大， 同時有中等程度大小的心室中隔缺損。佔 9 ％。

II. 三尖瓣閉鎖且伴有右環大血管轉位 （D-transposition）

此種病人約佔27％。

(1)肺動脈閉鎖，有相當大的心室中隔缺損；同時一定伴有存開性的動脈導管。佔 2 ％。

(2)肺動脈狹窄， 有相當大的心室中隔缺損， 缺損的位置往往較高。佔 8 ％。

(3)肺動脈幹粗大，且有相當大的心室中隔缺損。佔17％。

III. 三尖瓣閉鎖且伴有左環大血管轉位 （L-transposition）

此種病人較少，只佔 3 ％。

(1)肺動脈狹窄或右心室出口處狹窄，心室中隔缺損爲中等大小。此類病人佔 0.8％。

(2)主動脈瓣下狹窄，肺動脈幹變大，心室中隔缺損爲中等大小。此類病人佔 2.2％。

第三節　血流力學變化

(1)由全身各處回來的靜脈血流至右心房後，無法通過三尖瓣而入右心室；因而必須經心房中隔缺損而達左心房。此時它會合了由肺靜脈帶回來的充氧血，使得流往體動脈的血氧氣飽和度下降。

(2)由血流路徑看來，幾乎所有體循環（systemic circulation）及肺循環（pulmonary circulation）的工作負擔，都放在左心室，因此很容易發生左側性心臟衰竭。

(3)若心房中隔缺損太小，右心房血不易流入左心房，易造成右側性心臟衰竭。

第四節　診　　斷

I. 臨床症狀

(1)發紺：在 I_a、I_b、$II_a II_b$ 類病人，由於肺動脈血液流量減少，因此帶氧血減少，臨床上會有發紺的現象。而 I_c、II_c 類病人，帶氧血增多，則沒有發紺的現象。

(2)杵狀趾（指）：一般在兩歲以後才會出現。

(3)半蹲坐姿勢（squatting）：一般少見。

(4)靜脈充血：頸靜脈膨大，肝臟腫大。

(5)心臟雜音：相當複雜，依其肺動脈血流量大小，大致可分為下列三種情形：

①流量增加時，可在胸骨左側聽到心縮期射出型雜音，表示心室中隔缺損。

②流量減少時，可在肺動脈瓣膜區，聽到心縮期射出型雜音，表示肺動脈狹窄。

③肺動脈瓣閉鎖，此時能聽到之雜音，爲存開性動脈導管之雜音。

II. 理學檢查

(1)心電圖: 90％的病人會有主軸左移的現象，60％的病人有右心房、左心房及左心室肥大的現象。較特殊的就是81％的病人會有三尖瓣 P 波出現（M型 P 波，但第一尖峰較高）。

(2)胸部 X 光: 變化多端，無法作鑑別診斷。

(3)心導管及血管攝影:

①在心房間，有右至左向之分流。

②在左心房、左心室及右心室中之血氧氣飽和度幾乎相同。

③由右心房打顯影劑時，依次可看到左心房、左心室、大血管。此時由於右心室不易出現，遂形成一個透明的三角形區域（圖15-2），此爲三尖瓣閉鎖診斷時之特徵。此三角形區域，分別右由右心房，左由左心室，下緣由橫隔膜所包圍住。

III. 自然病史

約有一半的病人，在出生後 6 個月內就死亡。能活到 1 歲的，不超過三分之一。而活過10歲以上者，大概不到十分之一。

第五節　外科治療

I. 姑息療法

(1)發紺厲害時，必須作分流手術，將體動脈血管吻合主肺動脈。

(2)若因心房中隔缺損太小而造成右側心臟衰竭，必須作心房中隔造口術，使之擴大。

(3)若因肺動脈血流量過多，而引起左側心臟衰竭時，必須作肺動脈環縮術。(Pulmonary artery banding)。

II. 矯正手術

從1954年 Dr. Warden 開始，陸續有許多人（Haller， 1966;
Robicsek， 1966; Just Viera， 1973）在動物實驗上證明： 可以將靜
脈血由右心房送入肺動脈， 不經過右心室， 而動物仍能長期存活下
去。使得對三尖瓣閉鎖症的手術矯正開始出現曙光。但從 1955 年開
始，將此原理應用於人類的嘗試都失敗了； 一直到1971年 Dr. Fon-
tan 發表了他的 3 個手術矯正的病例，其中 2 個成功了，三尖瓣閉鎖
的矯正手術方始進入坦途。陸陸續續地有許多成功的病例，但大都是
模仿或稍加修改 Dr. Fontan 的方法。他的手術步驟是：

(1)將上腔靜脈吻合至右肺動脈的遠端。 （圖15-3）

(2)將一帶有主動脈瓣的異體同質血管 (aortic valve homograft),
連接於右心耳及右肺動脈之近端。

(3)將一枚異體同質的肺動脈瓣置於下腔靜脈的入口處，以防止血
液逆流。

(4)將心房中隔缺損關閉， 及結紮存開性動脈導管。 在他的結論
中， 談到此種手術只適用於 肺動脈的大 小趨於正 常且壓力 較低的病
人。同時由於如此矯正之後，右側心臟的血必須靠右心房的收縮來維
持，因此他認為竇律 (sinus rhythm) 是必須的。但根據 Dr. Ross
(1973) 的報告，則認為竇律對於此種手術的成功並非不可缺少的。

III. Fontan 氏手術的修改及進一步發展

由於帶有瓣膜的人工血管（valved external conduit）問世之
後，此種手術的應用更形普遍。 同時原來 Dr. Fontan 所作的手術
步驟也經後來的學者加以簡化；如 Dr. Kreutzer (1973) 認為不需
要在下腔靜脈到右心房的入口處放置瓣膜，雖然術後病人可能會有一
些腹水 (ascites) 及肝腫大的情形， 但對手術成功率不會有太大的影

響。另外， Dr. Ross（1973）也認爲不需要將上腔靜脈與右肺動脈作吻合，一樣可以得到滿意的結果。 於是， Fontan 氏手術式被簡化了，在目前，大家僅使用帶有瓣膜的人工血管連接右心房及肺動脈就成了；甚至不需要使用人工血管，而僅將右心耳與鄰近的肺動脈作吻合（圖15-4）。由以上的演變，我們可以看出，只要肺動脈血管阻力不大，任何術式幾乎均可行。

IV. 解剖學上的矯正

Dr. Gago（1976）及 Dr. Bowman（1977）， 認爲假如右心房與右心室之間能夠再度交通，則手術之結果不是更臻理想嗎？於是就利用帶有豬瓣膜的人工血管衛接右心耳與右心室，同時利用人工血管的一部分來擴大右心室，發現效果不錯，術後心導管檢查右心室壓力曲線和正常人相差不多。在 Dr. Bowman 的報告中， 7 個病例只有 1 人死亡，不過此法也有限制，就是不適用於合併有大血管轉位的病人。

第六節　影響手術結果之因素

影響 Fontan 式手術結果 ， 最重要的因素乃是病人肺動脈血管的阻力高低與否。阻力低者（比 4 unit M^2 低）手術結果良好，甚至不需使用帶有瓣膜的人工血管，而直接將右心耳與肺動脈吻合卽可。阻力高者，最好不要作矯正手術， 若勉強作了， 術後發生右心衰竭時，可利用 Sodium Nitroprusside 來降低肺動脈血管的阻力， 但往往不易奏效。

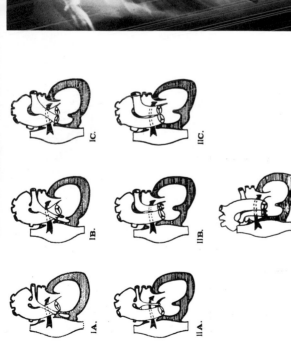

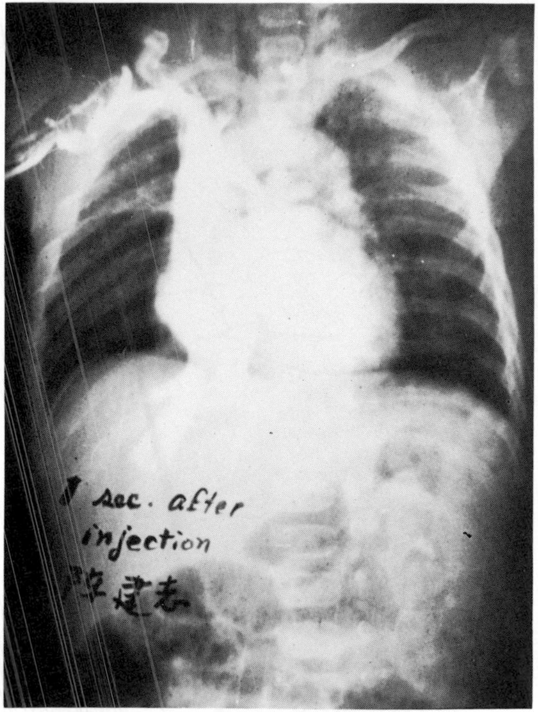

圖 15-2　三尖瓣閉鎖血管攝影，由右心房打顯影劑，立即出現左心房、左心室、大血管，同時在右心房、左心室，及橫膈膜之間成透明三角形，此為其特徵。

圖 15-1　依據 Dr. Keith 之分類三尖瓣閉鎖症，依大血管是否轉位可分成三大類
　Ⅰ）為大血管位置正常
　Ⅱ）大血管右轉位
　Ⅲ）大血管左轉位
Ⅰ，Ⅱ再依肺動脈萎縮、狹窄、正常而序分為 A.B.C 三組
第Ⅲ組只有合併動脈或主動脈瓣下狹窄兩種。

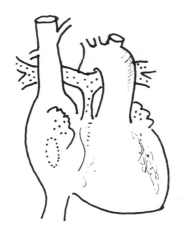
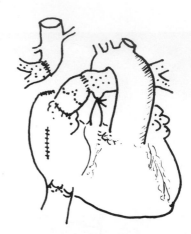

圖 15-3　Fontan 氏手術步驟，左圖：術前，右圖：術後
①上腔靜脈截斷，遠端吻合於右肺動脈遠端。②右
心耳與近端之右肺動脈利用帶有瓣膜之血管銜接，
並結紮肺主動脈。③心房中隔缺損修補，並將一
組織瓣膜倒置於下腔靜脈入口處。

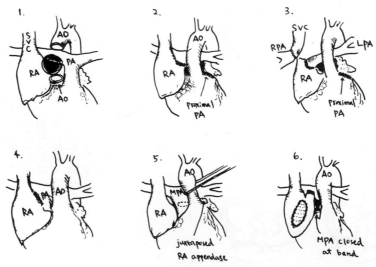

圖 15-4　Fontan 氏手術之修正法，
（1. 2. 3.）爲大血管相關位置正常者，
（4. 5. 6.）爲大血管轉位者。

第十六章　嬰兒開心手術

張 昭 雄

在嬰兒（體重10公斤以下或年齡12個月以下）期間對其先天性心臟病做開心手術（open intracardiac operations），在早期開心手術萌芽期便曾嘗試過，而且有少數成功的例子，但是很快便發現其死亡率比在小孩期或成年期做的開心手術高出甚多，但最近幾年，世界各地有許多醫學中心專門從事這方面的工作，已使嬰兒開心手術之危險性大爲減少。從1980年元月到1984年12月，在長庚醫院曾做過 167 例嬰兒心臟開刀，雖然我們的小孩及成年開心手術的結果及成績，與國外各大醫學中心的結果相似，但在嬰兒期開心手術仍然有較高的危險性。從我們的經驗中得知，要有更好的結果，需對各種先天性心臟病的解剖、病理、及生理有更深的了解。開心手術中，體外循環技術，心肌保護方法，及開刀技術要更精確。手術後，照顧人員的知識及技術要更提昇。從以上幾方面共同着手，才可得到更好的結果。

由於嬰兒開心手術涵蓋所有先天性心臟病，故不就每單一疾病來討論，而就在嬰兒期需注意的部分加以討論。

開刀表徵（Indication for operation）

先天性心臟病給嬰兒帶來的困難，主要有兩個問題：(1)缺氧（hypoxemia）。(2)心臟衰竭（heart failure）。

造成缺氧的病變主要是：①肺動脈阻塞或狹窄（pulmonary stenosis or atresia）：如 Pulmonary atresia with infact septum 等，開刀的目的在於增加肺動脈之血液，因此可以做 brock operation 或

分流手術（shunt operation），　目前我們只選擇合適的病人，如在法洛氏四合羣症（Tetralogy of Fallot），　主肺動脈之直徑在主動脈直徑之二分之一以上，做完全矯正之開心手術。②轉位：如大動脈轉位（transposition of great vessels）　或肺靜脈完全異常回流（total abnomonous pulmonary venous return）。　缺氧的程度如果會發生缺氧性昏厥（anoxic spell）或缺氧引起之酸血症，動脈血 PaO_2 低於 30mmHg，病人便立刻有生命之危險，　需做姑息療法（palliative operation）或開心手術。

　　造成心臟衰竭的病變主要是：　(A) 阻塞（obstruction）：　阻塞的病變如 Coarctation of aorta, Interruption of aorta, Congenital aortic stenosis, Congenital mitral stenosis 等，而阻塞引起的心臟衰竭用內科療法，不論是否有進步，不論年齡，　都需考慮開刀，　因為阻塞的程度會因年齡的增長而更厲害。　唯一例外的是，　主動脈狹窄（coarctation of aorta）因為側枝循環（collateral circulation）會增加。故 Coarctation of aorta 的嬰兒如內科治療有進步的話，可以等到六或七歲再開刀。　(B)分流（shunt）：　分流的病變如心室中隔缺損（ventricular septal defect)或心房中隔缺損或有開性動脈導管。如內科療法可以改善的話，應繼續內科療法，等到六個月大後再衡量是否需開刀。如內科療法沒有效，便需開刀。長庚醫院五年中，心室中隔缺損嬰兒做完全矯正有 60 例，死亡率 8％。對於如心室中隔缺損症（V. S. D.）或法洛氏四合羣症（Tetralogy of Fallot）有姑息療法亦有完全矯正手術，我們是在年齡六個月以前（或體重六公斤以下）儘量做姑息療法，等年長後再做完全矯正。在年齡六個月以上或體重六公斤以上，而其他狀況合適時，便做完全矯正。至於此界線，需就各醫院開心手術整體團隊之能力而定，不必勉強。

體外循環技術

1967年日本京都大學用表面低溫 (surface hypothermia) 及循環停止 (circulatory arrest) 的方法，從事嬰兒開心手術，1971年紐西蘭 Barratt-Boyes 應用此方法及有限之體外循環，獲得甚佳之結果，由於用 Surface cooling 的方法費時甚長，現在許多中心改用體外循環的方法，以達到低溫之目的 (core cooling)，並在低溫時降低灌流之流速，如開刀所需乾淨之開刀視野，亦可在低溫時做循環停止，以利開刀之進行。我們的經驗旣使在新生兒的開心手術大部分不必做循環停止，只有在做心房部分之手術如 Mustard operation, Senning operation 或 Total abnormons pulmonary venous return 等，才有循環停止之需要。

以下是說明目前我們在嬰兒或較小的小孩做體外循環的技術。基本上有兩種人工肺臟：(1)氣泡氏人工肺臟 (bubbling oxygenator)。(2)膜式人工肺臟 (membrane oxygenator)。理論上對需較長手術時間的話，後者較佳，但因價格昂貴，我們到現在尙未使用膜式人工肺臟。我們現用的人工肺臟，其熱交換器 (heat exchanger) 是連接在靜脈回流側。整個體外循環通路接法與成年之接法無異。

灌流液

我們使血液稀釋法 (hemodilution)，希望使病患血液與灌流液充分混合後，其血球容積 (hematocrit) 達 30％，計算方法是根據病患的血球容積、血液量 (blood volume) 及人工心肺機塡充液 (priming solution)。新生兒所用的血液是 Citrate phosphate dextrose (CPD) 血，最好不要超過72小時的存血。CPD 血轉換爲肝素 (Heparin) 血，每 500西西血加 25 公克肝素，並加 3 西西20％氯化鈣 (CaCl₂)。至於 Ringer Solution，每500西西加15mg。灌流液的

pH 值是用 NaHCO$_3$ 來調整，每 500 西西血或 Ringer 液，加 8 西西8.4% NaHCO$_3$，每500西西灌流液加30西西20% Manitol。

外科技術

靜脈壓或動脈壓都由麻醉科於手術前插好。於胸骨或胸腔打開以後，動脈插管 (arterial cannulation) 插在上行主動脈的最遠端，至於靜脈插管原則是由右心房各插入上腔及下腔靜脈，於動脈及靜脈管與人工心肺接管接好後，便可行部分體外循環 (partial bypass)，在上腔及下腔靜脈各用一彩帶圈住，以使所有血液經由靜脈管回到人工心肺機，一開始體外循環便利用人工心肺機的熱交換機冷卻到體溫攝氏 28°、25° 或 20°，隨手術的需要而定。至於心肌保護液是於主動脈夾住後，在上行主動脈插上一針頭，由此針頭灌入，其壓力以不超過 150mmHg。

為維持開刀中的領域沒有血液，一般由右上肺靜脈插一引流吸管，偶而由左心室頂插入。灌流的流速維持在 2.2L～2.5L/minute/m^2。但為使開刀更方便，隨體溫的降低，我們亦把灌流流速降低，譬如體溫 22°C 時，流速可降低至 0.5 liter/minute/m^2。需要時可做循環停止，至於停止的安全時間如下表。但循環停止之安全時間尚未定論，臨床上一般認為 15°C～19°C（直腸溫）下超過40～50分時，應重新灌流及冷卻，再進行手術。

體溫（攝氏）	循環停止時間（分）
28°	20
26°	30
22°	45
19°	60

心臟矯正完成要再重溫時， 一般使用熱交換器的水溫提高到 42°C，但動脈血以不高過 39°C 爲原則。在心臟內的空氣完全排除，心臟重獲血液灌流，在重溫的過程，心臟常很快地恢復正常的跳動。

心肌保護

用缺血性心臟停止方法， 確能使心臟開刀在安靜無血的狀況進行，尤其對嬰兒開心手術確是必需。我們相信對心臟缺氧的傷害可以減少到最低程度，如果心肌電心肌活動很快停止，而且心肌的溫度於缺血時很快地下降。目前我們是用 4°C St Thomas 液由上行主動脈直接灌入，嬰兒體重每公斤30西西，每三十分鐘重複一次，爲免鉀離子太高，冠狀靜脈寶回流的液體吸出體外循環外。手術接近完成時，在主動脈夾放開時， 最好降低灌流流速至 1 liter/minute/m²，約二分鐘再恢復正常流速，而且在恢復心臟灌流的十分鐘內，不給CaCl₂，以減少再灌流傷害 (Reperfusion damage)。

St Thomas' Cardioplegic Solution 含量

成	分	含量 (m mol/liter)
氯 化 鈣		2.20
氯 化 鉀		19.50
氯 化 鈉		144.25
氯 化 鎂		15.968
		0.98
水		1,020 c.c.

長庚醫院自1980年元月至1984年十二月底，共有 167 病例在嬰兒期做心臟手術，其死亡率23.4%，仍然偏高。因此在做選擇時， 仍需

根據各醫院的環境及結果來決定，不必一定要在嬰兒期做完全矯正。
直到整個小組對這些小嬰兒的整體照顧有充分把握時，再逐漸向更小
的病患選擇來做。

第十七章　僧帽瓣疾病
(Mitral Valve Disease)

　　很多的原因及條件會引起僧帽瓣之不良功能，不管它的原因及病理機序是怎樣，所顯示的血行力學的變化，可歸納爲在僧帽瓣處的血流阻礙（狹窄）(mitral stenosis) 或血液逆流（閉鎖不全）(mitral insufficiency)，或者兩者之混合狀態。

　　僧帽瓣之後天性疾患，大多數原因是風濕症 (rheumatic fever) 引起的。雖然只有50～60％之病人確實有風濕病之病歷，風濕感染熱之第一次發作平常都在20歲以前，也就是在 5 歲至15歲之間最多。如果在20歲以後才有風濕症感染，則可能發生心肌炎 (myocarditis)，不過年紀愈增加，這種現象愈減少。得到風濕病約三分之二的小孩，會有永久性的瓣膜變化。從感染風濕性的瓣膜炎 (valvulitis)，發展到狹窄或閉鎖不全而引起症狀之發生，平常有15到20年之潛在期間。所以有僧帽瓣疾病之患者，差不多在30歲以上時才有症狀發生。純粹的僧帽瓣狹窄者，女性較多，約有男性患者之 3 ～ 4 倍，但閉鎖不全則男性比較普遍。據統計，風濕性僧帽瓣疾病患者中，主要病變爲閉鎖不全約佔34％，其中半數是純粹的閉鎖不全，而另一半則合併有若干程度之狹窄。其他66％則僧帽瓣狹窄爲主要病變者。

第一節　僧帽瓣狹窄 (Mitral Stenosis)

I. 原因及病理

最普通的原因是風濕症引起的，汎發性的心肌炎（pancarditis）之後果。不但是瓣膜小葉（leaflet），而且腱索（chorda tendinae）也會被侵害。正確地記述則瓣膜炎治癒後的變形，而不是慢性的瓣膜炎。如風濕症在旣往病史中不能證實時，就應該稱爲風濕性型的變形（deformity of rheumatic type）。因纖維化瓣膜變肥厚而縮短。所以它的柔軟性及表面積減少。而且它的前後瓣膜小葉癒合，厲害時在癒合部不能辨別，有時兩個連合部（commissure）都被侵害，鈣可能沈着（calcium deposition）在瓣小葉尤其在後內側小葉，或在已癒合的連合部，比較常見。腱索則肥厚，縮短而癒合在一起，有時也會有鈣沈着，連合部之癒合及腱索之肥厚等之瘢痕化結果，瓣膜變爲漏斗狀之魚嘴性開口（fish mouth opening）。如果瘢痕化變爲更厲害時，就如鈕孔（buttonhole）那樣細小。

僧帽瓣狹窄之影響：因爲有僧帽瓣狹窄，經過狹窄部之血流噴出流到對面之左心室，左心室之心內膜會肥厚。左心房擴大而肥厚且往往含有血栓（thrombus）。那血栓有心房細動（atrial fibrillation）時會局限在心房耳內，或者充滿在整個擴大的心房裏，有時附有很大的底盤或有細長的莖，甚至完全沒有索連於心房壁。在後二者情形時，那血塊因它的球瓣作用而引起更厲害的僧帽瓣狹窄。有時在瓣膜或腱索會附著小血塊。上述的任何一種血栓都可能引起栓塞（embolism）。

肺血管之充血是因在左心房接著肺靜脈之血流阻塞，引起之繼發性的變化。形態學上所顯的變化是肺靜脈之內膜纖維化及中膜之輕度肥大。肺毛細管則擴張，充血而肥厚。肺小動脈及肌肉性肺動脈則顯示內膜肥厚，中膜肥厚及纖維化，在大的肺動脈，有時會有動脈硬化斑之存在。

肺實質也因肺血管充血而有所變化。血液可能從充血的血管漏出血管外，或血鐵（hemosiderin）沈着小血管破裂而形成出血巢。這些變化，有時器質化而成色素瘢痕（hemosiderosis），或在肺胞中隔有纖維化，淋巴管擴張及水腫。尤其在肺下葉顯得更厲害。

右心室和右心房也因這些影響，久之而變肥大。

三尖瓣有對性閉鎖不全（tricuspid insufficiency），如果右心室之變化相當厲害時會出現。

除了上述風濕性瓣膜變化以外，有下列情形時，也可能會引起僧帽瓣狹窄之症狀。

由左心房發生的任何腫瘤都可能阻塞左心房之血流。但黏液瘤（Myxoma）之頻度最高。僧帽瓣之纖維環（annulus fibrosus）的動脈硬化性變化或加上鈣化，有時亦會引起阻塞作用。

先天性的變化有落傘性僧帽瓣（parachute mitral valve），左心房纖維環（或帶）（fibrous ring）等也會引起僧帽瓣狹窄樣的症狀。Lutembaeher's 症候羣是風濕性僧帽瓣狹窄症，同時有先天性的心房中隔缺損（atrial septal defect）或者因左心房擴大引起卵圓孔（fossa ovalis）再開的合併。

II. 病態生理

(1)因僧帽瓣狹窄而左心房、肺靜脈及肺毛細管之壓力昇高到大約 30mmHg，就是超過血漿蛋白之滲透壓以上時，肺泡就會有水腫而發生症狀，而且與僧帽瓣口狹窄至 1 cm^2 以下時有關聯。

(2)平常肺毛細管壓昇高時，肺動脈之小枝會發生保護作用。就是肺動脈及右心室壓力增高，使心輸出量減少，結果肺水腫之機會減少，但右心衰竭症狀卻出現。如有心房細動、肺栓塞、妊娠或有其他瓣膜疾病時，這些症狀都會被修飾。

III. 症狀

最常見的症狀是呼吸困難（dyspnea），在初期只有激烈運動或興奮時才會發生症狀，後來比較輕微的運動，甚至於在休息時也會感到呼吸困難（甚至晚間端坐呼吸）。因早期的肺水腫而晚間咳嗽，如僧帽瓣狹窄很厲害時會喀血。如果心輸出量減少很多時，就有疲倦（fatigue）現象。右心衰竭有末梢浮腫、靜脈充血、肝腫大及腹水等，到相當後期才發生肺動脈高壓症（pulmonary hypertension）。因突發性或持續性的心房細動引起的心悸（palpitation）是比較晚期才出現。有時嚴重的呼吸困難會在第一次發作心房細動時出現。喀血是因肺水腫而由肺硬塞（pulmonary infarction）時發現。肺硬塞因厲害的僧帽瓣狹窄而有心衰竭，且有血栓性靜脈炎時的合併症。死於僧帽瓣狹窄之病人，50％以上都有新、舊的肺梗塞痕跡。系統動脈栓塞則在僧帽瓣狹窄病人之10～50％發生，而病史及心房細動之時間越久，其發生率愈高。因僧帽瓣狹窄，在左心房容易發生血栓，而栓塞則在心房細動的病人在其初期心室搏動尚未控制時則多發生。栓塞之發生部位，腦部佔60％，內臟佔10％，末梢血管佔30％，栓塞有時會多發性或再發。

僧帽瓣狹窄之主要死因是心衰竭（60％）或栓塞（20％）。其他原因可能是肺動脈栓塞（10％），細菌性心內膜炎等。

IV. 診察所見

聽診：僧帽瓣狹窄之診斷，普通由最有特色的聽診所見，就是心尖端之擴張期雜音（diastolic murmur）。是低頻率且被形容為 Rumbling 隆隆響，運動後在左側臥位時較容易聽得。若在洞性節律則有收縮期前增加音（presystolic accentuation），有時只在收縮前期或在擴張早期可以聽到雜音。這擴張期雜音會在擴張前期瓣膜張開時特別加強，在嚴重的僧帽瓣狹窄時全擴張期都聽得到雜音。但有屬害肺動脈高血壓且明顯的心輸出量減少時，有時候聽雜音就有些困難，如果僧帽瓣還是柔軟的話，還有兩個聲音聽得到，就是瓣膜關閉之聲音，也就是第一音之加強音及擴張早期之瓣膜張開之劈拍聲（opening snap, OS）很明顯且瞬時性之聲音，普通在主動脈瓣關閉聲（A_2）後 0.05 到 0.12 秒時聽得到。這個時間間隔（A_2—OS）是隨著左心房壓力增高而縮短，而左心房壓力不增加時則延長。OS 是平常在左胸骨緣下部聽得最明顯，但有時在心尖部或在肺動脈瓣關閉音同一點可以聽得到。如果僧帽瓣膜變硬或有鈣化時，OS 就聽不到，第一音也無加強的現象，但擴張期雜音之性質則不變。

肺動脈瓣關閉音（P_2）則隨著肺動脈血壓高而加強，肺動脈高血壓屬害時，則在左胸骨緣跟著 P_2 加強音後可以聽得到肺動脈擴張期雜音。（Graham Steell 雜音）

其他身體所見：在心尖部有擴張期雜音處，可以摸到擴張期或收縮前期之震顫（thrill），而且有明顯的肺動脈高血壓時，則肺動脈瓣關閉也可以感覺出來。在胸骨左傍可以觸到心衝動（Rt. vent. impulse）。如嚴重的僧帽瓣狹窄又有右心衰竭時，頸部靜脈則鼓脹明顯。

一般而言，僧帽瓣狹窄之嚴重程度可以根據症狀，心尖部擴張期雜音之持續時間及 A_2—OS 間隔少於 0.07 秒等之事實來診斷。

V. 心電圖

僧帽瓣狹窄時之典型的心電圖變化，是因左心房肥厚而引起的寬而凹口狀的 P 波，持續有 0.12 秒，常常在第一及二誘導出現。在胸部誘導 V_1，則後半部向下偏，如果有心房細動，則在 V_1 有細動波形。QRS 之軸則向右轉，大約有100度。而且有右心室肥大之現象。

在純粹的僧帽瓣狹窄時，則沒有左心室肥大之跡象。

VI. 放射線診斷

單純的僧帽瓣狹窄，在胸部X光照片會顯出典型的變化。最主要的特色是左心房之擴大。在前後方向之 X 光照片上，除了可以在左心境界肺動脈緣下有一部分左心耳影像外，平常是看不到左心房之影像。但在僧帽瓣狹窄時，肥厚而擴大的左心房顯出圓形或卵圓形的陰影，而且其陰影在右邊顯得清楚，左邊則除左心耳以外都與心室陰影重疊而模糊。如果左心房擴張很大時，其右緣可能會凸出而超過心陰影之右邊緣。左心室則在僧帽瓣狹窄時，不會肥大甚至比平常小，因左心耳擴大心陰影之左邊緣變了平坦而一直斜降到左側橫隔膜。這種形狀很特別，所以叫做僧帽瓣狹窄形態 (mitral configuration)。若左心房擴張小而在普通的前後胸部X光照像上不夠明顯，用右前斜面像或側面像飲鋇充填食道，就可以顯出食道被擴大的左心房壓迫到後右側或後左側。

左心房擴張相當大時，會使左側主枝氣管舉上而左右主枝氣管角度增加。如果左心房擴張更大時，左主枝氣管不但上升而且被壓迫變細狹。

僧帽瓣膜之鈣沈着也是僧帽瓣狹窄之徵候之一，雖然沒有狹窄之瓣膜也會鈣化，但嚴重的鈣化，普通就表示有嚴重的狹窄。在普通的X光照片上能够顯出鈣塊以前，連一小塊的鈣沈着也可能在擴大影像透視上看得清楚。鈣化着也能在適當的斷層攝影看出來。但不要把僧帽瓣纖維輪之鈣化與瓣膜鈣化混淆。因前者是在老年人而瓣膜無變化時也有。左心房壁之鈣化是長久的僧帽瓣狹窄及好幾次的風濕病重複而來的結果，而對於外科醫師施行手術時有技術上之問題。

肺臟也因僧帽瓣狹窄而顯出種種的變化。

　　肺靜脈之擴大，可以在Ｘ光照片上顯像，但有時只有在肺上葉部分明顯。如果因狹窄而肺動脈高血壓進行到嚴重時，連上葉的血管顯像也變得細小，而整個肺血管像變稀疏。

　　隔壁線（septal line）是肺靜脈壓力超過 25mmHg ，而肺內淋巴濾出增加時出現。在Ｘ光照片上，肺底部有密度濃厚的橫行或水平線出現。這個線是肺間質的淋巴管之像（或叫做 Kerley 之 B 線），不會超過 1 毫釐厚與 3 公分長，通常在肺底側部明顯。經過手術而肺靜脈壓力變爲正常後，這些線很快就消失。

　　肺之血鐵質沈着（hemosiderosis）對長久僧帽瓣狹窄的患者來講是很平常的，在胸部 X 光照片上顯出細的顆粒狀而很相似塵肺症（silicosis）第一期之形像。往往跟隔壁線一起出現，等狹窄解除後則消失。

　　肺纖維變性（pulmonary fibrosis）也是因嚴重長久的僧帽瓣狹窄而發生的。因慢性的肺靜脈高血壓及肺水腫之發展的結果，也可能是因肺動脈的小分枝之血栓而發生梗塞之關係，在肺下葉部Ｘ光照片上容易看得出。

　　肺動脈及右心室壓力是因僧帽瓣狹窄而升高，因爲肺靜脈高血壓而來的代償性質之繼發性肺動脈高壓症。若有相當嚴重的僧帽瓣狹窄時，肺動脈幹其左右分枝和中心性及肺葉性肺動脈都擴大，但末梢分枝，尤其是下葉的血管，則細狹而彎曲的。這個變化可以在斷層攝影或血管攝影上看得明顯。如果肺動脈高血壓變得極高，則胸部Ｘ光照片上之血管連淋巴管的影像反而都消失，而肺野就變得透明並且只有極少數的血管像，這個時候的僧帽瓣狹窄之診斷，只要靠左心房之擴張現象，就可獲得。

　　如果肺動脈高血壓相當嚴重時，右心室之肥大在Ｘ光照片上出現是很平常的，不論其側面像或左側斜面像亦都很明顯。

　　心臟血管攝影術，在僧帽瓣狹窄診斷上之意義很小。因爲大部分的症例只要從臨床上和普通X光照片就可以獲得診斷。若很相似僧帽瓣狹窄症狀的三房心 (cor triatriatum)， 左心房黏液瘤， 僧帽瓣閉鎖不全，大動脈瓣疾病等之懷疑時， 則需要作心臟血管攝影術來幫助診斷。

VII. 心導管檢查

　　大部分的僧帽瓣狹窄患者，是不需要特別的心導管檢查。但如有症狀與臨床徵候（心電圖、X光照片及聽診所見等）有矛盾時，或不典型而需要除外左心房黏液瘤或特發性主動脈瓣下肥厚症 (Idiopathic Hypertrophic Subaortie Seonsis, IHSS) 時，僧帽瓣膜病變之嚴重度與肺血管之變化可以用血行力學的檢查診定。尤其將要做外科手術之病人有無合併其他瓣膜疾病可能影響術後病人之預後的病變，譬如大動脈瓣狹窄，三尖瓣閉鎖不全，尤其是有心房細動合併時，或合併有僧帽瓣閉鎖不全時需要定量其程度而決定是否需要開心手術，而且可以分離機械性的瓣膜障礙與心肌（障礙）因素之區別。

　　在右心導管術 (right heart catheterization)， 只能够測定肺動脈壓及可以代替左心房壓力之肺動脈楔部壓 (pulmonary artery wedge pressure)。肺動脈楔部壓力曲線之分析是只有凹波昇高表示閉鎖不全以外，沒有任何變化可以做狹窄之決定。做左心導管術時的僧帽瓣之擴張終期壓力坡度 (end–diastolic gradient, EDG) 之測定，才是僧帽瓣狹窄程度之決定因素。如果 EDG 在 8 mmHg 以下就表示輕度狹窄，如在 8 至 15mmHg 時其左心室擴張終期壓力小於 13 mmHg 時爲中等度狹窄，EDG 在 15mmHg 以上爲嚴重狹窄，若左心室之擴張終期壓力大於 13mmHg 而 EDG 小於 8 mmHg 時閉鎖不全的成分多。但用這些數值判斷時需要心輸出量沒有減少到 2.3 L/min/m² 以下之條件。因心輸出量減少而肺動脈高血壓嚴重時，雖然有嚴重的狹窄，但是 EDG 還是很低。

僧帽瓣之開口面積可以用 Gorlin 氏公式來計算，心輸出量，脈搏數，擴張期充滿時間及肺動脈楔部壓力等需要同時測定。若其面積小於 1.5cm²（正常是 5cm²）時，是由於心輸出量減少才發生症狀，而非由於狹窄而發生症狀。

第二節 僧帽瓣閉鎖不全 (Mitral Insufficiency)

I. 原因及病理

僧帽瓣閉鎖不全之最平常的原因是以前的風濕性汎心肌炎之後果。有時候雖然沒有患過明顯的風濕病歷，但其瓣膜之形態上之外觀卻很類似風濕性心臟病之瓣膜變化者，也同樣的包括在這一類內。急性、亞急性或再發性風濕病時之激烈的瓣膜炎及疣狀形成之結果而發生肉芽侵入，纖維化以及瓣膜之瘢痕收縮。結果是瓣膜短縮而失去柔軟性，就沒有充分的組織可以閉鎖瓣膜口。瓣膜後小葉比前小葉更容易受到這種變化。前後瓣膜之交連合部位也可能使瓣膜張開情形下癒合。瓣膜之鈣沈着程度雖有不同，但常常在變化厲害之瓣膜比較多。腱索之短縮、肥厚及癒合是風濕性的純粹僧帽瓣閉鎖不全之最普通的變化。

纖維環 (annulus fibrosis)，有不同程度之鈣化，也常常參與閉鎖不全。可能是以前之病變之後果，但由於左心室擴大而來的更爲頻繁。左心房向後方擴大的結果，僧帽瓣之後小葉也向後移動而引起更嚴重的閉鎖不全。以上所說因素，就是，瓣膜之變化，交連合部變化，腱索異常，環之變化及左心房擴大等參加閉鎖不全之一因。這等因素綜合之結果是使後小葉成爲閉鎖不全的焦點。已經有僧帽瓣閉鎖不全引起的左心室擴大也會使其閉鎖不全更加嚴重之一因。因爲乳頭肌之位置是受了左心室擴大之影響向側方移動，使乳頭肌與瓣膜之距離縮短，在僧帽瓣閉鎖時越過正常位置反而引起更大的閉鎖不全。

II. 其他原因的閉鎖不全

因細菌性心內膜炎，瓣膜小葉破裂引起缺損。有的孔狀或邊緣裂開。普通是在前小葉被侵害，但有時候後小葉也有了失症性疣瘤而黏著於左心室壁而發生。以前做過僧帽瓣狹窄之手術時瓣膜小葉被切開或破裂，或在胸部之鈍性外傷也可能引起瓣膜破裂。

腱索之斷裂也常常是閉鎖不全之原因。不關是活動性或是已痊癒的感染，外傷或其他不知道原因都會引起腱索之斷裂。所謂特發性症例是心肌硬塞，先天性畸形，或主動脈瓣病變時之左心室形狀之變化等之結果，腱索或乳頭肌之位置有了異常而發生的過剩張力有關。風濕病單獨不會引起腱索之斷裂。腱索斷裂可能只有一條或多發性，而可能在瓣膜前或後小葉或交連合部索引的腱索。從心房內看則有頭巾狀之特徵。外傷性斷裂則由於心臟手術，或在非穿通性胸部外傷時與其他瓣膜成分一起受傷。

急性心肌梗塞之結果發生的乳頭肌斷裂是比較少見。乳頭肌也可能在心臟手術時受傷。

因心肌梗塞痊癒後之乳頭肌尤其在後乳頭肌之萎縮而瘢痕化引起的乳頭肌機能障礙，是比乳頭肌斷裂較常見。因爲在收縮期乳頭肌收縮不好引起瓣膜小葉越過正常的位置而發生閉鎖不全。在種種的心肌症（cardiomyopathy）時也可能發生同樣的乳頭肌機能障礙。

纖維環（僧帽瓣）也可能是引起閉鎖不全之原因。纖維環之擴大也足能使僧帽瓣閉鎖不全。該環上之鈣化變性沈着尤其在老年婦人因動脈硬化而引起的可能增加體積而把僧帽瓣附着部向心房側押出比正常高位置，使其發生閉鎖不全。

其他先天性原因引起的僧帽瓣閉鎖不全有屬於心內膜床欠陷 (endocardial cushion defect)的第 I 型心房中隔欠損 (ostium primum) 及房室中隔欠損 (atrioventicular canal or communis)等。

III. 僧帽瓣閉鎖不全之病態生理

最基本的問題是在收縮期血液由左心室逆流到左心房而引起左心房壓力及容量增加，而在擴張期使左心室充塡 (filling) 增加。 隨著左心室負擔過重 (diastolic overloading) 而衰竭， 左心室擴張期壓力也跟著左心房壓力增加上昇。最後左心房及肺靜脈壓力超過血漿蛋白滲透壓就會發生肺水腫。後來在肺細動脈之保護作用出現結果，肺動脈高血壓及右心室衰竭出現。僧帽瓣閉鎖不全之症狀不但與瓣膜之洩漏有關，而且與左心房及肺靜脈之壓力容量特色就是伸舒力 (compliance)， 肺高血壓之程度以及心輸出量之降低等有關。 這些狀況，如果有心房細動或肺梗塞或其他瓣膜疾病之出現而很明顯受到影響。

IV. 症狀

僧帽瓣閉鎖不全之症狀與僧帽瓣狹窄時之症狀很相似。呼吸困難是最共通的症狀。但是疲倦是發病早期就出現而一直維持，比狹窄時更加麻煩的症狀。急性肺水腫、咯血與栓塞等是比狹窄較少出現，但細菌性心內膜炎則在純粹的閉鎖不全時較頻繁。左心房壓力之上昇則兩者都差不多。輕度之閉鎖不全常常很多年都維持無症狀。連相當嚴重的閉鎖不全也可以一時無症狀。但心臟衰竭一旦發生了就情況惡化得很快。有症狀的僧帽瓣閉鎖不全之自然史，沒有狹窄時那樣明瞭。

臨床上，純粹的僧帽瓣閉鎖不全可以分爲慢性及急性兩大類。**慢**

性型之僧帽瓣閉鎖不全是由於風濕性僧帽瓣疾病而發生。在漫長的經過裏，勞動時的疲倦，心悸亢進，呼吸困難而後來水分蓄積。左心房相當擴大，但左心房壓力只有輕度上昇。左心室也會擴大。急性型之僧帽瓣閉鎖不全之原因有細菌性心內膜炎，僧帽瓣腱索斷裂，左心房黏液瘤及心肌梗塞引起的乳頭肌破裂或機能不全等。症狀是忽然間來且進行的很快。左心房擴大很輕，但左心房壓力卻很高，表示左心房之伸舒度很低。

V. 診斷

(1)聽診:

僧帽瓣閉鎖不全之最重要之聽診所見是從第一音延伸到第二音之全收縮期之心尖部雜音 (pansystolic murmur)。 而且由心尖部傳達到左腋窩及後面左肺根部。聲音是很響亮，但其大小與閉鎖不全之嚴重度沒有一定的關係。腱索斷裂引起的閉鎖不全時，其雜音之傳達方向會改變。若前小葉瓣膜之腱索斷裂，其雜音會特別傳達到後面左肺根部及背柱，有的症例則在頭頂上也聽的很清楚。相反地在後小葉瓣膜之腱索斷裂時，其雜音特別在大動脈瓣口部及頸動脈上聽得到。因此往往被誤會爲主動脈瓣狹窄。僧帽瓣閉鎖不全病人除了上述有特徵的全收縮雜音外，還有心尖部擴張期雜音。短而低的隆隆響音直到第三音爲止，但不會延伸到擴張後期。沒有左心室衰竭時就聽得到第三音。這個第三音是左心室之快速充塡之很亮的聲音，而可能會被誤爲開放性劈拍聲。僧帽瓣閉鎖不全之另外聽診所見是第二音之寬大分裂 (splitting)。因左心室之收縮期縮短之關係其分裂時間有 0.06 秒之長。肺動脈瓣第二音是有亢進。 因有左心室肥大，心尖衝動 (cardiac impulse) 向下左邊移動。 摸起來是普遍性而有舉動性之感覺。所以在前腋窩線可以觸覺到左心室之過度搏動。也有時可以摸得到左心室之充塡音或收縮期振顫。

(2)僧帽瓣閉鎖不全之嚴重度之臨床評價:

雖然全收縮期心尖部雜音是僧帽瓣閉鎖不全之診斷據點，不像僧帽瓣狹窄時之雜音單獨可以做嚴重度之評價尺度。一般而言，用手觸診到的左心室肥大之程度與其他症狀合併考慮才能給與有信賴性之標誌，而有時候特別有益。但是，像腱索斷裂引起的急性僧帽瓣閉鎖不全則症狀嚴重卻還未有左心室肥大。左心室充塡音與第二音之分裂都表示左心室之負擔過重，但不一定是左心室衰弱而只有輕度之症狀。至於心電圖或X光照片上之左心房及左心室擴大也不一定指示病人之血行力學上之嚴重性。

(3)心電圖:

心電圖時常顯示心房細動。如果是洞調律則有 "僧帽瓣性 P" (Mitral P) 在第一及三誘導很明顯，而有後期陰性之 P 波出現於 V^1 誘導。大部分症例之胸部誘導都有明顯的左心室肥大，同時有右心室肥大之跡象。但僧帽瓣閉鎖不全病人之大約10分之1是在心電圖上只有右心室肥大卻沒有左心室肥大之跡象。電氣軸則通常向右轉。

(4)放射線診斷:

有嚴重的僧帽瓣閉鎖不全時，左心室之縱橫徑都擴大。但必須確定沒有主動脈瓣或心肌症等之疾病而來的影響。雖然左心房之大小是普通無助於鑑別診斷，有時嚴重的僧帽瓣閉鎖不全時左心房會擴大達到右側胸腔。稱爲巨大左心房 (giant left atrium)。僧帽瓣狹窄時則左心房不會擴大到這個程度。有僧帽瓣閉鎖不全時在透視左心房時有很強大的搏動。這個徵候雖然是很好的診斷根據，連最有經驗的透視學者也有時很難判斷。在純粹的閉鎖不全時，瓣膜之鈣化沈着是很少見，若有鈣化出現就表示狹窄是主要的變化。當然也有例外，比如有狹窄而無鈣化，而在閉鎖不全時卻有些鈣化沈着出現。柯麗（Ker-ley）之線條則在閉鎖不全時很少見。

　　僧帽瓣有無閉鎖不全可以用左心室攝影術觀察之。由主動脈分枝插入逆行性心導管進入左心室內灌入造影劑是最安全而可靠的方法。在注射及攝影時間內，務必確定沒有期外收縮情形發生。由左心室造影劑逆流到左心房之各種造影程度來判斷僧帽瓣閉鎖不全之輕重度。以左心房之大小，左心房造影濃度及其造影之速度等三個條件來分爲閉鎖不全之輕中重度三階段。同時由左心室攝影術可以計算左心室容量，就能更進一步洞察閉鎖不全之機能性或器質性之原因。

　　心肌症（Cardiomyopathy）或冠狀動脈疾病引起的左心室擴大及僧帽瓣環之擴大聯合而來的僧帽瓣閉鎖不全與嚴重的風濕性僧帽瓣閉鎖不全尤其是沒有交連合之癒著時，兩者都很困難區別。兩者都顯示只有輕度的柔軟性收縮期雜音。左心室之造影術及血行力學檢查有時可以協助鑑別這兩者病態。

　　在左心室造影術時，有心肌症時，在收縮末期及擴張末期之各左心室容量相差很小，而有器質性僧帽瓣閉鎖不全時則兩期之左心室容量之相差相當的大。由左心室造影術得來的左心室容量與由色素稀釋法算出的左心室送出量（ stroke volume ）比較就能算出因閉鎖不全而逆流的血流量。心拍出分數（ejection fraction)是心拍出量（stroke volume）與左心室擴張末期量(Lt. vent. end–diastolic volume)之比，在心肌症時，左心室擴張末期壓力相當昇高，而心拍出分數則減少。而有器質性僧帽瓣閉鎖不全時則這些變化沒有那麼明顯。

　　用右心導管術得來的肺動脈楔部壓力曲線之分析能夠顯示僧帽瓣閉鎖不全之存在。就是 v 波高度與左心房壓力之比率超過1.5時，Y下坡長與左心房壓之比超過4時，或Y下坡長度與 v 波高度之比例超過 3.5 時等。

第三節　　僧帽瓣疾病之外科治療

僧帽瓣疾病之現行的外科治療方法，除了無合併症的純粹僧帽瓣狹窄可以用手指頭撥開（finger fracturation）以外，都得採用瓣膜環成形術（annuloplasty）或瓣膜置換術（valve replacement）。關於這些手術方法都不是根治性而只是緩和性質的認識是，對於採用手術方法的正確決定上非常重要。所以完全無症狀的病人是不考慮做手術治療。有些症狀非常嚴重而且水分蓄積很明顯的病人常常被稱爲"不能手術"（inoperable），但是這種嚴重的病人也有時會成功地經過手術治療。所以"不能手術"的病人要從臨床症狀或檢驗方法來分開界限是沒有一定的標準。

要選擇適當的僧帽瓣疾病病人做外科治療時，需要依靠下列幾個因素來決定。就是瓣膜病變之型態和嚴重度之確認，症狀就是功能障礙的程度，若不手術其可能發生的後果和手術本身之危險性及手術後之效果等。

症狀就是功能障礙程度一般都採用紐約心臟協會　（New York Heart Association）之分類。在日常生活範圍內之活動時沒有任何症狀者爲第一期（Class I），而有症狀者爲第二期（Class II），比日常生活較小的活動範圍就有症狀者爲第三期　（Class III），任何活動甚至於休息時也有症狀者爲第四期（Class IV）。

第一期病人，無論他的僧帽瓣病變是如何型態，都不考慮手術治療。但是有時候，有相當明顯的僧帽瓣狹窄之病人，只有輕微的或完全沒有（心臟）症狀（其理由不明），卻有好幾次的動脈栓塞時，做手術治療可能減少再栓塞之危險性。宜做開心手術（open heart procedure)。

　　第二期之病人，只有純粹的僧帽瓣狹窄並且確認其瓣膜還十分柔軟而沒有鈣沈着現象者可以做僧帽瓣膜撥開手術 。 這種手術不用人工心肺，就是所謂閉鎖性手術 (closed procedure)。 其危險率低於 2 ％，而且其效果能維持很長期時間。雖然很難證明，早期做僧帽瓣撥開手術能維持瓣膜之柔軟性及減少血流之渦亂，並且可能阻止瓣膜之纖維化及鈣沈着等之進行性之變化。至於僧帽瓣撥開手術，是否應該在體外循環下做 open commissurotomy？或依舊做閉鎖性手術？現行的人工心肺循環技術已相當安全，並且可以減少因心房血栓引起的腦栓塞或空氣栓塞等之機會以及在手術當中之有無閉鎖不全之檢查方法之改良等之理由，現在的傾向是在開心手術下，不但要撥開僧帽瓣膜，癒合的腱索及乳頭肌也要徹底切開分離，以期減少擴張期壓力之壓差及減少渦亂流。還有在主動脈瓣疾病之手術時，如同時有僧帽瓣狹窄時可以應用。

　　其他病變就是狹窄合併有閉鎖不全，或純粹的閉鎖不全者，或明顯鈣沈着者等在第二期時不考慮手術治療。因這時候都可能需要開心手術下做瓣膜置換手術，而其危險性比閉鎖性手術高。

　　第三期之病人，都需要手術治療。這時期的病人常常有鈣沉着明顯，或狹窄合併著閉鎖不全，或純粹的閉鎖不全。並且都需要瓣膜置換術， 而只有極少數可以做瓣膜成形術。 因在體外循環 (extracor-poreal circulation) 下做開心手術時之死亡率還相當高，人工瓣膜置換後需要長久之抗凝血治療，還是無法減少到最低的血栓發生率以及人工瓣膜本身之眞正長期成績還未正確明瞭等之理由，到第三期才考慮做這種手術。但在純粹的僧帽瓣狹窄而無鈣化時，雖已進到第三期者有時僧帽瓣切開手術還可以應用。有慢性風濕性僧帽瓣閉鎖不全在第三期者是有手術之必要。有時剛開始有心房細動，雖經毛地黃治療病況還是繼續惡化者也需要手術。對於其他原因引起的急性僧帽瓣閉鎖不全者，雖只有數星期或數個月之症狀都需要手術。卽是瓣膜變化小而僧帽瓣環擴大者或腱索斷裂，小葉破裂等之少數病人只做瓣膜環成形術而不需要施行瓣膜置換術。如果原因是左心房黏液瘤，摘除腫瘤就可以根治。

第四期的病人之手術適應跟第三期一樣。第四期之病人往往是曾經過早期之僧帽瓣撥開手術，而其瓣膜硬靭而不動，有鈣化有狹窄同時也有閉鎖不全。而且常常合併著三尖瓣閉鎖不全。水分蓄積是可以在住院中以內科療法控制。在治療中，如果血液尿素氮 (urea-N) 濃度還是慢慢上昇就需要卽時手術。在第四期的病人經過 3～4 天的強力治療後，腎功能應該會好轉。如果不好轉，腎功能繼續惡化下去是表示心臟功能卽是心輸出量不夠維持適當的腎功能而到崩潰的階段之最明顯的徵候。對於這樣的病人，外科療法雖然會增加危險，但瓣膜置換術還是值得一試。而大部分的病人因此而好轉。手術後之恢復期也許需要長期而困難。很多病例都顯示著心輸出量減少 (low output syndrome)，因此有的病人在手術後不能够生存。這個事實表示心肌因素 (myocardial factor) 在僧帽瓣疾病後期顯得特別重要。所以瓣膜置換手術應該在還沒到第四期以前就是在第三期時實施為理想。

I. 僧帽瓣膜之手術技巧 (Technique of surgery for mitral valve)

對於僧帽瓣膜之手術步驟可以分為數階段來說明。就是着手徑路 (approach)，卽皮膚切開部位及進入左心房之徑路；手術方法之選擇，卽成形術或瓣膜置換術；用何種瓣膜卽機械瓣膜或是動物組織瓣膜。

(1)着手徑路 (Surgical approach)

雖然有左(前)側開胸,右側開胸,胸骨縱切開‥(sternal splitting)
或第四肋間胸骨橫切徑路等,在閉鎖式僧帽瓣膜撥開手術時普通都採
用左前側開胸或左側開胸方式。如果在僧帽瓣膜要做成形術或置換手
術,則需要在體外循環下做開心手術。一般都採用胸骨縱切方式進行。
如果主動脈瓣或三尖瓣等也有病變而需要做置換或成形手術時,這個
胸骨縱切徑路是最方便而應用範圍最寬的方式。其他的徑路對於僧帽
瓣來講都不適合。至於進入左心房之徑路都與皮膚切開部位有關聯。
在右側開胸或胸骨縱切方式開胸時可以在左右心房之間溝 (groove)
處切開,或先由右心房進入後再切開心房中隔就可以進入左心房處理
僧帽瓣膜。如果是在左前側或左側開胸時則需要切開左心耳進入左心
房。尤其要做閉鎖式手術時這個方式是最簡單方便。就是在左心耳用
鉗子挾住後,用粗線在左心耳底部一周做巾著縫合後,就可以插入手
指頭於左心房內檢查僧帽瓣膜之情形,然後做撥開手術。如果左心耳
太短或太小時可以接上臨時性的人工憩室來補其長度後插入手指頭。

(2)僧帽瓣膜之手指探查 (Digital exploration)

手指頭一旦進入了左心房,第一要注意有無血塊。如果有血塊存
在就不宜做閉鎖手術,而要改為體外循環下做開心手術。其次要檢查
有無閉鎖不全。要心臟在跳動時檢查最為正確。有閉鎖不全時手指頭
能夠感覺到逆流引起的噴出流 (regurgitant jet)。由於其噴出流之持
續時間,大小範圍及強度高低等就能夠推想其閉鎖不全之程度。但有
心輸出量減少情況時,輕度的閉鎖不全是摸不出來而容易被忽略。然
後,把手指頭再前進到僧帽瓣膜處。把瓣膜口確認後要概算其大小。
交連合部要注意摸而確認其癒合的範圍 。 前後小葉 (leaflet) 之柔
軟性之確認是尤其重要。如有鈣化必須避免其脫落而發生鈣栓塞之機

會。這時宜做開心手術而可能需要置換瓣膜。

(3)閉鎖性僧帽瓣膜撥開手術 (Closed mitral valvotomy)

手指頭摸到僧帽瓣膜後，直接在前側交連合癒合處稍微加指頭壓力開始撥開瓣膜。在心臟內手指頭之反對側之心室外側壁處加重相反壓力就容易撥開前側交連合部之癒合。然後手指頭再進入心室內，把瓣膜下之癒合部分撥開（圖17-1）。後側交連合癒合之撥開是比較不容易，這時手術者站在病人之前面比站在後面做容易多。有時需要借

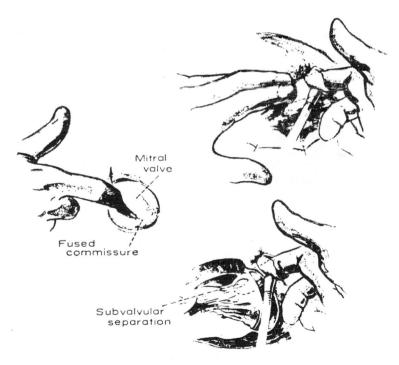

圖 17-1　經心房式瓣膜撥開手術。右手示指（第二指）挿進入左心房內
　　　　　將癒合的僧帽瓣緣撥開時，同時用左手指頭壓迫在心房裏之手
　　　　　指頭對側以便用力撥開。然後瓣膜下之腱索及乳頭肌等之癒合
　　　　　也要撥開。

用機械之力量才能撥開癒合部位。在左心室尖部沒有冠狀動脈分布之處用粗線做墊式縫合而接上止血用絞壓器（tourniquet）後，在心尖部做小切開創挿入瓣膜擴張器（transventricular dilator）於左心室內進入僧帽瓣膜口處。同時必須用右手示指頭確認其位置而避免障礙到腱索等之組織。擴張力量必須要使前後小葉同時受到同樣的力量才可以。在心室外之把手握緊時在心室內之撥開頭就張開。這個操作可以重複一直到理想的寬度為止。但必須避免腱索之斷裂或瓣膜小葉之破裂等而引起閉鎖不全。萬一有閉鎖不全之發生，雖然還有狹窄沒有校正好，必須中止再撥開之操作。如果有僧帽瓣或主動脈瓣之閉鎖不全時，則需要馬上轉向開心手術。所以普通在旁邊需要有人工心肺之準備。

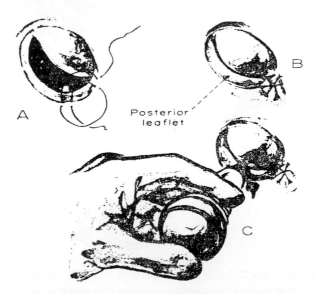

圖 17-2　僧帽瓣纖維環形成術。在纖維環之後內側縫縮之情形。寧願縫合後小葉部分而來保持前小葉之寬度以及灌入生理食鹽水於左心室內來檢查僧帽瓣膜之洩漏情形。

(4)開心僧帽瓣切離手術（Open mitral comomissurotomy）

切離癒合部位一定要在解剖上之正確癒合處。把瓣膜拉緊時其癒合處就比較明瞭看得見。切離癒合的瓣膜後，腱索及乳頭肌之癒合也同樣必須切離分開。

(5)纖維環形成術（Annuloplasty）

這手術之目的是把僧帽瓣纖維環縫合縮小使逆流消失而且不發生狹窄情形為最成功的成形術。只有用偏心的纖維環縫縮方法，就是以縮小後小葉環部分維持前小葉之寬度來彌補閉鎖不全之洩漏處。（圖17-2）

(6)瓣膜置換術（Valve replacement）

由以上述方法不能撥開的狹窄就是瓣膜硬靱不動者，或合併閉鎖

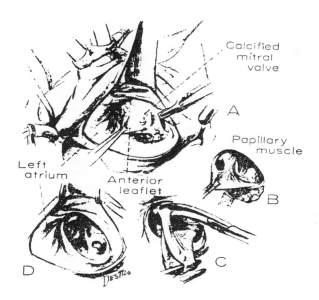

圖 17-3　僧帽瓣膜之切除情形。先在前小葉之底部切開後逐漸切開一周，同時把腱索及乳頭肌也要切離完成瓣膜切除。

不全者， 有鈣沉着者以及有閉鎖不全者， 其僧帽瓣膜需要切除來置換人工瓣膜。普通在前小葉之接連於主動脈環的最薄部位開始切除瓣膜。腱索及乳頭肌都需要同時切除。（圖17-3）然後選擇恰好符合纖維環大小的人工瓣膜以便縫合固定。如果瓣膜上有過剩的鈣沉着，注意避免引起鈣片之動脈栓塞。平常把人工瓣膜環分爲四區，在各區間處用四條索引線縫後，在其中間用各獨立的墊式縫合或連續線縫合。最後要關閉左心房壁以前，用柔軟橡皮管經人工瓣膜放進左心室內，以便於排除留在裏面的空氣預防空氣栓塞。（圖17-4）如果主動脈瓣膜也需要置換，則應該在僧帽瓣膜置換以後才做爲宜。

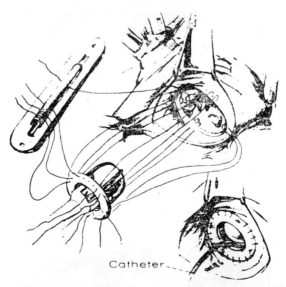

Catheter

圖 17-4　球瓣膜（Starr-Edwards）之縫合法。在僧帽瓣膜切除後之邊
　　　　緣處，先用四條縫合線做基本索引線後，逐次在其中間縫合，
　　　　最後以導管放左心室內，在縫合左心房時以及要完了體外循環
　　　　時，避免空氣栓塞之危險。

II. 僧帽瓣手術之成績

對於某一種疾病之外科治療效果之判斷是與只用內科治療之效果比較時最明顯。不但要比症狀之改善而且要比長期生存率才有意義。以僧帽瓣狹窄之外科治療而言，做過僧帽瓣撥開手術以後 5 年之生存率是73%，而只用內科療法者是 50% (Greenwood, 1963)。10年之生存率是在第二期及三期者是大約80%，而在第四期者65% (Ellis, 1984)。但只用內科療法者只有34%或40%以下 (Rowe, 1960)。

(1)僧帽瓣狹窄撥開手術之成績

平均手術死亡率是 6 %，在第二及三期者只有1.4%，而在第四期者是18% (Ellis, 1964)。以後之逐年生存率就像以上所述逐漸減少。其生存率之逐年降下之主要原因，有瓣膜之鈣化，閉鎖不全，心房細動，第四期之心衰竭以及僧帽瓣再狹窄等。

僧帽瓣膜之再狹窄 (mitral restenosis) 是在僧帽瓣狹窄之完全撥開手術以後，一旦症狀完全消失了 5 至10年以後，再發生同樣的症狀或甚至發生心衰竭嚴重而死亡的症例確實存在。其瀕度在各所之報告都不一致，大概在11至42%。仍然存在的風濕症繼續進行著纖維化及瘢痕化之結果是主要的原因。在第一次手術時不完全的撥開手術之後果是不包括在再狹窄之項目裏。比如瓣膜之鈣化是只用撥開手術時根本不能打開而須要瓣膜置換手術。瓣膜鈣化是對於生存率有最壞的影響。在僧帽瓣撥開手術時傷害到瓣膜或切斷腱索而引起閉鎖不全之發生。如果其程度大則可能引起嚴重的心衰竭而影響生存率。總而言之，手術前之症狀之重症度及瓣膜之病變度等之兩個因素對於生存率遠隔成績之影響最大。

(2)僧帽瓣膜置換手術之成績

據1968年之全世界27個醫療中心之統計結果，僧帽瓣之人工瓣膜

置換手術之手術死亡率是大約在 18.5%（Brewer, 1969）從 1973
以後，對於心肌之生理有更深的了解及手術中之心肌欠氧之預防方法
之考慮等使手術死亡率降低至 5 至 8 ％。以冰食鹽水把心肌冷卻至
4°C，而使全身低體溫（general hypothermia）至 25°C 以及注意避
免主動脈狹鉗（aortic cross-clamping）時間超過15分鐘等之處置，
可以使因欠氧引起的心肌硬塞不發生。因此現在各處之僧帽瓣置換手
術之死亡率都已降下到可以接受的程度。

(3)長期生存率（僧帽瓣置換手術）

僧帽瓣置換手術以後之長期生存率也會逐年降下。據27所之報告
有10.7%之後期死亡率 （Brewer, 1969）。 依最近之報告也還在 4
至 8 ％ 之多 。 以機械式瓣膜（mechanical valve）與動物組織瓣膜
（tissue valve）分類則前者之後期死亡率有6.3 至7.9%，而後者是
3.4至6.2%（Oyer, 1977）。 長期生存率之逐年降下之原因可能有下
面三種因素:

第一因素是僧帽瓣膜置換術以前之長期心肌衰竭引起的不可逆的
心肌纖維化及左心室擴大之程度有所關聯。如果心肌之纖維化範圍很
寬，雖其瓣膜有完全正常的功能，心肌功能還是沒有辦法復元，而可
能導致遠隔死亡率。因風濕症本身侵害到心肌的所謂心肌因素（myo-
cardial factor）而引起的頑固心衰竭的症例也有。

第二因素是手術時發生的心肌欠氧障礙之範圍，雖然可以幸運地
躲過手術之危險期，但以後可能還是慢慢發生心肌功能之減退而後死
亡。

第三因素是人工瓣膜引起的種種合併症。在使用人工瓣膜之最麻
煩的合併症是因血液凝固在其表面發生血栓及栓塞之問題。所以人工
瓣膜移植後必須做抗凝固療法。雖然在做抗凝固治療，還是有12%之

病人發生血栓栓塞，有 4 ％是因此而死亡（Brewer, 1969）。雖然不斷地努力改進人工瓣膜表面之化學性質來減少血栓發生率，還有 6 至 10％之間（Oyer, 1977）。因此，種種的動物組織瓣膜被利用移植。新鮮無處理的，或用種種物理化學處理過的人或動物的瓣膜都不理想。移植 2 至 5 年後都顯示變性退化而發生肥厚狹窄或破裂等現象。目前只有 Glutaraldehyde 處理的猪主動脈瓣有相當好的結果。不需要做抗凝固療法下其血栓發生率是 2 至 4 ％。至於人工瓣膜移植後之細菌性心內膜炎之瀕度是在 1 至 2 ％之程度。機械式或動物組織瓣膜都差不多一樣的發生率。人工瓣膜之持久性問題（durability）是對於它的最大的考驗。機械式瓣膜自從開始使用以來有 5 ％之破損率。有球瓣之破裂，栓塞或瓣膜支架之折損等。最近經改進過的瓣膜破損率已降至 2 ％以下，而被蓋布邊之破損是最多的原因。至於動物組織瓣膜之持久性比機械式瓣膜更有問題。因動物組織瓣膜是異種組織而必然會因有宿主組織生長進入裏面而發生變性，退化肥厚或狹窄等之現象。目前 5 年間之觀察 Glutaraldehyde 處理的猪主動脈瓣膜有 3 ％之破損率。需要更長期的追踪調查才能做真正的評價。因瓣膜支架支持環或瓣太大的關係，移植後在左心室內阻塞著流出口而影響到心拍出量減少的症例也有。其他因長期的抗凝固治療之結果發生腦出血或腦膜下出血的症例也有。

第十八章　主動脈瓣疾病

梁　家　熙

沿　革

　　1896年德國醫師 Ludwig Rehn 氏爲一胸部受刺傷之年輕工人修補心臟的裂口，成功地挽救了該患者的生命，從此開拓了心臟外科的領域。其後，由於解剖學、生理學及病理學等多方面的發展，使醫者對主動脈瓣疾病有了更多的瞭解，並不斷努力於治療的方法。1914年 Tuffier 氏爲治療一主動脈瓣狹窄的病人，曾嘗試用手指經升主動脈將融合之主動脈瓣撐開，可惜結果病人因產生主動脈瓣閉鎖不全而死亡。自此以後，心臟外科手術僅局限於心臟外傷的修補，異物的移除，及慢性約束性心包膜炎的治療等。1952年 Bailey 氏利用特別設計之撐開器自左心室伸入直達主動脈瓣，將融合而呈狹窄之主動脈瓣撐開，獲得成功。同年，Hufnagel 氏在一主動脈瓣閉鎖不全患者的降主動脈植入一塑膠製之球形人工瓣膜，以減輕其症狀，並且也有若干病例的成功。雖然如此，後天性心臟病之外科手術治療，仍無重大突破。迨1954年 Gibbon 氏發明之人工心肺機成功問世，心臟外科從此進入嶄新之里程，主動脈瓣手術可在直視下進行，如瓣膜連合切開術，鈣化碎片之移除或瓣膜之修補等以治療主動脈瓣狹窄或閉鎖不全，都獲得相當之成功。但其後又發現，對於許多主動脈瓣損壞太屬害的病人，上述這些手術仍不足以作完滿之治療，必須切除最壞的小葉，代之以人工製品。其間如 Harken 氏，Bahnson 氏，McGoon 氏及 Lillehei 氏等均有成功病例報告。但是這種部分主動脈瓣置換術，其結果仍未盡令人滿意。1960年 Starr 氏所設計之人工瓣膜獲得臨床成功，損壞的瓣膜可予以切除而完全由人工瓣膜置換代替。瓣膜手術，因而再放異彩。其後之進展，更是一日千里，各種人工瓣膜紛紛問世，而且不斷改良。1968 年 Carpentier 氏推出經 glutaraldehyde 處理過之豬心瓣膜，並獲得廣泛採用。其後相繼問世之生物性牛心包膜瓣膜，機械性之 St. Jude 雙葉瓣膜，也獲相當好評。主動脈瓣膜手術更趨完滿，而主動脈瓣疾病患者之治癒率愈高，而致病率及死亡率則愈低。撫今追昔，則不勝感激前人學者努力之功也!

第一節　主動脈瓣狹窄症

I. 病因

　　風濕性熱爲後天性主動脈瓣狹窄症最常見的病因。但據一般臨床統計只有30～50％的病人，可追溯其曾患風濕性熱的病史，其餘患者則在手術時因主動脈瓣之外觀或病理切片之發現，而判斷爲風濕性主動脈瓣疾病。

　　先天性主動脈瓣狹窄，常由於主動脈瓣之畸形（70％爲雙尖瓣）而致，並且常合併有其他之心臟病竈如動脈導管開放症或主動脈縮窄症等。先天性主動脈瓣畸形，尤易發生風濕性熱、細菌性心內膜炎、及瓣膜鈣化變性等。故手術治療小兒之患先天性主動脈狹窄症者，可作瓣膜切開術，但日後常又由於瓣膜受損或鈣化而再形狹窄，則需置換人工瓣膜。

　　鈣化性主動脈瓣狹窄，如前所述，最易發生於主動脈瓣之先天畸形。小兒患輕度或中度之先天性主動脈瓣狹窄症，可能無症狀或症狀不顯而未加注意，一般到三十歲左右，過大半數之患者，都發生鈣化性主動脈瓣狹窄，由於鈣化變性，使主動脈瓣葉變硬變直，而狹窄更爲嚴重，其時便亟需手術治療了。

II. 病理學

風濕性熱之特性爲發生全心性炎症，尤其易侵犯瓣膜，使其變性而導致功能失常。主動脈瓣之病理變化過程，先開始於主動脈環，發炎、變腫、並且延伸至瓣葉而形成瓣膜炎，瓣葉因水腫而變厚，且有炎症細胞侵潤，其上可發生贅生物。瓣葉其後因纖維化而變硬、變厚、邊緣變形。瓣葉連合處也發生融合現象。最後，瓣膜形成一片硬環，其中心開口變小，呈三角形或不規則形，因而導致主動脈瓣狹窄（或閉鎖不全）。日後病變之瓣葉發生鈣化，而狹窄更形嚴重。左心室心肌變肥厚，但早期心室不呈擴大，除非到後期左心室出現衰竭現象，則不但左心室擴大，而且右心房右心室也會變肥厚及擴大。因血流從左心室狹窄之開口噴射而出，升主動脈壁受到長期之衝擊，可見局部之變厚或纖維化，並常有主動脈瓣狹窄後局部管腔擴大的情形。

III. 病態生理學

主動脈瓣開口之橫切面積，正常爲 $2.5cm^2$ 至 $3.5cm^2$，當主動脈瓣病變發生狹窄，其開口面積減少25～50％時，體檢可聽到收縮期雜音，但患者可能沒有症狀。當主動脈瓣狹窄至 $0.8cm^2$ 時，則左心室與主動脈之壓力差，必須超於 50mmHg 然後能維持一中等之心搏出量。狹窄至低於 $0.75cm^2$ 時，病者通常會出現症狀。當開口面積狹窄至 $0.5cm^2$ 到 $0.7cm^2$ 時，左心室與主動脈的壓力差必須大於 150mmHg，然後能維持中等之心搏出量，而主動脈瓣狹窄至該程度時，左心室收縮期壓力卽使再增加，也不能產生更大之心搏出量了。雖然左心室收縮期壓力最大可能達 250mmHg，但其時左心已不能支持更久了。

由於主動脈瓣狹窄，左心室承受更大的壓力而必須作更大的功，然後能維持一定的心搏出量，久而久之，左心室心肌發生肥厚（但較

少發生擴大，故在X光片上所見心臟之大小接近正常)，同時左心室由
於肥厚而其彈性度減低，所以舒張壓也就升高，此情形在運動後尤其
明顯，左心房的壓力也會暫時性的升高。但早期較少發生肺水腫或肺
血管之病變，而到了後期，一旦發生這些情形，卽爲臨危之現象矣。
所以主動脈瓣狹窄症之不同於僧帽瓣狹窄症，是在於前者可能經一段
相當長的時間沒有症狀，但一旦發生心臟代償功能失調或肺充血等症
狀出現時，其生命也僅有限幾個月了。

　　主動脈瓣狹窄之病人常合併有心肌缺血症而呈現心絞痛之症狀，
原因包括其一，左心室作功量增加；其二，心肌因肥厚而相對微血管
之分佈減少；　其三，　由於主動脈之舒張壓降低而冠狀血流之灌注也
減少；其四，許多病人常合併有冠狀動脈之粥樣硬化。由於心肌缺血
症之出現，使主動脈瓣狹窄之患者，其病情更不穩定，而隨時都有暴
卒之可能。這種情形在其他的瓣膜疾病則較少見。

IV. 症狀

　　患主動脈瓣狹窄症之病者，通常先經相當長一段時間沒有明顯的
症狀，或僅有輕微的運動時喘息，而患者多半不加注意。但一旦發生
下列三種或其中一種症狀時——卽心絞痛、暈厥、左心室衰竭——則
病情迅卽轉劇。據統計約20％主動脈瓣狹窄症患者會發生突然死亡，
當上述症狀出現時，其暴卒的危險性又大大增加。如病者有心絞痛或
暈厥之症狀而又未予以任何治療，則其生命平均只再延續三到四年；
如有左心室衰竭情形，則只能再活一或兩年了。

　　(1)暈厥：約三分之一的患者有暈厥的症狀。可能是由於主動脈瓣
之鈣化進程侵犯房室結，使心傳導系統功能失常而產生暈厥的情形。
通常病人在運動後易生暈厥，並常合併有心絞痛。一旦出現左心室衰
竭症狀時，雖然輕微的運動，也常導致暈厥。而此時病情已相當的嚴

重了。

(2)心絞痛：約三分之二的病者，有心絞痛的症狀。表示其心搏出量之不足而心肌缺血所致。心絞痛出現之時日愈長，則部分之心肌可能發生壞死，最後變成心肌之纖維化。

(3)左心室衰竭：主動脈瓣狹窄症患者如出現左心室衰竭情形，則表示病情已趨相當嚴重，而許多病人還未等到發生合併之右心室衰竭便已死亡。所以病人一旦發生左心衰竭，便亟需立即予以治療，否則命不久矣。同時，由於長時期左心房壓力之升高，病人常有心房纖維性顫動，此情形亦顯示左心室衰竭已到嚴重的程度了。

V. 臨床體檢

主動脈瓣狹窄症之臨床體檢，在聽診方面，典型之發坝是在胸骨右方主動脈部位可聽到收縮期噴射性心雜音（在心音圖上呈現心縮期菱形之雜音），此由於血流經狹窄之瓣膜開口強力射出所致。但有些病者則在心尖部位雜音最響。雜音之強度從二度至四度，但與瓣膜之狹窄程度沒有相關。較響之雜音常合併觸診時有震顫，並傳至頸動脈。70～80％病者，可察覺主動脈第二音較柔弱。又許多患者在胸骨左緣，可聽到一度至二度之主動脈瓣閉鎖不全之舒張期雜音。

主動脈瓣狹窄症，由於心臟沒有明顯變大，心尖之搏動常在正常之位置。觸診時感覺心尖之收縮有如緩慢之推進而非強勁之衝出，這是由於左心室出口狹窄使血流受阻之故。許多病人其血壓為正常，但在主動脈瓣嚴重狹窄的病人，其脈搏壓（即收縮壓與舒張壓之差）可低至 30mmHg 以下。病人的脈搏型態也有典型的變化，即脈波之振幅變低，升起緩慢而尖峰變圓，此情形由脈波記錄可觀察到。

VI. X光檢查

主動脈瓣狹窄症患者之胸部 X 光片，通常顯示心臟之大小屬正常。但如病情嚴重，左心室有擴大或衰竭情形，則X光片上可見心臟變大，當然其預後也就差了。有些患者會發現左心房有輕微之變大，或升主動脈有狹窄後局部管腔擴大情形。而超過三十五歲之病人，通常可見到主動脈瓣有鈣化出現。

VII. 心電圖檢查

　　當主動脈瓣狹窄嚴重時，心電圖檢查可見左心室肥厚，卽包括 QRS 波羣之電位增加，ST 段及 T 波之異常。但這種發現並非特別可靠，尤其在較輕的患者或甚至許多很嚴重的患者，其心電圖往往爲正常者。再說，許多合併有冠狀動脈疾病的患者，本來就有 ST 段及 T 波的異常。因此主動脈瓣的狹窄程度不能以心電圖的變化爲準。

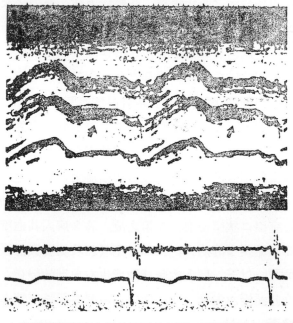

圖 18-1　主動脈瓣狹窄症之超音波回音心圖，箭頭所示主動脈瓣膜嚴重鈣化。

VIII. 超音波回音心圖檢查

主動脈脈狹窄之回音心圖顯示: 在心舒期主動脈瓣呈多層回音。
在心縮期, 瓣膜張開口徑變小 (圖18-1), 而瓣膜回音強度比主動脈
壁更明亮。同時僧帽瓣之 EF 斜率降低。室中隔厚度及左心室後壁厚
度增加, 但兩者之比例小於 1:3。

IX. 心導管檢查

主動脈瓣狹窄症之心導管檢查, 主要爲測定左心室與主動脈之壓
力差 (圖18-2), 以決定主動脈瓣狹窄之程度。在輕度之狹窄, 其心
收縮期之壓力差可能只有30至 40 mmHg。當嚴重之狹窄時, 其壓力
差可能超過 100 mmHg。同時, 由壓力差與心搏出量之測定, 可計

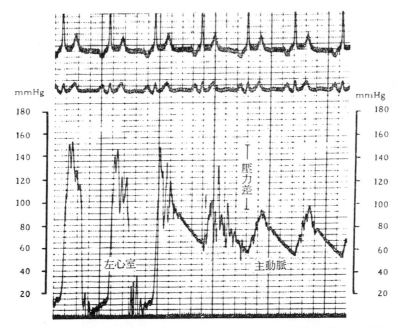

圖 18-2 主動脈瓣狹窄症之心導管檢查, 圖示左心室與主動脈之壓力
差。

算瓣膜開口之橫切面積，則更可知其狹窄之正確程度。在進行心導管檢查同時，也應檢查僧帽瓣是否有毛病，或有無主動脈瓣閉鎖不全的情形。如果方便，冠狀動脈攝影也應同時進行，以測出有無冠狀動脈的毛病。

X. 診斷

診斷方面，　如在病人胸部主動脈部位聽到收縮期噴射性之心雜音，及發現各種顯示有左心室肥厚的徵象。再加上病人如曾有風濕熱之病史，臨床上卽懷疑有主動脈瓣狹窄症之可能。X光片上，心臟通常顯示正常大小，主動脈瓣或可見鈣化。而心電圖則呈現程度不等之左心室肥厚。當然，心導管檢查爲最確實之診斷步驟，並可測知主動脈瓣狹窄之嚴重程度。而超音波心臟回音圖檢查，因係非傷害性之檢查步驟，而且準確度亦相當高，對於初步臨床上有懷疑之患者，在本院都作爲常規之檢查。

XI. 手術治療之適應症

主動脈瓣狹窄病人之手術治療適應症，端視其心導管檢查及其臨床症狀而定。在心導管檢查如發現患者左心室與主動脈之壓力差已超過 50mmHg，則不論其是否有症狀或症狀非常輕微，　都應施行手術治療，因據統計如該等患者不予治療，其五年後之死亡率可達百分之八十。如患者發現症狀如暈厥、心絞痛或左心室衰竭情形，則不論其是否對藥物治療有效，都應盡快手術。因據報告，主動脈瓣狹窄症患者，如發現有暈厥或心絞痛之症狀，　仍不加理會，　最多只再活命三年，而一旦有左心室衰竭情形發生，則再活不過兩年了。

第二節　　主動脈瓣閉鎖不全症

I. 病因

導致主動脈瓣閉鎖不全主要有二原因，或由於主動脈瓣膜本身的病變；或由於主動脈根環部不正常的擴大，在後者雖然瓣膜本身可能沒有病變，但在心舒期仍會發生閉鎖不全的現象。

引起主動脈瓣膜發生病變者，最常見的仍是風濕性熱，但據報告也只有60％的病人，可追溯其曾患風濕性熱的病史，同時主動脈瓣閉鎖不全，往往也合併有主動脈瓣狹窄症。其次如細菌性心內膜炎，先天性主動脈瓣畸形，或創傷，都可使主動脈瓣本身出現病竈，而導致閉鎖不全現象。

至於主動脈環部不正常的擴大而導致的瓣膜閉鎖不全，以前最常見者為梅毒性主動脈炎，但今天已少見，其他如類風濕性脊柱炎，馬芬氏症狀羣，剝離性升主動脈瘤，突發性主動脈擴大，或老年性主動脈擴大等，都可導致主動脈瓣膜的閉鎖不全，而瓣膜本身並未發生病竈者。

II. 病理學

風濕性熱之侵犯主動脈瓣，使瓣膜變性（如上所述主動脈瓣狹窄症之病理變化），再而生纖維化或鈣化，瓣葉邊緣結疤，變形或捲縮，使瓣膜在心舒期不能閉合完全，因而產生回流。所以主動脈瓣狹窄往往合併閉鎖不全。（圖18-3）

細菌性心內膜炎之導致主動脈瓣閉鎖不全，或由於瓣膜上的贅生物，妨礙瓣膜的緊密閉合。或由於瓣葉的穿孔，或由於瓣葉上發生潰瘍而導致瓣膜組織的缺損，或潰瘍的癒合、結疤而使瓣葉捲縮。或在心內膜炎後期，其中一瓣葉發生變性或脫垂。種種原因都可引起主動脈瓣的閉鎖不全。

先天性的主動脈瓣閉鎖不全，可能由於瓣膜先天性發生穿孔，使血液洩泄回流。或由於主動脈瓣只有二瓣葉，而其大小不相等，使閉合時不够緊密，而且主動脈瓣的先天性畸形，一般都較容易被細菌性心內膜炎侵犯，發生狹窄或閉鎖不全的機會更多。再者，患有心室中隔缺損的病人，其主動脈瓣（通常是右冠狀動脈瓣葉）可能會從缺損中脫垂而出，導致閉鎖不全情形。

由於創傷而引起的主動脈瓣閉鎖不全則較爲少見，往往發生於正當心舒期主動脈瓣閉合，而瓣膜的張力最大，其時病者胸部受到極大力的撞擊，使瓣膜撕裂，因而產生閉鎖不全。或由於撞擊力使主動脈環部發生撕裂，而其中一瓣葉從瓣膜連合處脫離開，便導致閉鎖不全。創傷性主動脈瓣閉鎖不全，尤其易發生於本來已患有梅毒性主動脈炎或細菌性心內膜炎的患者。

至於主動脈環部不正常的擴大而導致的主動脈瓣閉鎖不全，以前最常見者爲梅毒性主動脈炎，由於主動脈中層爲梅毒炎症進行所破壞，引起主動脈環的擴大，瓣膜連合處距離分開，而使瓣膜不能緊密閉合，因而產生閉鎖不全，類似情形可見於類風濕性脊柱炎患者，主動脈囊狀中層壞死，升主動脈瘤，馬芬氏症狀羣等。

升主動脈之剝離性主動脈瘤也會產生主動脈瓣之閉鎖不全，或由於環部的擴大，或由於主動脈壁的剝離，使瓣葉從內壁脫垂（通常爲無冠狀動脈瓣）導致閉鎖不全現象。

主動脈瓣之閉鎖不全，血液在心舒期大量回流至左心室，增加左心室的負荷及搏出量，心臟漸而發生擴大。此點有異於主動脈瓣狹窄症，後者多半產生心肌肥厚，而左心室心舒期血量則少有增加者。

III. 病態生理學

正常之主動脈心舒壓大約 80 mmHg，而左心室之心舒壓大約 3 至 12 mmHg，所以當主動脈瓣閉鎖不全時，因壓力差而使主動脈血液發生回流至左心室，回流之量也相當驚人。據稱閉鎖不全的面積雖只有 0.5cm²，但左心室之回流量已增加兩倍， 當然左心室的工作負荷也就增加兩倍。

由於主動脈在心舒期血液發生回流，使全身性之舒張壓有降低的趨向。而由於左心室的搏出量增加，使全身性之收縮壓也漸升高，心縮期也增長，為的是希望能將多餘的回流血量一併打出。左心室因心舒期之血量大增而漸漸擴大。在早期，左心室的舒張壓並未增高，除非到末期產生心臟衰竭時，左心室的舒張壓便上升。而在左心室舒張壓未升高時，同樣在心房壓力也不會高，也不會產生肺充血情形。可是一旦產生肺充血時，則表示左心室也發生衰竭，病況已極嚴重了。

至於心舒期血液回流量的多寡，除與閉鎖不全的面積有關外，同時與心跳的速度，周邊血管擴張的程度， 及主動脈與左心室舒張壓的差距度都有關係。心跳比較快時， 因舒張期較短， 所以回流量也減少。周邊血管擴張，則可說是一種補償作用。因周邊的阻力減低，相對主動脈的壓力也降低，而心室的回流量也就減少。至於在病況的後期，主動脈的舒張壓漸降，而左心室的舒張壓升高（有時可高達40至50 mmHg），因此二者的壓力差變小，回流量也減少。而事實上病人之主動脈瓣閉鎖不全已相當嚴重，左心室已發生衰竭了。

嚴重的主動脈瓣閉鎖不全，由於左心室的擴大，使僧帽瓣環也變寬大，病人通常也合併不等程度之僧帽瓣閉鎖不全，當然病情也就更複雜了。

IV. 症狀

一般而言，在早期之主動脈瓣閉鎖不全患者，可能毫無症狀或只有輕微之不適。（平均該段時期可延續十年左右）但一旦症狀出現，即表示主動脈瓣之閉鎖不全已有相當程度，如不立即加以治療，左心衰竭之症狀也漸趨嚴重，則病人大約只再活五年左右。當然，其中每個病例之間也有很大的差異。但根據大宗病例的統計，大約40％的病人在患病後十年之內死亡。50％的病人可活到二十年左右，而其中約半數在此期間只有輕微的症狀。主動脈瓣閉鎖不全患者到了末期，因左心衰竭，病況漸趨嚴重至迄死亡。但也有５％的病人是發生暴卒的。

　　通常，心悸是主動脈瓣閉鎖不全患者最早發生的症狀。這是由於擴大的左心室作強力的收縮所引起。此外運動性喘息也是早期發生的症狀，而且隨病情的漸進而日趨嚴重。心絞痛則常見於病的較後期，此由於主動脈內舒張壓下降，冠狀動脈灌注的血流減少，但相對左心室擴大，因而發生心肌缺血而引起。病者也許會感覺沿頸動脈或腹主動脈部位有疼痛。這或許與血管強烈的搏動有關。有些病人則會發生嚴重的冒汗或不耐高溫等症狀，其機轉則未確知。

V. 臨床體檢

　　主動脈瓣閉鎖不全患者的心跳通常規則，當明顯之閉鎖不全且合併有心悸時，由於左心室之肥厚擴大，同時搏出量大，心尖搏動在中鎖骨線外向左下移，作大幅度劇烈跳動。在聽診方面，典型之發現在病者左胸骨邊緣第三、四肋間可聽到高音調下降性的心舒期雜音，該雜音緊隨第二心音之後卽發生，故常與第二心音混淆。心舒期雜音延續時間的長短與瓣膜閉鎖不全的程度有關。譬如僅在心舒早期出現雜音，則表示閉鎖不全尚未太嚴重。作聽診時，令病人向前傾坐，並暫時停止呼吸，則聆聽心舒期雜音更爲清晰。如果發現心雜音在右胸骨最響，則應考慮主動脈環擴大而致瓣膜閉鎖不全之可能性。此外，有些病人在心縮期還可聽到噴射性的心雜音，則是由於左心搏出量增加之故，而不一定是主動脈瓣狹窄。在嚴重的主動脈瓣閉鎖不全病人，其心尖處可聽到中心舒期雜音。再者，當發生嚴重之左心衰竭，左心室舒張壓上升，常導致心舒期雜音變弱，甚至聽不到，則病況危矣！

　　至於周邊動脈血管的檢查亦多有所發現。病者的脈搏壓變大，部分是由於收縮壓的上升，而主要是由於舒張壓的下降。其下降的程度，可低於 40 mmHg（如用動脈血管穿刺留置導管法直接測量，正確的舒張壓絕不會低於30至 35 mmHg）如果用聽診方法，甚至會有些病人的舒張壓爲零。這全是由於周邊血管擴張，阻力減低之故。舒張壓下降的程度與閉鎖不全的嚴重程度並不相關，如果病者的周邊血管屬擴張者，其舒張壓很低，但其實閉鎖不全可能並不嚴重。反之其周邊血管爲收縮者，則舒張壓雖較高，但其實可能已有相當嚴重的閉鎖不全了。其他的周邊血管症狀如明顯易見並且跳動強烈的脈搏。用聽診器可聽到“鎗擊聲”，或病者在心縮期不自覺的點頭動作 （de Musset's sign），或指甲床可見毛細血管的搏動等等，都是由於周邊血液循環亢進，或血管擴張的結果，且表示主動脈瓣之閉鎖不全已有相當程度了。

VI. X光檢查

　　病者的胸部X光片，常顯示在心室變大，心尖向下向左移。側面之胸部X光片，可見左心室向後壓迫食道（如合併食道鋇劑攝影）。再者，對於有懷疑主動脈瓣閉鎖不全的患者，應定期作胸部X光檢查，比較左心室變化的情形，以觀察病情之演變。

VII. 心電圖檢查

　　主動脈瓣閉鎖不全患者，在早期其心電圖可能爲正常者，但病情漸進並出現症狀時，其心電圖常顯示左心室肥厚，ST-T 段異常，心律通常規則，心房震顫甚少出現，如一旦發現，則表示病況已至末期，或合併有僧帽瓣之毛病。

VIII. 心導管檢查

在疾病早期，如左心室舒張壓未升高時，心導管檢查可爲正常。但如發生左心衰竭，左心室舒張壓上升到15至 20 mmHg 時，左心房之壓力也跟著上升。在主動脈可發現收縮壓上升而舒張壓下降，使脈搏壓變大。（圖18-4）

IX. 主動脈攝影

對主動脈瓣閉鎖不全而言，主動脈攝影爲最佳之診斷方法，導管置於升主動脈並注射顯影劑，不但可確定閉鎖不全之診斷，並可由回流至左心室之血液量，估計閉鎖不全之嚴重程度。（圖18-5）

X. 超音波回音心圖檢查

利用超音波回音圖診斷主動脈瓣閉鎖不全也相當準確。其診斷之要點爲：在心舒前期，僧帽瓣前葉顫動（圖18-6）。室中隔及左心室後壁運動幅度增加。主動脈瓣膜在心舒期分開。主動脈管徑擴大。在較嚴重之主動脈瓣閉鎖不全而致左心室舒張壓上升的病人，或在急性之主動脈瓣閉鎖不全，其超音波回音圖，可見僧帽瓣前後葉的早期吻合，即顯示預後不良，亟須手術治療。

XI. 診斷

主動脈瓣閉鎖不全症的診斷並不困難，如聽診發現在左胸骨邊緣有典型的心舒期雜音，或病人脈搏壓的改變。再加上胸部X光片及心電圖顯示左心室擴大等情形，即應高度懷疑主動脈瓣閉鎖不全的可能性。當然，其閉鎖不全的程度，最好是做主動脈攝影以測定，並確定診斷。此外，超音波回音心圖檢查，其準確度相當高，且爲非傷害性檢查，在本院對有懷疑患此症的病人，都作爲常規檢查步驟。

XII. 手術適應症

主動脈瓣閉鎖不全患者，可能經一段很長時期沒有症狀。但一旦症狀出現，便應進行手術治療，因據統計如症狀之出現而仍不加治療，則病人平均只能活五至六年。此外，作定期系列性之胸部Ｘ光及心電圖檢查，如發現左心室漸進性擴大，或在較嚴重的閉鎖不全，病人心舒壓降至 50 mmHg 以下，合併心絞痛，或出現心衰竭情形，都亟須立即手術治療。如心導管檢查發現心指數下降，左心室終期舒張壓上升，則表示疾病已極嚴重，雖然手術而預後也較差了。

第三節　手術治療

I. 手術前準備

準備接受主動脈瓣膜手術的病人，在手術前，除已完成各項心臟功能的檢查如胸部Ｘ光、心電圖、心音圖、超音波回音心圖、主動脈或左心室攝影(最好同時作冠狀動脈攝影)、心導管檢查等之外，病人的肺功能、肝功能、腎功能、腦神經功能、內分泌及電解質平衡等，也應徹底檢查，如發現有異常者，即應儘快矯正。同時要教導病人如何作有效之深呼吸及咳嗽除痰，以減少手術後發生肺部的併發症，如病人有抽煙習慣者，在手術前數日即禁止其再抽煙。手術前三天，開始給予預防性抗生素。並令其用消毒肥皂徹底沐浴身體，尤其手術前一晚最重要。如病人有服用毛地黃、利尿劑、抗心律不整劑或抗高血壓藥物等，一般應在手術前三日即予以停止使用（但病情特殊或病況嚴重的病患，宜視情況而決定之）。至於冠狀動脈擴張劑，則可視情況繼續使用。此外，對病人（及其家屬）的心理狀態也應注意，如向其解釋手術的必要性，回答其疑問，並說明手術後可能受到的痛苦或不便，但必須與醫護人員合作，以獲得手術的成功。使病人能安心而從容的接受手術，可減少許多手術後不必要的麻煩。

II. 手術步驟

病人送進手術室後，先為其建立靜脈注射線，中心靜脈測壓線，心電圖監視器及動脈測壓線（通常作橈骨動脈穿刺並放置動脈導管，一方面可監視血壓，一方面可隨時抽血作血液氣體分析及電解質之測定），放置存留導尿管及肛溫計。病人採取面向上平躺姿勢，行氣管插管術及上麻醉後，消毒皮膚（包括頸部、前胸、腹以至大腿中部），舖置消毒手術單。施行正中胸骨切開術，用胸骨張開器慢慢撐開，再將心包膜切開，使心臟暴露。從右心房注射肝素(Heparin 300 units/kg) 後，卽進行動脈及靜脈揷管術（圖 18-7a）。以升主動脈爲動脈線（如同時患升主動脈瘤者，可以股動脈作動脈線）。上、下腔靜脈爲靜脈線（或用單一靜脈導管置入右心房作靜脈線回流）。動、靜脈線接連人工心肺機（本院採用滾棒式幫浦及 Bently 之泡沫式氧化器，用血液稀釋法作氧化器填充料）。 另外一引流導管（venting cathe-ter）經右上肺靜脈，越過左心房及僧帽瓣而置於左心室，或直接在左心室尖揷入（前法可避免左心室之傷口及由於搬弄左心室而有損心肌功能。但後法對排除空氣較爲徹底，本院喜採用後法）引流導管也接連人工心肺機之回流線。

在人工心肺機開始代替病人心肺循環後，（血流量按2.4公升/分鐘/平方公尺體表面積搏出， 維持平均動脈壓60至 100 mmHg），心肌之保護採用局部低溫法，以冰凍之生理鹽水澆於心包膜腔內，使心臟溫度降低。 同時經人工心肺機循環， 使病人體溫下降至 28°C 至30°C，然後鉗夾升主動脈，並從升主動脈注射 4°C 含高鉀鹽之心臟麻痺溶液，因而灌注冠狀動脈 。俟心臟完全停止跳動，卽從升主動脈近根部切開，並檢視主動脈瓣。一般而言， 除少數病例可作瓣膜連合切開術， 多數主動脈瓣都需切除並置換人工瓣膜。

至於打開主動脈後是否需要作冠狀動脈灌注，以保護心肌，則見仁見智，端視手術者之決定。在本院，置換主動脈人工瓣膜所需時間平均二十至三十分鐘，而且自採用上述全身性降溫，局部深度低溫法及灌注心臟痳痺溶液法後，冠狀動脈灌注都只是備而不用，而手術後病者鮮有發生心肌嚴重受損的情形。同時也避免了許多因冠狀動脈灌注後而引起的併發症如冠狀動脈開口狹窄，冠狀動脈剝離，冠狀動脈栓塞等可能導致心肌梗塞；或由於非生理性之高灌注壓而引起心內膜下出血壞死，嚴重者甚至死亡。當然，如必須用冠狀動脈灌注，能小心放置導管，並熟練操作灌注系統，則可預防併發症之發生。

　　當發現主動脈瓣損壞嚴重，決定置換人工瓣膜。先將瓣膜仔細切除（圖 18-7b），並預留近環部 2 至 3 m m 邊沿組織，以作縫線用。對鈣化物小心移除，其過於堅硬者，可利用椎間板咬鉗（disc ron-geur）移去，並預先在左心室放置一塊紗布，在鈣化物移去後再取出紗布，同時用肝素化之 Ringer's Lactate 溶液冲洗左心室，可避免鈣化物掉進左心室而引起栓塞之併發症。待瓣膜切除及鈣化物完全清除後，即開始在主動脈環部縫線。本院採間斷性褥線縫法，用 2 ～ 0 Tycron 線，並墊以小塊塔福龍（Teflon）（圖 18-7d）以保護環部脆弱的組織。先縫瓣膜連合處，一方面作定位，一方面作牽引，以利其後之縫線。每一瓣膜環部大約縫三至四線。縫線兩端用止血鉗夾著，並順序放好。同時選擇大小合適之人工瓣膜（圖 18-7c）（對於小型之主動脈環，則以 Björk-Shiley 或 Lillehei-Kaster 之人工主動脈瓣爲宜）並將縫線順序縫上人工瓣膜環部（圖 18-7e），再將人工瓣膜滑下（圖 18-7f），予以結紮。注意人工瓣膜的位置必須在冠狀動脈開口其下（圖 18-7g）。結紮妥當後，應再次檢視人工瓣膜環有無阻擋冠狀動脈開口之情形。

　　對於主動脈切口之修補，先用 2 ～ 0 Prolene 線行連續性平行褥線縫法，再加連續性縫法，（修補主動脈切口時，人工心肺機可開始加溫）主動脈切口修補完畢，隨卽用人工心肺機之抽吸管連接引流針（Venting needle）插於升主動脈（圖 18-7h），同時慢慢放開主動脈鉗，使心室內之空氣可以抽出。一面將左心尖翻起，將左心耳內翻，使空氣從引流導管排出。然後將引流導管拔除，並縫合心尖之挿

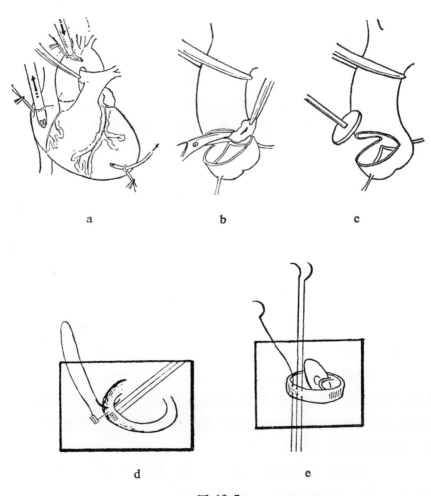

a　　　　　　　　b　　　　　　　　c

d　　　　　　　　e

圖 18-7

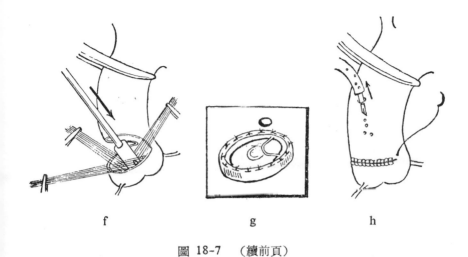

圖 18-7 　（續前頁）

口。如其時心臟未能自動恢復跳動，可以電擊心臟，使其復甦。**再拔**出引流針。視病人情況，漸次減低人工心肺機之血流量，進而停止**體**外循環。其後施行拔管術，並注射 Protamine Sulfate ($1\frac{1}{2}$mg/100 units of Heparin) 以中和肝素。再仔細檢查所有之縫口處，確定無漏血現象，即開始關閉傷口。先放置二引流管（可經劍突下方作二小切口引進），其一置於心包膜腔內心尖之下方；其一置於胸骨後。已鋸開之胸骨，用胸骨鋼絲縫合固定。正中胸部之傷口，則逐層縫合。至此，手術方告完成。

III. 手術後之照顧

手術之後，病人都送至醫護加強中心 (Intensive Care Unit) 作特別護理。對心臟功能方面，如心電圖、動脈壓、中心靜脈壓或左心房壓，應恒作監視，尤其注意心律不整的突然發生。對於水分及電解質之平衡，應隨時測定及矯正。每小時之尿量及引流量都應記錄，並依據中心靜脈壓或左心房壓作輸入量之調整。如引流量太多並且無減少

之趨向，或中心靜脈壓上升而血壓下降，臨床上出現心包膜填塞症，
或胸部X光片顯示有出血現象，便應立卽再送進手術室作探查術。對
肺功能方面，甫手術後，病人都需用人工呼吸器輔助呼吸，應隨時測
定動脈血中之氣體分析及酸鹼平衡，並作調整。如發現病人與人工呼
吸器掙扎，可考慮使用鎭靜劑，使病人平靜下來。如病人回復自然呼
吸，而且血液氣體分析結果良好，則可移去人工呼吸器，拔除氣管揷
管，同時鼓勵病人多作咳嗽除痰及深呼吸。隨時檢查及聽診病人肺
部，或照X光片視其有無肺擴張不全、氣胸或血胸等情形，適時採取
治療行動。俟病人一切情況穩定，卽可轉出醫護加強中心，送回病
房，並鼓勵病人作適量之活動，以迄傷口拆線出院（手術後照顧之詳
細情形，請參看第一章）。

IV. 預後及結果

　　主動脈瓣膜疾病患者之接受人工瓣膜置換手術，有許多因素可影
響手術的結果。諸如病人本身病況的嚴重程度，心臟的功能，有無合
倂其他的疾病，手術者的經驗，手術後的照顧，及人工瓣膜的品質
等。時至今日，由於各種藥物及儀器長足的進步，加上醫護者對生理
及病理等方面有更深的了解，使病人在手術後可獲得更好的照顧。而
各種人工瓣膜品質的力求改進，手術時注意對心肌的保護，在在都
使瓣膜置換手術的成功率大大增加。姑勿論手術前病況的嚴重程度仍
爲決定手術結果的主要因素，但可斷言者，接受手術治療的患者較
之不接受手術患者，必可活命更長，而且生活更適意。（圖 18-8，
18-9)

　　一般而言，手術之平均死亡率約在 5 ～ 8 %，當然，如果病況較
輕，X光片上顯示心臟與胸廓之比例正常，且無合倂之冠狀動脈疾病
者，其手術死亡率更低於 2 %。手術死亡之原因，最主要由於心肌

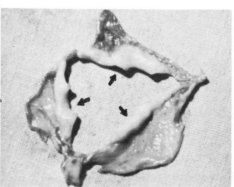
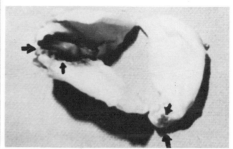

圖 18-3

左圖示主動脈瓣之邊緣變
形，捲縮（箭頭所示），形
成閉鎖不全。

右圖示主動脈瓣嚴重纖維化
及鈣化（箭頭所示爲鈣化物）
形成狹窄及閉鎖不全。

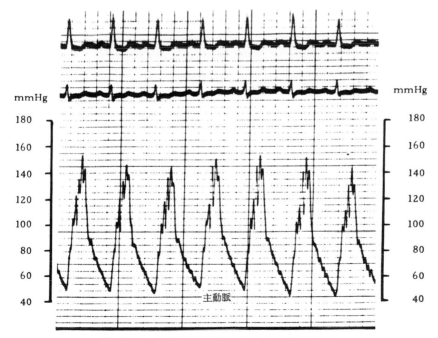

圖 18-4　主動脈瓣閉鎖不全症之心導管檢查，
圖示主動脈之脈搏壓變大。

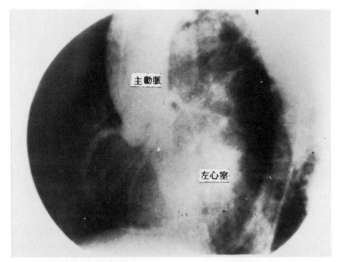

圖 18-5　主動脈瓣閉鎖不全症之主動脈攝影，圖示
　　　　顯影劑隨血液由主動脈回流至左心室。

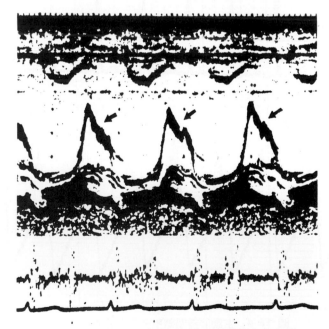

圖 18-6　主動脈瓣閉鎖不全症之僧帽瓣前葉顫動
　　　　之回音。（箭頭所示）

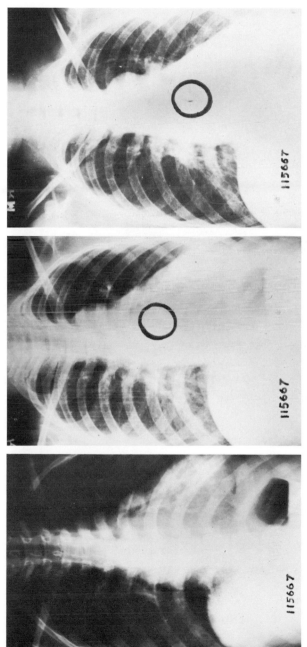

圖 18-8 主動脈瓣狹窄及閉鎖不全症患者（病歷號：115667）

左圖為手術前之胸部X光片

中圖為手術置換人工主動脈瓣後一個月之X光片

右圖為手術後六個月之X光片，顯示心臟較之手術

前明顯縮小（○內為人工主動脈瓣之位置）

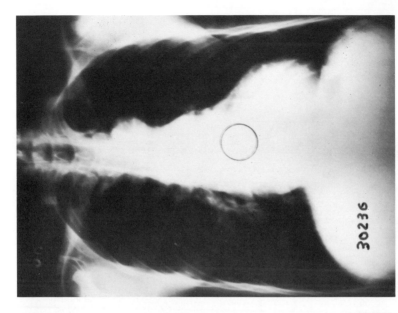

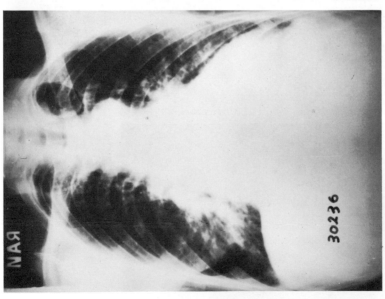

圖 18-9 主動脈瓣狹窄及閉鎖不全症患者（病歷號：30236）
左圖為手術前之胸部 X 光片
右圖為手術置換主動脈豬主動脈瓣後三個月之 X 光片
（○內為豬心瓣膜之位置）

衰竭及心律不整等。本院近三年（1976～1978）單純主動脈瓣手術之死亡率約爲 3.3%(1/30)。

影響預後的因素，也如前所述，最主要也是決定於手術前心臟的功能。 一般言之， 術後五年之生存率平均爲70～80%， 六年生存率平均爲66%。有報告指出，如患者手術前之X光片顯示心臟與胸廓之比例超過 0.61 者，其六個月的生存率爲78%，少於 0.57 者，其六個月生存率則在93～96%之間。也有報告指出，主動脈瓣閉鎖不全患者，其預後與左心室終期壓力最有關，如手術前左心室終期壓力低於 10 mmHg 者， 術後之五年生存率爲74%。壓力在 11～20 mmHg 者，五年生存率爲41% 。 而壓力高於 20 mmHg 者， 則其五年生存率只有30%。 同時， 如果肺動脈或左心房壓也升高， 則術後之五年生存率愈低。 至於主動脈瓣狹窄症患者， 其預後則與手術前其心臟功能（症狀）等級有關。心臟功能屬第二級者，其術後五年生存率爲70%，屬第三至第四級者，則只有40%。

總而言之，主動脈瓣膜疾病患者，一經診斷且適於手術者，即應及早接受手術治療，可確保手術結果及預後的佳良。否則，如拖延至左心已變肥厚、擴大或發生衰竭現象時，則後果堪虞了。

第十九章　三尖瓣疾病
(Tricuspid Valve Disease)

許 光 鏞

　　後天性的三尖瓣疾病是患著嚴重的僧帽瓣疾病或主動脈瓣疾病之病人需要手術治療時，外科醫師常常碰到的問題。三尖瓣疾病平常都不會單獨發生，所以它的診斷在手術前容易被忽略。

第一節　原因及病理

　　三尖瓣疾病總數之大約三分之二是機能性閉鎖不全 (functional ricuspid insufficiency)，是由於嚴重的肺動脈高血壓而引起的。主要之原因疾病是僧帽瓣或主動脈瓣疾病或肺動脈瓣狹窄，心房或心室中隔欠損或右心室衰竭等。機能性三尖瓣閉鎖不全之約2/3是可逆性的 (reversible)。 在接人工心肺開始體外循環以前的觸診或手術中之視診都能確認三尖瓣之閉鎖不全，但瓣膜本身沒有瘢痕、肥厚或狹窄之跡象。而且體外循環完了以後就沒有閉鎖不全之現象。就是肺動脈高血壓完全消失後，三尖瓣機能就自然恢復正常。另外 1/3 的機能性三尖瓣閉鎖不全是，雖然原因疾病比如僧帽瓣或主動脈瓣之手術完了而肺動脈壓力降下後，仍然存在 (不可逆 irreversible)。所以牽連著僧帽瓣或主動脈瓣病人之手術後的復元情況。

　　器質性三尖瓣疾病 (organic tricuspid disease)， 不像機能性閉鎖不全，沒有或只有輕度的肺動脈高血壓之合併。有狹窄、閉鎖不全或兩者之混合型。風濕性疾病引起的變化，與僧帽瓣時一樣，有瓣膜小葉之肥厚，腱索之短縮等。但總是比較輕度，而鈣化則更稀。外傷引起的腱索斷裂也有。

第二節　診　　斷

　　三尖瓣疾病之臨床症狀，平常都被原來的長久之僧帽瓣或主動脈瓣疾病引起的症狀所修飾。可依賴的診斷據點是在吸氣時會增強的收縮期（閉鎖不全時）或擴張期（狹窄時）雜音。因右心房擴大，三尖瓣之位置被轉位到胸骨左緣數公分處，所以三尖瓣閉鎖不全引起的全收縮期雜音可能被誤解爲僧帽瓣引起的。三尖瓣之開放劈拍聲（opening snap）是不常有，如能聽得到就能診斷爲狹窄。同時有頸部或腹部之靜脈搏動、肝腫大、腹部膨脹、腹水或下肢浮腫等之徵候。更進行的症例則可能有肝硬變（cardiac cirrhosis of the liver）。肝功能障礙很明顯，甚至會發生肝性精神病。有 BSP 停滯增加，凝血素時間延長等，但黃疸則很少見。大部分的三尖瓣病人都有心房細動合併，但也有洞調律的症例。

　　血行力學的變化：有三尖瓣疾病時，心輸出量會減少很明顯；連在休息時的動靜脈氧氣容量之差異增加很多。右心房平均壓力增高。而右心室之擴張終期之壓力也增高。以測定右心室擴張終期壓力來衡量右心室衰竭是有若干意義，但以右心室容量來測定右心室功能是不可能。

　　右心室造影術，雖然可以除外三尖瓣閉鎖不全之存在，不能用來確認其存在。直接在手術時探查這瓣膜之情況就可以。心血管攝影術是要顯示三尖瓣以外之瓣膜疾患時才有意義。

第三節　外科治療

　　一般而言，可逆性機能性三尖瓣閉鎖不全是不需要任何的手術。不可逆性的機能性三尖瓣閉鎖不全者，宜做瓣膜環縮小手術（Annuloplasty），而有器質性病變者，做瓣膜置換手術。其技術上之細則與僧帽瓣一樣。（請參考第二十章第五節及第二十一章第三節）。

第二十章　心臟多重瓣膜疾病

　　風濕性心臟病，往往侵犯兩個或兩個以上的瓣膜。所以，在檢查任何一位風濕性心臟病患時，要仔細。往往某一瓣膜的症狀和徵候特別明顯，而掩蓋了其他瓣膜的疾病。心導管檢查是必需要的，也只有藉心導管檢查，才能真正了解左心和右心瓣膜是否有病變。超音波檢查是近年發展出來的檢查方法，對於僧帽瓣、主動脈瓣、三尖瓣或肺動脈瓣的病變，也可以提供一些更正確的資料。

　　手術之前，對於每一瓣膜的病變，需要有詳盡的檢查和瞭解，因為手術當中，假如對於應該矯正的瓣膜，沒有去矯正的話，會使病人的手術後死亡率和症狀的改善都有很大的影響。

　　多重瓣膜的疾病，往往因為不同瓣膜病變，而在臨床上有不同的症狀。比較常見的多重瓣膜疾病有下述幾種：

第一節　主動脈瓣膜疾病加功能性僧帽瓣閉鎖不全

　　主動脈瓣膜閉鎖不全所造成的左心衰竭，往往造成左心室擴張（少數病例是主動脈瓣膜狹窄）。僧帽瓣環（mitral annulus）也隨之擴張，造成功能性僧帽瓣閉鎖不全，僧帽瓣本身並沒有什麼病變。這一種僧帽瓣閉鎖不全，假使只是輕微的程度，只需要把主動脈瓣置換，左心室變小以後，僧帽瓣的閉鎖不全，自然消失。假使僧帽瓣閉鎖不全是中等或是嚴重，通常需要僧帽瓣環整形手術。僧帽瓣環整修手術的方法，一般而言，可大略分成四種，簡述於圖20-1，各位可以在僧

〔349〕

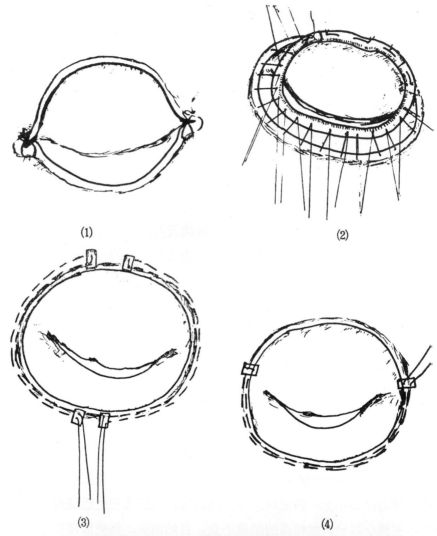

(1)

(2)

(3)

(4)

圖 20-1　僧帽瓣環整形手術是治療功能性僧帽瓣閉鎖不全的主要方法。
　　　　大概可分爲四種:　(1)由兩側連合 (commissures) 作整形手術。
　　　　(2)用 Carpentier 環或 Duran 環作整形手術。(3)兩側作皺襞
　　　　狀整形手術。(4)在 僧帽瓣後環 (posterior annulus) 作皺襞狀
　　　　整形術。

帽瓣疾病中，得到更進一步的資料，我們不再贅言。這一些功能性僧帽瓣閉鎖不全的病例，除了少數整形手術失敗者外，都不必做僧帽瓣置換。

第二節　主動脈瓣狹窄加僧帽瓣狹窄

主動脈瓣和僧帽瓣狹窄同時存在的時候，臨床上往往只有僧帽瓣狹窄的徵候，因為進入左心室的血量往往因僧帽瓣的狹窄而減小很多；卽使實際上的主動脈瓣已經十分狹窄，但臨床上檢查起來，可能很少的病人有症狀和徵候。而且心導管檢查左心室和主動脈的壓力差可能也只有20至40毫米汞柱高。但是如果實際上去計算主動脈瓣的橫切面積的大小，就可以看出主動脈瓣狹窄的程度[*]。在有些病例，則是在僧帽瓣狹窄手術之後，測量左心室和主動脈壓力時，發現有主動脈狹窄。更多的病例，是在僧帽瓣手術時，用手指觸摸主動脈瓣，而發現有狹窄的現象。假使我們忽略了主動脈狹窄做同時矯正，而只矯正僧帽瓣狹窄，往往在術後會發生病人死亡的情況。在臺大醫院，我們對於主動脈瓣橫切面積在 1 公分平方以下，或主動脈瓣已有嚴重鈣化的

---

[*]　計算主動脈瓣橫切面積

$$A = \frac{F}{C \times 44.3\sqrt{P_1 - P_2}}$$

A：橫切面積 cm^2

C：實驗上的常數，主動脈瓣此常數為 1 。

$P_1 - P_2$：經過主動脈瓣所形成之壓力差。

F：流經主動脈瓣之血流量 （ml/sec）

$$F = \frac{cardiac\ output\ （心輸出量）}{SEP(sec/min)}$$

SEP：每分鐘，心臟收縮的時間。

主動脈瓣橫切面積如果小於 $0.5cm^2$，表示狹窄程度已經很嚴重了。

病人，都加以置換。

第三節　主動脈瓣閉鎖不全加僧帽瓣狹窄

　　合併嚴重的主動脈瓣閉鎖不全和嚴重僧帽瓣狹窄的病例不多。事實上，有三分之二嚴重僧帽瓣狹窄的病人，可以在左側胸骨旁邊聽到舒張早期雜音，此類雜音一般認為是肺動脈瓣閉鎖不全引起來的，稱為 Graham-Steell 雜音。但是其中一部分卻是主動脈瓣閉鎖不全引起的。同樣的，在很嚴重的主動脈閉鎖不全的病例，也常常可以聽到舒張中期作轆轆聲狀的雜音，只是血流回饋左心室造成的，而不是真正的僧帽瓣狹窄（稱 Austin-Flint 雜音）。

　　病人的症狀，　同樣無法讓我們知道這二種瓣膜疾病是否同時存在。有時候，　即使很嚴重主動脈閉鎖不全，　同時併有嚴重僧帽瓣狹窄，臨床上也沒有辦法看到主動脈瓣閉鎖不全特有的寬的脈搏壓力差

表 20-1　主動脈瓣閉鎖不全的病人，臨床上
應該懷疑合併僧帽瓣狹窄的徵候

---

(1)有明顯肺部症狀：
　　咳嗽、喘息、血痰。

(2)有血栓的現象。

(3)生理檢查：
　　右心擴大，　第一心音強而大　(S$_1$)，　同時有瓣膜打開的拍噠音（opening snap)，有舒張性雜音。

(4)心電圖：
　　有右心室肥大，或是缺少左心室肥大。

(5)胸部 X 光檢查：
　　肺血管有明顯增加，右心室擴大。

或其他末梢血管的一些徵候。但是仍有一些臨床所見，可以使我們懷疑這個病人是否除了主動脈瓣閉鎖不全外，還有僧帽瓣狹窄的毛病（見表20-1）。

最後的診斷，往往得借助於心導管攝影檢查。超音波檢查，也有很大的幫忙。

在手術中，假使有懷疑的話，應該在左心房打開一個小開口，仔細檢查僧帽瓣的情況（在做主動脈瓣手術時）。假如是僧帽瓣手術，主動脈瓣閉鎖不全的程度，可以借助於心肌麻痺劑（cardioplegia），從主動脈基部灌注，或是暫時放開主動脈鉗，看看左心室血液回流的情況；一般而言，輕度的（第一度或第二度）主動脈瓣閉鎖不全，並不需要做主動脈置換手術，第三度以上，通常同時需做主動脈瓣置換，否則徒然增加病人手術後死亡和合併症。

第四節　三尖瓣閉鎖不全合併其他瓣膜疾病

三尖瓣閉鎖不全，可以因為三尖瓣本身的病變或是肺動脈高血壓引起右心室擴大而導致的。最常引起三尖瓣的疾病還是風濕性心臟病。假如風濕性病變發生在三尖瓣膜上，我們一定要想到僧帽瓣或主動脈瓣，通常也會有病變的。臨床上，假使只有單獨存在的三尖瓣閉鎖不全，大概都不是風濕性的，可能是先天性的（如心內膜墊缺損，或 Ebstein's 異常），或感染性心內膜炎，黏液瘤性退化，缺血性病變或是外傷引起的。臨床上，功能性三尖瓣閉鎖不全遇到的機會比器官性的三尖瓣病變多得多。這些功能性三尖瓣閉鎖不全，通常是原發性或再發性肺動脈高血壓引起來的。

至於三尖瓣閉鎖不全引起的症狀和徵候，在以前的個別瓣膜疾病中已經討論過，請參考。當左心瓣膜疾病嚴重時，尤其是僧帽瓣狹

窄，三尖瓣閉鎖不全常常在臨床上被忽略。事實上，假使臨床上看到
頸靜脈很突出，同時伴有搏動，肝臟腫大加上觸摸時可以感覺到隨心
搏而跳動都要想到三尖瓣閉鎖不全。心導管檢查和血管攝影，往往可
以得到正確的診斷。更直接的方法是心臟手術時，用手指進入右心房
內，去感覺血流由右心室向右心房反流的程度。在臺大醫院的心臟外
科，我們例行都檢查此種反流的程度。一般而言，我們將此種三尖瓣
閉鎖不全，依血液反流程度分成四個程度。第一度，是指極輕微，只
有在靠近三尖瓣，才可以感覺到反流。第二度，是指在右心房中間，
可以感覺血流反流。第三度， 是指在右心房的側壁 (lateral wall)，
可以感覺到。第四度，反流的血液，可以沖擊到上、下腔靜脈。當然
在做這些試驗，心臟必須處在正常的跳動下，心律沒有變化，也沒有
低輸出量 (low cardiac output)，才可以做為憑藉。

　　三尖瓣閉鎖不全合併其他瓣膜時 ， 外科手術是否需要做瓣膜置
換？做瓣膜修理（整形手術）？或根本可以不管它？至今還是眾說紛
紜。在臺大醫院心臟外科，我們持的原則有下列二項：第一，假使瓣
膜能夠修理時，絕不輕言做瓣膜置換手術。第二，假使三尖瓣有器質
性變化 (organic change)， 或屬於功能性第三度 、 第四度三尖瓣閉
鎖不全，一定要做三尖瓣修理，假使不成功，再做瓣膜置換。修理的
方法， 有連合切開 (commissurotomy)， 瓣膜環整形 （如用 Car-
pentier 環; DeVega 整形術; 後瓣尖縫除術）。至於功能性第一度三
尖瓣閉鎖不全，我們是不理會它。功能性第二度的閉鎖不全，則看左
心的疾病是否充分的修理， 假使修理得不很完全， 或是手術後仍有
肺動脈高血壓症， 或肺血管阻力高過 500 dynes sec cm^{-5}，都需對
三尖瓣加以修理， 反之， 左心修理很完全， 沒有肺動脈高血壓（術
後），肺血管阻力不高，第二度的閉鎖不全是不必理它的。

第五節　三重瓣膜疾病

少數病人，主動脈瓣、僧帽瓣和三尖瓣，三個瓣膜都有嚴重的病變。這些病人，通常有嚴重的心臟衰竭和心臟擴大等現象。三個瓣膜的整修和置換的工作，往往費時很多。在過去的報告，三重瓣膜置換，往往造成比較高的死亡率15%～25%。近年來，由於手術，心肺分流技術的進步，更重要的是心肌麻痺劑的使用，使得死亡率減少許多。臺大醫院自1976年後，共有七位三重瓣膜置換的病人，都沒有死亡的例子。這些病人，在手術後，常需要較長的時間如數週到數個月，心臟的機能才能逐漸的恢復。

第六節　多瓣膜手術方法

在全身麻醉下，經胸骨正中切開，切心包膜切開後，注射肝素Heparin。動脈回流管（aortic cannula）插入於上行主動脈，經過右心房送靜脈脫血管於上、下腔大靜脈。

(1)體外循環之開始

體外循環開始後暫時保持部分體外循環，靠人工心肺機之溫度調節器（heat exchanger）把病人體溫慢慢降到攝氏20度左右。在單心瓣手術時因為時間不會太長，體溫可以降到攝氏25～28度左右就可，但多瓣手術時冠狀動脈血流遮斷時間較長，可以把體溫降低一點，可以增加心肌保護之功能。在冷却中要注意監視器上之動脈壓，心肌冷却後心跳會慢慢慢下來，如果監視器上不再有心臟自己搏出之血壓，或心跳停止，變為心室顫動（ventricular fibrillation），或因有主動脈瓣膜閉鎖不全而左心室稍有膨脹（distension）之開始，應在右上肺靜脈（right superior pulmonary vein）流入左心房之部分，施以小切開，避免左側心臟之膨脹。如果沒有主動脈瓣閉鎖不全而只有主動脈瓣狹窄時，就不必馬上夾住上行主動脈遮斷冠狀動脈血流，就只靠經右上肺靜脈把心臟內之血吸回人工心肺機，一直到體溫降為攝氏25度左右。

(2)心內手術

體溫25度左右時，夾住上行主動脈（aortic cross-cramping）遮斷冠狀動脈血流，如果只有主動脈瓣狹窄而沒有閉鎖不全時，第一次之心肌麻痺劑（cardioplegic solution）可由主動脈基部由注射針灌入，然後把主動脈切開。如果有主動脈瓣閉鎖不全時，上行主動脈夾住後把主動脈切開。此時因經右上靜脈有吸引心內之血液，不會有很多血液噴出。 主動脈之切開由主動脈夾（Aortic cross cramp）之病人左側部開始斜向（oblique incision）主動脈瓣膜之 Non-coronary cusp 之方向切開。經細小管分別把心肌麻痺液灌流左、右冠狀動脈。而每30分鐘灌流一次。心包膜內以冰水或碎冰塊液冷却並保護心肌。心肌麻痺液灌流後先把左心房切開，先做二尖瓣之修補，或如有必要，做瓣膜置換人工心瓣膜手術。如先做主動脈瓣置換人工心瓣膜手術，將使二尖瓣之手術（ exposure ）困難。 繼二尖瓣手術之後，做主動脈瓣膜之修補或人工心瓣膜置換手術。（參考二尖瓣及主動脈瓣手術部分）切開的上行主動脈經 4 ～ 0 Prolene 之二層 （ 或單層也可） 連續縫合後，左心房之切開口由上及由下分別由兩條 3 ～ 0 Prolene 連續縫合到中間點暫時不結紮，而由此地暫時 Decompress 心臟，以及排空氣。主動脈夾，在用一手壓住右冠狀動脈起始部，避免空氣進入右冠狀動脈，以及插入排氣針於上行主動脈後放開，使冠狀動脈循環重新開始。由左心尖部切開小洞或用19號針排氣。如有必要，做三尖瓣手術時，此時可把右心房切開，吸引管放在 Coronary Sinus 就可

清楚看到三尖瓣，三尖瓣如有狹窄，　就依其交連方向切開（commis-
surotomy）。如有閉鎖不全，其手術方法可分為三種，　都可以施行而
且都可以得到良好結果。因左心之瓣膜疾病而引起機能性三尖瓣閉鎖
不全症，　病理解剖上之變化為三尖瓣 Septal leaflet 不受病變而三
尖瓣膜輪（tricuspid annulus）因右心室之擴大向前右方也就是向
三尖瓣之前葉（anterior leaflet）及後葉（posterior leaflet）方向擴
大，而引起三尖瓣之閉鎖不全。下述三種三尖瓣閉鎖不全之修復方法，
原則上皆針對三尖瓣前葉及後葉之瓣膜輪擴大給予縮小，恢復瓣膜之
完全關閉。

①三尖瓣二尖瓣化（bicuspidization）或側面環整形術。

②Devega 氏瓣輪整形術。

③卡本特三尖瓣人工環整形手術。（參考瓣膜整形手術部分）

⑶體外循環之終了

當心內手術進行到主動脈之切開口以及左心房切開口之縫合時，
可以由體外循環慢慢把體溫上昇，回復到36度到37度。到30度以上，
可以由 Defibrillator 使心跳恢復。體溫上昇後，　也應該繼續部分體
外循環，　在監視器上可看到有很好的心搏出量（cardiac output），血
壓理想，心跳有力後，才停止體外循環。

目前之體外循環，心內手術技術之熟練，心肌保護之進步，已經
使多心瓣同時手術成績不比單心瓣手術差。而有同樣之良好結果。（
參考人工心瓣膜部分）

第二十一章　瓣膜整形手術

林芳郁　洪啟仁

　　瓣膜的整形手術發展得很早，早在1923年由 Cutler 和 Levine 報告，成功地在一位僧帽瓣狹窄的病人，施行閉鎖式僧帽瓣連合切開術。這是瓣膜整形術的雛形，比 Gibbon 使用心肺功能機成功地完成開心手術（在1953年），早了將近30年。這以後，這種閉鎖式僧帽瓣膜連合切開術一直在許多醫學中心採用著，直到現在。臺灣的瓣膜整形手術也在1956年完成閉鎖式瓣膜連合切開術，開啟瓣膜整形手術的先河。1965年，國內成功地完成直視下僧帽瓣連合切開術；自此以後，國內一直在使用開心方法做瓣膜的整形手術。閉鎖式瓣膜連合切開術，現在已被摒除不用（在國內），原因是它無法做精確的手術，常會殘留有狹窄或閉鎖不全，並且它的合併症，例如血栓現象，比較多。當然，另一方面是心肺功能機在近日已經能使用得很安全，使外科醫師不再害怕心肺機使用會造成病人更多傷害，所以利用開心手術來做瓣膜連合切開，就成為今日和將來必經的趨勢。當然，在有些國家，由於經濟上的效益，也許閉鎖式瓣膜連合切除仍有它的貢獻。

第一節　僧帽瓣疾病和其整形手術（Mitral Valve Lesion and Reconstructive Surgery）

　　要了解僧帽瓣疾病和其整形手術，首先應該了解僧帽瓣的正常解剖學。我們無意在此詳述僧帽瓣的解剖情形，僅就和整形手術有關的部分作一番敍述。正常的僧帽瓣是一種橢圓的形狀，前後徑比較短，

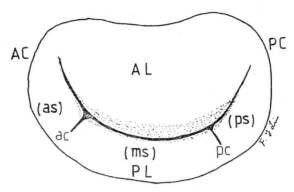

圖 21-1　正常的僧帽瓣。AL: 前葉，PL: 後葉，AC: 前側連合，PC:
後內連合；as: 前扇葉，ms: 中扇葉，ps: 後扇葉。

左右較寬（見圖 21-1）。其圓周長約 115mm， 前徑徑長約 25～30
mm， 左右徑長約 35～40 mm（指成人）。它的瓣膜有二葉，前葉大
而窄，後葉小而寬（見圖21-2）。僧帽瓣後葉一般有前後二個裂縫（
見圖21-2），而將僧帽瓣的後葉分成三個扇葉──前、中、後扇葉。
前、後葉之交接部位叫連合，又分前（側）連合和後（內）連合。整
個僧帽瓣是依靠著腱索連接到前、後二個乳突肌。腱索的數目，在前
葉約有9 條5 ～13個，在後葉約有14條(9 ～20)，再加上兩側「連合
腱索」，所以成年人約有25條腱索（15～32）。 比較特定的腱索是兩
側的連合腱索，由乳突肌出來形成扇骨般的分佈於連合上，在解剖學
上是很容易辨認。 前葉的腱索， 在左右兩側各有一個比較粗大的腱
索，它嵌入前葉粗燥區的基部（見圖21-2）。這個腱索，我們稱為「
主腱索」；在兩主腱索中間，我們統稱「近中腱索」；在「主腱索」
和「 連合腱索 」之間的腱索，統稱「 近連合腱索 」。從解剖學的觀
點， 僧帽瓣的整體實在包括了1.瓣膜本身（前 、 後葉）， 2.連合（
前、後連合）， 3.僧帽瓣環， 4.腱索， 5.乳突肌五種構造。

除了解剖學上的了解，外科醫師可能更重視的是僧帽瓣的功能。僧帽瓣整形手術的目標，與其說是恢復正常瓣膜的解剖形狀，倒不如說是恢復它的功能。瓣膜功能只有「開」和「關」二種作用，但是涉及它的功能卻有下列的構造需要考慮：1.瓣膜本身，2.瓣膜環，3.瓣膜連合，4.腱索，5.乳突肌和左心室，6.左心房。

　　臺灣地處亞熱帶地區，風濕熱仍未完全根除，目前為止，僧帽瓣疾病仍以風濕性心臟病引起的病例最多（約佔74％），其次是退化性疾病引起的病變，有逐年漸增的趨勢，約佔13％；先天性僧帽瓣病變，佔11％；細菌性內膜炎，約佔1％，缺血性心臟病引起的僧帽瓣病變約佔1％。無論引起僧帽瓣疾病的原因是什麼，我們仍可以依僧帽瓣的功能，分成瓣膜狹窄、閉鎖不全和合併型三大類。茲就這三大

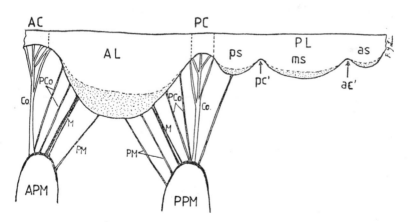

圖 21-2　僧帽瓣的解剖圖。AL：前葉，PL：後葉，AC：前側連合，PC：後內連合；as：前扇葉，ms：中扇葉，ps：後扇葉；ac'：前裂，pc'：後裂；CO：連合腱索，PCO：近連合腱索；M：主腱索，PM：近中腱索；APM：前乳突肌，PPM：後乳突肌。在前、後葉上，用細點標示的部位表示接觸面的部位。

類分別說明它們的瓣膜整形手術。

　　僧帽瓣整形手術的必要條件是要僧帽瓣有適當的揭露出來。病人在使用心肺功能機，將其體溫下降到 22°C 左右，使心臟變成纖維性顫動，打開左心房。左心房的切口可以延伸到上、下腔靜脈下方。利用左心房鉤，或是利用可以自行固定的心房鉤，務必要能僧帽瓣整個揭露出來。要揭露乳突肌時，可以塞一條大紗布在心臟和心包膜間，也可以輕拉（用鑷子）乳突肌的基部。下一步就是要分析瓣膜的情形。

　　(1)僧帽瓣狹窄 (mitral stenosis)

　　僧帽瓣狹窄主要由於風濕心臟病引起的病變，先天性心臟病只佔 1 ％以下。其狹窄的程度，通常可分成三個程度。第一度（輕度），瓣膜連合有一部分黏接在一起，但是連合腱索是正常。第二度（中度）：瓣膜連合完全黏著在一起，但是仍有一個痕跡可循，可分別前後二個瓣膜。第三度（重度），指瓣膜連合完全黏著在一起，而且沒

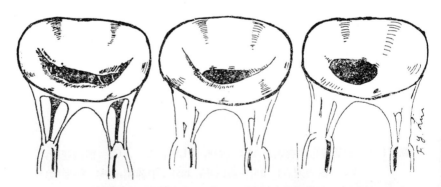

圖 21-3　僧帽瓣狹窄。第一度狹窄，只有連合黏接在一起。第二度狹窄，連合腱索有肥厚和黏著的現象，同時連合完全接合在一起，但仍有痕跡可循。第三度狹窄，連合接合無痕跡可循，腱索肥厚和黏著更屬害。

有辦法分出僧帽瓣前後瓣的分界線。在第二度和第三度狹窄，常常腱索也有很屬害的黏著。（見圖21-3）

　　手術的方法，使用上述心肺功能機，胸骨中分術，由升主動脈放入動脈導管；靜脈導管分別由右心房放入上下腔靜脈。打開左心房。在第一度和第二度僧帽瓣狹窄，由於瓣膜連合仍有痕跡可循，很容易

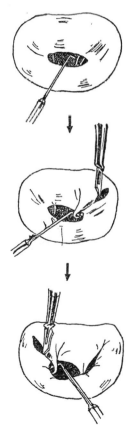

圖 21-4　無法辨認瓣膜連合時（第三度狹窄），所使用的方法。將腱
　　　　索向反方向扯拉，可形成一溝痕，再用小刀切開此溝痕。

就可以用刀片沿著此痕跡切開。在離開瓣膜環 3 mm 處就應該停止，
太靠近瓣膜環反而容易引起閉鎖不全。瓣膜連合切開之後，應該要衡
量瓣膜下的構造 (subvalvular apparatus)， 在第二度狹窄以上，腱

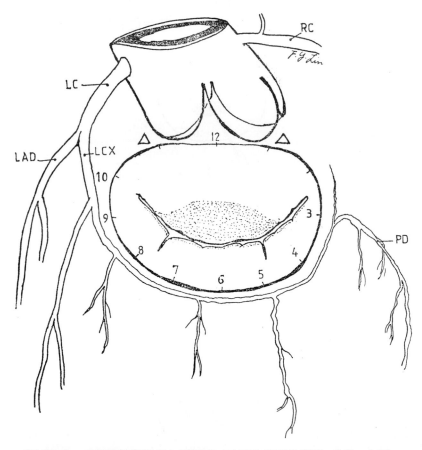

圖 21-5　正常的僧帽瓣和主動脈瓣以及冠狀動脈的關係。LC: 左冠
　　　　狀動脈，LAD: 左前降動脈， LCX: 左廻旋動脈，RC:
　　　　右冠狀動脈；PD: 後降動脈。 三角形代表前、後纖維三角
　　　　體的位置。此圖是左側支配的心臟圖 (left dominant)。

索都會有肥厚、黏著和纖維化的現象，其整形的方法，和第三度狹窄一併陳述。

　　第三度（重度）狹窄比較困難的是，它沒有任何痕跡可以告訴我們瓣膜連合在何處。有二種方法可以定出瓣膜連合處。第一種方法，假使前後的纖維三角體（fibrous trigones）（見圖21-5）在手術中可以清楚地辨認出來，只需要由開口向著三角體後方 3 mm 處，作弧形的切口，但是要注意不要超過離開瓣膜環 3 mm 的原則。 第二種方法， 是沒有辦法辨別纖維三角體（fibrous trigones）， 可以參考 Carpentier 的方法， 也就是把內側或外側的腱索， 用神經鈎向相反的方向拉，自然形成一個溝痕， 可以從這個溝痕和僧帽瓣環 3 mm

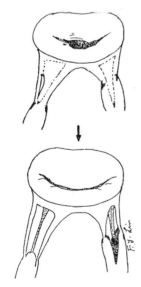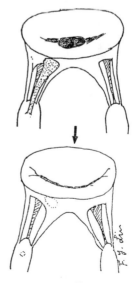

圖 21-6　次發腱索(secondary chordae)， 一般在瓣膜基部，限制瓣膜的活動性， 也造成瓣膜肥厚， 在整形手術中必須予以切除。

圖 21-7　肥厚黏著的腱索，可以做楔形切除或叫作"開窗"手術(fenetration)。 腱索太短， 可以切開乳突肌來增加它的活動性。

處切開，然後把切口延伸到僧帽瓣開口處。（見圖21-4）

瓣膜切開之後，就可以直視瓣膜下的構造，從而做進一步的整形手術。瓣膜狹窄常伴有腱索黏著（chordal fusion）、腱索肥厚（hypertrophy of chordae tendinae）、腱索縮短（shortening of chordae tendinae）以及次發腱索的肥厚（hypertrophy of secondary chordae），所有這些變化，都造成瓣膜下空間（subvalvular space）縮小的原因。僅只讓瓣膜的開口恢復正常的大小，對僧帽瓣狹窄並不能完全解除，而且很容易引起再狹窄（restenosis）。

在僧帽瓣狹窄，做瓣膜下整形手術，主要的目的當然是恢復原已縮小的瓣膜下空間。對於肥厚的次發腱索，由於它限制了瓣膜的活動性，應該予以切除。這些次發腱索，常常連接於僧帽瓣後葉的基部，它也造成瓣膜的肥厚的原因。所以在切除這次腱索，應該連同它的基部接著在瓣膜的部分也一併切除（見圖21-6）。腱索黏著可以做三角楔形的切除（見圖21-7）使得腱索可以保留，但是可以增大瓣膜下的空間。腱索縮短的例子，由於無法使腱索延長，只有將乳突肌（papillary muscle）切開，來增加腱索之間的空間和腱索的活動性。（見圖21-7）

嚴重的瓣膜鈣化，是不適合做僧帽瓣整形手術；但是局限性的鈣化，並不影響僧帽瓣整形手術。可以用骨鉗把鈣化的部分鉗掉；（見圖21-8）假使沒有辦法把鈣化部分除掉，也可以做楔形切除，再把多餘的環折疊起來（見圖21-9），再加上卡本特人工環（Carpentier's ring），使得僧帽瓣環恢復正常的形狀。但是要強調的一點是太嚴重的鈣化（瓣膜），不必嘗試做整形手術，直截了當地置換瓣膜才不必浪費太多寶貴的時間。

做完了瓣膜連合切開和瓣膜下整形，應該要衡量一下瓣膜的情況，可以用手指或鑷子嘗試推動瓣膜，假使瓣膜的活動性仍然很差，應該立卽做瓣膜置換手術。瓣膜活動性好，還有一件事需要做的，就

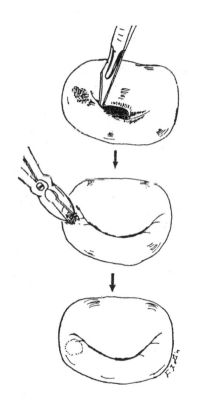

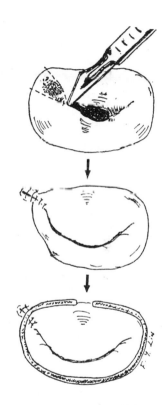

圖 21-8　局部性瓣膜鈣化，可以用骨鉗將其削平除去，恢復瓣膜的原樣。

圖 21-9　局限性比較嚴重的鈣化，可用小刀子作楔形的切除，再把瓣膜和僧帽瓣環吻合。用卡本特人工環恢復僧帽瓣的原狀。

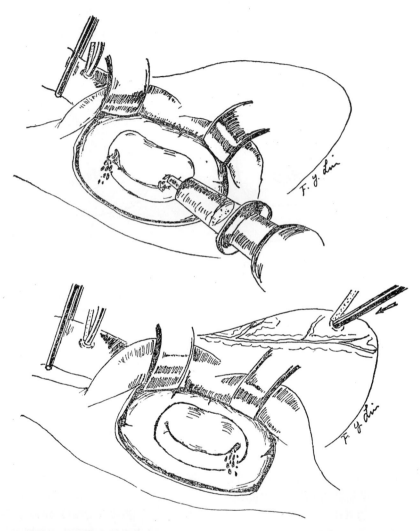

圖 21-10　瓣膜功能的測試，　往往是決定一種精密的整修手術所必需
　　　　　 的。可以用沖水器將水灌入左心室，看看有沒有漏水現象。
　　　　　 也可以用導管從左心室尖灌入冷水。

表 21-1　臺大醫院從1965年到1983年，僧帽瓣整形手術的情形。

Disease	Total No.	Follow-up		Mortality Rate		Thrombemb. Rate*	Reoperat. Rate*
		Rate	Mean Period	Operation	Late*		
Mitral Stenosis	210	61.0%	3.50yrs	1.90±0.11%	0.56±0.02%	0.14±0.01%	0.83±0.03%
Mitral Regurgitation (Wooler's annuloplasty)	106	61.6%	3.64yrs	7.55±0.73%	0.28±0.01%	0.84±0.04%	2.80±0.15%
Mitral Regurgitation (Posterial plication Annuloplasty)	41	93.8%	2.31yrs	4.88±0.76%	1.11±0.12%	0%	1.11±0.12%
Mitral Stenosis & Regurgitation (Commissurotomy & Wooler's Annuloplasty)	33	71.0%	4.67yrs	0%	0%	1.30±0.10%	3.25±0.26%
Mitral Stenosis & Regurgitation (Commissurotomy posterial plication annuloplasty)	14	85.7%	1.71yrs	0%	0%	0%	4.17±0.85%

*：per year per 100 persons

表 21-2　臺大醫院，僧帽瓣整形手術和瓣膜置換 的比較。

Name of prosthesis	Case No	Surgical Mortaltiy	Mean follow up years	Late Mortality Rate (pt-yr)	Thromboembolic Rate (pt-yr)	Reoperation Rate (pt-yr)	PVE Rate (pt-yr)
Carpentier Edward	490	7.55%	2.8yrs	1.11±0.29%	2.3±0.43%	1.11±0.29%	0.87±0.26%
Ionescu Shiley	49	4.1%	2yrs	1.05±1.05%	1.05±1.05%	2.10±1.49%	3.16±1.83%
Angell Shiley	49	6.1%	3.4yrs	0.63±0.63%	1.27±0.9%	0	1.9±1.1%
Hancock	29	17.2%	4.6yrs	0.9±0.9%	0.9±0.9%	0.9±0.9%	1.8±1.3%
Björk Shiley	134	14.9%	6.2yrs	1.7±0.49%	3.2±0.67%	1.7±0.49%	0.56±0.28%
Starr Edward	74	16.2%	4.9yrs	2±0.82%	3.7±1.12%	0.33±0.33%	1±0.58%
Harken	49	24.4%	3.8yrs	3.6±1.61%	7.9±2.38%	2.1±1.2%	0%
Smeloff Cutter	15	33.3%	6.9yrs	5.8±2.9%	8.7±3.6%	2.9±2%	0%
Reconstruction procedure	404	3.5%	3.5yrs	0.37±1.0%	0.44±1.2%	1.7±4.6%	

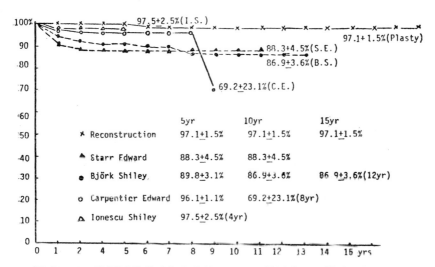

圖 21-11　僧帽瓣整形手術和其他人工或組織瓣膜置換的病人存活率比較。

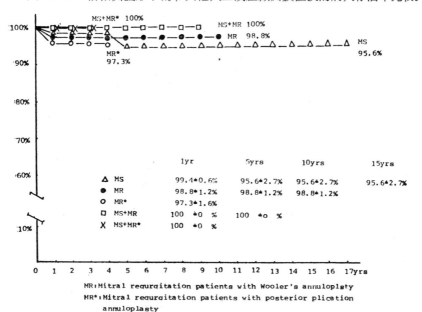

圖 21-12　僧帽瓣整形手術，按照不同的疾病種類和手術方法，病人存活率的比較。

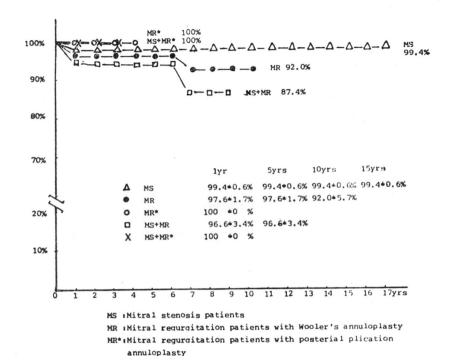

MS ：Mitral stenosis patients
MR ：Mitral regurgitation patients with Wooler's annuloplasty
MR*：Mitral regurgitation patients with posterial plication
　　annuloplasty

圖 21-13　僧帽瓣整形手術，依照不同的疾病種類和不同的手術方法，
　　　　　其沒有發生血栓合併症比率的比較。

是測試它的功能完美性，通常使用的方法有二種，可經由僧帽瓣直接
灌注冷水，測試前後葉接合的情形，有沒有水從左心室回流？也可經
由左心室尖放入導管，由此導管灌注冷水，探試整形之後的瓣膜是否
完美無缺（見圖 21-10）。常常我們可以發現瓣膜發生閉鎖不全，尤
其連合切開做得太深，或是傷及重要的腱索的時候，對於這種合併
症，可以採用瓣膜閉鎖不全的整形手術，不在此一一贅言。

　　臺大醫院，從1965年到1983年，總共有 210 例接受開心直視下連
合切開術。經過十七年的追蹤調查之中，仍有95.6％病人存活下來。

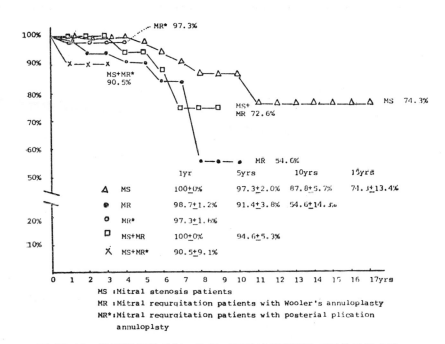

圖 21-14　僧帽瓣整形手術，依照不同的疾病種類和不同的手術方法，
其不必再施行第二次手術的比率之比較。

在這些年中，每年發生的合併症，例如栓塞症約有0.14％，比起其他
瓣膜置換（1～9％）要低得太多。每年需要再手術的病人數只有0.83
％。也由於僧帽瓣連合切開術，確實比瓣膜置換要安全而且有效，我
們建議僧帽瓣狹窄的病人，應該在瓣膜鈣化以前或初期，有心臟衰竭
的現象或心律改變，就接受手術治療（見表21-1, 21-2；圖21-11, 21-
12, 21-13, 21-14）。

　　(2)僧帽瓣閉鎖不全（mitral regurgitation）

　　僧帽瓣閉鎖不全的主因在臺灣風濕性心臟病仍佔主要的原因（約
佔60％），近年來，退化性瓣膜疾病有逐漸增加的趨勢（約佔20～

30％）。其他的原因如先天性僧帽瓣閉鎖不全佔 3～5％，而細菌性
內膜炎以及冠狀動脈缺血症引起的原因各佔 1～2％左右。

　　僧帽瓣閉鎖不全，雖然有這麼許多原因，但是基本上，一位外科
醫師所顧慮的並不是它形成的原因，更重要的是瓣膜的功能。首先在
揭露僧帽瓣之後，應該仔細觀察瓣膜的情形。瓣膜的完整性？有沒有
破洞？它的瓣膜有沒有高低不平（瓣膜脫垂）？瓣膜環的形狀是否不
正常擴大？接著要觀察瓣膜下腱索是否太短，太長，肥厚？乳突肌是
否斷裂？乳突肌是否纖維化？

　　外科手術的方法：

　　在僧帽瓣閉鎖不全的整修手術大致可分成瓣膜的整修，瓣膜環的
整修和瓣膜下構造的整修(包括後葉脫垂的整修以及前葉脫垂的整修)。

　　①瓣膜本身的整修 (repair of the valve)

　　瓣膜本身的完整性是整形成功的必備條件。在細菌性內膜炎，瓣
膜會有穿孔。假使，穿孔的直徑在 5 mm以下，可直接用 4～0 Tic-
ron 作單純性縫合 （見圖 21-15）。假使在 5 mm 以上，可能需考
慮用心包膜覆蓋補塡上（見圖21-15）。除外，在瓣膜太小，其接觸
面不夠，可能需切除一些肥厚的次發腱索，使得縮皺的瓣膜得以伸展

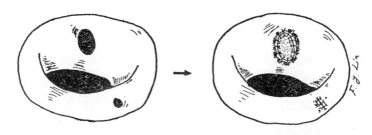

圖 21-15　僧帽瓣膜穿孔的修補方法。在 5mm 以下可以直接縫合（見
　　　　　後葉之穿孔），超過 5mm，需用心包膜覆蓋 （如圖之前葉
　　　　　穿孔處）。

閉，增加瓣膜活動性。必要的時候，可以用心包膜來增加僧帽瓣前葉
的大小（見圖 21-16），用來增加前後葉間接合區域。這種方法，在
先天性僧帽瓣閉鎖不全的小孩子，尤其有用。這些小孩子，常常因爲
年紀太小，不適合用卡本特人工環做環整形術（annuloplasty）。

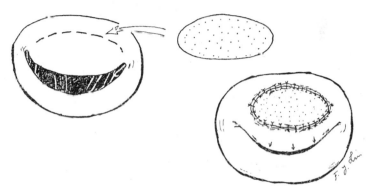

圖 21-16　瓣膜太小，它的遮蓋面少於環面積時，可以借一塊心包膜來
　　　　　增加前葉的面積，達到前後葉接合面積增加的目的。

②瓣膜環的整修（repair of the mitral annulus）

正常的僧帽瓣環，它的前後徑短而左右徑長（如圖21-17），也
就是 CC′＞AP。但是在僧帽瓣閉鎖不全的病例，其前後徑（AP）往
往增大，使 AP≧CC′ 有時會呈不對稱的擴大 OC≠OC′；所以會有
這種結果，是由於僧帽瓣的左右徑（CC′），受到左、右二側的纖維
三角體（right and left fibrous trigones）的限制，僧帽瓣環在擴
大時候，只有向前後徑方向增大。

瓣膜環整修的原則，就是要使瓣膜環恢復它原來的形狀和大小，
並且使瓣膜可以正常的接合，恢復它的功能。基於這個原則，許多前
輩的心臟外科醫師，創造了各種方法。我們把這些方法歸納成三類，
並且詳加敍述。

A. 兩側連合環整形術（bicommissural annuloplasty）

從 1962 Wooler 首先發表，以後 Kay，Reed 等幾位有些微改革，但是基本方法大半雷同。主要的方法，是用縫線做"8字型"的縫法，縫在僧帽瓣前內側以及後外側連合上（見圖 21-18）。主要的目的，在使僧帽瓣後葉拉向前葉，而使它的接合趨向正常。

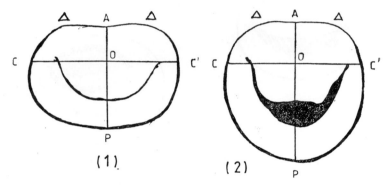

圖 21-17　(1)正常的僧帽瓣，前後徑短，左右徑長。三角形代表左右二個纖維三角體。(2)僧帽瓣閉鎖不全病人，往往前後徑增加，有時候也會呈不對稱擴大（OC≠OC'）。

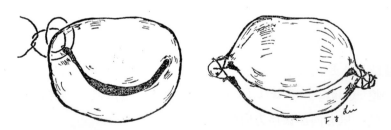

圖 21-18　Wooler 兩側連合環整形術，在兩側連合附近縫上"8"字形縫線，使連合處縮小，並且使後葉拉向前葉，增加接合面積。

B. 僧帽瓣後環折疊整形術 （posterior plication annuloplasty）

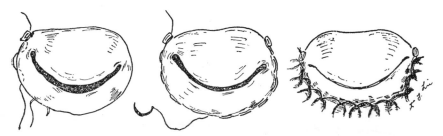

圖 21-19　僧帽瓣後環折疊整形術，利用 2～0 Ticron 或 Prolene 縮
小僧帽瓣後環的大小。

它的主要原則，是利用僧帽瓣環在閉鎖不全時，引起不對稱擴大
（即後環的擴大超過了前環），所以主張將後環利用縫線將它縮小。
從1972年，法國 Carbrol 首先使用， 在臺大醫院，也在1981年開始
使用這種方法。手術的方法，是將縫線從前外側環，超過連合 5 mm
處開始每隔 7～8 mm 一針向後內側縫， 都需縫在環上才可以有力
量造成折疊。 在超過後內連合 5 mm 處停止，加上小片鐵弗龍襯墊
(Teflon felt pledget)，再往回縫到原來出發點爲止。 縮小的大小，
大概是成人以可以放入食指和中指二指的開口即可， （見圖 21-19）
小孩子則依年齡酌量予以減小。

C. 僧帽瓣人工環 (mitral prosthetic ring) 的使用

利用人工環來做整形手術， 是目前最好的方法。 原因有二點:
a. 其他二種環整形術，沒有一個正確的方法可以測量出環要縮小到
什麼程度，而人工環有這樣的方法，使得環整形術進入比較科學化的
境地。 b. 其他二種方法， 在整形術後， 瓣環往往無法呈現如同正
常的橢圓形狀，而人工環尤其是卡本特環（Carpentier ring）， 可以
使整形術之後的環恢復正常的形狀 （見圖 21-20）。 這二點優點，
使得人工環在僧帽瓣閉鎖不全的整形手術中，比較容易得到完美的效

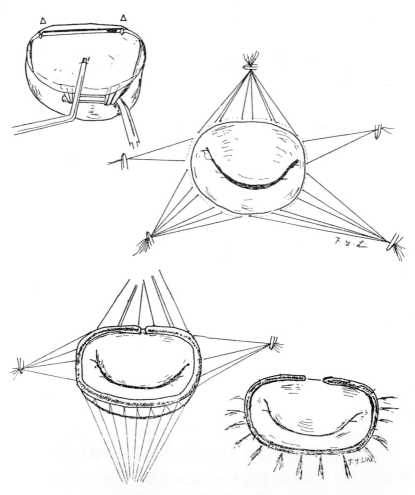

圖 21-20　人工環整形術。首先利用測量器量出前葉大小和二側纖維三
　　　　　角體的距離，決定人工環的大小。用2～0 Ticron隔5～8mm
　　　　　在僧帽瓣環做U形縫法，再將縫線穿過人工環。固定人工環
　　　　　之後的情形。

果。當然，人工環也有它的缺點——比較費時，材料比較貴，把異物放置在心臟內（目前已經證實，八年的追蹤檢查，幾乎沒有血栓現象發生）。

　　利用人工環的環整形術，方法如下：首先利用測量器測量左、右二側纖維三角結的距離和前葉大小，選擇最適當的人工環（如圖 21-20）。通常在成年人最常用的人工環是28, 30, 32, 34卡本特環，或27, 29, 31 的杜蘭環。有時候，左右纖維三角結不容易辨認，可以使用在連合切開術所談到的同樣方法去辨認——就是用神經鈎，把前葉的腱索勾住，向左（或向右）拉，在前葉形成的紋路就是指向二側的纖維

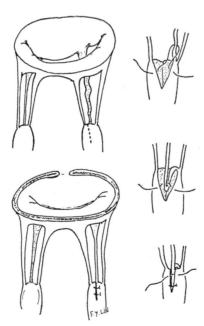

圖 21-21　腱索太長的整形方法，把太長的腱索折入乳突肌切開的溝渠
　　　　　中，折入的長度是過長長度的一半。

三角結。選好了人工環， 就可以開始用 2～0 Ticron 縫在僧帽瓣
環上，每隔 5～8 mm 縫上一個U形的縫線。 通常僧帽瓣前葉二個
纖維三角結之中，可以縫上四條線，二側連合附近各一條，後葉環大
約四～六條線（見圖 21-20）。把前葉的針線穿過人工環，然後是連
合附近的針線， 最後是後葉的針線。人工環滑到固定的部位，可以先
測試一下是否仍有閉鎖不全的現象？ 假如有， 應該尋找它的原因， 如
腱索太長，或是瓣膜扭曲……， 等這些因素排除，測試沒有問題，再
把縫線的結綁好。因爲一旦人工環綁上之後， 瓣膜下的構造就很難做
整形的工作了。

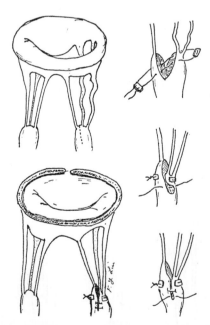

圖 21-22　腱索太長的縮短方法。如係一羣腱索太長，可以把乳突肌中
　　　　　分， 把這一羣腱索附著的乳突肌均向下移， 再加以縫合卽
　　　　　可。

③瓣膜下構造的整修 (repair of subvalvular apparatus)

瓣膜下構造主要是腱索和乳突肌。乳突肌的病變，如缺血性引起的乳突肌斷裂，至今沒有什麼太好的整修方法。腱索的整修在僧帽瓣閉鎖不全，主要是針對著腱索過長和腱索斷裂。

A. 腱索過長 (chordal elongation)

腱索過長的現象常見於瓣膜脫垂引致僧帽瓣閉鎖不全，大半發生於前葉的腱索。左心房打開之後，就應該仔細地觀察，檢查所有的腱索的情況，過長的腱索，需要整修的，就用線做一個標記。等到所有的腱索都檢查好了，再逐一將要整形的腱索分離出來。首先在乳突肌前方做一個切口，將此條腱索折入乳突肌切口內，用 4 — 0 Ticron 固定，所用的方法如圖 21-21 所示。要注意的一點，假使腱索過長是 4 mm 的話，折入的長度只能 2 mm 即可，這是數學上簡單的原理，由圖上就可以了解。

另一個將腱索縮短的方法，利用在有二、三條腱索一齊，需要同時縮短時。可以將乳突肌中分，把這幾條腱索所附在的乳突肌部分，向下移位（看需縮短幾公分，就移下幾公分），再縫到剩餘的乳突肌上（見圖 21-22）。一般可以用 4 ～ 0 Ticron 穿上鐵弗龍襯墊，可以避免乳突肌的撕裂。

B. 腱索斷裂 (rupture of chordae tendinae)

腱索斷裂大致可以分成後葉腱索斷裂以及前葉腱索斷裂。

後葉腱索斷裂，只要它所影響的長度不超後葉總長 $\frac{1}{2}$ 以上，大都可以成功地用下述的方法達到瓣膜整修的目的。首先將腱索斷裂的部位範圍做個標記，依此標記，我們就可以知道需要切除的瓣膜大小。假如要切除的瓣膜太大（＞1/2），就需要用心包膜重新做新的腱索（如同下面要談到的前葉腱索斷裂時，同樣的做法）。一般的病例，腱索

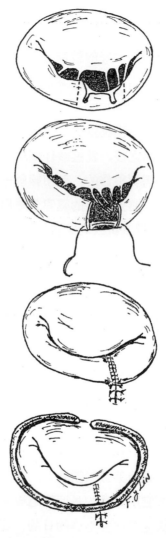

圖 21-23　僧帽瓣後葉腱索斷裂的整形術。把斷裂的後葉做楔形的切
　　　　　除，縫合瓣膜環和瓣膜本身。並且加上人工環來鞏固所做
　　　　　的整形手術，並且恢復正常形狀。

斷裂的部位佔後葉的1/4～1/3左右。我們可以將此部分做楔形的切除
（如圖21-23）。用 2～0 Ticron， 把切除後的僧帽瓣環重新吻合
起來，至於後葉的裂縫， 用 4～0 Ticron 連續縫合將後葉恢復完
整的外表， 注意需要縫到不漏水才可以。 這時候可以將左心室充水
看看瓣膜密合的程度。 大部分的例子， 需用人工環來進--步增加新
造瓣膜穩固，使它在心臟恢復跳動時，不致於受壓力而裂開。（見圖
21-23）

　　僧帽瓣前葉的腱索斷裂，在過去被認為是不能做整修手術的。目
前的做法是這樣，假使是一條腱索的分支斷裂，或是比較不太重要的
腱索，如有二條近連合腱索，其中的一條斷了。做三角形切除瓣膜以
及這一條腱索再縫合瓣膜，往往可以達到整修的目的（當然需加上人
工環來鞏固切除的瓣膜不致於再裂開）。問題是假使一條或二條以上
重要的腱索斷裂，就不是這種單純的手術方法所能挽救，在過去往往
就訴諸瓣膜置換。下面的方法是摹做 Frater 發表的方法，利用條狀
的心包膜來替代斷裂的腱索。在揭露僧帽瓣之後，檢查斷裂的前葉腱
索，假使是重要的腱索如主腱索，就開始使用下述的方法。將心包膜
取下一長條形， 寬 4 mm 長 5 cm， 然後浸入 Glutalydehyde 溶
液，使它形狀固定。將此條心包膜的一端用 3～0 Ticron 二條固定
在乳突肌上，測量適量的長度之後（使僧帽瓣不致於脫垂出來），將
另一端翻到瓣膜上方。把翻上的部分中分到瓣膜邊緣（此時的心包膜
條成Y形），過長的部分可以切除，把瓣膜上的心包膜條（中分後變
成二條），固定在瓣膜上，用 4～0 Ticron，中斷縫合法，這二條
呈45度交角（見圖 21-24）。固定之後，用冷水測試是否仍有瓣膜脫
垂現象，假使沒有這種現象，可以加上人工環恢復僧帽瓣的變形。假
使仍有垂脫現象，要找出它的原因，是否有其他腱索太長，或是新做

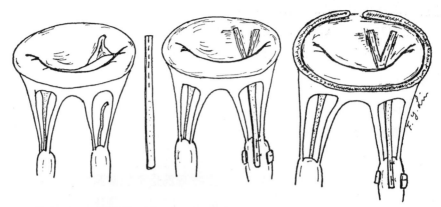

圖 21-24　僧帽瓣前葉主要腱索斷裂的修補方法。利用一條浸過 Glu-
taldehyde 的心包膜條約 4mm×5cm。一端用 3～0 Ticron
固定在乳突肌上，另一端作中分成 Y 型， 用 4～0 Ticron
縫在瓣膜上。

的腱索是否太長，要重新修補好。

僧帽瓣閉鎖不全用上述的方法通常可以得到很好的結果。在臺大
醫院心臟外科的經驗，使用連合環整形術在10年中，病人存活率可以
達到98.8％，血栓的併發症約0.84％左右，唯一令人氣餒的是八年中
需要重新手術的，佔了46％，這和世界上其他的心臟外科中心所報告
的使用兩側連合環整形術約略相似。四年前，我們開始使用後環折疊
整形術，長期的結果仍未有定論， 但四年中只有 3 ％再手術。 從今
年，我們也開始使用卡本特人工環來處理更複雜的僧帽瓣閉鎖不全的
例子，尤其在瓣膜下修補也合併使用。 法國 Carpentier 教授是在使
用人工環和瓣膜下整修的創始人， 他在這方面的結果有令人振奮的結
果，八年的結果，只有13％的病人需要再手術。這種結果比任何瓣膜
置換的結果都要好。

(3)僧帽瓣狹窄合併閉鎖不全 (combined lesions of mitral stenosis and mitral regurgitation)

這種疾病大部分是屬於風濕性心臟病引發的。這種合併的疾病，在以往被認為不適宜做整修手術。但是近年來，由於對於僧帽瓣解剖和病理變化的了解，使得這個疾病的整形手術仍然可行。

通常這種手術，需要瓣膜連合切開，切除肥厚的次發腱索和切削肥厚的腱索（開窗術），有時需切除鈣化的部位，（見圖21-4, 21-6, 21-7, 21-8）。之後，要對閉鎖不全的原因加以處理，大部分這種閉鎖不全，是瓣膜纖維化縮小，使它涵蓋面積以及環的變形，經過切除肥厚的次發腱索，通常可以增加瓣膜涵蓋的面積，假使仍不夠用，可以用心包膜來增加前葉或後葉的瓣膜面積（見圖 21-16）。再加上卡本特人工環來恢復僧帽瓣正常的形狀，可以達到瓣膜整形的目的。

在臺大醫院，心臟外科在以往是用兩側連合環整形術來達到環的整形目的，近四年也採用後環折疊整形術應用在這方面。在病人存活率和血栓合併症，這種方法可以說是非常好，但是我們的結果在七年有四分之一左右(27%)的病人需要再次手術，是令人感到不滿意的。法國 Lessana，利用卡本特人工環和增進瓣膜活動性的整形術（即在上段所介紹的方法），在 80 位病人七年後需要再手術的病人只有六位，約7.8%，這是非常鼓舞人的結果；當然更重要的是這些病人98.3%都是在功能組 I 和 II 的（紐約心臟協會的分類）。

第二節　三尖瓣的整形手術 (Reconstructive Surgery of Tricuspid Valve)

三尖瓣是右心的房室瓣膜，它有三個瓣膜，故名。此瓣膜在風濕性心臟病時，也會受到侵害，同樣發生瓣膜的纖維化、鈣化，和腱索的縮短、接合和肥厚。

正常的三尖瓣環比僧帽瓣環來得大（正常成年人約105～120mm），通常開口約3.0公分～4.5公分直徑。它的前方近纖維三角體，纖維比較厚。在後方和側方的環，纖維比較薄也比較有伸縮性。三個瓣膜中，前瓣膜是最大的，中隔瓣膜其次，後瓣膜最小。前瓣膜的腱索大部分接連在前乳突肌上，也有一小部分後瓣膜的腱索由這兒出來。幾乎所有的中隔瓣膜的腱索都較短，附在心房中隔的肌肉上。前瓣膜內側的腱索，則附在內乳突肌（medial papillary muscle）上。

三尖瓣內側是隣近僧帽瓣環，前側是主動脈環和心房中隔的前方；它的前、側二方都由右冠狀動脈圍繞著，一般而言，冠狀動脈和三尖瓣環的距離大約在 5 mm 左右。

另一件值得一提的是，冠狀竇（coronary sinus）位在三尖瓣環後側，它的開口位於中隔瓣膜中央附近的右心房壁上。房室結（A-V node）也在冠狀竇以及中隔瓣膜之間的心房壁內。在做三尖瓣手術當中，這些重要的構造都不能忘記的。

三尖瓣狹窄，大概90％以上是風濕性心臟病引起的，假使不是變形得很厲害，或腱索黏著太厲害或鈣化太嚴重，大半可以將連合切開，切到離環 3 mm 處為止，使開口恢復正常大小，假使有腱索肥厚或黏著，需要削除一部分或切除肥厚的腱索（再發性），使瓣膜下空間恢復正常（圖 21-25）。假使腱索太短，可以將乳突肌切開，增加它的活動性。

三尖瓣閉鎖不全，通常可分成機質性（organic）和功能性（functional）二種。所謂機質性是指疾病有實質侵害到三尖瓣本身。而功能性三尖瓣閉鎖不全是由於左心功能障礙或右心室功能障礙，引起三尖瓣環擴大導致的閉鎖不全。對於所有機質性的三尖瓣閉鎖不全，

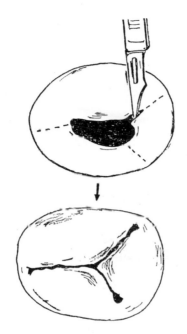

圖 21-25　三尖瓣狹窄時，作連合切開術，並且對於肥厚的次發腱索也
應切除。

都應該利用外科手術方法加以整修，整修的方法和功能性閉鎖不全約
略相似，唯獨它往往需加上增進瓣膜活動性的整修手術（如上一段文
章中所述），再此不再贅言。功能性三尖瓣閉鎖不全，可大略分成四
度。在手術中利用手指在右心房的感覺右心室回流，假使在三尖瓣側
就可感到回流，是屬第一度；在右心房中間屬第二度；在右心房側壁
屬第三度；在上下腔靜脈可感覺得到時，屬於第四度。目前的建議，
第一度可以不去管它，第三、四度則一定要做整修手術。第二度，則
可以看左心的功能是否恢復正常，或右心的功能如何，來決定是否需
進行修補的手術。假使左（右）心的病變都已經手術矯正（如主動脈

瓣置換或僧帽瓣置換），左心的機能預測可以會是良好，第二度功能
三尖瓣閉鎖不全，可以不必理會它。 反之， 假使左側（或右側）心
臟，在手術之後仍然會有機能障礙，如殘留僧帽瓣狹窄，或主動脈瓣
閉鎖不全，都應該把第二度的三尖瓣閉鎖不全修補好。

　　修補的方法有下列三種:

　　(1)側面環整形術（同時消除後瓣膜）(lateral annuloplasty)
（見圖 21-26)

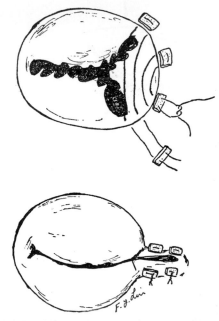

圖 21-26　側面環整形術，目的在使前後連合和後中隔連合距離縮小，
　　　　　　同時消除後葉，使呈兩葉形狀。

　　它的目的，使三尖瓣變成閉鎖可完全的二尖瓣。首先把穿過鐵弗
龍襯墊的 2 ～ 0 Ticron，由三尖瓣前後連合附近的環穿過， 再穿過
後中隔連合，當此縫線綁上之後，後葉自然被消除。還要加上一、二

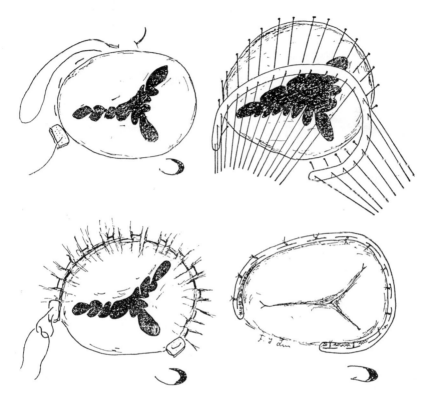

圖 21-27　半圓形環整形術（DeVega
　　　　　環整形術）。用 2～0 Tic-
　　　　　on 或 2～0 Prolene 做半
　　　　　圓形間隔縫合，從前一中隔
　　　　　連合經過前葉，後葉到後中
　　　　　隔連合處，依適當大小的測
　　　　　量器，將三尖瓣環縮小成正
　　　　　常大小。

圖 21-28　卡本特三尖瓣人工環整形術
　　　　　。卡本特人工環是依據中隔
　　　　　瓣環的距離和前葉大小（面
　　　　　積）來決定人工環的大小。
　　　　　不僅可以改正三尖瓣環的擴
　　　　　大，也可恢復三尖瓣的正常
　　　　　形狀。同時，可以避免傷及
　　　　　房室結。

條 2 ～ 0 Ticron 縫線， 消除整個後葉的開口（如圖 21-26），**然
後用水測試新做成的二尖瓣是否可以緊閉不漏水，一直到達到目的為**

止。當然所剩的開口也要衡量一下，不要少於 3 mm直徑或正常人二隻手指的寬度。

(2)半圓形環整形術或 DeVega 環整形術（見圖 21-27）

用 2 ～ 0 Ticron 穿過鐵弗龍襯墊，從前葉一中隔葉連合附近開始，沿著環向前葉以及後葉走，每隔 5 ～ 8 mm 縫一針，縫針到後葉一中隔葉連合處為止。穿過另一塊鐵弗龍襯墊，然後沿原路返回出發點。選擇病人合適的瓣膜測量器，放入三尖瓣開口，然後把縫線慢慢拉緊，使擴大的三尖瓣環和測量器的大小相吻合，再把縫線綁上結。仍然用冰水灌入右心室，看看三尖瓣是否仍然有閉鎖不全的現象。

(3)卡本特三尖瓣人工環（Carpentier tricuspid prosthetic ring）（見圖 21-28）

卡本特人工環的基礎是建立在他對三尖瓣閉鎖不全病理變化的研究。在三尖瓣閉鎖不全，環的擴大最大者在後一中隔連合和前後連合二處，其次為後葉和前葉，最少的是前一中隔連合及中隔葉。三尖瓣環不僅擴大，同時也變形。假使僅僅使環的大小恢復正常，而不改正它的變形，可造成15％的狹窄。所以，人工環的目的，不止在改正三尖瓣環的擴大同時改正它的形狀。卡本特環有一開口在前葉一中隔連合以及中隔葉前側，可以避免傷及房室結。

選擇人工環的大小，用中隔葉的環長度以及前葉的面積來決定。決定之後，用 2 ～ 0 Ticron 穿過前葉、後葉和中隔葉後部做U形縫法，每針間隔 5 ～ 8 mm，在連合處可以把兩針間的距離加大，然後縫上人工環，放在適當位置，並且打上結。用冷水灌入右心室，測試瓣膜是否漏水。

三尖瓣的整形手術比較難以衡量，因為它的死亡和血栓合併症，往往關係著左心的病變如何決定。法國，Carpentier 給我們的結果，似乎可以做個參考。在十年中，1210個病人接受了人工環, 0.6%需要再做手術（爲三尖瓣疾病），相反的，半圓形（DeVega）環整形術約有6.4%需要再次手術。一般說來，DeVega 環整形術的效果比較難預料（比人工環而言），同時會造成三尖瓣狹窄。

第三節　主動脈瓣的整形手術（Reconstructive Surgery for Aortic Valve）

主動脈瓣的整形手術比較困難，因爲它的關閉機能，比僧帽瓣和三尖瓣粗密得多。它的瓣膜之間的接合面積非常小。

在臺灣，主動脈瓣的修補主要在心室中隔缺損（尤其在肺動脈下型，或稱第一型心室中隔缺損），往往右瓣膜被血流吸引，長期結果發生閉鎖不全。這時候，主動脈瓣的外觀，往往可以看到右葉較厚，纖維化，而且其邊緣比較長。

修補的方法，首先把三個瓣膜中點（nodule of arantii）用 5～0 Prolene 穿過。用鑷子測試瓣膜過長的程度，先用一個 4～0 Ticron 縫在適當的長度上，過長的瓣膜用 3～0 Ticron 穿過鐵弗龍襯墊固定在主動脈壁上（見圖 21-29）。再把瓣膜連合處，用 4～0 Ticron 穿鐵弗龍襯墊增強它的完整性。拿掉中間吊著的 5～0 Prolene，這個主動脈就算修補好了，主動脈瓣的測試不太容易，一般在此時，只能看看主動脈瓣是否接合得很好。眞正有沒有閉鎖不全，要關上主動脈開口，使心臟跳動，用 Doppler（超音波血流測量器）來測試才可眞正知道。

另外，如瓣膜低垂，可做三角形切除再縫合，或環擴大，用 2～0 沿著環做圓形縫一周，使環縮小到瓣膜相接合的大小，但是目前這

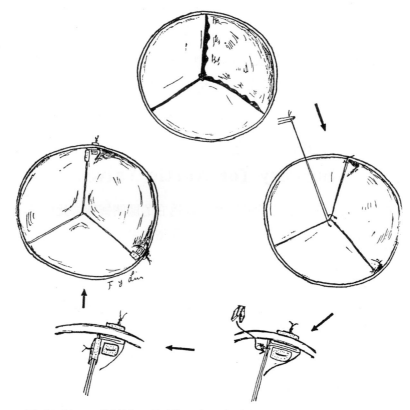

圖 21-29　主動脈瓣整形手術。有一葉瓣膜太長，可以將過長的部位固
　　　　　定於主動脈管壁上。通常適用於先天性心臟病引發的主動脈
　　　　　瓣閉鎖不全。

種方法仍然在試驗之中而已，除非瓣膜情況仍很好，或是只有輕微的
主動脈瓣閉鎖不全，或是在小孩子的情況，一般仍建議做主動脈瓣膜
置換手術。

第四節　結　　論

　　一般而言，瓣膜整形手術，在人類還沒有一個完美的人工瓣膜之

前，仍然是最好的方法，尤其在僧帽瓣和三尖瓣。所有的沒有鈣化或輕微鈣化的瓣膜，都應該先試做整修的手術。

在僧帽瓣方面，風濕性心臟病在成年人，50％可以做瓣膜整形手術，小孩子則有90％可以做到的（指僧帽瓣）。

退化性心臟病尤其適合做瓣膜整形手術，有人懷疑變得那麼細的腱索，是否可以耐久。經驗上告訴我們，它確實仍可以耐久的。這一類病人95％可以做整修手術。

細菌性內膜炎，假使有15天以上的抗生素使用，也可以做修補手術。重要的是有病的部分要切除乾淨，剩下的是否仍夠做整形手術？

先天性僧帽瓣的疾病，大牛在年輕的病人，約有80％適合做整形手術。

三尖瓣的整形手術，在30％病人屬於機質性病變，其中50～80％可以做整形手術；至於功能性病變，可說幾乎全都適於做整形手術。

主動脈瓣，假使是先天性心臟病引起的，約有80％可以做整修手術。但是風濕性心臟病引起的病例，大概只有5％以下適於做此種手術。

第二十二章　人工心臟瓣膜

洪啟仁　楊友任

　　心臟瓣膜之病變而引起之各種心臟病包括先天性或後天性心臟病，皆可以用外科手術方法修補其瓣膜或置換其無法修補的心瓣膜而獲得治癒或症狀之改善。雖然世界上大家都公認能修補的瓣膜都要儘量用修補的方法保留下來，而其長期追踪結果也較置換心瓣膜好，但臨床上不少心瓣膜有些嚴重的病變如鈣化，心內膜炎引起之破裂或其他變化而無法修補的瓣脈，只有實施心瓣膜之更換手術才能改善病情。（圖22-1 Calcified valve）

第一節　人工心臟瓣膜之歷史

　　雖然心臟瓣膜疾病之手術，早於1923年美國哈佛大學的 Elliott Cutler 第一次成功於二尖瓣狹窄症之手術，以及英國的 Henry Sou-ttar 於 1925年，美國的 Charles Bailey 與 Dwight Harken 差不多同時於 1948年，都成功地施行二尖瓣狹窄症之手術 (Closed mitral commissurotomy)，多人也努力於二尖瓣閉鎖不全症及主動脈瓣膜之狹窄或閉鎖不全症之手術治療，但都沒有達到理想的結果或值得在臨床上推廣的方法。

　　於1950年早期，美國 Charles Hufnagel 及 J. Moore Campbell 分別以新的角度探討新的治療方法。 他們以塑膠管 (plastic lucite tube)內裝一個球狀之 Poppet，裝置於狗之下行大動脈，以改善主動脈瓣膜閉鎖不全症之血流動態。這是世界上第一次以球狀瓣膜 (ball valve）來改善不正常的循環狀態的新構想。

於1952年 9 月21日， Hufnagel 成功於將這種球狀瓣膜置放於一位主動脈瓣膜閉鎖不全症病人之下行大動脈，點燃了以人工瓣膜治療心臟瓣膜疾病之大路。（圖22-2）

1953年，John Gibbon 使用人工心肺機成功施行開心手術，激發了心臟外科醫師們使用人工心肺機施行開心手術，而治療各種心臟瓣膜疾病之慾望。終於1960年，Dwight Harken 成功於以球狀心瓣膜置換主動脈瓣膜以治療主動脈瓣膜閉鎖不全症。同年，Albert Starr 與 M. Lowell Edwards 共同研究成功球狀瓣膜 (caged ball valve)，先試用於動物後，於1961年成功置換病人的二尖瓣膜，建立了心臟瓣膜疾病治療上的新里程碑。自此以後，陸續有新的人工心臟瓣膜出現。主要改良人工心瓣膜之目標爲如何改善循環動態 (hemodynamics) 以及減少併發症。

這些人工心臟瓣膜，一般稱爲機械性心瓣膜 (mechanical heart valve)，因爲主要之結構由金屬、塑膠等等機械性物質形成，與之相比，於1950年代就有些學者如 Conrad Lam, Gordon Murray, Duran, Gunning 等人研究使用同種主動脈瓣膜 (aortic valve homograft) 於治療臨床上動脈疾病等。到1962年，英國 Donald Ross 以及紐西蘭 Sir Brian Barratt-Boyes 分別使用同種主動脈瓣膜置換主動脈瓣膜而成功治療主動脈瓣狹窄及閉鎖不全症病人，爲使用組織瓣膜治療心臟瓣膜症之觀念舖了一條路， 由於同種主動脈瓣膜之來源不多又不易， 同時準備不同大小之瓣膜，以及難於供應大量臨床上之需求，於是法國 Binet, Carpentier 等人研究使用異種主動脈瓣膜之可行性。使用動物之組織， 由於免疫上之問題， 必須先以藥物處理此種異種組織， 減少或消除免疫學上之問題，不引起排斥作用，才能使用於人體上，1965年 Binnet 及 Carpentier 終於成功將異種主動脈瓣膜（使用豬的主動脈瓣膜 Porcine aortic valve xenograft）移植到人之主動脈瓣膜位置。他們的成功使法國、英國、澳洲、美國等醫院陸續使用這種異種主動脈瓣膜於臨床上。當時主要用 4％ formaldehyde 處理異種主動脈瓣膜。初期之結果雖然良好，但到 1970 年就證明以 4％ formaldehyde 處理之異種主動脈瓣膜，差不多100％在移植後 4 年之中損壞，這些瓣膜經手術取出後，可發現其彈性（tensile strength)低落，有免疫上之細胞組織反應，而且病人本身之組織無法生長在異種組織上面。由此進而得到一個結論，則是異種心瓣膜在人體內移植後，其耐用性完全靠異種瓣膜自己之組織構造，而不是靠病人之組織生長於異種心瓣膜，來增加其耐用性。Carpentier 發現以 Glutaraldehyde 藥水處理，可使異種心瓣膜之顯微結構（ultra structure）因促成 Collagen molecules 之間的 crosslinks，而使異種心瓣膜之結構上更穩定且增加耐用度。1968年，Carpentier 第一次使用以Glutaraldehyde 處理之豬心主動脈瓣膜移植於病人，由於初期臨床使用效果好，並且組織心瓣膜具有許多優點，如血栓而引起之併發症比機械性心瓣膜少，而在全世界各醫院廣泛的被採用。繼豬心瓣膜問世後，英國的 Ionescu 也以牛心包膜做成組織瓣膜，利用 Glutaraldehyde 處理之優點，發展所謂牛心包膜瓣膜（bovine pericardial graft)，也流行一時。

由於不論機械性人工心瓣膜或組織性心瓣膜依然未到一種完善的地步，各有其優點及缺點，而且都還存有併發症之可能性，目前人工心瓣膜使用後之臨床經驗也已經有24年之歷史，病人長期追踪之結果也都有深入之報告。醫學界對於人工心瓣膜之了解也有基本上之觀念，目前仍有許多學者努力於研究發展新的人工心瓣膜，也有不少改良型問世，以求更完善的治療結果。可見這個分野將有更進一步的發展。目前之人工心瓣膜於重症心臟瓣膜疾病之治療上，雖然還沒有達到完美之地步，但確實使這些病人之生命延續，使病人之病情以及生命之品質（quality of life）得以改善。

第二節　人工心臟瓣膜之理想條件

重症心臟瓣膜疾病之治療，目前固然只有以人工心瓣膜置換已損壞的病人之心瓣膜，而移植於病人心臟內之人工心瓣膜，不論是機械性心瓣膜或組織性心瓣膜，必須具備下列之幾項條件，才能達到理想之境界。

(1)必須與正常心瓣膜一樣可以在循環動態（hemodynamics）上供給正常之功能。則在血流通過時，有充分的瓣膜開口（orifice），使血流暢通無阻，不產生壓力差（pressure gradient），而能完全關閉（complete closure），不產生倒流或漏血（leakage）的現象。

(2)生物學上必須與人體無反應（biologically inert），不產生免疫學上之反應。

(3)耐用性。必須是永久性而不產生機械性損壞。

(4)不產生因心瓣膜而引起之併發症，如血栓形成而導致身體各部分之血管栓塞。而不必依靠長期服用抗血液凝固劑（anticoagulant therapy）來控制血栓之發生，或引起血液成份之破壞。

(5)安靜性。因人工心瓣膜之開關而產生之聲音必須很小，不足以騷擾病人。

(6)在心臟內所佔之體積必須愈少愈好。

(7)價錢必須便宜，在大眾所能負擔範圍內。

(8)手術技術上容易裝於任何一個心瓣膜之位置。

目前臨床上使用之人工心瓣膜雖然已經很接近於這些理想，但還不能完全滿足這些條件。

在過去24年之中，曾經有許多種人工心瓣膜被使用於臨床上，但由於機械上之損壞或併發症頻度高而被淘汰。本文中將只介紹目前被肯定而被廣泛使用中之幾種人工心瓣膜。

第三節　機械性人工心瓣膜

機械性人工心瓣膜基本上由金屬、塑膠、人造纖維（如 Teflon 或 Dacron），以及 Pylorite Carbon 等而組成。其種類可依其形狀而分為球狀心瓣膜（caged ball valve）、圓盤型心瓣膜（disc type valve）、及傾斜型心瓣膜（tilting discoid valve）。

(1)球狀心瓣膜（caged ball valve）

此種心瓣膜主要在金屬之 Cage 內有可浮動之球(Silastic ball)，靠球之移動而發揮瓣膜開關之作用。當血流通過時，球落到 Cage 之底部，而使血流順利通過瓣膜口，而當瓣膜關閉時，球就移上去，蓋住瓣膜口而不使血液逆流。

①Starr-Edwards 型球狀心瓣膜:

這種球狀瓣膜之代表性者為 Starr-Edwards 型球狀心瓣膜(Starr-Edwards ball valve)。（圖22-3）Starr-Edwards 球狀心瓣膜之臨床使用歷史最悠久，長期追踪結果之報告也很多，因此被利用為與某一種新問世之人工心瓣膜比較之基本心瓣膜，以評估新心瓣膜之性能。Starr-Edwards 球狀瓣膜之最大優點可說為臨床歷史最久，可預期其效果(predictability)，耐用性高，結構簡單而不易產生機械性故障，可以說是以往最被廣泛接受的人工瓣膜之一。估計到目前為止，已經有 122,000 個被移植於人體內。這種瓣膜之缺點是尚有血栓之形成，而導致末梢血管栓塞之可能性如腦栓塞或股動脈栓塞等。這種血栓倂發症使用機械性心瓣膜後較易發生，因此病人需要終生服用抗血液凝固劑，以防血栓倂發症。

在臺灣大學醫學院附設醫院自1965年10月起至1983年12月止，共使用 134 個此種心瓣膜於心瓣膜置換手術，其中 73 個於二尖瓣位置 (mitral position)，32個於主動脈瓣位置 (aortic position)，其他爲多心瓣置換手術，包括二尖瓣、主動脈瓣或三尖瓣 (tricuspid position) 之兩心瓣膜或三個心瓣膜之同時置換手術。

此種心瓣膜之血栓倂發症 (thromboembolic complication) 在二尖瓣上爲 3.7% per patient year (pt-yr)，晚期死亡率 (late mortality) 爲 2%/pt-yr。心瓣膜內膜炎 (prosthetic valve endocarditis) 爲 1%/pt-yr，但因瓣膜之原因而需要再手術之可能性很低，卽只有 0.33%/pt-yr。在主動脈瓣位置上，血栓倂發症爲 1.95%/pt-yr，晚期死亡率 Late mortality 爲 1.95%/pt-yr，心瓣膜內膜炎 Prosthetic valve enodocarditis 爲 1.95%/pt-yr，而因瓣膜再手術者爲 0.65%/pt-yr。

此瓣膜雖然發生故障之可能性很少，但也發生過 Silastic ball 之損壞或變型，而產生瓣膜之急性故障，因此曾一時將 Silastic ball 改爲鐵球 (metallic ball)，而其腳部 (cage leg) 上套上 Teflon 布，以減少血栓之形成；但使用後產生很多缺點，卽腳上之 Teflon 布會破碎而產生栓塞 (emboli) 或引起溶血之現象，加上鐵球碰到 Cage 而產生之聲音很大，而已被淘汰。目前被廣泛使用者爲6120型之二尖瓣膜，以及1200型或1260型（含有 Barium-Sulfate，以便在 X 光上可以看見球）之主動脈心瓣膜，皆使用 Silastic ball。此瓣膜因其構造上體型較大，若置於比較小的心室內或主動脈位置上，往往球瓣膜本身就可能產生對血流之阻礙，因此左心室較小的病人，如二尖瓣狹窄症或主動脈瓣狹窄症而其主動脈根部狹小病人，有時不適合置換此種球瓣膜。

②Smeloff-Cutter 型球狀心瓣膜:

為了保持球狀心瓣膜之優點而把瓣膜體積變小，Smeloff 利用球之直徑關閉瓣膜之開口，而瓣膜之兩端都有 Cage 以避免球之脫出。（圖22-4）因此，此種瓣膜之體積比 Starr-Edwards 球瓣膜小，可減少球瓣膜引起血流阻塞之缺點。其臨床上之結果與 Starr Edwards 球瓣膜大同小異。此瓣膜與 Starr-Edwards 球瓣膜相比，其缺點為萬一球有一點體積上的變化，如腫脹（swelling）或磨損，而變小，即瓣膜在關閉上就發生故障。如腫脹即在關閉時會卡住不開，磨損即引起瓣膜之閉鎖不全或甚至於球會脫落。（圖 22-14）雖然1966年後，球之製造過程改良，這種缺點已被改善，但與 Starr-Edwards 球瓣膜相比，仍沒有被廣泛的使用。我們共使用15個於二尖瓣位置，以及11個於主動脈瓣位置，但因臨床結果沒有比 Starr-Edwards 型好，而未再使用此種瓣膜。

(2)圓盤型心瓣膜（disc type valve）

圓盤型心瓣膜之構想，為減少球瓣膜所佔心室內之空間（space）而把球變為圓盤狀（disc）。由圓盤之上下移動，開關瓣膜口。此類人工瓣膜之代表性者有 Kay-shiley 型人工瓣膜，Beall-Surgitool 型人工瓣膜，Harken 型人工瓣膜等。因瓣膜之開關靠圓盤之上下平行移動，血流直碰圓盤後形成側流（lateral flow）方向，而被認為不適合於主動脈位置；但在二尖瓣位置，因其佔左心室之空間較小，曾被廣泛使用。因血栓併發症不比其他心瓣膜低，並且圓盤磨損而卡住於瓣膜開口（圖 22-15），而引起機械性故障之機會比其他瓣膜高，因此最近已很少被使用。我們曾使用 Harken 型瓣膜50個以及 Beall-Surgitool 型 8個於二尖瓣位置上，未曾使用於主動脈位置上。此中 Harken 型瓣膜，兩個病人因機械性故障而再手術改換其他瓣膜，一位病人因多次發生腦栓塞併發症而改裝猪心瓣膜。

⑶傾斜型心瓣膜 (tilting discoid valve)

此種心瓣膜仍由圓型片狀之瓣膜在瓣膜口傾斜運動而使瓣膜口開關。

此種人工心瓣膜之代表性者爲 Björk-Shiley型瓣膜（圖22-5），Lillihei-Kaster 型瓣膜（圖22-6），Medtronic Hall-Kaster 型瓣膜（圖22-7）等。

這些瓣膜大致上功能都一樣。因其主要靠一薄片瓣膜在支柱之間傾斜運動開關瓣膜，結構上之優點使得瓣膜開口很大，比上述之球狀或圓盤型人工瓣膜之瓣膜口大，因此通過瓣膜口血流之壓力差小，同時能得到靠近正常血流之中心流。另一優點爲當瓣膜關閉時，瓣膜薄片收進瓣膜之開口部，在心內不佔空間，適合於左心室較小或主動脈基部細小之疾病。Björk-Shiley 型之瓣膜片開的傾斜度爲60度左右，Lellihei-Kaster 型之瓣膜片開的傾斜度爲80度左右，Hall-Kaster 型瓣膜片開的傾斜度爲70度（二尖瓣）與75度（主動脈瓣）。此類人工心瓣膜在其構造上確有一些優點，但因靠瓣膜薄片在瓣膜口的支柱內傾斜，當瓣膜張開時形成兩個開口，卽一大一小，血流動態之研究顯示，血流主要由大的開口通過，而由小的開口通過的血流不多，因此在小開口部分容易引起血流阻滯，可能在這個部位發生血栓，不但阻塞，甚至使瓣膜之傾斜運動喪失，形成整個瓣膜之失靈。

在臺灣大學附設醫院曾移植 Björk-Shiley 型瓣膜 134 個於二尖瓣位置，平均追踪時間爲 6.2 年 (mean follow up years)，晚期死亡率爲 1.7%/pt-yr，　血栓併發症爲 3.2%/pt-yr，　其中因血栓阻塞而引起瓣膜功能失靈者有 13 位病人，皆需急診手術重換心瓣膜。Björk-Shiley 型瓣膜在主動脈瓣位置有74位病人，　平均追踪時間爲4.5 年，晚期死亡率爲3.62%/pt-yr，　血栓併發症爲1.32%/pt-yr，其中因血栓阻塞瓣膜口而需急診再手術者爲 1 名。

　　Björk-Shiley 型瓣膜最近也經過改良，將瓣膜片改爲 Convexo-Cocavo 型，使瓣膜片傾斜角度增加爲70度，　而瓣膜全開時的支點也下降 2.5mm，可使小瓣膜口部分的血流阻滯改善。 最近更進一步將瓣膜片支柱由兩個支腳（legs）改爲單一的支柱（monostrut）。這些構造上之改善，可能使小瓣口之面積增加，希望能夠減少瓣膜口形成血栓阻塞的併發症，但因剛剛問世不久，臨床經驗之時間尙不久，目前還不能有肯定之結果。

　　在臺灣大學附設醫院，目前 Björk-Shiley 型瓣膜主要用於主動脈瓣位置，但因經驗了13例急性瓣膜血栓阻塞，不再使用於二尖瓣位置。

　　Lillehei-Kaster 型或 Hall-Kaster 型傾斜型瓣膜，　其功能應與Björk-Shiley 型差不多。但我們使用的病例不多。

　　(4)St. Jude 型人工心瓣膜（圖22-8）

　　St. Jude 型人工心瓣膜之特點爲整個瓣膜除了縫合用之 Teflon輪以外，由耐用性很高的 Pylorite Carbon 做成。瓣膜之開關靠兩片瓣膜片。在開的時候成爲幾乎垂直（80度）打開，因此可以說提供比任何人工心瓣膜都大的瓣膜開口。從血流動態學上看來，能提供最理想的中心流。在瓣膜口部分之血流阻滯現象最少，因此血栓併發症之可能性也減少。此型瓣膜臨床上使用之歷史只有 7 年左右，目前陸續有臨床使用經驗以及長期追踪結果報告此型瓣膜之優良功能。目前已經有很多醫院都認爲，如果病人需要更換機械性人工心瓣膜時，以此型心瓣膜爲第一選擇。此型瓣膜因爲瓣膜開口大，體型小，尤其適合於左心室小（如二尖瓣狹窄症）或主動脈瓣膜輪小（如主動脈狹窄症）等病人。

在臺灣大學醫學院，觀察國外之報告後，於1984年開始使用，尚無法提出臨床報告，但國外的報告看起來臨床效果相當令人滿意。如Los Angeles 的 Aurelio Chaux 報告（美國胸腔外科學會年會，1984），198 個病人置換此型瓣膜 5 年後，沒有發生機械性之故障，血栓併發症爲 2.5%/pt-yr，發生血栓併發症之 9 個病人中，只有 1位有半身麻木（hemiparesis）之後遺症，其他都有恢復，表示此型瓣膜所發生之血栓併發症比較輕微。日本久留米大學之楊井等報告，229 個病人置換此型瓣膜後 5 年，沒有發生機械性之故障，也沒有發生臨床上可發見之血栓併發症。他認爲，除非病人另有不能接受長期抗血凝固劑治療之情形以外，應考慮此型瓣膜爲最適當之人工心瓣膜。與 Starr-Edwards 球狀瓣膜已有24年臨床經驗相比，此型瓣膜之長期追踪結果還不夠長，只有時間久一點才能證明其耐用性，但以目前之結果推測，此型瓣膜仍是目前最受矚目的一種人工心瓣膜。

第四節　組織性心瓣膜

由於機械性人工心瓣膜雖然可以改善心臟瓣膜疾病之循環狀態，但可能帶來一些問題，尤其是血栓併發症而病人需要終生服用抗血凝固劑，科學家們就尋找可以免除這種併發症的代用心瓣膜。1962年，英國的 Donald Ross 以及紐西蘭的 Brian Barratt-Boyes 首次成功使用由人的屍體取出的主動脈瓣膜（aortic valve Homograft）移植於病人的主動脈瓣位置上。Homograft 之臨床使用，證明組織性心瓣膜之一些優點與自然的正常瓣膜相似，血流循環動態好，血栓併發症低而不需長期服用抗血凝固劑。但是不但來源不易，各種大小之瓣膜無法齊全，因此除了一些死體解剖率（autopsy rate）高的國家以外，不能供應臨床上大量的需求。法國的 Carpentier 與 Binet 於1965年首次使用動物（豬）的主動脈瓣膜移植於人體內。但因瓣膜摘出後之處理，後來發見使用 Glutaraldehyde 更能加強耐用性，自 1968年後之豬心瓣膜皆以此種藥水處理而被廣泛使用。豬心瓣膜（porcine xenograft）有幾個廠商出品，如 Hancock 型豬心瓣膜，Carpentier-Edwards 型豬心瓣膜（圖22-9），Angell-Shiley 型豬心瓣膜等。雖然處理上或 Stent 之構造上有些不同，其功能與耐用性都差不多。英國的 Marian I. Ionescu 由牛的心包膜（也經過 Glutaraldehyde 藥水處理）做成所謂 Ionescu 型牛心包膜瓣膜（Ionescu bovine pericardial xenograft）（圖22-10），於 1976 年首次應用於臨床上。此種牛心包膜瓣膜除了組織瓣膜之優點外，對於血流動態學上，尤其在主動脈瓣位置，瓣膜開口大而經過瓣膜之血流之壓力差（Pressure gradient）比較低，尤其適合於小的主動脈瓣膜輪上，如主動脈瓣膜狹窄症。但與豬心瓣膜一樣，其耐用性仍不樂觀。南美巴西的 Eurcycylides J. Zerbini 使用屍體的硬腦膜（dura mater）做成心瓣膜，自1971 到 1976年之間，移植於 1,106 位病人上，但時間證明此種瓣膜還是會鈣化，瓣膜損壞而且來源不易，目前已經不再被使用。

　　目前臨床上廣泛被採用之組織性瓣膜即為下列之三種：(1)自家主動脈瓣膜（aortic valve homograft）(2)豬心瓣膜（porcine aortic valve xenograft)(3)牛心包膜瓣膜（bovine pericardial xenograft）。

　　(1)自家主動脈瓣膜（aortic valve homograft）

　　這種瓣膜是由敗血症（septicemia）以外而死亡的屍體於死後 4

到48小時之內，在無菌狀態下取出。經過不同的處理方法移植於病人心臟內。早期之處理方法包括 Ethylene oxide 瓦斯消毒，Beta-propiolactone 藥水處理方法，或冷凍後以 2.0～2.5 megarads 照射 Irradiation 方法等處理後使用於臨床上。但長期追踪結果，於 5 年左右，瓣膜損壞的機會為15%至30%，而需要再手術。Barratt-Boyes 等人曾於 1962 到 1963 年間，移植 16 個沒有經過處理的新鮮瓣膜 (fresh untreated homograft) 於病人心臟內，而 10 年後80%到目前仍保持正常功能。因此，目前使用此類自家主動脈瓣膜者，主要都以新鮮瓣膜以抗生素藥水處理後使用者為多，不過此種瓣膜之來源困難，我們還沒有機會使用。

　⑵猪心瓣膜 (porcine aortic valve xenograft) (圖 22-9)

　由猪的主動脈瓣膜經過 Glutaraldehyde處理後的心瓣膜，自1968年由 Carpentier 首次使用於人體後，以前使用 Formaline 或 Beta-propiolactone 處理的猪瓣膜幾乎在 4 年內損壞，而一度陷於低潮的猪心瓣膜又被廣泛使用。如前所述，Glutaraldehyde 處理後之猪心瓣膜因 Collagen fibre 之 Cross-linkage 增加而可使猪心瓣膜之耐用性提高。因為來源較易，可提供不同大小之心瓣膜而且具有組織性瓣膜之優點，則血栓發生率較少。在臺灣大學醫學院也曾一度被採用為第一優先考慮之代用心瓣膜。

　猪心瓣膜有三種，Hancock 型猪心瓣膜以0.2% Glutaraldehyde液處理，Carpentier-Edwards 型猪心瓣膜以 0.625% Glutaraldehyde液處理，Angell-Shiley 型猪心瓣膜以 0.5% Glutaraldehyde 液處理。此三種猪心瓣膜之處理方法雖有細節上之不同，但臨床使用結果皆大同小異。

　在臺灣大學醫學院自1976年 4 月起到1983年12月底為止，共使用

表 22-1　各種人工心瓣膜於二尖瓣位置之手術及追蹤結果

Name of Prosthesis	Case No.	Surgical Mortality	Mean follow up years	Late Mortality Rate (pt-yr)	Thrombo-embolic Rate (pt-yr)	Reopera-tion Rate (pt-yr)	PVE rate (pt-yr)
Carpentier Edwards	492	7.55%	2.8yrs	1.11±0.29%	2.3±0.43%	1.11±0.29%	0.87±0.26%
Ionescu Shiley	49	4.1%	2yrs	1.05±1.05%	1.05±1.05%	2.10±1.49%	3.16±1.83%
Angell Shiley	49	6.1%	3.4yrs	0.63±0.63%	1.27±0.9%	0	1.9±1.1%
Hancock	29	17.2%	4.6yrs	0.9±0.9%	0.9±0.9%	0.9±0.9%	1.8±1.3%
Björk Shiley	134	14.9%	6.2yrs	1.7±0.49%	3.2±0.67%	1.7±0.49%	0.56±0.28%
Starr Edwards	74	16.2%	4.9yrs	2±0.82%	3.7±1.12%	0.33±0.33%	1±0.58%
Harken	49	24.4%	3.8yrs	3.6±1.61%	7.9±2.38%	2.1±1.2%	0%
Smeloff Cutter	15	33.3%	6.9yrs	5.8±2.9%	8.7±3.6%	2.9±2%	0%
Reconstruction procedure	470	3.5%	3.5yrs	0.37±1.0%	0.44±1.2%	1.7±4.6%	

表 22-2　各種人工心瓣膜於主動脈瓣位置之手術及追蹤結果

Name of Prosthesis	Case No.	Surgical mortality	Mean follow up years	Late Mortality Rate (pt-yr)	Thromboembolic Rate (pt-yr)	Reoperation Rate (pt-yr)	PVE rate (pt-yr)
Carpentier Edwards	144	5.6%	2.5yrs	0.59±0.42%	0.29±0.29%	0.59±0.42%	1.76±0.72%
Ionescu Shiley	47	4.26%	2yrs	0	1.1±1.1%	0	2.2±1.6%
Angell Shiley	10	0	3yrs	0	0	0	0
Björk Shiley	74	9.46%	4.5yrs	3.62±1.09%	1.32±0.66%	1.97±0.8%	0.99±0.57%
Starr Edwards	32	21.88%	6.2yrs	1.95±1.13%	1.95±1.13%	0.65±0.65%	1.95±1.13%
Smeloff Lutter	11	27.3%	3yrs	8.3±5.9%	16.7±8.3%	8.3±5.8%	4.2±4.2%

987 個 Carpentier-Edwards 型，46 個 Hancock 型，以及 81 個 Angell-Shiley 型豬心瓣膜於二尖瓣位置、大動脈位置或三尖瓣位置之單心瓣置換或多心瓣置換手術。Carpentier-Edwards 型豬心瓣膜置於二尖瓣位置者 492 例，平均追踪時間為 2.8 年，晚期死亡率為 1.11%/pt-yr，血栓併發症為 2.3%/pt-yr，瓣膜感染率為 0.87%/pt-yr，需要再手術率為 1.11%/pt-yr(表22-1)。於主動脈瓣膜位置上使用此型瓣膜者 144 例，平均追踪時間為 2.5 年，晚期死亡率為 0.59%/pt-yr，血栓發生率為 0.29%/pt-yr，再手術率為 0.59%/pt-yr，而瓣膜感染率為 1.76%/pt-yr（表22-2）。

(3)牛心包膜瓣膜 (Bovine pericardial xenograft) (圖22-10)

英國 Marian I. Ionescu 於1971到1976年間，發展出牛心包膜裝成心瓣膜。自出生後 6 到18個月大之牛，取其心包膜併用 Carpentier 所提倡之 0.5% Glutaraldehyde 液處理後，剪成與主動膜瓣膜葉相似之形狀，裝於 Titanium 之 Stent 上。世界上第一個臨床上使用此型心瓣膜為1976年 3 月。此種瓣膜之優點缺點都與其他組織性瓣膜相似，血栓併發症比較低，並希望借重心包膜組織之強韌性，其耐用性能超過其他組織性瓣膜，但到目前為止，大部分之臨床報告，因追踪時間還很短，不敢達到結論，但仍有不少醫院採用此種瓣膜。與其他組織性瓣膜相比，此型瓣膜之優點為血流動態學上較好，尤其在主動膜位置上，左心室與主動膜間之壓力差比其他組織性瓣膜都要低，因此特別適合於主動膜輪小的病人，如主動膜瓣膜狹窄症等。在臺灣大學醫學院，曾自 4 年前開始移植此型瓣膜49個於二尖瓣位置，47個於主動膜瓣位置上，而同時移植於二尖瓣、主動脈瓣或三尖瓣位置之多瓣同時移植59個此型瓣膜，總共使用 156 個此型瓣膜。

在平均追踪時間 2 年之間，晚期死亡率於二尖瓣位置為 1.05%/

pt-yr，於主動脈瓣位置爲０％，血栓發生率於二尖瓣位置爲 1.05%/pt-yr，於主動脈瓣位置爲 1.1%/pt-yr，瓣膜感染率於二尖瓣位置爲3.16%/pt-yr，於主動脈瓣位置爲 2.2%/pt-yr，比其他人工或組織性瓣膜稍高。再手術率於二尖瓣位置爲 2.10%/pt-yr，於主動脈瓣位置爲０％（表22-1 及 22-2）。

第五節　　各種人工心瓣膜之比較

由上所述，各種人工心瓣膜都具有其優點及缺點。一般說起來，機械性心瓣膜與組織心瓣膜之優劣點如表 22-3。

表 22-3　機械性心瓣膜與組織性心瓣膜之比較

機　械　性　心　瓣　膜	組　織　性　心　瓣　膜
1.血栓併發症較高	較低
2.需要終生服用抗血液凝固劑	不一定需要
3.血流非中心流（（St. Jude 瓣除外）	中心流
4.有些血液成分之破壞（雖臨床上不顯示）	無
5.聲音大	小
6.耐用性高（雖有少數損壞之報告）	耐用性低，可能再手術。

各種人工心瓣膜之比較應包括手術死亡率，瓣膜在血流動態學上之功能， 長期追踪中之併發症 （包括血栓併發症及瓣膜之故障或損壞），晚期死亡率，再手術率，以及細菌感染率等等。目的在於從這些統計上之分析能否找出最適合於臨床上使用之人工心瓣膜。由表22-3可看出機械性心瓣膜之主要優點爲耐用性高，而主要缺點爲血栓併發症較高;而組織性瓣膜之主要優點爲血栓併發症低,而主要缺點爲耐用

表 22-4　臺灣大學醫學院附設醫院使用人工心臟瓣膜之經過

No of implants -- NTUH

Carpentier Edward

Björk-Shiley

Starr Edward

Smeloff Cutter

Harken

ISB

Angell-Shiley

Hancock

性低。人工瓣膜裝於心臟裏面以後，主要之治癒過程爲由病人之心內膜產生一層假心內膜，長入人工瓣膜之 Teflon 縫合輪。但在機械性瓣膜，金屬架（metallic cage）部分心內膜無法生長進去，也可以說，治癒過程（healing process）無法完成。這種情形之下，如圖 22-11 所示，金屬與組織之間容易形成血栓，這種血栓脫落卽導致腦血栓或其他身體各部分之動脈血栓。但是這種併發症也同樣可以發生於沒有金屬暴露於血流中之人工心瓣膜，可以推想其他瓣膜之結構上，也可以有血栓之沈着而導致這種併發症。當然，慢性心房顫動（chronic auricular fibrillation）也是原因之一。

在臺灣大學醫學院，自1963年起至1983年底爲止，使用 1,805 個人工心瓣膜（包括各種機械性或組織性瓣膜於 1,519 個病例上）。其中包括 535 個機械性心瓣膜，1,270 個組織性心瓣膜。表 22-4 可看出1963到1976年間主要使用機械性心瓣膜，而自1976年組織性心瓣膜之使用量增多。主要原因爲機械性心瓣膜須長期使用抗血液凝固劑之不方便及困難。

手術死亡率之判斷須要考慮許多因素。手術前病人之情況，手術技術上之經驗，手術中之心肌保護法以及手術後病情管理上之設備及判斷等。顯然這些諸因素都隨時在進步及改善。自 1963 年到 1976 年間，手術死亡率於單心瓣膜置換手術是17.3％，多心瓣膜置換手術高達27.4％（這期間主要使用機械性心瓣膜），但1976年以後改善爲單心瓣膜手術之手術死亡率爲6.1％，多心瓣膜置換手術之手術死亡率爲7.7％（這期間主要使用組織性心瓣膜）（表22-5 及 22-6）。這些統計數字並不表示組織性心瓣膜之手術死亡率比機械性心瓣膜之手術死亡率低，而是表示手術經驗及技術之改善，手術中心肌保護之改善以及手術後管理之改善而已。於1983年一年之中，我們對於 171 位病人

表 22-5　1963～1976年間使用人工心瓣膜置換手術之結果

	Isolated VR			Multiple VR			
	A	M	T	A+M	T+M	T+A+M	Implant No.
Wada Cutter	0	1	0				1
Smeloff Cutter	12	15	0	5			32
Beall	0	8	0				8
Harken	0	50	0				50
Starr Edwards	32	73	3	7, 14	1, 3	0, 1, 0	134
Björk-Shiley	74	138	4	42, 39	5, 3	2, 1, 2	313
Op	18/118	51/285	2/7	11/54	5/6	1/2	535
Mortality	71/410(17.3%)			17/62(27.4%)			

Legends: VR: Valve Replacement, A: Aortic, M: Mitral, T: Tricuspid.

使用 221 個人工心瓣膜（包括機械性心瓣膜及組織性心瓣膜在內）於單心瓣膜置換手術或多心瓣膜置換手術。手術死亡率爲4.5%。可以說目前所使用的人工心瓣膜不論是機械性或組織性心瓣膜，手術死亡率及手術後早期病情改善或血流動態學之改善，並無差異。雖然各種心瓣膜在血流動態學上及功能上有些差異，但病人大部分都可得到病情之改善。

　　但各種人工瓣膜之功能，在長期追踪結果就可看出優點及缺點。我們以 Starr-Edwards 球瓣膜及 Björk-Shiley 傾斜性瓣膜代表機械性心瓣膜，並以 Carpentier-Edwards 猪心瓣膜及 Ionescu-Shiley 牛心包膜瓣膜代表組織性瓣膜，分析長期追踪結果。表22-7及22-8表示各種人工心瓣膜於二尖瓣位置上之手術後病人存活率及無血栓併發

表 22-6　1976～1983年間使用人工心瓣膜置換手術之結果

	Isolated VR				Multiple VR			
	A	M	T	P	A*+M	T+M	T+A*+M	Implant No.
Carpentier Edwards	144	492	10	1	153, 152	10, 11	5, 4, 5	987
Hancock	1	29	3	0	11	1, 1		46
Angell Shiley	10	49	0	0	2, 17	1, 0	1, 0, 1	81
Ionescu Shiley	47	49	0	1	32, 19	1, 1	2, 2, 2	156
Op	11/202	38/619	2/13	0/2	15/199	1/13	1/8	1270
Mortality	51/836(6.1%)				17/220(7.7%)			

Legends: VR: Valve Replacement, A: Aortic, M: Mitral, T: Tricuspid, P: Pulmonary; *15 Björk Shiley valves were used for small aortic annulus.

率。在二尖瓣位置，Starr-Edwards 球瓣膜病人之存活率 (actuarial survival rate) 於手術後第 5 年是88.3%，第10年是88.3%；其血栓併發症於手術後第 5 年沒有發生者為 79.5% (thromboembolic free rate)，於第10年為72.5%。 也就是說將近 28%的病人於手術後10年內發生過血栓併發症。Björk-Shiley 傾斜性瓣膜之手術後存活率於第 5 年為89%，到第12年是86.9%，其血栓併發症沒有發生者於第 5 年是80%，第10到12年是70.4%，也就是說將近30%病人於10到12年之內發生過或大或小的血栓併發症。在組織性心瓣膜方面，因牛心包膜瓣膜之追踪時間較短，難以比較，Carpentier-Edwards 猪心瓣膜之手術後存活率於第 5 年是96.1%，但第 8 年降到69.2%。因為猪心瓣膜之損壞或再手術影響到長期存活率。但血栓併發症較低，沒有發生這

表 22-7　各種人工心瓣膜於二尖瓣位置，病人之存活率

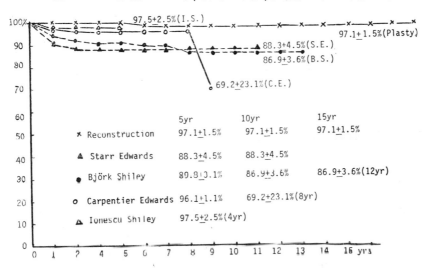

表 22-8　各種人工心瓣膜於二尖瓣位置之無血栓併發率

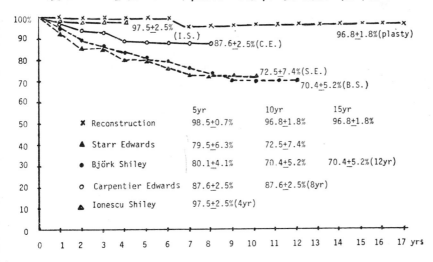

種併發症者於第 5 年到第 8 年都是87.6％。

在主動脈瓣膜位置，Starr-Edwards 球狀瓣膜手術後存活率於第 5 年是85.8％，而一直保持到第14年。沒有發生過血栓併發症者第 5 年是81.2％，而一直保持到第14年。Björk-Shiley 傾斜性瓣膜之手術後存活率於第 5 年爲80.6％，於第10年爲77.7％，而沒有發生血栓併發症者於第 5 年爲91.7％，於第10年也是91.7％。機械性人工心瓣膜在二尖瓣位置與主動脈位置上長期存活率相差不多，血栓發生率在主動脈位置比二尖瓣位置都低。（病人都服用抗凝固劑）

Carpentier-Edwards 猪心瓣膜在主動脈位置上手術後存活率於第 5 年爲96.8％，而保持同樣之存活率到手術後第 7 年。沒有發生血栓併發症者於第 5 年爲99％，一直保持同樣之結果到手術後第 7 年。可以看出至少在手術後 7 到 8 年之內，組織性心瓣膜之長期存活率以

表 22-9　各種人工心瓣膜於主動脈瓣位置，病人之存活率

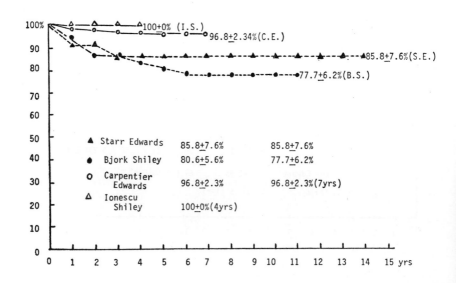

表 22-10　各種人工心瓣膜於主動脈瓣位置之無血栓併發率

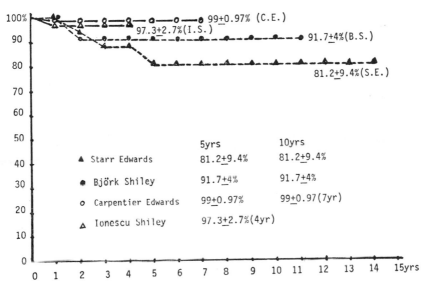

及血栓發生率都比機械性心瓣膜好。（表22-9, 22-10）

　　除了長期存活率與血栓併發症之比較外，因瓣膜功能障礙而需要再手術之頻度，以及心瓣膜細菌感染率（prosthetic valve endocarditis-PVE）之發生率，也因瓣膜而不同。表 22-1 表示於二尖瓣位置上，在追蹤期間需要再手術之發生率，於 Carpentier-Edwards 猪心瓣膜為 1.11%/pt-yr, Ionescu-Shiley 牛心包膜瓣膜為 2.1%/pt-yr, Björk-Shiley 型傾斜性瓣膜為 1.7%/pt-yr, Starr-Edwards 型球狀瓣膜最低為 0.33%/pt-yr。心瓣膜感染發生率，於 Carpentier-Edwards 猪心瓣膜為 0.87%/pt-yr, Ionescu-Shiley 牛心包膜瓣膜最高為3.16%/pt-yr, Björk-Shiley 型瓣膜為 0.56%/pt-yr, Starr-Edwards 型球瓣膜為 1.0%/pt-yr。表 22-2 表示於主動脈位置上，在手術後追蹤期間需要再手術之發生率，於 Carpentier-Edwards 猪心瓣膜爲 0.59%/pt-yr, Ionescu-Shiley 牛心包膜瓣膜爲 0 %，Bj-örk-Shiley 型爲 1.97%/pt-yr, Starr-Edwards 型球狀瓣膜爲 0.65%/pt-yr。 心瓣膜感染率於 Carpentier-Edwards 猪心瓣膜爲 1.76%/pt-yr, Ionescu-Shiley 牛心包膜瓣膜爲 2.2%/pt-yr, Björk-Shiley 型瓣膜爲 0.99%/pt-yr, Starr-Edwards 型球瓣膜爲 1.95%/pt-yr。手術後之再手術之頻度不論在二尖瓣或主動脈位置上， 最低者爲 Starr-Edwards 型球狀瓣膜。組織性瓣膜之再手術率在手術後 8 年內並沒有比機械性瓣膜高，但有可能追踪期間愈久，再手術之需要率會愈高。在心瓣膜之手術後感染率，組織性瓣膜比機械性瓣膜偏高。

第六節　人工心瓣膜之故障 (Malfunction of Prosthetic Valve)

各種人工心瓣膜之功能完全靠其精密之構造與設計來保持。如果構造上有些損壞或如血栓及組織阻礙瓣膜開關之功能，可能馬上導致病人循環動態學上之異常，則瓣膜阻塞或瓣膜之閉鎖不全等，發生心臟之負擔急劇增加，導致心臟衰竭或死亡。因此在追踪檢查期間必須注意病人之各種情況， 如懷疑瓣膜功能異常， 需要緊急檢查超音波 (echocardiography)、 心導管 (cardiac catheterization) 或心臟血管攝影 (angio cardiography)， 確定診斷後施行緊急手術， 更換失去功能的人工心瓣膜以挽回病人生命。

人工心瓣膜之故障發生率雖不高，但其可能發生之故障爲:

⑴血栓之形成導致瓣膜開口之狹窄或完全阻塞

這種情形比較會發生於血栓形成可能性較高之機械性心瓣膜。血栓形成甚至可能把瓣膜開口完全阻塞 (acute mitral or aortic occlusion)，這種情形最可能發生於 Björk-Shiley 型機械性瓣膜，由其瓣膜開口中之小開口（minor orifice）開始形成血栓，蔓延到大開口（major orifice）形成完全阻塞。我們的病例中，138 個 Björk-Shiley 型裝置於二尖瓣位置者中，12個發生這種併發症。74個裝置於主動脈位置者中，1 個發生完全阻塞。這些13位病人皆接受緊急手術，1 位病人死亡外，其他12位皆得痊癒（圖 22-12）。這種情形於組織性心瓣膜發生之可能性較低，但也可能發生。1,270 個組織性瓣膜移植者中，只有 1 個發生於二尖瓣位置。（圖22-13）

(2)人工心瓣膜結構上之破損

機械性心瓣膜開口之關閉結構 Valve occluder 或 Poppet，如球（ball），圓盤（disc），或瓣膜片（leaflet）也可能因於心室收縮期（systolic phase）（於二尖瓣位置）或擴張期（diastolic phase）（於主動脈瓣位置），與瓣膜開口部之金屬長期衝擊，可能發生損壞或磨損。球狀 Occluder 可能發生斷裂（fracture），磨損變形或變小，甚至自瓣膜脫出（圖 22-14）。Björk-Shiley 型瓣膜發生過 Disc 之脫落及金屬架 Leg 之斷裂。圓盤性心瓣膜如 Harken Disc 型瓣膜也發生過 Disc 之磨損變形而卡住於瓣膜口（圖 22-15）。

組織性心瓣膜之耐用性較低，可能產生瓣膜之變性（degeneration）斷裂或脫落而產生瓣膜之閉鎖不全（圖 22-16, 22-17, 22-18），以及瓣膜之鈣化使整個瓣膜不能充分打開而產生阻塞（圖 22-19）。這種情形尤其於15歲以下之年幼病人特別容易發生。我們的病例中，有10位15歲以下之病人於二尖瓣位置上裝置豬心瓣膜，有 3 位於 3 年內發生瓣膜鈣化而需要再手術。

(3)細菌感染

細菌感染而引起瓣膜功能故障，容易發生於組織性心瓣膜。細菌之侵襲可使組織瓣膜潰爛（圖 22-20）。機械性心瓣膜也可能因細菌

表 22-11　人工心瓣膜需再手術之比較

Mechanical Valve		Björk Shiley	Starr Edwards	Harken	Semloff Cutter	Occurrence
	Aortic Site	PVE×1 Thrombosis×1 Perivalvular Leakage×1	PVE×2 Hemolysis×1		Perivalvular Leakage×1 Variance×1	
	Mitral Site	Trhombosis×12	PVE×1 Thrombosis×1 Hemolysis×1 closth wear×1	Poppet Variance×3	Poppet Variance×2	31/535
	Tricuspid Site	PVE×1 Thrombosis×1				5.8%

Bioprosthetic Valve		Carpentier Edwards	Ionescu Shiley	Hancock	Angell Shiley	Occurrence
	Aortic Site	PVE×2				25/1270
	Mitral Site	PVE×4 Degeneration×12 Thrombosis×1	PVE×3			1.7%
	Tricuspid Site	PVE×1		Perivalvular Leakage×1 Tear of Cuspid×1		

Legends:　PVE: Prosthetic Valve Endocarditis

產生 Vegetation，而蓋住瓣膜開口，影響瓣膜之功能。

535 個機械性心瓣膜置換手術後，於追踪期間中，有31個瓣膜發生故障而需要再更換心瓣膜。於 1,270 個組織性心瓣膜置換手術後，於 8 年內，25個組織性心瓣膜需要再度更換。瓣膜再摘出率 (explantation rate)，於機械性心瓣膜為 5.8%，於組織性心瓣膜為 1.7%（表 22-11）。但組織性心瓣膜之追踪期間只有 8 年。如果更長的話，其再摘出之頻度可能更高。

第七節　人工心瓣膜之選擇 (Choice of Valve Prosthesis)

心臟瓣膜之病變進行到無法做修補手術時，以人工心瓣膜置換已損壞的心臟瓣膜，實為唯　的治療方法，而確能使病情改善，使病人恢復近於正常的日常生活。但如上述，目前可使用的人工心瓣膜，不論是機械性心瓣膜或組織性心瓣膜，還有一些未解決的問題，如血栓併發症以及耐用性等。可以說目前還沒有一種完善的人工心瓣膜。因此在選擇人工心瓣膜時，必須先瞭解各種人工心瓣膜之優點及缺點，以及病人之全身情況，教育程度是否能瞭解置換人工心瓣膜之後所要注意或遵守之藥物治療，以及病人所居住之地方環境等等因素，都要詳細考慮與分析後才做選擇。可以說每一位病人都要個別考慮來選擇人工心瓣膜。

機械性心瓣膜之耐用性高，世界上已有許多置換此型心瓣膜後20年以上之生存者，但必須記住，從統計上於手術後10年之中約有30%也就是接近 1/3 的病人可能發生血栓併發症。而病人需要終生服用抗血液凝固劑，也可能因此產生出血之併發症，並需要定期檢查 Prothrombin time 以便保持適當之抗血液凝固之治療。但病人需要再手術之機會低。組織性心瓣膜之血栓併發症較低，手術後抗血液凝固劑之服用只需要 2 到 3 個月， 不必終生服用， 不必定期檢查 Pro-thrombin time， 遇到外傷時不必顧慮容易出血之問題。 病人手術後生活之品質 （quality of life） 要比置換機械性心瓣膜者好。 但是其耐用性， 大家共認要比機械性心瓣膜低， 尤其在東方國家， 需要接受心瓣膜置換手術病人大多數為20到50歲之間的年輕人，比歐美國家之病人年齡都要低。因此， 如置換組織性瓣膜，在他們一生之中可能需要第 2 次或第 3 次之手術。如有一位病人接受心瓣膜置換手術， 在20年後， 他的情況是使用機械性心瓣膜較好或使用組織性瓣膜較好？如果使用機械性心瓣膜而沒有發生血栓併發症，病人情況良好， 當時選擇機械性心瓣膜是正確。如果發生血栓併發症，變成半身不遂甚至於死亡，當時應該選擇組織性心瓣膜。如果使用組織性心瓣膜在20年之中，他可能需要再度手術，但可能存活下來；而到20年後，因血栓併發症之可能性低而很健康。這個問題顯然事先無法預知。在臺灣大學附設醫院之心瓣膜選擇原則為：如果有下列之情況者，使用組織性心瓣膜；否則使用機械性心瓣膜。

組織性心瓣膜之對象：

(1)年輕女性預期生產者 （child-bearing age female）

因為醫學上證明， 用於抗血液凝固之藥物 Coumadine 可透過胎盤而影響到胎兒， 可能產生出血問題或甚至於畸型，並在生產時可能發生產婦出血問題。雖然我們的病人中，有數位置換機械性心瓣膜而服用抗血液凝固劑者於生產中並沒有特別的出血問題，而母子皆平安之例子，但原則上還是避免這種可能的併發症，而使用組織性心瓣膜較為理想。

(2)不適合於長期使用抗血液凝固治療者

如病人有些疾病如十二指腸出血之歷史或其他疾病，不適合終生接受抗血液凝固療法者。

(3)老年病人（old age group）

老年人使用抗血液凝固療法比年輕人容易引起出血性問題。如其預期存活期間（expected life）在10年內者，可能組織心瓣膜之耐用期間可以滿足其餘生。最近平均年齡之延長，使幾歲的病人才使用組織心瓣膜較爲難以決定，但我們一般以65歲爲界限。

(4)教育程度較低或住在偏遠地區者

如果病人不能瞭解或接受置換機械性心瓣膜後需要終生服用抗血液凝固劑者；或病人住在離開城市偏遠地區，因交通不便或因所住地區沒有適當設備做定期 Prothrombin time 之檢查，以致無法預料能保持理想之抗血液凝固療法者。

雖然預期更換組織性心瓣膜之病人，如在手術中發現左心房有許多血栓，左心房壁又凹凸不平，而認爲應該長期使用抗血液凝固劑者，應該改爲使用機械性心瓣膜。

如前所提，St. Jude 型心瓣膜因其構造上由耐用性很高的 Pylorite carbon 組成，血流動態學上是在所有人工心瓣膜中最好，而其血栓併發症之發生率與組織性瓣膜同樣低。許多醫院目前以它爲第一選擇之人工心瓣膜，值得考慮。

將來人工心瓣膜之改良研究方面，必向兩個方向發展。機械性心瓣膜將向如何降低血栓併發症發展；而組織瓣膜將向如何改善瓣膜之處理而延長其耐用性發展。我們希望不久將來，有一種完善的瓣膜早日產生，它具備機械性心瓣膜之耐用性與組織性瓣膜之低血栓併發症，使心臟瓣膜之手術能無顧慮而實行。在此之前，目前之各種機械性或組織性心瓣膜皆有臨床上使用價值。

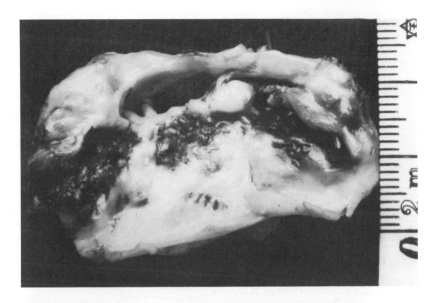

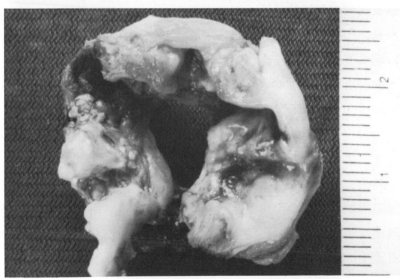

圖 22-1　鈣化的二尖瓣膜（上）及主動脈瓣膜（下）

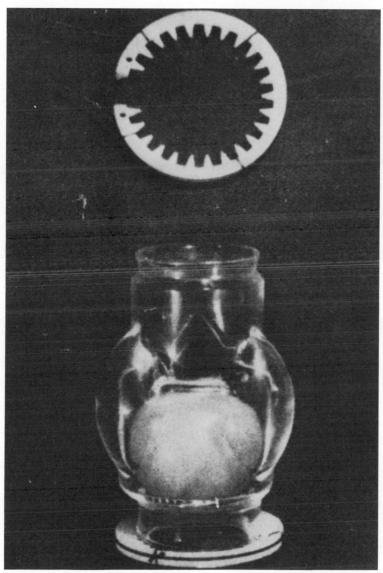

圖 22-2 Hufnagel 球狀瓣膜。

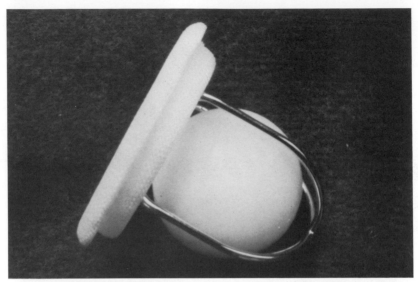

圖 22-3 Starr-Edwards 型球狀心瓣膜 (Silastic ball)

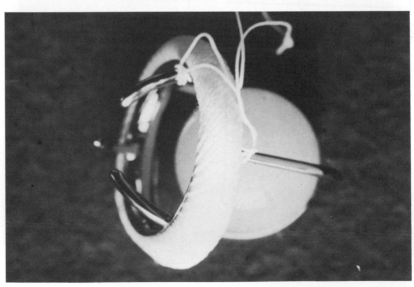

圖 22-4 Smeloff-Cutter 型球狀瓣膜

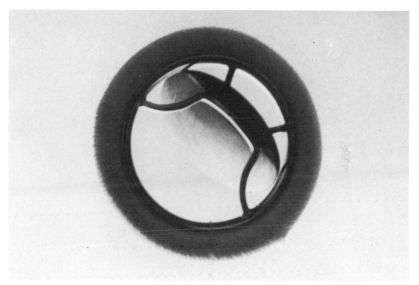

圖 22-5　Bjork-Shiley 傾斜型心瓣膜

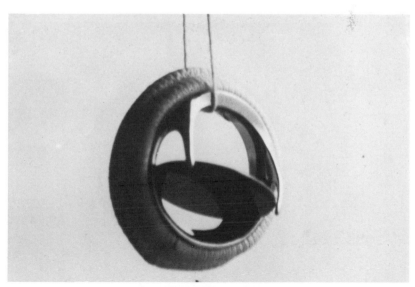

圖 22-6　Lillehei-Kaster 傾斜型心瓣膜

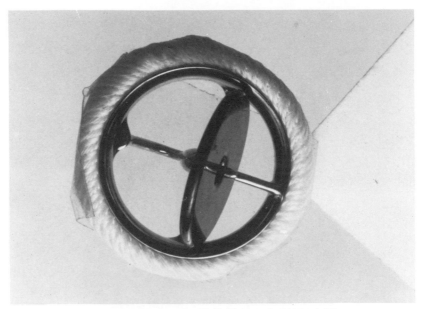

圖 22-7　Medtronic Hall-Kaster 傾斜型心瓣膜

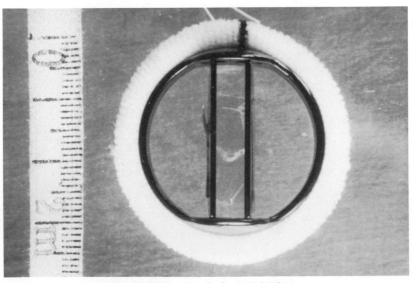

圖 22-8　St. Jude 型心瓣膜

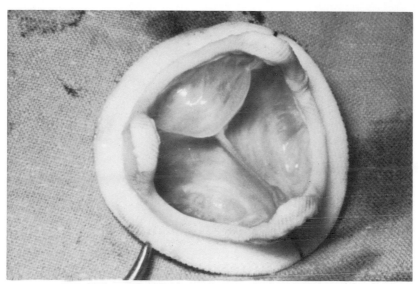

圖 22-9　Carpentier-Edwards 型豬心瓣膜

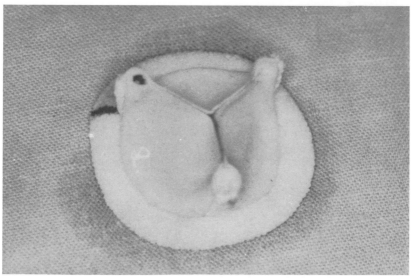

圖 22-10　Ionescu-Shiley 型牛心包膜瓣膜

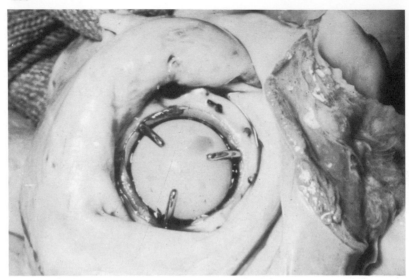

圖 22-11　機械性心瓣膜(Smeloff-Cutter 型球狀瓣膜)，
　　　　　於二尖瓣位置。示血栓形成於金屬與組織之間。
　　　　　手術後九個月死亡病例。

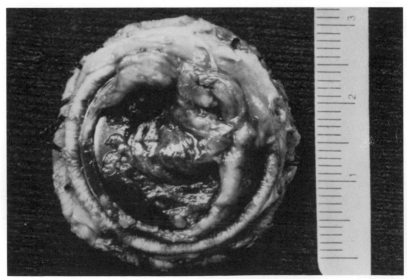

圖 22-12　Bjork-Shiley 型瓣膜因血栓發生瓣膜口阻塞
　　　　　（手術後四年）。

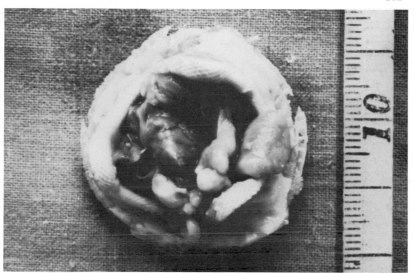

圖 22-13　Carpentier-Edwards 型豬心瓣膜。因血栓發
生瓣膜口阻塞（手術後兩個月）。

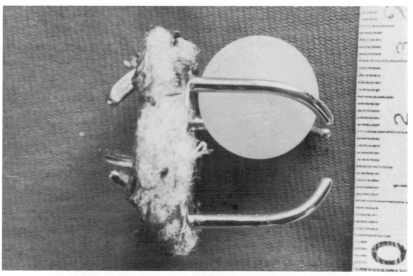

圖 22-14　Smeloff-Cutter 球狀瓣膜。球之磨損變形導致
球之脫落。

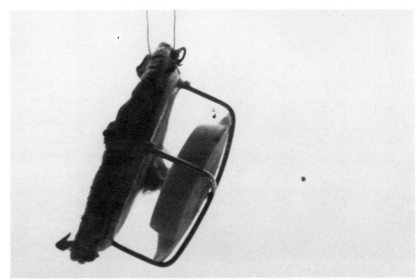

圖 22-15 Harken 丹盤型瓣膜。丹盤 (Disc) 磨損變形。

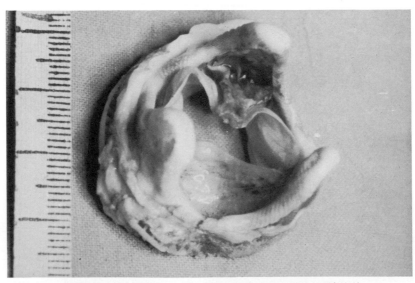

圖 22-16 Carpentier-Edwards 豬心瓣膜。瓣膜之斷裂引
起閉鎖不全。

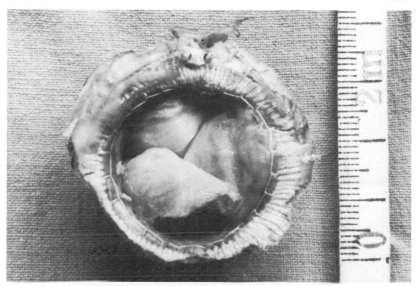

圖 22-17　Carpentier-Edwards 豬心瓣膜。瓣膜之斷裂引
起閉鎖不全。

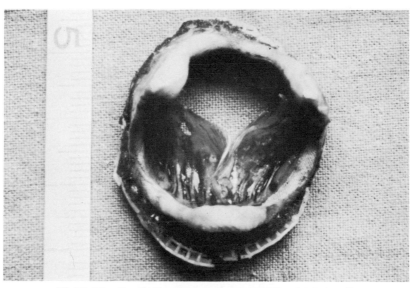

圖 22-18　Carpentier-Edwards 豬心瓣膜。瓣膜中一葉
脫落。

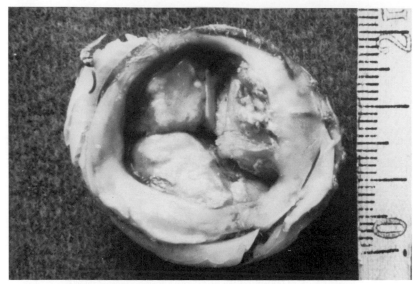

圖 22-19 Carpentier-Edwards 豬心瓣膜，鈣化產生狹窄。

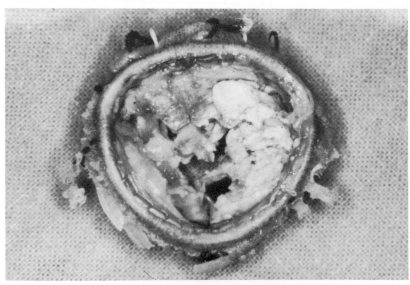

圖 22-20 Carpentier-Edwards 豬心瓣膜，細菌感染使
瓣膜潰爛。

第二十三章　冠狀動脈性心臟病之外科治療

朱樹勳、王水深

第一節　冠狀動脈的外科解剖

　　冠狀動脈是主動脈的第一分支，從主動脈根部出來後，先在心房與心室之間繞一圈，猶如皇冠圍繞在頭部一樣，故稱為冠狀動脈。早在公元二世紀，古希臘名醫葛倫（Galen）即首先使用「冠狀」來形容營養心臟的這條動脈。當此動脈携帶的氧氣不足供應心肌需要時，便出現心肌缺血現象。冠狀動脈的分佈猶如個人指紋般沒有完全相同者，但基本上可分為右冠狀動脈和左冠狀動脈（圖23-1），後者又分左前降冠狀動脈和左迴旋冠狀動脈兩大分支，一般所謂三條血管病變乃指右冠狀動脈，左前降冠狀動脈和左迴旋冠狀動脈都有病變（有人把此三條血管病變加上左冠狀動脈主幹病變合稱為四條血管病變）。

冠狀動脈開口：

　　通常冠狀動脈開口於主動脈竇，左冠狀動脈開口在左主動脈竇，右冠狀動脈開口在右主動脈竇。但冠狀動脈開口在主動脈竇上方者亦非少見。開口有四個以上者亦不稀罕，多處開口最常出現在右主動脈竇，最常見的是漏斗動脈單獨開口在右主動脈竇。據史烈辛格(Schlesinger, 1949) 的報告，約 50% 的人其漏斗動脈單獨開口在右主動脈竇。其他右冠狀動脈的近端分支亦都有起始自右主動脈竇的報告。最常見的左主動脈多處開口發生在左前降冠狀動脈和左迴旋冠狀動脈皆

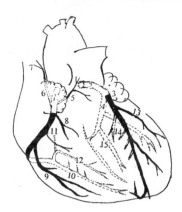

圖 23-1　冠狀動脈系統

1. 右冠狀動脈（Right coronary artery）
2. 左冠狀動脈主幹（Left main coronary artery）
3. 左前降動脈（Left anterir descending artery）
4. 左廻旋冠狀動脈（Left circumflex coronary artery）
5. 漏斗動脈（Infundibular artery）
6. 心房主動脈（Main atrial artery）
7. 竇房結動脈（Sinoatrial node artery）
8. 右心室分支（Right ventricular branches）
9. 銳緣動脈（Acute marginal artery）
10. 後降動脈（Posterior descending artery）
11. 房室結動脈（Atrioventricular artery）
12. 下室動脈（Inferior ventricular arteries）
13. 對角動脈（Diagonal arteries）
14. 隔支（Septal branch）
15. 鈍緣動脈（Obtuse marginal arteries）

單獨開口於左主動脈竇。單一冠狀動脈開口隨著冠狀動脈攝影人數的增加而增多，單一右冠狀動脈開口的機率和單一左冠狀動脈開口的機率一樣。史密斯（Smith, 1950）將此種單一冠狀動脈分爲三型：第一型的單一冠狀動脈依照左冠狀動脈或右冠狀動脈分佈，第二型的單一冠狀動脈自單一開口出來後很快又分爲常見的左冠狀動脈和右冠狀動脈，第三型的單一冠狀動脈完全無典型的分佈，雜亂無章。

冠狀動脈在主動脈竇的開口亦可能異位。 傅羅大禾 （Vlodaver,

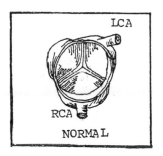

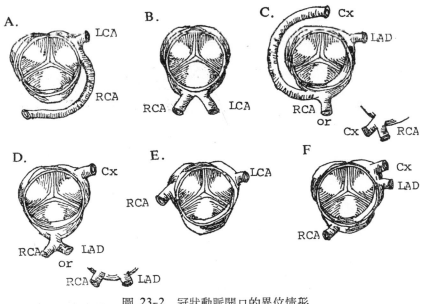

圖 23-2　冠狀動脈開口的異位情形

LCA:　左冠狀動脈

LAD:　左前降冠狀動脈

CX:　左廻旋冠狀動脈

RCA:　右冠狀動脈

1975）描述六種常見的類型（圖 23-2）： 左迴旋冠狀動脈異位（圖 23-2C）是最常見的異位，疏忽時會誤以爲左迴旋冠狀動脈完全阻塞而做不必要的冠狀動脈繞道手術。左冠狀動脈異位開口在右主動脈竇時（圖23-2B）較易發生和運動有關的猝死症候羣。

右冠狀動脈（圖23-3）：

　　右冠狀動脈始自右主動脈竇，在成人的直徑約 1.5 至 5.5 毫米，自肺動脈幹和右心耳之間出來後卽進入房室溝在心外膜脂肪層前進。漏斗動脈（infundibular artery 或叫 conal artery）是第一條分支，分佈在心臟漏斗部右心室出口區，往往有小分支環繞肺動脈瓣和左冠

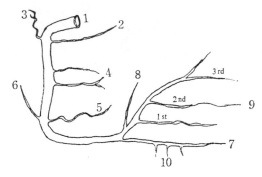

圖 23-3　右冠狀動脈系統

1.右冠狀動脈（Right coronary artery）

2.漏斗動脈（Infundibular artery 或 Conal artery）

3.竇房結動脈（Sinoatrial node artery）

4.右心室分支（Right ventricular branches）

5.銳緣動脈（Acute marginal artery）

6.右心房中間動脈（Right atrial intermediate artery）

7.後降動脈（Posterior descending artery）

8.房室結動脈（Atrioventricular node artery）

9.下室動脈（Inferior ventricular arteries）

10.後穿隔動脈（Posterior septal perforating arteries）

狀動脈接合，稱為佛桑氏動脈環（Arterial Circle of Vieussens）。

約55％的人在同一區域由右冠狀動脈分出心房主動脈，由此分出許多心房分支及竇房結動脈（sinoatral artery），有的竇房結動脈直接由右冠狀動脈分出，由房室間溝沿右心房前中壁上升去供應竇房結。

漏斗動脈和竇房結動脈往往在右冠狀動脈起始後兩公分內分出。此外在到達右心銳緣前尚分出數條右心房和右心室分支去供應右心房及右心室肌層。在銳緣處分出銳緣動脈（acute marginal artery）向心尖方向前進，在冠狀動脈阻塞時是重要的側枝循環。在銳緣動脈的對側便是右心房中間動脈（right atrial intermediate artery），在冠狀動脈繞道手術時是定位右冠狀動脈的很好的指標。

過了銳緣後，右冠狀動脈轉向後房室溝伸向心腳（crux cordis），在右冠狀動脈優勢者，於心腳處分出後降動脈（posterior descending artery），在後降動脈右側沿後室間溝下降，分出許多後隔支（posterior septal branch），供應心室中隔的下三分之一。當左前降冠狀動脈近端阻塞時亦可提供重要側枝循環。

右冠狀動脈分出後降動脈後，本身形成一U形環，由環頂分出房室結動脈，此動脈前進到冠狀竇（coronary sinus）下方的纖維和脂肪組織層，再進到房室結，亦供應部分希氏束（His bundle）。

右冠狀動脈在環後繼續沿房室溝前進，分出一至五條下室動脈（inferior ventricular arteries）到左心室，供應左心室下壁及僧帽瓣的後中乳頭肌。

右冠狀動脈的分佈有各種樣式（圖23-4），常見的右冠狀動脈優勢型具有發達的後降動脈（圖23-4A）；在左冠狀動脈優勢型則無後降動脈發自右冠狀動脈（圖23-4B）；在右冠狀動脈超優勢型（hyperdominant right）（圖23-4C），右冠狀動脈發出後降動脈，且本身

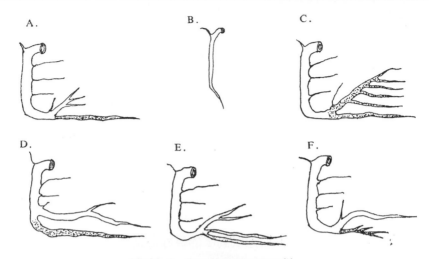

圖 23-4　右冠狀動脈分佈類型

由房室溝延伸到左心室側壁，往往有三條以上發達的下室動脈，此時左迴旋冠狀動脈往往很小而對左心的血液供應無太大幫助；有時後降動脈在銳緣動脈起點或之前便分出來（圖23-4D）；兩條後降動脈皆發自右冠狀動脈而平行於後室間溝則少見（圖23-4E），在右冠狀動脈優勢者，其後降動脈太細小到無法手術者亦少見（圖23-4F），此時左前降冠狀動脈往往繞過心尖而呈現很大一條血管。

左冠狀動脈（圖23-5）：

　　左冠狀動脈主幹始自左主動脈竇，在成人的直徑約 2 至 5.5 毫米，平均4.4毫米，其長度由2至 40 毫米，平均 13 毫米。大多數分成左前降冠狀動脈和左迴旋冠狀動脈，約 7％至30％的人有三個分支，中間的分支稱為中間動脈（intermediate artery）或邊緣支（ramus marginalis），很少數（小於0.1％）有四個分支，靠近左迴旋冠狀動脈者稱為主要邊緣動脈（main marginal artery），靠近左前降冠狀動脈者稱為主要對角動脈（main diagonal artery）。

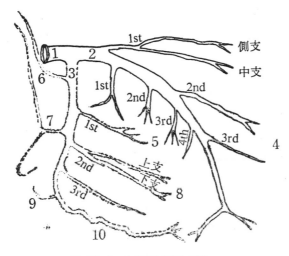

圖 23-5　左冠狀動脈系統

1. 左冠狀動脈主幹（Left main coronary artery）
2. 左前降冠狀動脈（Left anterior descending coronary artery）
3. 左廻旋冠狀動脈（Left circumflex coronary artery）
4. 對角動脈（Diagonal arteries）
5. 隔支（Septal branch）
6. 寶房結動脈（Sinoatrial node artery）
7. 左心房廻旋動脈（Left atrial circumflex artery）
8. 鈍緣動脈（Obtuse marginal arteries）
9. 房室結動脈（Atrioventricular artery）
10. 後降動脈（Posterior descending artery）

　　左前降冠狀動脈的開口直徑平均為3.6毫米，沿前室間溝到心尖，有一至數條到左心室前側壁的對角動脈(diagonal arteries)，詹姆士(James, 1961) 的統計，24％的人之第一對角動脈直徑在2毫米以上，對左心室前側壁的血液供應很重要，另有約13條的隔支（septal branches)垂直到心室中隔，供應上方三分之二的心室中隔。其中第一隔支往往是最大的分支，常在左前降冠狀動脈起始1公分內分出，供應前上方心室中隔及傳導系統。這些隔支分佈在心肌層而非心外膜，左前降冠狀動脈本身往往在心外膜，有時有一段跑到心肌層然後再回到心外膜，稱爲心肌橋接 (myocardial bridging)。左前降冠狀動脈到心尖後往往以單一血管終止於心尖（17%）或繞過心尖到後室間溝數毫米處（70%），以供應心尖及左心室後壁心尖區。所以左前降冠狀動脈主要供應①右心室左前緣，②左心室自由壁，③心尖，④心室中隔的上三分之二。

　　左前降動脈的分布有許多樣式（圖23-6），最常見的是左前降冠狀動脈繞過心尖猶如分開雙足般分成二叉終止於相對方向，其間分出兩條較大的隔支及兩條對角動脈（圖23-6A）。有時左前降動脈本身很小而被附近分支所取代，如鈍緣動脈（圖23-6B）、後降動脈（圖23-6C）或對角動脈（圖23-6D）。左前降動脈有時很早便分成雙支或三支（圖23-6E），有時對角動脈和左前降動脈平行（圖23-6F），

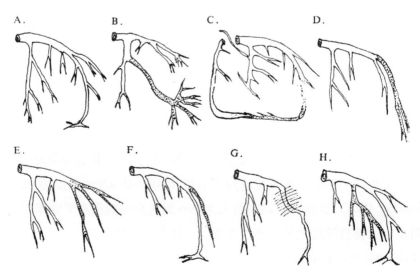

圖 23-6　左前降冠狀動脈分佈類型

約0.1%有一條大的對角動脈凌駕左前降冠狀動脈之上，在繞道手術時易接錯血管。有些左前降動脈發生心肌橋接（圖23-6G），其直徑在心臟收縮期和舒張期不一樣。有時大的隔支深入心室中隔內 1 至 2 公分，血管攝影上看來很像左前降冠狀動脈（圖23-6H）

左迴旋動脈起自左冠狀動脈主幹，直徑約2.1毫米，由左心耳下沿左房室溝前進，通過心臟鈍緣，終止於左心的鈍緣動脈或經心腳連通後降冠狀動脈。庫澤動脈（Kugel's artery）是第一條分支，由心房前壁經心房中隔到心臟下緣和房室結動脈吻合。約45%的人由左迴旋動脈發生竇房結動脈。沿鈍緣發出許多鈍緣動脈，按第一、第二分支依序命名，鈍緣動脈的分支則以上支及下支命名。

左迴旋動脈的分布有許多樣式（圖 23-7），在左冠狀動脈優勢時，後降動脈發自左迴旋動脈（圖23-7A），此時自右冠狀動脈來的側枝較少，若有一兩條血管發生阻塞往往需要接通。有時左迴旋動脈

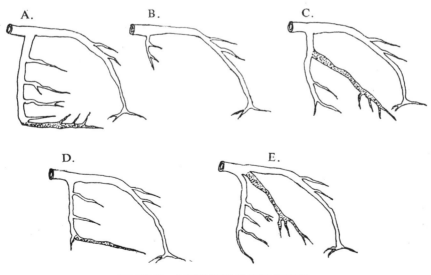

圖 23-7　左迴旋冠狀動脈分佈類型

很小根本無法也無需從事繞道手術（圖23-7 B）。較常見的類型（圖
23-7 C）是有一條大的第一鈍緣動脈分佈在左心室的側壁和後壁。
鈍緣動脈的大小和數目因人而異，有時第三鈍緣動脈很發達（圖23-
7 D），供應左心室很大區域。有時中間動脈或邊緣支直接發自左冠狀
動脈主幹（圖23-7 E）。

竇房結:

　　竇房結的血液供應靠竇房結動脈，此動脈在45％的人源自左迴旋
動脈，55％的人源自右冠狀動脈。據麥卡爾潘(McAlpine, 1975)的研
究，此動脈直徑往往小於 1 毫米。傷害時會造成房性心律不整（atrial
arrhythmia）。開心手術中修補右上肺靜脈和左心房交接之排氣口，
或為避免栓塞而縫合左心耳，或在切開左心房、夾緊右心耳、束緊上
腔靜脈時，皆可能傷害到此動脈，應小心避免。

房室結:

　　房室結除由房室結動脈供應外，尚有許多側支供應。房室結動脈
90％由右冠狀動脈起源，在心腳右冠狀動脈發出後降動脈後便發出此
動脈。另外10％的人（左冠狀動脈優勢者）房室結動脈在後降動脈的
起點前便由房室溝裏的左迴旋動脈發出。房室結動脈除供應房室結外
尚供應希氏束（His bundle）及束支之開頭部分，其餘的束支由左前
降動脈之隔支供應。

左心室乳頭肌:

　　前乳頭肌由左前降動脈供應,有時由左迴旋動脈的鈍緣動脈供應。
後乳頭肌由供應心臟後壁的血管分佈，所以70％的心臟由左迴旋動脈
及右冠狀動脈共同供應，10％由左迴旋冠狀動脈供應，20％由右冠狀
動脈供應。

冠狀動脈優勢（Dominance）（圖23-8）:

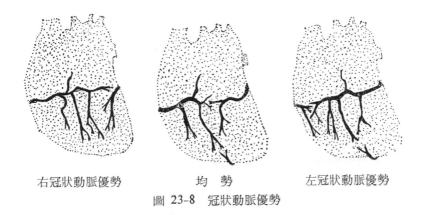

右冠狀動脈優勢　　　　　均　勢　　　　左冠狀動脈優勢

圖 23-8　冠狀動脈優勢

發生後降動脈的冠狀動脈為優勢。約90％（50％～90％）為右冠狀動脈優勢（圖23-8A），即右冠狀動脈到達心腳發出後降動脈。約10％（10％～20％）為左冠狀動脈優勢，即後降動脈來自左迴旋動脈，另有少部分（4％～30％）為均勢（balanced），即右冠狀動脈和左迴旋動脈都發出並行的後降動脈。優勢冠狀動脈發生阻塞或狹窄時應設法使其通暢。房室結通常由優勢冠狀動脈分佈，均勢時往往由右冠狀動脈分佈。

冠狀動脈側枝循環:

大多數的心臟都有直徑 200 微米（μ）以下的側枝循環，但必須在足夠壓差經過一段時間才能發揮功能。在人類往往需有90％至95％以上的狹窄才會產生顯著的側枝循環，據鮑羅帖（Baltaxc, 1973）等研究，冠狀動脈完全阻塞後一定可看到或多或少的側枝循環。側枝循環可直接在三大血管間有雙向的連接:

1.右冠狀動脈末端與左迴旋冠狀動脈末端。

2.右冠狀動脈（後降動脈）與左前降冠狀動脈。

3.左前降冠狀動脈與左迴旋冠狀動脈末端。

亦可在此三大血管之分支間有雙方的側枝連接:

　　1.右冠狀動脈的漏斗動脈與左前降冠狀動脈（佛桑氏動脈環 Arterial Circle of Vieussens)。

　　2.後降動脈與左前降冠狀動脈之隔支。

　　3.右冠狀動脈之銳緣動脈或右心室動脈與左前降冠狀動脈。

　　4.房室節動脈與庫澤動脈。

　　5.右冠狀動脈與左迴旋動脈之鈍緣動脈。

　　6.右冠狀動脈之心房動脈與左迴旋動脈。

　　7.右冠狀動脈與左迴旋動脈之左心房迴旋動脈。

　　8.左迴旋動脈之近端鈍緣動脈與遠端鈍緣動脈。

　　9.左迴旋動脈之鈍緣動脈與對角動脈。

　　10.左迴旋動脈之鈍緣動脈與左前降動脈。

　　11.左前降動脈與對角動脈。

第二節　　冠狀動脈循環的生理、病理

　　駱衛 (Rowe, 1959) 的研究顯示在基礎代謝狀況下冠狀動脈血流約每分鐘 350 至 400 毫升, 平均約每 100 克心肌每分鐘 80 毫升（在 66 至 93 毫升之間）, 比人體其他部位平均高十倍, 足見心肌需很大能量, 所以縱使僅很短時間的缺血亦可能造成細胞代謝和心肌功能的明顯損壞。

　　正常心臟跳動時每 100 克心肌每分鐘約利用 10 毫升氧, 冠狀動脈與靜脈氧差平均爲每 100 毫升血液約 11 毫升（在 10.3 至 12.5 毫升之間）(Rowe, 1959), 冠狀竇 (coronary sinus) 的氧分壓約在20毫升汞柱, 冠狀動脈血液的氧75%都被萃取了, 所以新陳代謝增加時便沒有多餘的氧可供利用而必須增加冠狀動脈血流。冠狀動脈血液

與冠狀動脈灌注壓　（perfusion　pressure）及血管阻力有關，在運動或其他壓力情況下，動脈壓並無明顯增加，降低血管阻力成爲增加冠狀血流的主要機轉。血氧過少（hypoxemia）是冠狀循環最強的血管擴張劑，動脈氧含量降低時，血流量大大增加而灌注壓沒多大變化，稱爲反應性充血（reactive hyperemia）。正常冠狀動脈有很大的血管擴張潛力，所以無冠狀動脈疾病時可忍受長期的低血壓或嚴重貧血而無明顯心肌缺血現象。

　　冠狀動脈血管阻力主要由小動脈（arteriole）來調節，心外膜上的粗大冠狀動脈主要充做導管運輸作用，動脈粥狀硬化及痙攣主要發生在此段粗大的冠狀動脈，當其狹窄到明顯程度（例如在70％以上），通過的血液便減少，並在阻塞區域兩側發生壓差（pressure gradient），阻塞區的遠端壓力較低，小動脈必須擴張以維持足夠血流，隨著阻塞程度的日漸加重，小動脈亦必須更加擴張。當阻塞到危險的臨界狀態，小動脈變成長期完全擴張（喪失再擴張的潛力），在運動需要增加冠狀動脈血流時便發生缺血現象。約7％心肌梗塞的病人其冠狀動脈並未完全阻塞，乃因無法增加血流以滿足增加的需氧量。由於阻塞區兩端有壓差，故冠狀動脈疾病患者較無法忍受低血壓，低血壓時，阻塞區遠端壓力便更低，灌流壓便不夠。

　　穿過心肌的灌注壓是主動脈近冠狀動脈開口處的舒張壓和左心室舒張壓的差。心臟是人體唯一在舒張期較收縮期有較大血流量的器官，因爲心臟收縮時會壓擠冠狀動脈，使血液不易進入；舒張期心肌鬆弛，主動脈血易至冠狀動脈進入心肌。心肌缺血時，冠狀動脈已做最大擴張，故其血流全靠灌注壓。硝化甘油（nitroglycerin）可降低心室舒張壓而對主動脈舒張壓沒太大影響，是上選的血管擴張劑。

　　除了冠狀動脈疾病會引起心肌缺血外，另有其他非冠狀動脈引起的心肌缺血，例如主動脈瓣狹窄（aortic stenosis），特發肥厚性主動脈下狹窄（idiopathic hypertrophic subaortic stenosis），主動脈瓣閉鎖不全（aortic regurgitation)等，會使左心室收縮壓增加很多，大大壓擠冠狀動脈，而主動脈舒張壓不高，灌注壓和大量增加的心臟工作不成比例增加。又如梅毒性主動炎（syphilitic aortitis）造成冠狀動脈開口的狹窄，剝離性動脈瘤（dissecting aneurysm）扭曲冠狀動脈開口造成狹窄或阻塞。

　　最常見引起心肌缺血的原因還是由冠狀動脈本身引起。冠狀動脈痙攣可用硝化甘油等藥物解除，冠狀動脈外傷往往需手術修補。結節性多發性動脈炎（polyarteritis nodosa）是漸進壞死性發炎，在冠狀動脈會形成結節和動脈瘤而造成心肌梗塞。高安氏病（Takayasu's disease)也會侵犯冠狀動脈開刀而引起狹窄。家族性黃色瘤病（familial xanthomatosis）會使膽固醇沈積在冠狀動脈。纖維肌層增生症（fibromuscular hyperplasia）往往發生於年輕女性。彈力層假性黃色瘤（pseudoxanthoma elastica）乃由於彈力層有變性缺陷造成血管中層纖維化及鈣化。黏膜皮膚淋巴結症候羣(mucocutaneous lymph node syndrome)（川崎病 Kawasaki, 1967）好發在兒童，冠狀動脈病變很像小孩結節性多發性動脈炎，少數病人發生冠狀動脈狹窄及動脈瘤與血栓而需冠狀動脈繞道手術。細菌性心內膜炎（bacterial endocarditis）造成血栓亦會阻塞冠狀動脈。

　　最早知道最常見的冠狀動脈病變還是冠狀動脈粥狀硬化。冠狀動脈粥狀硬化是進行性的，最早的變化在新生兒期便發現有顯微的病變，包括內層彈性膜的破裂，變性和再生，並有黏多糖（muropolysaccharide）的沈積，內皮細胞及成纖維細胞增殖（Moon, 1957），一二十歲青年屍體解剖時約一半有明顯肉眼病變。韓戰死亡的年輕美國士兵

例行屍體解剖時發現有77％肉眼便看出冠狀動脈粥狀硬化，有10％冠狀動脈阻塞在70％以上。(Enos, 1953)

　　冠狀動脈粥狀硬化的早期只出現脂質條紋 (fatty streak)，血管內層局部聚集富含脂質的平滑肌細胞、巨噬細胞和纖維組織。隨著年齡增加會更廣泛侵犯表面血管以及血管分支處。形成的動脈粥瘤可分為簡單型及複雜型兩類。簡單型可能是纖維 (fibrous) 病變或類脂 (lipoid) 病變。纖維病變在血管內層的膠原組織出現局部或整圈的沈積。一層一層密集的膠原組織含有脂質，稱為「膠脂」(collipid)。類脂病變較纖維病變常見，血管內膜有脂質、巨噬細胞和細胞外類脂堆積，亦可形成膽固醇結晶。脂肪堆積往往和血管腔的纖維壁密接，稱為「帕離」(parite)。複雜型粥瘤可能發生下列情況：

　　1.鈣化：鈣化表示該病變是陳舊的。無管腔狹窄的鈣化往往出現在老年人。

　　2.出血：可能自粥狀瘤內的微血管破裂，或因纖維層破裂由血管腔流入，其刺激作用易造成血管痙攣。

　　3.血栓：侵入一小段冠狀動脈，往往不會超過 1 公分。血栓會被纖維蛋白溶解酶分解或發生機化 (organization)。

　　4.動脈瘤：雖然發生粥狀動脈硬化的冠狀動脈中層會萎縮，但並不常發生動脈瘤，一旦發生往往是囊狀，其內常常形成一層一層的血栓，通常不會影響冠狀動脈血流。最大的危險在血栓跑出時會阻塞冠狀循環。

　　粥狀動脈硬化往往局部發生，可能是整條血管的一小段或數段，血管橫切面亦可能只是部分波及。冠狀動脈硬化往往發生在心外膜脂肪覆蓋部分，心肌層之冠狀動脈往往不易發生粥狀動脈硬化（圖 23-9）。臨床上出現冠狀動脈性心臟病時，冠狀動脈粥狀硬化往往已相

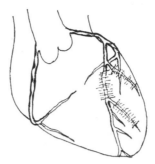

圖 23-9　動脈粥狀硬化好發於心外膜脂肪覆蓋之冠狀動脈

當嚴重且多發性。大多數冠狀動脈硬化往往發生在三條主要血管自主動脈出來 5 公分內之心外膜部分，遠端冠狀動脈或心內膜肌層的分支往往通暢，阻塞區段的長度往往在 5 毫米以內 (Schlesinger, 1971)。但糖尿病患或高血壓病患往往整條冠狀動脈彌漫性發生粥狀動脈硬化，由於各醫學中心病人的病情不同(如糖尿病、高血壓所佔比例)，所以冠狀動脈阻塞部位的機率亦不同，據柏格 (Berger, 1971) 的統計，將每條血管分為近中遠三段，在左前降動脈為53.4%，37.8%及8.8%， 在右冠狀動脈為25.9%， 41% 及 33.1%， 在左廻旋動脈為42.6%，42.6%及14.8%。大多數的醫學中心都以左前降動脈最多，其次右冠狀動脈，再其次左廻旋冠狀動脈，左冠狀動脈主幹殿後，柏格的統計分別為43.4%，28.4%，23.7%及4.5%。

　　動脈粥狀硬化發生後是否會消退？動物實驗供給高膽固醇高脂肪飲食產生動脈粥狀硬化後，改吃正常飲食後，動脈粥狀硬化會消退。在人類治療第二型及第四型高血脂症後有人發現動脈粥狀硬化亦會消退，但多少人會消退？會消退到何種程度則仍需進一步研究。

　　冠狀動脈阻塞後會影響心臟功能，10%心室受影響時臨床上心臟射出率 (ejection fraction) 便出現異常，到15%時左心室終舒張壓

(left ventricle end diastolic pressure) 便上升，25％時便開始出現充血性心臟衰竭的現象，40％以上時便出現心因性休克（cardiogenic shock）。

第三節　冠狀動脈性心臟病的評估

冠狀動脈性心臟病的基本缺陷是心肌缺乏足夠的氧，起初只在增加氧需求的情況（如運動、飽餐、情緒激動等）出現，經過休息後便恢復，根本的症狀是因為心肌無氧代謝而引起，沒有足夠的腺嘌呤核苷三磷酸（adenosine triphosphate, ATP）可供利用，且堆積許多乳酸，就像下肢動脈阻塞時小腿會跛行（claudication）。當冠狀動脈阻塞範圍更大時，在休息狀態亦可能出現心絞痛，且持續時間較長，甚至造成心肌梗塞或死亡。

臨床病徵：

冠狀動脈性心臟病有六種臨床表現：

　1.無症狀。

　2.心絞痛。

　3.心肌梗塞。

　4.充血性心臟衰竭。

　5.心律不整。

　6.猝死。

臨床表現與冠狀動脈粥狀硬化進行速率及側枝循環的建立速率有關。

有人冠狀動脈血管攝影顯示三條血管皆有病變但仍無症狀，這種人發生心臟意外（如猝死、心肌梗塞、或心絞痛等）的機會較大。

穩定型心絞痛往往是短暫的胸口不舒服，持續一分鐘至十五分鐘，通常是休息兩三分鐘後便不痛。超過二、三十分鐘的疼痛便要注意心肌梗塞的發生。瞬間卽逝的疼痛往往不是心絞痛。眞正感覺心痛如絞的人倒不多，大多數的情況只覺得悶悶的、緊緊的、壓迫感、窒息感、喘不過氣或消化不良。難過的部位往往在正中央胸骨後面或心尖部位，有的會散射到第八頸神經至第四胸神經分佈的範圍，有時傳至左手尺側產生麻木的感覺，（絕不會到大拇指），有時傳至前頸而如梗在喉，有時傳至下顎被誤做牙痛（絕不會傳到上顎），有時傳至上背部或上腹部（不會到下背部或肚臍以下）。單純的腹痛往往在劍突(xiphoid process)下方，只在上腹部，而心絞痛總會有胸口不舒服，很少單獨發生上腹痛，且發作時或發作後上腹部皆無局部壓痛（loca tenderness）。心絞痛的範圍往往比拳頭還大，如果只像指尖一小點的疼痛便不像心絞痛。心絞痛往往在運動、飽餐、性行爲、情緒激動、暴露於冷天或強風中發作，休息或口含硝化甘油可很快解除疼痛。心絞痛的嚴重度通常依照加拿大心臟血管學會分類（表 23-1）。

表 23-1　心絞痛的臨床分類

第一級： 日常活動如走路或爬樓梯不會引起心絞痛。只在傾全力或極快速或特別長的運動後發作。

第二級： 日常活動稍受限制。飯後、冷天、強風、情緒激動、睡醒數小時內快速走路或爬樓梯會引起心絞痛。在正常情況以正常步伐可走兩個以上街區（block）或爬一層以上階梯。

第三級： 日常活動深受限制。在正常情況以正常步伐只可走一兩個街區或爬一層階梯。

第四級： 從事任何活動都不舒服，甚至休息時亦會心絞痛。

不穩定型心絞痛有下列類型：

　　1.新發心絞痛： 心絞痛首次發作六十天內都應視爲不穩定型心絞痛，因爲開頭發生心肌梗塞的機會較大。以前有過心絞痛已經一個月以上無症狀，現在又再發時亦應視爲不穩定型心絞痛。

2.進行性心絞痛：原本爲穩定型心絞痛，最近發作次數較頻繁，且持續時間較長，較少用力便發作，甚至在休息或睡覺中亦會發作，對硝化甘油的反應沒以前那麼快速有效。

3.急性冠狀循環不足：在休息或睡眠中發生心絞痛，從前以爲定會發生心肌梗塞而稱爲梗塞前心絞痛，事實上經乙型阻滯劑（β-blocker）、硝酸鹽（nitrate）及鈣離子拮抗劑（calcium antagonist）治療後往往不會發生心肌梗塞。

4.拖長的心絞痛：心絞痛持續二、三十分鐘以上，對一般藥物反應不佳，心電圖呈現心肌缺血變化但無異常 Q波，亦無其他心肌梗塞證據。

另有一種變異型心絞痛（variant angina，又稱 prinzmetal's angina）：心絞痛在休息時發作，往往每天同一時刻發生（早上睡醒後較下午容易發生），發作時心電圖 ST 段上升而非一般的下降。大部分病人有冠狀動脈硬化再加上冠狀動脈痙攣，有些病人只是冠狀動脈痙攣，血管攝影顯示正常的冠狀動脈。

當冠狀動脈血流急性減少或心肌需氧量突然增加使心肌缺血性壞死而造成心肌梗塞。最常表現的症狀是類似心絞痛的胸痛，但比心絞痛還痛，持續時間更長（往往三十分鐘以上），常常在休息的時候就發作，停止活動往往無法解除疼痛，往往伴有虛脫、噁心、嘔吐、眩暈、焦慮、冷汗直流，是世界上最惡劣的疼痛。但是有20%以上的心肌梗塞病人沒有疼痛，尤其是糖尿病或老人家。老人的心肌梗塞往往呈現突發性的呼吸困難，進而出現肺水腫。有人沒有疼痛而突然喪失意識，陷入混亂，出現心律不整或只是莫名其妙的低血壓。疼痛數小時後白血球開始增加，可高達每毫升12000至15000，持續 3 至 7 天，通常心肌梗塞區域越大時白血球的數值也越大。血沉速率 (erythrocyte sedimentation rate) 也會慢慢上升，持續一兩個星期。血清酶的變化在梗塞後 3～6 小時出現，達到巔峯的時間，GOT 約 18～36 小時，CK 約 12～36 小時，LDH 約 2 至 4 天，恢復正常的時間，CK 約 2 至 5 天，GOT 約 2 至 7 天，LDH 約 8 至14天，視心肌梗塞範圍而定。依血管阻塞到心肌梗塞的時間可將病人分爲四類，第一類在阻塞後10至30分鐘極快發生心肌梗塞，第二類是進展中心肌梗塞 (evolving infarction)，在阻塞後 4 至 6 小時內，第三類是完成的心肌梗塞，在阻塞 4 至 6 小時後，第四類是心肌梗塞後期，在心肌梗塞 1 年後。

約一半以上病人在心肌梗塞後發生不同程度的心臟衰竭，10％至20％病人只是輕微胸痛而主要以心臟衰竭表現。約20％發生心因性休克，動脈收縮壓低於80毫米汞柱，每小時尿量少於20毫升，心輸出指數小於 1.8升/分/平方尺，肺微血管楔壓大於 18 毫米汞柱，85％至95％心因性休克病人會死亡。

由於房室結在90％病人由右冠狀動脈供應，所以發生急性膈面心肌梗塞時易影響房室結功能，造成房室阻滯、結性心跳過速等心律不整；急性前隔心肌梗塞時會影響束支的功能，易發生束支阻滯，心室早期收縮，心室性心搏過速甚至心室顫動等心律不整。竇房結動脈阻塞時易發生房室心律不整，心搏過慢。

約四分之一病人以猝死爲唯一表現。猝死病人中四分之三以上來自冠狀動脈粥狀硬化。和心肌缺血有關的猝死在臨床上可分爲二類：最大多數屬於原發性心室顫動 (primary ventricular fibrillation)，突然發生完全無預兆，易再發，第一年內再發率約30％，第二年內再發率約50％。可能因爲心臟電氣生理的不穩定有關，存活者經心導管檢查發現所有病人都有一條或更多冠狀動脈的嚴重狹窄，四分之三的病人有左心室壁的異常收縮（以往曾發生心肌梗塞）。第二類較少數病人在急救後出現急性心肌梗塞的證據，往往有胸痛、呼吸困難和暈厥等前兆，再發率較低，二年的死亡率約15%。

心電圖檢查:

　　心電圖可確定冠狀動脈性心臟病的診斷，但心電圖正常時無法排除心臟缺血的可能性。具有典型心絞痛且經冠狀動脈血管攝影證實有冠狀動脈粥狀硬化的病人，約50%在休息不痛時十二導心電圖完全正常。最明確具有診斷性的心電圖變化是舊的心肌梗塞，在導程 I，aVL 及胸導出現異常 Q 波時最足以代表前壁或前側壁心肌梗塞，但導程 V_1 的 QS 波及胸導 R 波進展不佳亦可出現在高血壓或慢性阻塞性肺疾病患者。倒轉的 T 波可能是心臟缺血的唯一表現，亦可出現在心包炎、心肌炎或其他血管調節異常的情況。胸痛的時候出現 ST 段下降往往具有診斷性。在心肌梗塞的早期或在變異型心絞痛 ST 段反而上升。

　　無症狀但有許多危及心臟的因素如高血脂症、高血壓或明顯家族病史者可做運動心電圖以明瞭心臟狀況，預測來日的危險性(表23-2)。

表 23-2　運動心電圖的適應症

1.篩檢高危險因素的無症狀病人
2.評估胸痛確立診斷
3.判斷冠狀動脈性心臟病患者的運動耐力及預後
4.鑑定內科治療的成果
5.鑑定外科冠狀動脈繞道手術的成果
6.預測心肌梗塞後再發的危險性
7.指導復建計畫
8.高運動量或高危險工作（如飛行員）前的篩檢

運動心電圖亦可用來評估胸痛、心悸、呼吸困難等症狀以確立診斷，陽性運動試驗者若有典型心絞痛則98％有冠狀動脈疾病，若有不典型的胸痛則88％有冠狀動脈疾病，若有非心絞痛之胸痛者44％有冠狀動脈疾病，若無症狀者只33％有冠狀動脈疾病。運動心電圖亦可判斷冠狀動脈心臟病患者的運動耐力及預後，麥克尼爾　(McNeer,　1978) 的統計，運動試驗到第四期以上者四年存活率大於90％，到第三期者約82％，到第二期者約76％，只到第一期者很少活過兩年。運動心電圖亦可鑑定內科或外科治療的成果，三分之二以上病人手術後運動心電圖恢復正常而無先前的缺血變化，90％以上病人可由 ST 段經運動後無明顯變化而預測移植的血管尚通暢。運動心電圖亦可預測心肌梗塞後再發的危險性，最近流行在出院前對心肌梗塞的病人做較低量的運動試驗，　陽性者76％～100％有多條血管病變，　1 年的死亡率約10 ～25％（陰性者 0 ～ 4 ％）。復健的心臟病人做運動心電圖可知道對運動的負荷量及心臟的機能而定出適當的治療計畫。對於高運動量的無症狀中年人或危險性高的從業人員（如飛行員），應給予篩檢以減少工作的危險性。

　　運動測驗最早的是馬斯特 (Master, 1935) 的二階試驗 (two-step exercise test)，依性別、年齡、體重而定出一定的工作量。最近常用踏車試驗 (treadmill test) 給予分級的運動量，布魯士 (Bruce, 1971) 分為六期。可做目標心跳試驗 (target heart rate test) 至病人達到預估最大心跳的80～90％為止；亦可做最大運動試驗(maximal exercise test) 至達到最大工作量為止。做運動試驗時，病人出現胸痛、腦缺血症狀、血壓下降、 ST 段下降大於 3 毫米或許多心室早期跳動等心電圖異常便應停止，一般而言，運動試驗的危險性很低，一萬個病人發生一個死亡及兩個非死亡性併發症。不穩定型心絞痛及急性心肌梗塞病人要格外小心。

　　運動心電圖的陽性通常採用下面定義：ST 段在基線下 0.1mV以上超過 0.08 秒。 此基線以 PR 段爲主， 壓低往往成「開方」形或平平或下傾。假陽性率在10%以下， 假陰性率約15%。約有10%的病人其 ST 段的下降只在運動中出現， 所以若在運動中亦監視心電圖則較只運動後監視有較高的陽性率。

心導管及冠狀動脈血管攝影:

　　冠狀動脈血管攝影是活人唯一可確知有無冠狀動脈粥狀硬化的方法。下列病人適合做冠狀動脈血管攝影（表23-3）： 冠狀動脈性心臟

表 23-3　冠狀動脈血管攝影的適應症

I. 手術前評估冠狀動脈疾病;
　　甲、冠狀動脈疾病。
　　　　1.穩定型心絞痛。
　　　　2.不穩定型心絞痛。
　　　　3.複雜的心肌梗塞。
　　乙、成人的瓣膜性或先天性心臟病。
II. 無症狀病人:
　　甲、運動試驗出現缺血心電圖變化。
　　乙　45歲以下病人發生心肌梗塞後。
　　丙、危險性高的職業（如飛行員、駕駛員）有休息心電圖異常時。
III. 原因不明的胸痛病人。
IV. 冠狀動脈繞道手術後評估手術成果。
V. 其他:
　　甲、心室顫動或室性心搏過速反覆發作者。
　　乙、心臟急救成功後。

病，成人的風濕性心臟病或先天性心臟病等患者在手術前評估冠狀動脈情況， 運動試驗陽性的無症狀病人或運動試驗陰性的劇烈胸痛病人

要確定有無冠狀動脈疾病，經常被懷疑心肌梗塞住院但無確定診斷或45歲以下發生心肌梗塞者，職業較個人安全更重要（如飛行員）要確定有無冠狀動脈疾病時，經常發生心室顫動或室性心搏過速者或心臟急救成功後應做心導管檢查確定冠狀動脈情況。此外冠狀動脈繞道手術後要評估手術成果，看移植血管是否通暢亦可做冠狀動脈血管攝影。

　　自從 1958 年宋氏（Sones, 1958）首先使用選擇性技術直接將導管放入冠狀動脈攝影後，冠狀動脈血管攝影已成為相當安全的診斷方法。但是血管痙攣或血栓等併發症仍會發生而有0.1%～0.3%的死亡率。

　　血管攝影時通常採用正面、側面、右前斜及左前斜（圖23-10，圖23-11）而將攝影臺左右轉動，必要時可再加上前後轉動以便清楚看出血管病變。右冠狀動脈由左前斜看得最清楚，要看心腳和後降動脈時可用右前斜加上前後轉 15°。通常自上膊動脈或股動脈插入一條直徑約 2 毫米的導管，沿著主動脈逆流而上，到冠狀動脈開口，由導

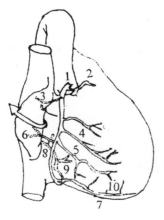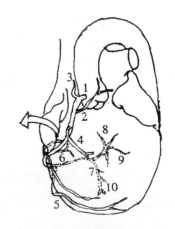

右　前　斜　　　　　　　　　左　前　斜

圖 23-10　右冠狀動脈在右前斜及左前斜的正常圖形（1-10同圖 23-3）

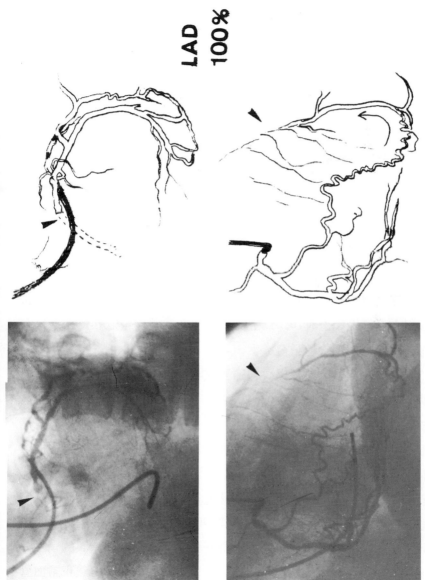

LAD 100%

圖 23-12　左冠狀動脈攝影圖，箭頭所指為狹窄處，左邊是照片，右邊是根據照片畫出來的。

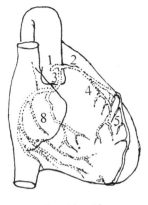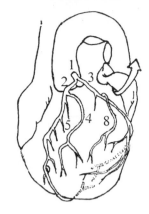

右　前　斜　　　　　　　　左　前　斜

圖 23-11　左冠狀動脈在右前斜及左前斜的正常圖形（1-8 同圖23-5）

管注入 5 至 8 毫升造影劑至冠狀動脈內，再採用適當的角度便可看出冠狀動脈血流情形以及有無狹窄或阻塞（圖 3-12*）。一般冠狀動脈的管徑在血管攝影上有70％以上的狹窄便有意義，左冠狀動脈主幹有50％狹窄便需做冠狀動脈繞道手術。

　　每一條冠狀動脈至少需要二種互成90度的不同角度來攝影，因為冠狀動脈阻塞有時並不很均勻的狹窄，有時會在血管一邊比較嚴重，造成血管橫切面之內徑呈長橢圓形，如果血管攝影的方向剛好與長橢圓形之長軸成直角的話，則冠狀動脈攝影結果就好像沒有阻塞一樣。但是從另外一個轉 90 度角度照過來，這角度剛好與長橢圓形之長軸平行的話，則照出來冠狀動脈就有嚴重冠狀動脈狹窄。當一個角度所見冠狀動脈有嚴重狹窄，另外一個成 90 度則沒有狹窄的話，就表示冠狀動脈狹窄成不規則形，其內徑為一個長橢圓形狀。錯誤的角度只會使冠狀動脈狹窄被阻擋而看不出來，但沒有一個角度會讓正常血管照出來像狹窄一樣。因此只要一個角度照出狹窄，便表示冠狀動脈確有狹窄。

左心室機能的評估:

　運動心電圖對左心室機能的評估並不是很準確。心導管時所測到的左心室終舒張壓（LVEDP）誤差亦大，通常正常在 12mmHg 以下，13 至 20mmHg 汞柱表示有相當的損害，20mmHg 以上表示嚴重損害。

　超音波檢查可看出心臟的斷層圖，可衡量左心室機能及心臟運動情形，可測出有無心包液和左心室瘤、乳頭肌機能異常或斷裂、心室中隔破裂、血栓。最近發展杜普勒超音波(Doppler Echocardiography)可測知血流，合用杜普勒超音波和二維超音波有助於心臟射出率（ejection fraction）及心輸出量（cardiac output）的衡量。

　核子醫學在冠狀動脈性疾病的診斷上日漸重要。灌注掃瞄（perfusion scan）時正常心肌會吸收放射性物質（如鉈—210），而使缺血部位呈現不吸收的冷區（cold area）。另有一種熱點描繪（hot spot imaging），急性傷害的心肌會吸收放射性物質如焦磷酸鹽（pyrophosphate）。還有一種血池掃瞄（blood pool scanning），當放射性物質（如 ^{99m} 鎝）經過心臟管腔時記錄心室圖。利用首次通過核醫血管心圖（first-pass radionuclide angiocardiograun）可測知有無左心室機能異常，每一心臟管腔的通過時間、平均容積、心臟輸出量及心臟射出率皆可正確獲得。現在已將鉈-201 的灌注掃瞄及 ^{99m} 鎝的心室圖再加上運動測驗，可提供較運動心電圖更多更準確的資料。有人以為運動核醫心室圖較運動鉈-201 灌注掃瞄為佳，其實兩者的敏感度（sensitivity）皆在85～90％之間，而特異性（specificity）鉈-201 灌注掃瞄稍高，約92％，而核醫心室圖約79％。

　血管攝影左心室圖可看出有無僧帽瓣閉鎖不全，有無心室中隔破裂，有無左心室瘤及左心室運動情形（圖 23-13）。通常將左心室收縮情形分做五級，每一級給予分數如下：正常 1 分，中度收縮減退 2 分，嚴重收縮減退 3 分，不收縮 4 分，反收縮 5 分及心室瘤 6 分。爲方便

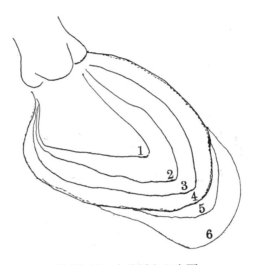

圖 23-13　右前斜左心室圖

1.正常
2.中度收縮減退（Moderate hypokinesia）
3.嚴重收縮減退（Severe hypokinesia）
4.不收縮（Akinesia）
5.反收縮（Dyskinesia）
6.心室瘤（Aneurysm）

描述左心室異常部位，常將左心室分做七段（圖 23-14）。如下述前五段（1 至 5）爲右前斜觀所見，後二段（6、7）爲左前斜觀所見。

　　1.前基段：往前壁開頭五分之一，往由左前降動脈或左廻旋動脈近端供應。

　　2.前側段：前基段和心尖段間的五分之一，由左前降動脈及對角

動脈供應。

　　3.心尖段: 心尖部，由左前降動脈及後降動脈供應。

　　4.膈面段: 心尖部與心臟下底之間，由後降動脈供應。

　　5.後基段: 從膈面到心腳之間，由右冠狀動脈或左廻旋動脈供應。

　　6.中隔段: 在左右心室間，代表心室中隔，由左前降冠狀動脈及後降動脈供應。

　　7.後側段: 自心尖至房室溝，由左廻旋冠狀動脈的鈍緣動脈供應。

　　通常以右前斜觀來看左心室並將其分成五段如上述 1、2、3、4、5 段（如圖 23-14），每一段根據左心室收縮能力而給以分數已

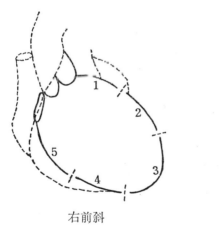

右前斜　　　　　　　　　左前斜

圖 23-14　左心室分爲七段圖

1.前基段 （Anterior basal segment）

2.前側段 （Anterior lateral segment）

3.心尖段 （Apical segment）

4.膈面段 （Diaphragmatic segment）

5.後基段 （Posterior basal segment）

6.中隔段 （Septal segment）

7.後側段 （Posterolateral segment）

如前述（圖2-13），正常收縮每一段給予 1 分，因此左心室機能正常即最好情況是 5 分，分數愈多表示收縮機能愈差。

左心室機能另一個評估法就是左心室射出率，這是根據左心室血管攝影計算出來，由左心室收縮期及舒張末期之容量用公式算出左心室射出率，其公式爲：

$$EF = \frac{EDV - ESV}{EDV}$$

EF：　射出率

EDV：　舒張末期容量

ESV：　收縮容量

左心室舒張末期容量減去左心室收縮期容量等於左心室擊出量（stroke volume），再除以左心室舒張末期容量即爲左心室射出率。射出率正常應該在 0.55 以上，如果在 0.55 以下就是表示左心室機能有障礙，左心室射出率愈低則左心室機能愈不好，則開刀危險性愈高。

第四節　冠狀動脈繞道手術

歷史的回顧：

早在 1899 年法國生理學家佛朗哥斯──佛朗克（Francois-Franck）便建議開刀解除心絞痛，他認爲切掉頸部交感神經可切斷分佈在心臟的痛覺神經纖維。在 1916 年法國瓊矗斯克醫師（Jonnesco）首先利用此法解除病人的疼痛。1946年外因伯格（Vineberg）將內乳動脈種植到左心室肌層內。貝利（Bailey）在 1955 年開胸將跳動心臟的左心室瘤以摺疊術加以整形；並在 1957 年首先從事冠狀動脈內層切除術（endarterectomy）。庫利（Cooley）在 1958 年首先在人工心肺機的幫助下切除左心室瘤，建立現今手術切除的方法。1962年薩比斯頓 (Sabiston) 首先不用人工心肺機，取自體大隱靜脈連接主動脈和右冠狀動脈，此病人不幸在三天後死於腦血管病變，驗屍發現在移植血管的主動脈開口處有血塊。1964 年加瑞特 (Garret) 本欲做動脈內層切除術，因為技術上的困難而改做主動脈至左前降冠狀動脈的繞道手術，此移植的大隱靜脈在七年後仍然通暢 (Garrett, 1973)。1961 年郭耶茲 (Goetz) 即將內乳動脈藉鉭環 (tantalum ring) 接到冠狀動脈，1967 年寇烈索 (Kolessov) 報告內乳動脈縫合到冠狀動脈以治療心絞痛。 在 1967 年到 1968 年間克利夫蘭醫院 (Cleveland Clinic) 的法瓦婁若 (Favaloro) 從事許多右冠狀動脈繞道手術，並強調利用大隱靜脈的重要性；威斯康辛大學 (University of Wisconsin) 的強生 (Johnson) 從事許多左冠狀動脈繞道手術， 且死亡率較以往低很多，只12%；紐約大學的格林 (Green) 利用顯微手術技巧做很多內乳動脈與左前降冠狀動脈的吻合手術，如今冠狀動脈繞道手術的重要性及安全性已被肯定。

手術前的準備工作:

　　一般的例行檢查包括血液學 、 腎機能 、 肝功能及肺功能都要注意， 許多病人長期抽煙會影響呼吸功能， 最好禁煙一個月以上 。 有人術前預防性給予毛地黃，但術後毛地黃中毒的機會反而增加，最好在手術前 24 至 48 小時即停止使用。妨礙凝血的藥物如阿斯匹靈（Asiprin) 最好在一星期內不要使用， 但為增加術後移植血管的通暢率可自術前三天即開始使用 Dipyridamole 或 Trental。 對於乙型阻滯劑如 Propranolol， 以往都在術前 24 至 48 小時即停止使用，但因可能造成心肌缺血或心律不整，所以最近有人繼續用到手術而未停藥，手術後對左心室功能的抑制可用 Isoproterenol 等藥物補救。

Propranolol 停用 18 小時後血液濃度很快降到 10ng/ml 以下而消失其乙型阻滯作用。其他如正確呼吸的教導及心理的準備亦相當重要。通常都在術前給與預防性抗生素。

手術的適應症:

手術的決定主要依據病人心絞痛的程度及冠狀動脈血管攝影所顯示的冠狀動脈病變程度及左心室功能損害程度。下列病人應接受冠狀動脈繞道手術:

1.第三級以上心絞痛無法用藥物控制者。

2.不穩定型心絞痛者。

3.左冠狀動脈主幹有50%以上狹窄者。

4.三條冠狀動脈病變者（不論有無症狀），尤其是左心室功能已受損害者。

5.兩條冠狀動脈病變經一年藥物治療而症狀仍持續者。

6.心因性休克或心肌梗塞後併發有心室破裂、僧帽瓣閉鎖不全或左心室瘤者。

不穩定型心絞痛病人應立即住進冠狀動脈加護病房，給予適當休息、氧氣、乙型阻滯劑、硝酸鹽及鈣離子對抗劑，病情穩定下來後再安排手術，若症狀無法改善時，要盡速進行手術以免發生心肌梗塞。已經發生心肌梗塞雖經藥物治療仍持續心絞痛者亦需盡速手術，持續心絞痛表示心肌梗塞可能在蔓延，故要盡速手術，否則一般心肌梗塞後若需手術往往在4至6星期後才做。病人最近發生心肌梗塞併有心室中隔破裂或心臟乳頭肌破損引發僧帽瓣閉鎖不全而造成充血性心臟衰竭時亦應早做手術，以除去此機械性障礙造成的血流力學阻礙。心肌梗塞本身並非手術的適應症。雖然有人在心肌梗塞發生6小時內緊急手術而只有 2.3 ％死亡率，但是有些病人可能不必手術而多挨一刀，但若是病人已經住院要做冠狀動脈繞道手術而突發心肌梗塞則應緊急手術。　併發左心室瘤而有充血性心臟衰竭、 心絞痛、 血栓性栓塞、心室重返性心律不整時應施行外科手術切除。切除大的囊狀左心室瘤可大大改善左心室衰竭，但若切除的不是瘤而是不動的疤，則可能會傷到側枝循環，反而有害。

　　手術第一年後移植靜脈每年關閉的機會約 2 ～ 3％，而冠狀動脈本身以每年10％速率發生動脈硬化，這不難想像手術後病人會再發心絞痛，此時應再做血管攝影，看看移植血管是否通暢及其他冠狀動脈是否發生狹窄，必要時亦需要再手術。

　　進行瓣膜手術或其他開心手術時，有並存的冠狀動脈疾病或冠狀動脈狹窄50％以上時便可同時手術。

手術的禁忌症:

　　唯一絕對禁止手術的情況是慢性充血性心臟衰竭併有肺動脈高血壓、肝腫大及四肢水腫。這種病人的心臟射出率 (ejection fraction) 往往在 0.20 以下， 雖然手術後利用動脈內氣球反搏(intraaortic balloon counterpulsation) 支持下， 可能活下去， 但往往在一兩年內死於致命的心臟衰竭，對這種病人，心臟移植是最後有效的方法。

　　間歇性肺水腫並非禁忌症。有人一年發作二至五次的肺水腫， 沒發作時一點心臟衰竭的跡象都沒有。其發作可能因為在急性發作心肌缺血時，左心室終舒張壓 (LVEDP) 上升到 30 毫米汞柱以上而造成肺水腫，許多病人經手術後效果不錯。

　　心臟射出率很低的病人也不是絕對不可手術。無可否認，左心室功能嚴重損害的病人在手術中稍有一點心肌梗塞便受不了。由於使用低溫高鉀心臟麻痺液使心肌保護更加完美，這些病人往往更需盡快手術，因為他們較沒有機會從再發的心肌梗塞中逃生。左心室射出率如低於0.20，手術死亡率為10～30％，此約為射出率正常者之十倍，故最好在左心室射出率大於 0.20 便進行手術。

年紀老本身並非禁忌症，除非並存有其他嚴重疾病，否則嚴重心絞痛的老年人仍可手術，許多 75 歲至 85 歲老人手術後仍有良好的成績。

彌漫性多發性冠狀動脈病變或阻塞的冠狀動脈遠端沒有良好的血管可供吻合時便無法從事繞道手術。冠狀動脈血管攝影時阻塞遠端的動脈大小往往不可靠，因為沒有正常的血壓和血流會使血管收縮得較小，故不可以此做為能否手術的依據，在左前降冠狀動脈及部分右冠狀動脈有時血管攝影時看不到血管，但手術時仍可找出合適血管做吻合，有人以為阻塞的遠端若在血管攝影時有出現冠狀動脈便可做繞道手術。史賓塞 （Spencer） 的統計，90％～95％的冠狀動脈疾病患者皆可從事繞道手術。

冠狀動脈繞道手術後能否改善病人症狀之評估：

從開刀前的血管攝影、心電圖檢查，可以預測病人能否於開刀後得到症狀改善。下面六種因素是決定病人開刀後是否能改善狹心症。

1.血管阻塞嚴重程度：冠狀動脈阻塞要超過70％，開刀以後症狀才容易改善，換句話說冠狀動脈阻塞愈嚴重開刀後改善愈多，如果冠狀動脈阻塞不嚴重，開刀之後大部分的血流還是由原來冠狀動脈來供應，新繞道的血管所能增加的血流有限，因此開刀以後不會有多大改善，反過來說如果冠狀動脈阻塞達到95％，則開刀之後冠狀動脈血流經由原來的血管的過來血流少，大部分的血流將經由新繞道的血管流過來，因此較易改善症狀。

2.近端的阻塞比遠端阻塞更容易改善：因為近端阻塞血管開刀之後，血流供應範圍將比遠端阻塞為大。

3.阻塞病理：局部的阻塞血管將比從頭到尾皆有阻塞血管開刀後更容易進步。

4.阻塞後遠端血流大小：阻塞後遠端血管的直徑要大於１毫米，開刀以後症狀才會改善很多，如果血管小於１毫米所增加冠狀血流不多，不容易促進心肌缺氧改善。

5.所要接狹窄的血管所供應的組織：供應缺氧但活的心肌則開刀後症狀容易改善，因為缺氧後的心肌才會產生狹心症，在開刀以後缺氧解除，狹心症消失。如果所要接狹窄血管，供應一個梗塞後纖維化部位，則因其不會產生心絞痛，他的症狀是由別的部位引起，因此接了血管對症狀不會改善。

6.血管攝影與心電圖之對照：血管攝影顯示狹窄血管，供應部分與運動心電圖引起變化部分一致，開刀以後容易改善，如果不一致開刀之後就不容易改善。

手術的方法：

進行冠狀動脈繞道手術時有三點必須注意：

1.利用最有效的心肌保護以避免心肌梗塞。

2.對移植物體如大隱靜脈要小心取得並適當保存。

3.血管吻合要避免狹窄發生。

心肌梗塞的避免在手術前就開始。某些藥物如乙型阻滯劑或硝酸鹽在手術前太早停用，有人不幸發生心肌梗塞，所以最近都繼續使用 propranolol 到手術時，但劑量不要超過一天 400 毫克，小劑量對手術後的心跳過速及其他心律不整亦有助益。不穩定型心絞痛病人可能需要靜脈點滴硝化甘油（nitroglycerin）以減少心臟負荷。高血壓病人可用靜脈點滴硝化氰酸（nitroprusside）來降低四周血管阻力。不穩定病人最好有史旺—甘茲(Swan-Ganz)導管來量肺動脈舒張壓或楔壓。麻醉當中要避免血壓過高或太低，麻醉過程所造成的傷害往往無法由繞道手術挽回。

移植血管通常取自大隱靜脈，取大隱靜脈時，在下肢做多處皮膚切開（圖 23-15），分離靜脈時要輕盈溫和，不要拉傷；分支要結紮

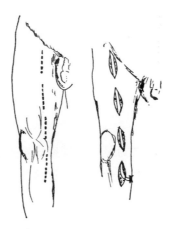

圖 23-15　自下肢取大隱靜脈

時要和主幹有 1～2 毫米的距離，以免造成主幹的狹窄；然後自遠端切斷，注入含有肝素（heparin）的自體血液以檢查有無漏洞，避免使用太大壓力去擴張靜脈以免造成傷害。拉傷、痙攣、血管內膜斷裂等皆可影響其通暢率。 以往都將此段取下的靜脈充滿血液放在 5°C 到 10°C 的林格氏液 （Ringer's solution） 中，但許多研究發現低溫使得靜脈痙攣，造成內膜傷害，血中的血小板很快便凝集而跑到內膜斷裂處形成血柱，影響以後的通暢率，故最近都改放在 25°C 的血漿溶液中 （Bauman 1981, Catinella 1981），或室溫之林格氏溶液中。

胸部切開採用正中胸骨鋸開術，打開心包膜後，注射肝素（通常每公斤體重注射 2.5～3.0mg）使活化凝血時間大於 400 秒，然後將

動脈接管插到升主動脈，靜脈接管經由右心房接到上、下腔靜脈，連接到人工心肺機。人工心肺機先以每公斤體重 40 毫升的平衡鹽水溶液填滿，必要時可加入血液以維持病人的血比容在20%以上，開始運轉後，將體溫下降至 30～32°C 此時將主動脈夾住，完全靠體外循環，並使用保護心肌溶液（心麻痺液）讓心跳停止，手術當中將體溫維持在 20°C，灌注血流約 2 升/分/平方尺或 50～70 毫升/公斤，灌注壓力在 50～100 毫米汞柱。手術當中每 20 分到 30 分灌注心麻痺液並倒冰冷食鹽水在心包膜表面，以維持心肌溫度在 15°C 以下。心麻痺液有人使用晶體溶液，有人使用血液，兩三小時的心跳停止最好使用血液心麻痺液，一定要避免心臟過度擴張膨脹以免拉傷。冠狀動脈繞道手術時，有人先做主動脈端吻合，有人先做冠狀動脈血管端吻合。冠狀動脈端的吻合通常都需在完全體外循環心臟靜止下進行，主動脈端的吻合則可在完全、部分，或沒有體外循環下進行。在主動脈根部適當位置打開直徑約 6～8 毫米的小洞，斜向切開的隱靜脈遠端開口就縫合在這裏，由於隱靜脈內有瓣膜，是一種單行道的構造，血液只能由遠端流向近端，所以隱靜脈的遠端要接在主動脈上，近端接在冠狀動脈上。冠狀動脈端吻合時選擇適當的位置後，用迷你刀切開心臟表面的薄膜及一些脂肪即可露出冠狀動脈，在其正上方順着縱走方向切開 6 至 8 毫米長的開口，然後用 1 到 3 毫米的探針偵測近端的狹窄及遠端是否通暢，然後在隱靜脈近端開口處斜向 45 度切開，使其開口亦 6 至 8 毫米，用一條兩頭針血管縫合線吻合。一條隱靜脈可以只接到一條冠狀動脈，也可以接到二條以上的冠狀動脈。後者的接法是先以末端對側面方式吻合到一條冠狀動脈，再以側面對側面方式吻合到其他動脈，這種依序繞道法 (sequential bypass) 在需要五個以上的吻合時，可在主動脈端做 2～3 個吻合即可。

　　冠狀動脈繞道也可用左右內乳動脈來接到前降冠狀動脈。內乳動脈位於胸骨兩側，開刀時把內乳動脈的遠端剝離胸壁與冠狀動脈吻合，近端仍與鎖骨下動脈相通（圖 23-16）。因爲它本身就是動脈，不會發

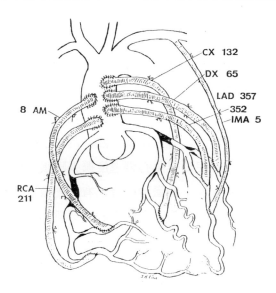

CAB, NTUH, Oct. 1973 - Aug. 1985
396 Patients, 773 Grafts

圖 23-16　冠狀動脈繞道手術圖

生組織學上的變化，手術後的通暢率較高，5 年的通暢率高達95％。缺點是內徑不大，血流量較隱靜脈少，且人體只有左右兩條，要接更多條血管時往往不夠用，有時要接到左廻旋冠狀動脈又嫌不夠長。需要時應做冠狀動脈內膜切除術，但新的內層再長出來後會形成血栓，降低長期通暢率。在股膕動脈系統，小於 6 毫米的動脈絕不做動脈內層切除術。

　　吻合完畢後移去主動脈夾讓血流開始灌注心臟，通常心室顫動 2 ～ 4 分後會自動恢復跳動，否則可用去顫器 （defibrillator） 使其恢復跳動。術後血壓維持在 120 毫米汞柱便可，血壓太高時可由靜脈

點滴硝化氰酸（Nitroprusside）以減少心臟後負荷。硝化甘油（Ni-troglyecin）可以例行使用，必要時强心劑可用 Dobutamine 500～700ng/分。史旺甘茲導管可測得心臟輸出量，無法測得心臟輸出量時可由肺動脈血液測出混合靜脈血氧壓，正常應在 30 毫米汞柱以上，若降到 25 毫米汞柱以下表示氧的傳遞受影響，要特別加以注意，若降到 20 毫米汞柱以下持續數小時則可能死亡。

手術的成果:

手術的死亡率在危險因子少的病人可到 1 ％以下 （Isom 1978, Jones 1980），左心室機能明顯受損者較高，但很少超過 5 ％～ 8 ％。影響死亡率的因素包括糖尿病（糖尿病者 5 ％，無糖尿病者2.5％），多條血管病變（多條血管9.6％，單條血管 0 ％）及左心室功能。其他因素如高血壓，曾發生心肌梗塞，左冠狀動脈主幹病變，女性病人，慢性腎衰竭及未完全接通血管者可能亦會影響手術的死亡率。

冠狀動脈繞道手術最顯著的效果是心絞痛的解除，臺大醫院的統計，開刀後心絞痛改善的占95％，其中72％病人開刀後完全沒有再發生過心絞痛。六個月內再發的心絞痛往往和手術技巧有關。一年內發生心絞痛在女性及未完全接通血管者較多。頭一年發生心絞痛的比例約20％，以後每年約 3 ％病人出現心絞痛。手術後五年移植血管仍然通暢而無心絞痛者，在血管完全接通者占85％，在血管未完全接通者只60％。

冠狀動脈硬化的進行發生在本來的冠狀動脈以及移植的血管，在沒有移植的冠狀動脈其硬化進行的頻率約10～11％，但移植的血管對動脈硬化較有抵抗性，移植的隱靜脈因動脈硬化阻塞者每年約 2 ％至 3 ％，而內乳動脈更少， 1 至10年的統計少於 5 ％。血管移植後的遠端冠狀動脈並不會加速動脈硬化，但近端的冠狀動脈由於血流的減少而加速原本狹窄的冠狀動脈之關閉。

　　隱靜脈移植來代替冠狀動脈後，由於承受較高的壓力，且流動的是含氧較高的動脈血，所以在內膜及中層會有纖維組織增生而增厚，往往自第一個月便開始增生，一年後就穩定下來，所以頭一年內要服用阿斯匹靈、Dipyridamole 或 Trental 或任二種之合併使用，防止血小板凝集，阻止血栓形成，增進通暢率。內膜纖維增生會使管徑縮小10％至80％，平均30％，但不會小到比本來冠狀動脈還小，自大腿取下的較大靜脈較小腿的靜脈增生多，遠端冠狀動脈較細者比較粗者縮小多，可能是靜脈傾向於縮小到足夠的血流程度（管徑越大，血流較小，則易栓塞）。據葛絨丁(Grondin) 對 110個病人手術後六年的研究發現170條移植血管有 13 條在 2 星期內即阻塞（11％），一年後又多出 13 條阻塞，其後 5 年又有 14 條阻塞，所以在術後六年，170 條中有 130 條尚通暢 （77％）， 在頭一個月就阻塞的原因很多， 但100％都有血栓， 所以要注意摘取靜脈不要引起痙攣或內膜傷害，靜脈要保存在 25°C 血漿溶液，也不要傷害冠狀動脈內膜（內膜切除者阻塞率較高， 移植血管血流小於 30 毫升/分者較易栓塞， 血管糾纏後易阻塞，吻合處緊縮者約一半在一年內發生阻塞，另一半在往後的十年內相繼發生阻塞。 一般的統計頭一年發生阻塞的機會最大， 約10％～20％，以後五、六年內每年的阻塞率約 1 ％，再往後的五、六年則每年阻塞率增加為 3 ％～ 4 ％。臺灣地區自民國六十二年起在臺大醫院開始國內第一個冠狀動脈繞道手術，所移植的隱靜脈在九年二個月再做心導管檢查證實仍然通暢（圖 23-17）。

　　心肌梗塞後部分心肌壞死，完全失去收縮力，壞死的心肌變成纖維化，形成瘢痕，這是不可逆的變化，開刀後這一部壞死的心肌不會再恢復收縮力。但是沒有梗塞的心肌因為缺氧而減少收縮力，開刀後原來缺氧的心肌立刻可獲得充分的血流灌注而恢復收縮力，臺大醫院開過刀的三百多個病人中有19個術後再做心導管檢查，發現心臟機能比術前有顯著改善，尤其心肌梗塞併發心室中隔破裂、僧帽瓣閉鎖不全或心室瘤者，手術解除機械上的障礙後心臟機能馬上有顯著的改善。

　　為了要瞭解冠狀動脈繞道手術可否延長病人的生命，在美國有好幾處醫學中心聯合起來共同研究，最有名的是「冠狀動脈外科研究」（簡稱 CASS）與「西雅圖心臟觀察血管攝術登記」（簡稱 SHW），這兩個研究結果皆證明冠狀動脈繞道手術對嚴重的冠狀動脈病人可以延長生命，歐洲冠狀動脈手術小組的研究發現五年的存活率在外科手術組為92.4%，在內科治療組為83.6%。影響長期存活率的最重要因素：

　　1.手術的年紀。

　　2.病變血管的數目。

　　3.手術前左心室的功能。

　　4.手術的死亡率及併發症。

　　5.阻塞血管接通的程度。

　　西雅圖的報告 48 歲以上具兩條以上血管病變，其心臟排出分數在30%以上而無充血性心臟衰竭者有較長的存活期。CASS 的報告 5 年存活率在 65 歲以下為91%，在 65～69 歲為84%，在 70～74 歲為80%，在 75 歲以上為70%。但老年人如果沒有併發內科疾病時則和 65 歲以下者相同。

　　CASS 的報告內科治療成績，平均每年死亡率在一條血管病變為2.2%，兩條血管病變為3.6%，三條血管病變為7.6%，西雅圖報告的外科手術成績，平均每年死亡率在一條血管病變為2.0%，兩條血管病變為2.8%，三條血管病變為3.3%表(23-4)，換句話說，只有一

表 23-4　冠狀動脈性心臟病之每年死亡率

研　究　者	病歷數	追踪時期	血管的病變		
			一　條	二　條	三　條
內科					
CASS*	10,249	5 Yrs	2.2%	3.6%	7.6%
SHW*	488	8 Yrs	1.1%	4.8%	6.8%
外科					
SHW*	1,880	8 Yrs	2.0%	2.8%	3.3%
臺大醫院	246	11 Yrs	1.1%	1.5%	4.3%

　*冠狀動脈繞道手術之最後結果
　Hammermeister KE, 1983.
　CASS: 冠狀動脈繞道手術之研究（美國十五醫學中心聯合）
　SHW: 西雅圖心臟研究血管攝影登記（5家醫院）

條血管阻塞的病人，內科藥物治療與外科開刀治療的長期存活率一樣，也就是說這種病情較輕的病人，開刀的目的在於解除心絞痛，提高生活品質。但兩條以上血管阻塞者，外科手術比內科治療有較長的存活期，不但可以提高生活的品質（沒有心絞痛），也可以增加生命的數量（延長壽命）。

　　心臟射出率小於35%者，五年的存活率只有47%，而射出率大於50%者有88%存活率。

　　糖尿病者血管變化常呈彌漫性，手術死亡率及併發症較高，但控制良好的糖尿病者一樣可以有很好的存活期。手術後出現新的Q波者其早期死亡率為 9.7% ，而沒有Q波者只 1 % ； 三年的存活率前者為85%，後者為95%。

　　直徑在1毫米以上的冠狀動脈阻塞大於70%或50%以上部分，完全接通者較未完全接通者有較好的存活期，瓊斯（Jones, 1983）的

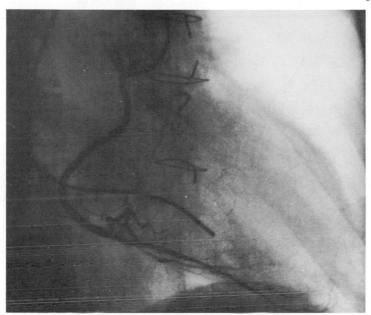

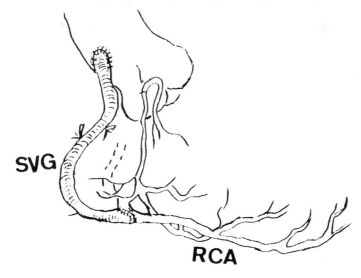

圖 23　17　國內第一位冠狀動脈繞道手術病人，在開
刀後九年二個月時回臺大醫院做心導算檢
查，證實隱靜脈還暢通無阻。

報告，前者爲88.5%，後者爲83.5%。

臺大醫院自民國 62 年至民國 73 年 2 月共有 285 個冠狀動脈繞道手術，去除一些合併心臟瓣膜手術、心室瘤切除等病人外，共有 246 位病人接受動脈繞道手術，五年的存活率爲84%，十年爲71%，年紀在 55 歲以下者佔46%，十年的存活率爲88%，年紀在 55 歲以上者佔54%，十年存活率爲54%。男性與女性無明顯差異，無糖尿病者佔71%，五年存活率爲90%，有糖尿病者佔29%，五年存活率爲76%（十年的存活率兩組無明顯差別），高血壓及心肌梗塞的有無未造成明顯差異。五年的存活率一條血管爲94%，兩條血管爲84%，三條血管爲80%（圖 23-18）。

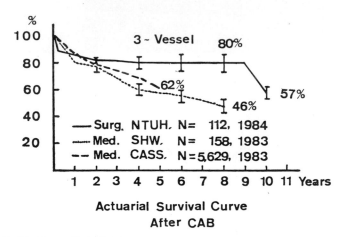

圖 23-18　三條血管病變之冠狀動脈性心臟病人之長期存活曲線圖

第五節　心肌梗塞併發症的外科治療

心肌梗塞後有必要手術時，原則上等到四至六星期後，以減少手術的死亡率及併發症。但有些病人連兩星期都支撐不了，則需在適當內科治療後卽用外科手術。心肌梗塞造成的併發症需外科治療者有心因性休克、心臟破裂、心室中隔缺損、僧帽瓣閉鎖不全、血栓症、左心室瘤，及室性心律不整。

心因性休克：

　　當急性冠狀動脈阻塞造成四分之一以上心室肌肉缺血時，便可發生充血性心臟衰竭，心室損壞超過40%以上便會造成心因性休克，其血壓往往較平常下降 30 毫米汞柱以上，或收縮壓降到 90 毫米汞柱以下；每小時尿量亦在 20 毫升以下，意識混淆不清，周圍血管收縮，皮膚冰冷；測量心臟指數（C.I）往往在每分鐘每平方公尺 2.0 升以下，而肺微血管楔壓（PCWP）往往大於 20 毫米汞柱。此時必須趕快使用主動脈內氣球幫浦（intra-aortic balloon pumping, IABP）（圖 23-19），在心臟舒張期氣球脹氣而增加舒張壓，提高冠狀動脈

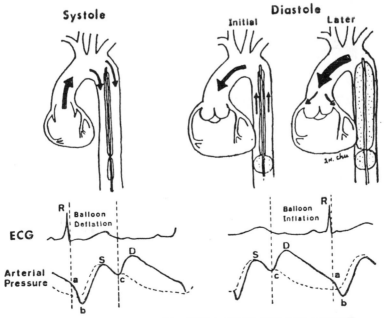

圖 23-19　主動脈內氣球幫浦置於主動脈內幫助心臟血液循環

灌注壓，改善缺血區域的冠狀血流以及心內膜下和心外膜下之血流灌注，改善缺血區域的心肌收縮，但對梗塞區域則無幫助。主動脈內氣球幫浦之所以可以改善急性心肌梗塞之心室功能是藉着降低左心室末舒張容積（LVEDV）及末收縮容積（LVESV），並非改善梗塞區域之功能。已經梗塞的區域無法改善，但可避免缺血區域進一步發生心肌梗塞。約75％病人可獲得病情的改善。病人若持續心因性休克無法脫離主動脈氣球幫浦，則雖積極內科療法，幾乎100％死亡。

嚴重的心因性休克若由於力學上的損害如乳頭肌機能不良、心室中隔破裂或左心室瘤造成時，應當要手術矯正。此外在使用主動脈氣球幫浦一直無法斷離時，亦應考慮外科手術。

下列情況需做梗塞切除術（infarctectomy）：

1.梗塞部位很大且心臟收縮鼓出，或急性左心室瘤，大大影響左心室功能時。

2.梗塞壞死部位壁很薄，隨時有破裂的可能時。

3.局部梗塞伴有再發性難以控制的室性心律不整時。

動物實驗證實做梗塞切除術時，切除的左心室在30％以內時，對心臟功能大有改善，但切得更多後，死亡率便大大增加。若切除梗塞區域超過左心室心肌一半以上時便很難存活，此時最好做心臟移植或人工心臟才有生存希望。

雖然內科治療有很大進步，但心肌梗塞併發嚴重心因性休克時，死亡率超過75％。有人在急性發作的 4 至 6 小時內雖無心臟衰竭或血液動力學上缺陷亦進行冠狀動脈繞道手術，死亡率小於 5 ％（Berg, 1982）。但顯然有一部分病人本來可以不必手術。雖然理論上在心肌未發生不可逆的壞死前即恢復其冠狀血流對病人應有好處，但內科療法亦有裨益，心肌梗塞的本身並非冠狀動脈繞道手術的適應症。一般

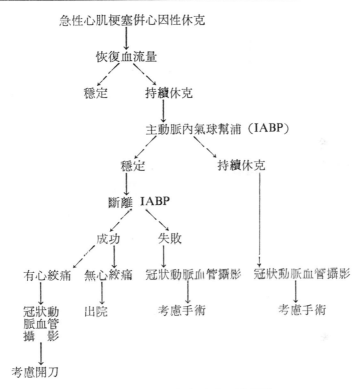

圖 23-20　急性心肌梗塞處理流程圖

處理急性心肌梗塞的流程如圖23-20，先恢復血流量，積極內科療法，
如果無法斷離主動脈內氣球幫浦或暫時斷離後又再發心肌缺血便應考
慮外科手術。麻省總院 (Mundth, 1977) 120 位心肌梗塞併發心因
性休克的報告，14％可斷離主動脈內氣球幫浦，其中76％長期存活；
86％無法斷離主動脈內氣球幫浦的病人中，25％沒有進一步做緊急冠
狀動脈血管攝影，全部死亡，另75％接受冠狀動脈血管攝影，其中
66％被認為可以手術治療，有88％接受緊急手術，47％仍繼續存活。
被認為不宜手術，或可手術而未接受手術者，全部死亡。

心臟破裂：

　　急性心肌梗塞中約 3 ％發生心臟自由壁破裂，佔心肌梗塞死亡的 10%～20%，居第三位，僅次於心因性休克和心律不整。心臟破裂通常在心肌梗塞後兩星期內發生，85%發生在第一星期內，三分之一發生在 24 小時內。前壁梗塞時最常發生。發生全壁梗塞（transmural infarction）時，幾乎所有病人都會在梗塞部位發生心包炎，心包膜會發生纖維蛋白性粘連，故心臟破裂時，不一定會非常迅速。臨床上往往有持續性胸痛、破裂前高血壓、破裂後低血壓以及心包填塞（cardiac tamponade）跡象，最後發生力電解離（electro-mechanical dissociation）現象而死亡。自低血壓到力電解離的時間因人而異，可以瞬間發生，亦可延至數小時以上。一旦發生心臟破裂若沒有馬上手術，往往會很快死亡。有時單單修補破裂的地方尚無法保全生命，還需要同時做冠狀動脈繞道手術。要做冠狀動脈繞道手術必須做手術中冠狀動脈血管攝影，總不能將心臟破裂發生心包填塞病人送到心導管室檢查後再送開刀房手術，有時手術後仍需靠主動脈氣球幫浦以降低左心室壓力避免再破裂。總之，成功的手術有賴於：⑴早期診斷，馬上送開刀房手術。⑵嚴重心包填塞時可先做心包腔放液穿刺（pericardiocentesis）以暫時保命。⑶利用主動脈內氣球幫浦以幫助循環。

心室中隔破裂：

　　急性心肌梗塞中 0.5%～ 1 ％發生心室中隔破裂，佔心肌梗塞死亡的 2 ％。最常發生在心肌梗塞後頭 7 至10天內，常常伴隨前隔梗塞（anteroseptal infarct）而發生在心尖前隔部位。臨床上往往病情突然轉壞，在胸骨左緣出現很大收縮期雜音，且常可摸出震顫。心臟衰竭主要是右心衰竭（和乳頭肌斷裂引起的左心衰竭不同）。心電圖可見在心室中隔部位有全壁心肌梗塞。確切的診斷可在床邊由史旺甘氏

(Swan-Ganz) 導管於右心室或肺動脈測出氧氣階升 (O_2 step-up)。心導管檢查求出肺對全身分流的比 (Q_p/Q_s) 平均爲 3.8：1。冠狀動脈血管攝影顯示除了供應梗塞部位之動脈有狹窄外，一半以上的病人至少還有一條以上其他部位冠狀動脈病變。

　　病人若病情穩定，原則上仍在六星期後再接受手術，若病情漸變壞、持續充血性心臟衰竭或血中尿素氮質 (BUN) 漸漸上升，則需積極治療馬上手術。可在主動脈內氣球幫浦輔助下改善充血性心臟衰竭而緊急做心導管檢查，以便緊急手術，修補心室中隔破裂並做冠狀動脈繞道手術，但在非常嚴重的心臟衰竭下，術前的冠狀動脈血管攝影並非絕對必要（表 23-5）。

表 23-5　臺大醫院心室中隔破裂手術情形

民國63年至74年10月臺大醫院對梗塞後心室中隔缺損之開刀

姓　　名	年齡	自室隔破裂至開刀期間	開刀日期	除了縫補室隔缺損外之附加之開刀		結　果
				冠脈繞道手術	左心室切除或折疊	
顏××	48	3 月	12/27/74	—	切除	良　好
王××	57	2 月	4/13/81	—	折疊	良　好
林××	72	21天	1/31/82	—	—	14天後死亡
王××	64	1 年	3/15/82	LAD	—	良　好
郭××	62	10週	5/26/82	RCA＋DX	—	良　好
王××	51	2 月	8/10/82	RCA＋LAD＋CX	—	良　好
魯××	60	2 月	4/08/85	RCA＋LAD＋DX	折疊	良　好

　　RCA＝右冠狀動脈　　　　LAD＝左前降支　　　　CX＝左廻支

　　心室中隔破裂病人很少死於心因性休克本身，往往死於休克造成的多重器官衰竭。只要休克的時間不要太長，未達到不可逆器官衰竭地步（如持續無尿），不應有病人因病情太壞而無法緊急手術。

　　60％心室中隔破裂在心尖前隔部位，故可由左心室梗塞區做左心室切開來修補心室中隔破裂，必要時可同時切除梗塞部位或左心室瘤。這種心室中隔破裂四周是壞死組織，較先天性心室中隔缺損難修補，可用達克龍（Dacron）布片修補，以帶有鐵夫龍墊之線縫合（圖23-21），以減少縫線的拉力。約40％的心室中隔破裂為多發性，必須確實修補以免遺下漏洞。約11％～37％的中隔破裂在心尖部位，則可將心

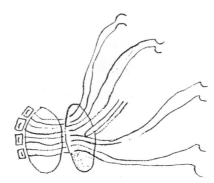

圖 23-21　心肌梗塞造成心室中隔破裂的修補術

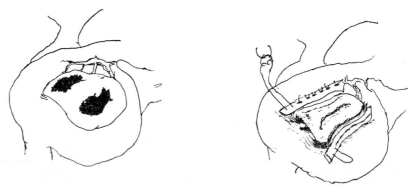

圖 23-22　心尖部位心室中隔破裂的修補
　左圖：切除心尖，清除壞死組織。
　右圖：鐵弗龍布片加強下縫合左心室、心室中隔和右心室。

尖切除再修補左心室和右心室（圖 23-22）。

僧帽瓣閉鎖不全：

　　乳頭肌斷裂或機能不全造成急性僧帽瓣閉鎖不全是較少的併發症，約佔心肌梗塞死亡的 1 ％。往往在急性心肌梗塞後 2 至10天內發生，大多發生在後乳頭肌，常常由於後下心肌梗塞 （inferoposterior infarct）。有時只是內膜下心肌梗塞，未發生全壁心肌梗塞亦可發生僧帽瓣閉鎖不全。臨床上和心室中隔破裂一樣突然病情變壞並出現收縮期雜音，但此雜音仕仕在心尖部位而放射到左腋窩，通常摸不出震顫。藉史旺甘氏導管檢查很容易在床邊便和心室中隔破裂鑑別診斷：僧帽瓣閉鎖不全時在右心室或肺動脈沒有氧氣的階升，肺微血管楔壓可看出明顯 v 波。

　　自雜音的出現至死亡的時間，70％在 24 小時以內，90％在兩星期內。在心因性休克時緊急手術的死亡率高達40％，所以現在都先用主動脈內氣球幫浦穩定病情，無法改善時做緊急手術，實施僧帽瓣置換術或修補術，必要時要同時做冠狀動脈繞道手術。

血栓症：

　　動脈血栓症90％源自心臟，其中以心肌梗塞造成者最多，應儘快給予抗凝血治療，必要時在 6 至 8 小時內施行氣球栓塞切除術（balloon embolectomy），最好不要拖過 12 小時，超過 24 小時以上時，死亡率高出 5 倍。

　　左心室瘤的病人約一半發生血栓症，許多血栓未致病或臨床上測不出，但一出現血栓症便應手術切除左心室瘤，雖然有人統計左心室瘤的切除無法完全避免血栓症的發生。

左心室瘤：

　　心肌梗塞後約10％～38％會發生左心室瘤，病理學上可分為兩類

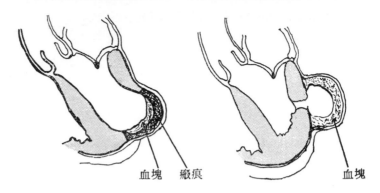

圖 23-23　左心室瘤。左圖為真性左心室瘤，有纖維
性瘢痕薄壁。右圖為假性左心室瘤，其壁
不含心肌只由心包膜構成。

（圖 23-23）：　假性左心室瘤乃因自由壁梗塞區的很小破洞被心包膜
包圍形成小憩室，其壁不含心肌只由心包膜構成，45％會發生破裂；
另一類是真性左心室瘤，有纖維薄壁，附近心內膜肉柱完全損毀，並
和心包膜密接，50％有血塊形成。左心室瘤大多位於前面心尖區，另
有15％在下面。左心室瘤大於末舒張容積15％以上時，左心室末舒張
壓便會上升，因使左心室收縮組織減少並產生奇異運動，會減少心輪
出量，且使左心室肥大，並增加氧消耗量。無症狀之左心室瘤十年存
活率約 90％(Grondin, 1979)，有症狀的左心室瘤五年的死亡率高達
90％，所以有下列症狀時便應手術治療：①充血性心臟衰竭。②心絞
痛。③室性心律不整。④全身性血栓症。左心室瘤的大小及左心室末
舒張壓上升的程度並不構成手術的禁忌。施行左心室瘤切除術時；應
讓心臟完全停止跳動後再去操作左心室瘤，以免血塊四散發生栓塞；
有人不喜歡做左心室瘤折疊術就是怕血栓症。四分之三以上的病人需
同時做冠狀動脈繞道手術，手術死亡率低於 5％,90％可獲症狀改善。
切除左心室瘤同時冠狀動脈繞道手術時，應先切開左心室瘤，以便緩

解左心室壓力，亦可藉局部冰水使心內膜及心外膜完全冷却，然後做冠狀動脈繞道手術，以便心臟麻痺液的灌注，達到完善的心肌保護，最後再切除左心室瘤。無室性心律不整的病人可留下 1 公分的纖維性邊緣以利縫合，必要時可用 1 公分寬的鐵弗龍布條襯墊，但通常不必加 Teflon 也不致有出血問題（圖 23-24），雙層縫合，如此較不會自心室切口流血。

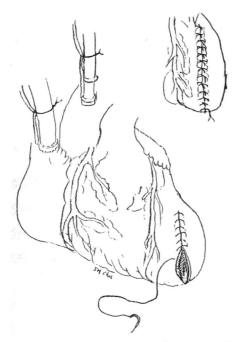

圖 23-24　左心室瘤切除後，以鐵弗龍布條襯墊，雙層縫合。

室性心律不整：

　　有些室性心律不整對所有藥物治療都沒有反應而危及生命，在心肌梗塞後的急性期內血液動力學不穩定時，可用主動脈內氣球幫浦，約55%病人可完全消除心律不整，86%病人有改善 (Hanson, 1980)，持續仰賴主動脈內氣球幫浦者，需緊急冠狀動脈繞道手術或梗塞切除手術，但約50%以上的手術後病人仍需繼續服用抗不整脈藥物，例行的左心室瘤切除只能治癒三分之一的室性心律不整，手術死亡率高達20～50%，大多死於再發性心律不整。急性心肌梗塞後發生室性心律不整者之猝死率較沒發生者高兩倍！

電氣生理學的進步發現室性心律不整發自梗塞四周的心內膜下部位（Horonitz, 1980），心肌梗塞缺血最嚴重的是心內膜。有人沿心內膜梗塞邊緣包括梗塞部位及其周圍心肌完全切除，只留下心外膜及正常的心肌，如此便不會再引發室性心律不整。這種繞行內膜心室切法（encircling endocardial ventriculotomy）死亡率約9%，只有20%再發心律不整(Guiraudon, 1980)。

藉着電氣生理學的研究，可先做心外膜電氣圖，然後自左心室瘤切開，再沿左心室瘤邊緣1至4公分做心內膜電氣圖，找出最先激發的部位，然後切除左心室瘤及此激發部位之內膜（向各方向至少切2公分）。切除激發部位的效果比單獨切除左心室瘤的效果還好。

另外有人發展冷凍切除術（cryoablation），先找出激發點再冷凍破壞其循環路徑，而不再發生室性心律不整。對於僧帽輪或乳頭肌附近的惡性不整脈循環特別有用，因為切除手術可能會造成血液力學上的缺陷。

第二十四章 主動脈瘤 (Aortic Aneurysms)

朱樹勳　林芳郁

第一節 前　言

　　動脈瘤（aneurysm）這個英文字的意思，是源自古希臘的一個動詞——它的意思是「擴大」或是「變大」，主要是描述這種動脈瘤是由原來的動脈（或靜脈）擴大而造成的。早在第二世紀中，嘉倫（Galen）就描述由動脈外傷引起的「假性動脈瘤」。1542 年，裴捏（Fernel）提出「體內動脈瘤」的描述，他特別提出胸腔、脾臟和腸系膜動脈都會有動脈瘤的發生。十六世紀末，伯列（Ambroise Paré）首先指出動脈瘤和梅毒有關。1757 年，漢特（Hunter）第一次提出「真性動脈瘤」和「假性動脈瘤」的分野。1806年，柯維薩（Corvisart）描述動脈瘤的徵候和症狀，並指出胸口可摸到震顫，敲診發現上胸內實音（dullness）增加，或是氣管受壓迫引起的口哨似的呼吸音，都要考慮到這種疾病。

　　1800年代，對於非胸腔的主動脈瘤，或是周圍血管的動脈瘤的外科治療，主要是用結紮的方法。1902 年，塔費爾（Tuffier）結紮升主動脈的囊狀瘤頸部，病人於十三天之後，因感染引起大量出血而死亡。1930年代，布列克莫（Blakemore）和金（King）推展一種利用電熱凝結的作用，使動脈瘤內部凝結，主要是使用在非胸腔的瘤。同一時期，有一些醫師也嘗試用人工的材料來包紮動脈瘤，使它的周圍形成纖維化，避免動脈瘤繼續擴大。1953 年，班森（Bahnson）第一次切除升主動脈的囊狀瘤而成功。1956 年庫里（Cooley）和德貝基（DeBakey）用人工心肺機成功地切除升主動脈梭狀瘤。1951 年法國杜保（Dubost）是第一個成功地切除腹部主動脈腫瘤並代以屍體血管。

　　主動脈瘤好發年齡是40～70歲，分類則依其位置、形狀、形式和原因來加以區分。例如，在形式上，可分爲眞性、假性和剝離性動脈瘤；在形狀上又可分成囊狀瘤和梭狀瘤；位置上，可分爲胸部（升主動脈、主動脈弓，和降主動脈三種）、胸腹部和腹部。至於發生的原因可分成動脈粥狀硬化、梅毒、外傷、動脈中層囊狀壞死（cystic medial necrosis）、感染性、先天性畸型、主動脈炎或手術後導致的變化等（見表 24-1）。

表 24-1　動脈瘤的分類法

形　式	形　狀	位　　　　置	發　生　的　原　因
眞 性 瘤 假 性 瘤 剝離性瘤	囊　狀 梭　狀	胸部 { 升主動脈　主動脈弓　降主動脈　胸腹部　腹　部	動脈粥狀硬化 梅　毒 外　傷 動脈中層囊狀壞死（馬凡氏症候羣） 感　染 先天性畸型 手術後 主動脈炎

　　由於不同位置的動脈瘤,其發生原因和外科手術的方法差別很大,

以下將依不同的位置詳加說明，至於假性動脈瘤由於與主動脈外傷有很大的關聯，將於心臟血管外傷中另行討論。剝離性主動脈瘤構成另一種形式的疾病，需要不同的處理方式，也將另外討論。

第二節　升主動脈瘤（Ascending Aortic Aneurysm）

升主動脈瘤包括主動脈根部和升主動脈本身所長出的動脈瘤，佔所有主動脈瘤的22%。

造成升主動脈瘤的最主要原因是主動脈中層囊狀壞死。這種病變最常見於年輕男性，好發於主動脈瓣膜以上至無名動脈之間。病理顯微變化，在主動脈壁中層內的彈力層（elastic lamina）的肌細胞壞死或消失，而且一種黏液狀物質增塞這些囊狀空間；這種病變通常造成梭狀動脈瘤，部分形成剝離性主動脈瘤。這種病變，常常在四肢特別細長的年輕人身上看得到。1896年馬凡（Marfan）首先報告這種四肢特別細長者的病變，所以後來的人，就稱這種病為馬凡症候羣（Marfan Syndrome）。當然，馬凡症候羣的升主動脈瘤，往往合併有剝離性瘤，這種剝離性瘤往往造成一半以上此類病人的死亡。有一報告，在157個病人中，一半（50%%），在 25 歲以前死亡。升主動脈局部梭形瘤，也可以單獨存在，而沒有其他馬凡症候羣的特徵。

在過去有一段時期，梅毒是升主動脈瘤最常見的原因。抗生素發達以後，梅毒造成的升主動脈瘤就越來越少了。梅毒造成的主動脈瘤有78%是在升主動脈和主動脈弓。從梅毒感染之後，約10～20年才會有主動脈炎的發生，造成主動脈壁中層的破壞和結痂，最後主動脈慢慢擴大。也由於這種病變是局限性，所形成的瘤就成一種囊狀瘤。瘤越大，它所呈受的壁壓也越大（Laplace law），也造成瘤越長越大，最後終於破裂。

　　其他造成升主動脈瘤的原因有主動脈粥狀硬化；但是這種粥狀硬化引起的主動脈瘤；多見於腹部降主動脈，侵犯升主動脈比較少。這種病變通常造成梭狀瘤，而且侵犯升主動脈時常常也侵犯主動脈弓。

　　此外由各種不同感染源引起的黴菌性主動脈瘤也可能侵犯升主動脈。先天性升主動脈瘤很少見，外傷引起的大半侵犯降主動脈及主動脈弓。

I.　臨床表現

　　主動脈根部瘤最常見的症狀，是由於主動脈瓣閉鎖不全而引起的心臟衰竭。這種心臟衰竭通常是慢慢出現，主要是由於主動脈根部逐漸擴大，最後無法支持主動脈瓣而發生閉鎖不全。至於升主動脈瘤，假使沒有侵犯根部，可能有一段很長的時間，沒有什麼症狀。有時瘤太大了，長時間壓迫肋骨和胸骨，侵蝕骨頭而出現可以摸到的搏動的瘤，然後才發現。有些病人的症狀，是由於瘤壓迫了附近的組織所造成，如壓迫上腔靜脈造成上腔靜脈症候羣 (superior vena cava syndnne)，壓迫氣管造成氣喘，壓迫肺動脈或甚至右心室造成右心衰竭的現象。

II.　診斷的方法

　　大部分的升主動脈瘤用一般的理學檢查法，並沒有辦法診斷出來。只有Ｘ光檢查和主動脈血管攝影，和目前比較發達的超音波及電腦斷層攝影，才是眞確診斷的工具。胸部Ｘ光檢查，可見位於中膈瘤前方的瘤，進一步的分別診斷，只有賴主動脈血管攝影，以區分主動脈瘤和其他中膈瘤（圖24-1）。

　　至於非侵襲性的檢查方法，如放射性同位素血管攝影，超音波檢查，電腦斷層掃描射影，都可以檢查出升主動脈瘤。即使是如此，目前主動脈血管攝影（傳統的方法）仍然是診斷最好的利器。

III. 自然病史

升主動脈瘤的自然病史很困難得到，過去的報告曾經說梅毒引起的主動脈瘤比動脈粥狀硬化引起的瘤，長得快而且容易破裂。坎迫米爾（Kampmeier）報告說主動脈瘤（胸部）一旦發生症狀，平均壽命只剩下 6～9 個月。

升主動脈瘤，尤其是囊狀瘤，如直徑超過 10cm 以上，很容易造成死亡（破裂或壓迫引起死亡）。至於小於 5 公分以下，只有 0～8％會造成死亡。

IV. 外科手術的適應症（surgical indication）

從上述的升主動脈瘤自然病史，可見適合外科手術的情形如下：

(1)升主動脈瘤的大小一直在增大時。

(2)合併有主動脈瓣閉鎖不全時——特別是馬凡症候羣的病人。

(3)所有大於 10 公分以上的囊形主動脈瘤。

(4)外傷引起的主動脈瘤。

V. 外科手術治療

1953 班森（Bahnson）報告第一個成功切除升主動脈囊狀瘤的例子。1956 庫里(Cooley)和德貝基（DeBakey），1960 Bahnson 和 Spencer 分別報告整個升主動脈完全的切除，並且換置人工血管的例子。1968 邊妥（Bentall）及德伯諾（DeBono）報告使用內含瓣膜（人工）的鐵弗龍人工血管，取代原有的升主動脈瘤和閉鎖不全的主動脈瓣，再把兩個冠狀動脈的開口移植到新的人工血管上。目前升主動脈瘤的開刀，除了少數病例外，通常使用切除，再代之以人工血管，茲以此種典型的手術方法，詳細敍述於下。

通常使用傳統的胸骨中分術，以外主動脈遠端或股動脈做為動脈灌注之用。上、下腔靜脈分別放入靜脈導管或只放一條 Fr-36 號靜脈導管於右心房亦可。把血引入人工心肺機，再把氧化的血經動脈導管注入全身。利用這種心肺繞道術，把體溫（通常指肛溫）降到 25°C～28°C 左右。左心室經心室尖或右上肺靜脈插入舒壓導管。升主動脈在靠近無名動脈處以血管鉗夾住，再把主動脈瘤打開。心肌的保護是利用冰冷的（4°C）心肌麻痺劑灌注於冠狀動脈開口，並且用冰水浸泡心臟，以減少心臟的需氧量。

　　假使主動脈的功能健全（沒有主動脈瓣閉鎖不全），則只切除瘤的部分，在主動脈瓣和冠狀動脈開口處留下 1 公分左右的主動脈壁。將密織的人工血管（通常先選擇適當大小，再用病人自己的血液浸過之後，在高壓爐內烤五分鐘）近端縫在剩下的主動脈壁上，遠端則縫在正常的升主動脈遠端（如圖24-2A）。

　　合併有主動脈瓣閉鎖不全的病例，一般而言，要同時處理主動脈瘤和主動脈瓣閉鎖不全二個問題。輕微的主動脈瓣閉鎖不全，可以嘗試使用瓣膜整形術，如把擴大的主動脈環加以縮小，或把剝離的主動脈瓣交連處縫回原位。然後再用上述方法處理主動脈瘤。如主動脈閉鎖不全嚴重，需要做瓣膜置換，可以採用下列二種方法：第一種方法，將主動脈瓣置換之後，人工血管縫在冠狀動脈開口上方 1 公分處。第二種方法為邊妥法，使用已附着人工瓣膜的人工血管，或是自行將人工瓣膜縫在人工血管的一端（圖 24-2 B）。再把閉鎖不全的主動脈瓣切除之後，將附着瓣膜的人工血管，附瓣膜的一端用 1-0 Prolene 連續縫合於主動脈瓣環上，也可以用 2-0 Ticron 中斷縫合術，將人工血管及瓣膜縫在主動脈環上，目的都是要使人工血管和主動脈環密封不要漏水。另一端人工血管則縫在正常的外主動脈遠端。最後把人工血管和冠狀動脈開口的相對位置處切二個 0.8～1 cm 大

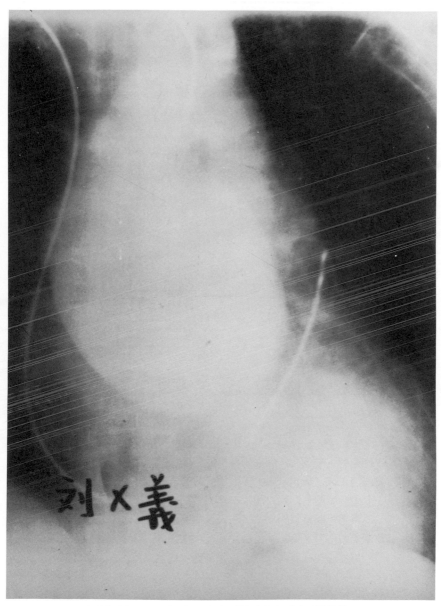

圖 24-1　主動脈血管攝影顯示之上升主動脈瘤

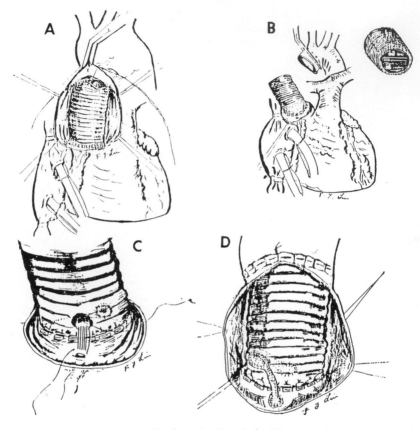

圖 24-2　升主動脈瘤之手術

A. 切開主動脈瘤，代之以人工血管。

B. C. 邊委氏（Bentall's）手術法。將含有人工瓣膜之人工血管縫在
主動脈環上，取代閉鎖不全之主動脈瓣及升主動脈瘤(B)。然後
再把冠狀動脈開口重植在人工血管上。

D. 卡布洛對邊委氏手術法之修改，卡氏以一條小人工血管之兩端
縫在兩個冠脈開口，中段之側面再與主動脈之人工血管吻合。

小的開口，用 4-0 Prolene 連續縫合於冠狀動脈開口四周（圖24-2 C），
將冠狀動脈開口包含於人工血管內。通常升主動脈瘤使用的細織達克

龍人工血管大都選擇直徑 24～28cm，事先用 50ml 病人的血，或是血清或白蛋白液浸透之後，再放入高壓燜內烘烤 5 分鐘，目的是要使人工血管達到不滲血的地步。手術最後，把主動脈瘤壁修剪後用來包裹人工血管，以加強止血。升主動脈瘤的手術方法除了上述傳統的方法之外，也有一些改進或修飾的方法，例如卡布洛（Carbrol）利用小的人工血管之兩端開口先分別吻合於二個冠狀動脈開口，再把此一小的人工血管之腹側吻合於含有瓣膜的大的人工血管上。（圖24-2D）

　　至於升主動脈囊狀瘤的手術方法是使用主動脈側面修補術 （lateral aortorrhaphy）。正中胸骨中分術，可以很清楚揭露此種瘤，但是有一點要注意，假使此瘤太大已經黏着或侵蝕胸骨，很可能在胸骨中分時使瘤破裂。最好改變策略，將手術改爲深度低溫及循環中止術（利用股動脈和靜脈放入導管），再將胸骨切開。另一種變通方法，橫切胸骨及打開二側胸腔的方法也比較安全。主動脈瘤的囊頸部用夾子鉗住，剩下 1 公分的主動脈組織在夾子外方以便縫合，其餘切除；再用 3-0 Prolene 縫合起來（圖 24-3）。

　　升主動脈瘤手術的結果，據 1983 年葛雷（Grey）所發表，升主動脈瘤合併主動脈閉鎖不全的病例，使用主動脈瓣置換和人工血管縫

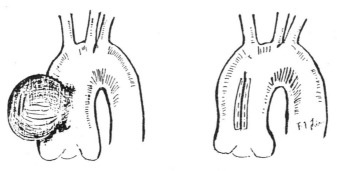

圖 24-3　升主動脈囊狀瘤之切除

合於冠狀動脈開口上的方法，手術的死亡率是 3 ％， 4 年追蹤的結果
有86％存活率。假使改採用邊妥（Bentall）手術法，手術的死亡率是
7 ％， 4 年後追蹤的存活率是90％。比較早一些報告，1979馬克立狄
（McCready）和普魯斯（Pluth）發表在梅約醫院（Mayo Clinic）治
療升主動脈瘤合併主動脈瓣閉鎖不全的病例，追蹤 3 年的結果，40個
屬於中壁囊狀壞死（cystic medial necrosis）的病人中，有 5 位再發
生主動脈根部瘤（採用人工血管和主動脈瓣置換分開的手術法）；這
些病人，再次手術時，有57％死亡，作者建議對於這類病患應該採取
邊妥（Bentall）手術法比較妥當。

第三節　主動脈弓部瘤（Aneurysms of the Aortic Arch）

　　主動脈弓部瘤在外科手術上面臨幾個難題。當夾住主動脈弓部做
手術時，腦部的血液循環會受到影響，同時左心室也會受到傷害，所
以手術死亡率在過去一直都很高，約佔20～50％。

I. 發病的原因和發生率:

　　在主動脈瘤中主動脈弓動脈瘤發生率最低；好發年齡約在50～70
歲。男性與女性的比例約爲 1.7～ 9 比 1 。

　　主動脈弓部瘤發生的主要原因有三：㈠發炎性，㈡退化性，㈢機
械性。早期的報告，主要是由於梅毒引起；梅毒會造成主動脈發炎，
引起中層破壞以及形成肉芽腫，最後失去彈性組織。目前，抗生素很
發達，梅毒引起主動脈弓部瘤的機會就少得多。但是此種主動脈中層
彈性組織的逐漸喪失，正是其他發炎性主動脈炎引起主動脈弓部瘤的
最大因素。

　　另一種原因爲上述提到的中層囊狀壞死，尤其在馬凡症候羣的病

人，大半都是這種病變。最近的報告，認為主動脈弓部瘤以主動脈粥狀硬化的病變而來的最常見；可能是由於供給主動脈養份的動脈血管發生阻塞，而失去主動脈中層組織，最後形成主動脈瘤。

剝離性主動脈瘤 (Dissecting Aortic Aneurysm)，也會侵犯主動脈弓部。將在剝離性主動脈瘤中另述。

主動脈弓部瘤的自然史：康米爾 (Kampmeier) 研究 633 位胸部主動脈和主動弓囊狀瘤的病人，發現他們的平均壽命只有 6 ～ 8 個月。尤其主動脈弓部瘤，預後更差。他所報告的主動脈瘤的原因是梅毒。至於其他非梅毒性的主動脈弓部瘤，例如粥狀硬化引起的，依據普列士勒 (Pressler) 和麥那馬拉 (McNamara) 的報告，44%由粥狀硬化引起的主動脈弓部瘤都死於破裂。50%破裂的病人，沒有什麼症狀。有症狀的病人，在發生症狀三天之內，有 9 % 會破裂，一個月之內有68%會破裂。表示主動脈弓部瘤，無論是什麼因素，都是一種隨時可能破裂的狀態，需要立即外科治療。

II. 臨床表徵:

主動脈弓部瘤大部分直到破裂以前是沒有症狀的。在臨床上，症狀的發生都是由於壓迫或侵蝕到附近的器官而引起的。例如，壓迫到氣管或支氣管，引起呼吸困難。壓迫食道引起吞嚥困難。侵蝕氣管或支氣管，會引起咳血。壓迫左側迷走神經或返咽神經會造成嘎啞。主動脈弓部瘤所造成的疼痛，主要會在胸部，可以轉移到背部和肩部，上臂。疼痛突然增加，可能表示主動脈瘤即將破裂，是非常危險的信號。

主動脈弓部瘤破裂通常造成立即死亡。主要是流血到中膈腔或肋膜腔內。也可能破裂入氣管支氣管或食道造成大量咳血或吐血。

理學檢查在一般主動脈弓部瘤是沒有什麼發現。只有在瘤浸蝕到胸壁或伸出胸腔入口，才可摸得到。侵犯到左側返咽神經，可以看到聲帶痲痺壓迫到上腔靜脈，也可以看到上腔靜脈症候羣。

普通胸部X光檢查，可以使人懷疑此病。一般而言，此動脈瘤和主動脈在X光上形成一種很平滑的外緣，可能使主動脈弓的外形消失。主動脈弓部瘤可以向任何方向伸展，向右後方則壓迫食道與氣管，向左方則壓迫神經（圖24-4）。

主動脈弓部瘤，有時很難和中膈腫瘤分別。電腦斷層攝影，可以用來區分此二種疾病。尤其在注射顯影劑時，主動脈瘤也可以和主動脈一齊顯影出來（圖24-5）。

主動脈攝影是診斷主動脈弓狀瘤的主要方法。且可決定主動脈瘤侵患的程度。通常可以看到一部分或全部的主動脈腔擴大。由於腔內常有血塊，有時無法看出整個動脈腔的擴大（圖24-6）。

急性外傷性主動脈弓部瘤，可以從主動脈攝影看到顯影劑滲出主動脈外。

III. 治療方法

由於主動脈弓部瘤很容易破裂，最好的治療方法，就是把瘤切除，再加上人工血管替代。外科手術的時間緩急，端看主動脈瘤的原因和病人的一般狀況。在瘤的大小突然擴大或是持續疼痛加劇，懷疑主動脈弓部瘤卽將破裂，則應緊急手術。

手術的方法，依瘤的大小和侵犯的部位而有不同。但是基本原則，在手術應該維持腦部、心臟及全身適當的血流灌注。

揭露主動脈弓部瘤之方法有二，一爲胸骨縱分術打開心包膜後，揭露出升主動脈和主動脈弓。假使瘤也侵患降主動脈時，可以把傷口延伸到左側胸部。另一爲行橫切兩側開胸術。病人與手術抬成15度之左上右下微傾，由左胸第四肋間切入，切線橫越胸骨後進入右胸第三肋間（圖24-7），如此可同時揭露升、弓、降主動脈。

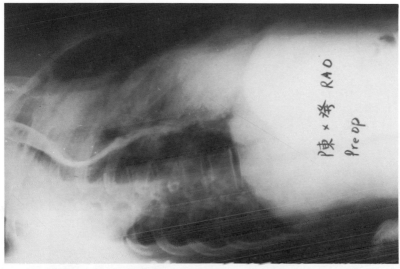

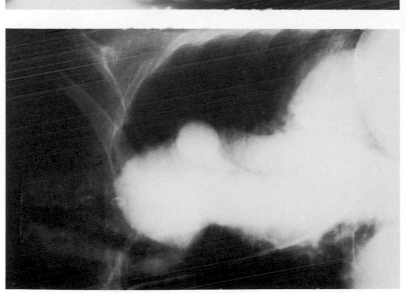

圖 24-4　A: 主動脈弓部瘤泊壓泊向右瘤之胸部X光片，可見主動脈弓部瘤向右後方壓泊食道。
B: 右前斜照之胸部X光片，引起呼吸困難。

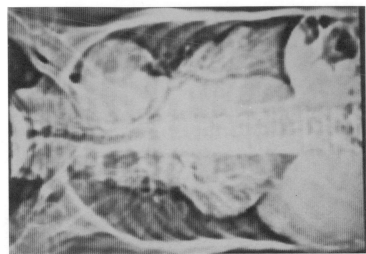

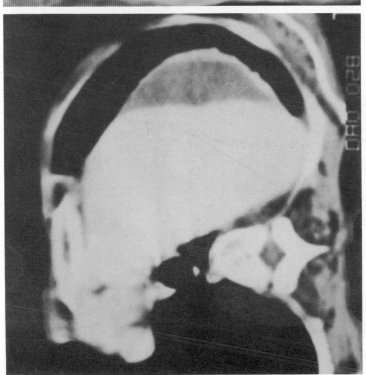

圖 24-5　電腦斷層掃描可見主動脈弓部瘤與血栓

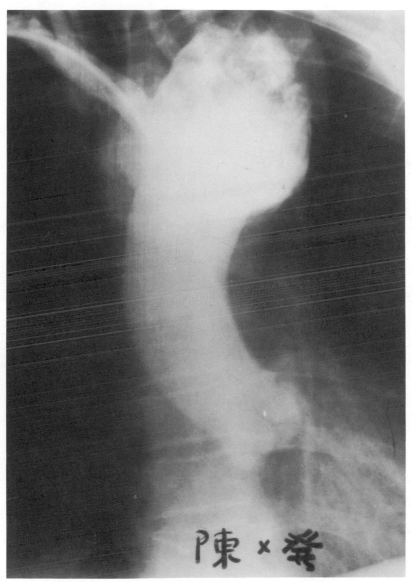

圖 24-6 主動脈攝影所見之主動脈弓部瘤，瘤內有血塊。

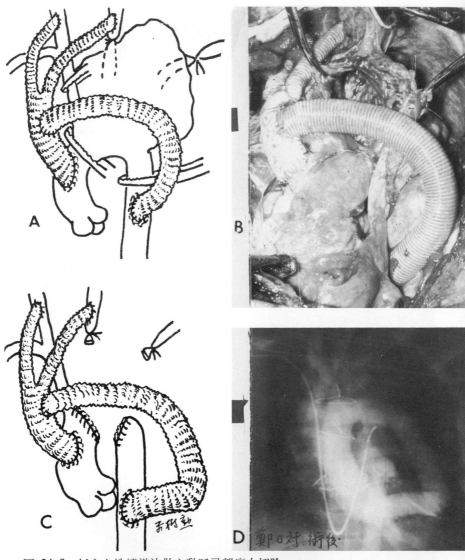

圖 24-8　以永久性繞道法做主動脈弓部瘤之切除。
　　　　A．以人工血管做永久性繞道。B．手術照片所見。C．切除主動脈弓
部瘤後，全身血流皆經由人工血管而改道。D．術後之主動脈攝影，可
見血流經改道之人工血管流道。

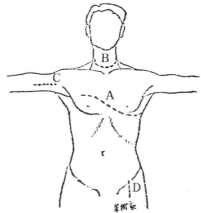

圖 24-7　爲揭露主動脈弓部瘤之兩側開胸術之切線，A. 左四右三肋間
　　　　切入，同時橫切胸骨。B. C. D. 切開爲繞道灌流全身之用。

　　目前手術方法，除了囊狀腫瘤，可以使用部分鉗夾法，在不影響主
動脈弓血流下予以切除。其他大部分的主動脈弓部瘤手術，都需暫時中
止主動脈弓部血流，因而必需在手術中設法維持全身血流或防止因血
流中斷所引起的種種問題。這些方法可歸納爲：　1.永久性繞道法(per-
manent bypass)，2.暫時性繞道法(temporary bypass)，3.心肺繞道法
(cardiopulmonary bypass)及 4.深度低體溫法(deep hypothermia)。

　　永久性繞道法以分叉達克龍人工血管先將升主動脈的血流引至左
右總頸動脈。手術時不使用人工心肺機。將升主動脈部分旁夾，將分
叉之人工血管開口大的一端以端側吻合法接上升主動脈，分叉的兩端
分別以端側吻合法接至左、右總頸動脈。然後再以另一條達克龍人工
血管由第一條人工血管之近端接到降主動脈（圖24-8）。此時所有人
工血管已可使升主動脈的血流繞道人工血管流至腦部及全身，不需經
由主動脈弓部。這時即可將進、出主動脈弓部之升、降主動脈及腦、
臂分支在近瘤處夾住，切除弓部瘤，縫合主動脈切端，結紮切斷之分
支，即完成弓部瘤之切除手術。爲了使術野展露良好，行此法時，宜

做上述之兩側開胸術。

　　此法之好處爲不必使用人工心肺機也不必加肝素，因此不會損害
血凝因素及血小板，手術後較少出血問題及其他使用人工心肺機的合
併症。

　　其次暫時性繞道法也不使用人工心肺機。但須加入肝素以防血液
凝固。用太空(Tygon)管（一種塑膠管）將升主動脈的血流引至總頸
動脈及股動脈，腦及全身之血卽由此暫時繞道之太空管供應(圖24-9)。
然後阻斷弓部瘤，切除動脈瘤，代之以人工血管，之後再拔除太空
管。因爲開刀中加入 Heparin ，所以流出的血可以收集後經繞道之

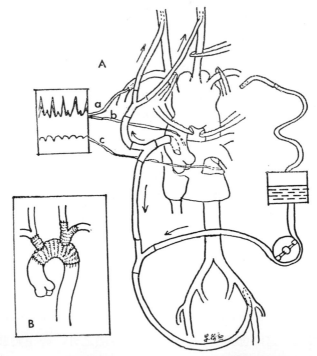

圖 24-9　A. 以暫時性繞道法切除主動脈弓部瘤。以太空管(Tygon)
　　　　　　管將升主動脈之血流引至腦部及股動脈因而灌流全身。
　　　　　B. 切除主動脈弓部瘤後，代之以人工血管。

太空管重新輸入病人之動脈系統。

　　爲了減少切除主動脈時間，可合併使用永久性繞道法與暫時性繞道法。即用人工血管由升主動脈做永久性繞道至一側或兩側之總頸動脈，再用太空管由升主動脈做暫時性之繞道至股動脈，此時即可鉗夾主動脈弓部瘤之所有出入口，切除動脈瘤，以人工血管吻合升主動脈與降主動脈即可，在通常情況下左鎖骨下動脈可結紮，不必與主動脈吻合（圖 24-10）。

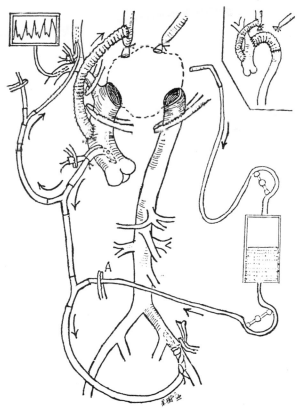

圖 24-10　合併永久性繞道法及暫時性繞道法做主動脈弓部瘤
　　　　　之切除

　　主動脈弓部瘤如在較遠端只侵犯左鎖骨下動脈，則只將升主動脈之血用太空管引流至股動脈，即可切除弓部瘤（圖 24-11）。

　　這種暫時性繞道法，亦可使用於降主動脈之動脈瘤（圖24-12）。如所使用之太空管內有用 Heparin 處理者如 Gott 管，則開刀中不必加 Heparin。

　　使用人工心肺機則爲切除主動脈弓部瘤之另一種支持全身循環之方法。動脈導管通常由股動脈放入，灌流降主動脈以下的器官。腦部的灌流，可以放置動脈導管入兩側腋動脈，以及左側頸動脈。腦部灌流的血量大概在 50cc/min/100gm 腦細胞，約合 600ml/min，靜脈回流導管，則由右心房逕放於上、下腔靜脈或只放一條導管於右心房

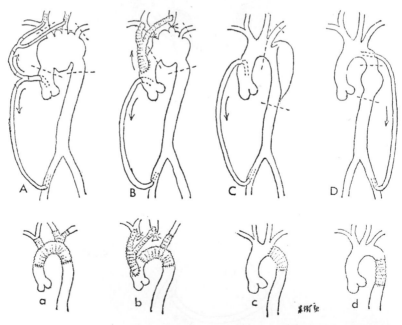

圖 24-12　以繞道法切除主動脈弓及降主動脈。A．B．C．D 爲動脈瘤瘤
　　　　　部位及繞道法，a．b．c．d 爲相對切除後以工人血管代替。

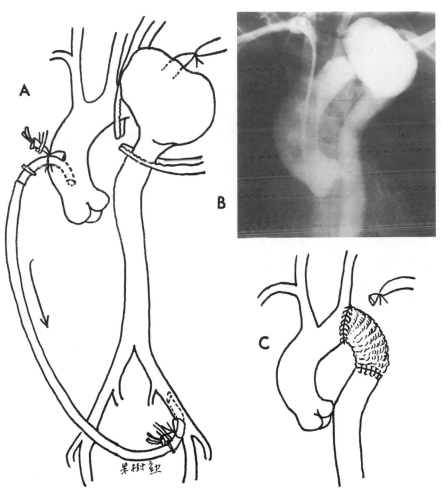

圖 24-11 主動脈弓部遠端瘤之切除法

亦可（圖 24-12）。心臟機能的保護，應避免心臟膨脹，此可由心尖部、右上肺靜脈或升主動脈放入舒壓導管。並且在主動脈鉗夾時，應該灌以高鉀心肌麻痺劑。

此外，對主動脈弓部瘤的手術，也可用「深部低溫和循環中止法」。此法可以減少動脈插管，並且簡化心肺分流術的步驟。只要把動脈導管放入股動脈，靜脈導管放入右心房。經由人工心肺機，把病人的體溫下降至體表12～13°，心肺機灌流速度可以減少到 100cc/min。

梭形主動脈弓部瘤通常需用人工血管置換。當體溫下降到所需之溫度，升主動脈近端鉗夾之後，頭臂動脈也分別加以鉗夾。主動脈瘤此時做縱形的切開，假使內面有粥狀硬塊或血栓，應該加以清除。如果需要灌流頸動脈或是冠狀動脈，此時也要開始（使用深度低溫時，則不需要）。用已經選好的人工血管，先做遠端的接合，然後接合頭臂動脈接到人工血管上，最好採用將三條頭臂動脈連同部分主動脈一齊切下，直接和人工血管吻合，可以減少手術時間（圖24-9 B）。此時，可以把鉗夾部分，改在人工血管近端，排好空氣之後，除掉頭臂動脈上的夾子，如此可以減少腦部缺血的時間。緊接著，就是接合升主動脈和人工血管近端，然後把心臟和升主動脈近端的空氣排除乾淨，再把升主動脈鉗夾的夾子拿掉。利用心肺機，把病人的體溫慢慢升高。把剩餘的主動脈瘤的管壁包住人工血管。等到體溫達到 36°C，病人就可以停止心肺分流術。把導管拔除，並且使用 Protamine 來還原Heparin 的作用。

IV. 結果

主動脈弓部瘤的手術，一般而言，是比較困難的，所以任何成功，都是一種成就。也由於這種主動脈弓部瘤是所有胸部主動脈瘤最少見的，大部分的主動脈瘤外科手術的文獻報告，病例皆很少。

1962 年, DeBakey 報告了 138 位主動脈弓部瘤手術的病人。他使用的手術方法包括用暫時性 Dacron 人工血管繞道法，用心房和股動脈分流，或人工心肺繞道術加上頸動脈灌流，其結果，有22%死亡率。他認為年紀大，弓部瘤位於左頸總動脈近端或是合併有其他心臟病，都會引起較高的死亡率。1975, Griepp 首先發表使用深度低溫和循環止斷術來施行主動脈弓部瘤手術，他的死亡率在25%。1977年朱樹勳報告 4 例的手術死亡率已是25%。

目前的報告，這種手術的死亡率仍在13～30%左右。

第四節　胸部降主動脈瘤

I. 分類、發病原因和自然史

胸部降主動脈瘤可依發病原因、位置、形狀和發生時間長短分類。一般分成真性血管瘤和假性血管瘤二種（依發病原因）。真性血管瘤主要由於血管中層斷裂或減弱而形成。動脈硬化引起的病變，通常是普遍性，所以形成的動脈瘤是一種梭形的真性主動脈瘤；反之，感染引起的例如梅毒，它的破壞往往只是局部性，所以形成囊狀瘤。假性瘤大半由外傷和感染引起的，主要原因是主動脈內層和中層完全斷裂造成的；其外層由外膜 (adventitia) 以及纖維膜包圍著，通常此種瘤是呈囊狀。

降主動脈瘤和其他主動脈瘤一樣，會逐漸變化，尤其瘤的直徑增加，所承受的管壁張力也會更增加，瘤隨之更脹大(Laplace 定律)，最後終於破裂。

II. 臨床表徵

最常在臨床上診斷出的降主動脈瘤，大多是由 X 光片在無意中診斷出的。典型的降主動脈瘤，多以中膈腫瘤的姿態出現，而且多數佔據於左胸部。有時候，可以從X光片上的鈣化，看出一些端倪。斷層X光攝影，可以讓我們看得更清楚。尤其，目前的電腦斷層攝影（CT scan）， 再加上顯影劑注射，通常可以診斷出降主動脈瘤， 以及它的範圍。主動脈血管攝影（aortography） 有時是必要的，可以正確診斷瘤的存在及大小。

胸部降主動脈瘤的症狀，一般而言，最常見的是疼痛，這是由於瘤長大向四周的軟組織撐開引起的，有時是由於瘤長大了，侵犯到脊椎骨造成腐蝕而引起的。瘤也會撐開返咽神經，造成病人聲音嘎啞。假如壓迫到支氣管會造成喘鳴、咳嗽及呼吸喘息的現象。瘤壓迫到食道，會造成吞嚥困難，假如侵蝕入支氣管或肺本身，會造成咳血的現象；侵入食道，也會造成上消化道出血。

III. 手術治療──適應症和它的結果

胸部降主動脈瘤和其他地方主動脈瘤類似，會逐漸長大，最後終至破裂而死亡。它的自然史，根據McNamara 的報告，22 位胸部主動脈瘤的病人，追蹤 5 年後，只有 6 位仍然存活。死亡率73%，其中9 位 （41%） 死於瘤破裂，另32%由於腦血管疾病或心臟血管疾病而死亡。死於瘤破裂的 9 位病人中，有8 位。瘤的大小超過 10cm 寬。

由上述，我們可勾劃出胸部降主動脈瘤手術的適應症：胸痛合併有血胸、咳血或嘔血，或X光顯示中膈逐漸擴大，均表示需要立卽手術。有症狀的瘤，或超過 10cm 寬的瘤，或逐漸在長大的瘤均需要擇日加以外科治療。比較費心的是，瘤沒有症狀，或大小在 10 公分以下，可能需要定期追踪檢查。

IV. 手術的技術

手術時需維持主動脈遠端之血法，有二種方法可以採用，一是用人工心肺機，把導管放入左側股動脈及股靜脈，和用人工肺氧化靜脈血，供應下半身器官之血液需要，流速大約 30～45ml/kg/min 就夠了。另一種方法則如前述(圖 24-12)，利用內塗 Heparin 之 Gott分流管，一端接在升主動脈或主動脈弓，另一端接於左股動脈或降主動脈。這二種方法，都可以維續遠端的血流和血壓。但是，是否這種暫時性分流，就可以減少手術病人脊髓和腎臟的缺血情形，至今仍很難下結論。尤其脊髓傷害引起的傷害，似乎並非只有主動鉗夾一種因素而已，卽使用暫時性分流 (temporary shunt) 的方法，仍然有 7～9 ％的病人會發生下肢麻痺及腎臟衰竭，比起只用主動脈鉗夾的 6～7 ％並沒有比較好 (Cooley, 1985)。

　　手術的方法，一般採用右側向下，由左側的側後方做開胸術，由第四肋間進入左胸 (圖 24-13) 。假使，瘤在較下方，也可以採用第五、第六肋間。第五根肋骨的關節，需要和脊柱分開。先把上、下二端較正常的主動脈分離出來，然後打入 Heparin 1 mg/kg。上、下主動脈鉗夾住。這時候，麻醉醫師需要注意血壓的上升，使用麻醉劑及

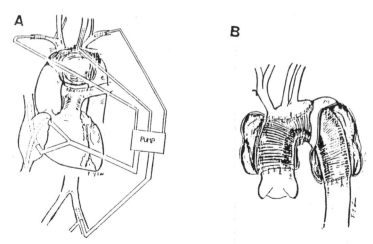

圖 24-13　以人工心肺機決切除主動脈弓部瘤

血管鬆馳劑，使血壓維持在正常的範圍。

　　主動脈瘤作縱向的切開（圖 24-14），肋間血管在主動脈內的開口，用線縫好。主動脈瘤內的血栓或粥樣的物質要清除乾淨。選擇一個合適的達克龍人工血管，先用病人的血加以浸淫，然後放入高壓消

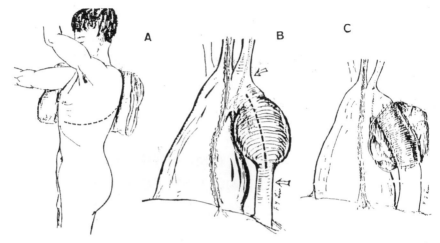

圖 24-14　降主動脈瘤之切除法

毒鍋內五分鐘。把這種處理好的人工血管，近端用 3-0 Prolene 和正常的主動脈接好，再接好遠端。遠端的主動脈鉗夾，先行放掉，把空氣從人工血管排出；然後，再放掉主動脈近端的夾子。這時候，要注意血壓的變化，最好避免發生低血壓或休克的情形，也要注意酸血症的矯正。最後，用 Protamine 中和 Heparin，並且把剩下的主動脈瘤壁，縫在新接好的人工血管上。

V 手術的結果

　　根據近幾年來的報告，降主動脈瘤的外科手術，死亡率約在10%左右。發生下肢麻痺的比例，即脊髓缺血傷害，約 7 %，而腎衰竭約 5 ～ 7 %。其他的合併症，出血在未使用人工心肺或用繞道法的病

例，比較少，約 5～6％，假使使用繞道法會高達10～20%。

第五節　胸腹主動脈瘤　(Thoracoabdominal Aortic Aneurysm)

　　胸腹主動脈瘤主要是近端的腹部主動脈瘤向上延伸到橫膈上方。也有一部分近端腹部主動脈瘤，並沒有延伸超過橫膈，通常稱之腎上主動脈瘤。這二種瘤的外科手術都比較困難，因需處理腹腔軸動脈(celiac axis)，上腸系膜動脈以及腎動脈。除了切除主動脈瘤之外，還需恢復肝、腸及腎臟的血流。

I. 歷史回顧

　　首先完成胸腹主動脈瘤切除是在 1954 年的以塞齊(Etheredge)，他利用自己製造的聚乙烯管子做主動脈繞道之用，切除主動脈瘤之後，用人體的毛動脈替代，再把腹腔軸動脈和上腸系膜動脈接到同種移植(Homograft) 主動脈上，完成了手術。此人出院之後，又活了18年。幾乎在同時間，羅伯 (Rob) 和德貝基 (DeBakey) 也分別提出他們在這種胸腹主動脈瘤成功的報告。到 1958 年、德貝基 (DeBakey) 已提出 22 例手術的報告。

II. 病理

　　胸腹主動脈瘤可以由許多原因產生——例如: 粥樣硬化、梅毒、肺結核、中層囊狀壞死、主動脈剝離，和先天性主動脈窄縮引起。也有少數報告，由黴菌、外傷或手術接合引起假性瘤。在德貝基 (DeBakey) 1958 年的報告中，有 15 例是梅毒引起的，3 例則是粥狀硬化引起的。由於抗生素的發達，梅毒的病例逐漸減少，而粥狀硬化引起的則逐漸增加。男性與女性的比例大約在 3～8：1 之譜。粥狀硬化引起的主動脈瘤，通常是呈梭形，而梅毒和結核引起的瘤，則呈囊狀而且在主動脈後壁或側壁長出來。

1967 霍曼 (Forman) 發表在解剖 249 個主動脈瘤中，只有 7 個是胸腹主動脈瘤，約佔2.8%。1971羅必謝 (Robicsek) 的報告，238個腹部主動脈瘤中，只有 6 位是胸腹主動脈瘤，佔2.5%。由於這種病例，為數不多，追蹤他們的自然史也就很困難。在 Jackson Memorial Hospital 7462 個解剖的病例中，所有 7 個胸腹主動脈瘤，都是已經破裂的病例。

III. 臨床症狀和所見

胸腹主動脈瘤所呈現出的症狀，大半是主動脈瘤變大壓迫周圍的組織引起的，也可能因為瘤破裂到胸腔、腹腔，或腹膜後腔而引起的。大都病人會感覺疼痛，位置在上腹部、左肋下、左腰部或是背部，病人在側躺，尤其在右向下的側姿，常常可以減輕病人的疼痛。主動脈瘤破裂，病人會產生噁心或嘔吐的症狀，假如破入胸腔，可以發現突發性血胸症。

合併髂動脈硬化的時候，病人會有間歇性跛行的症狀。至於主動脈瘤侵犯到上腸系膜動脈，引起腸子壞死的病例，並不多見；原因是這種分支血管阻塞，時間比較長，側支循環也漸漸發展完成，等到分支血管完全阻塞，由側支來的循環，已經足夠腸組織的存活下去。

在檢查病人時，可以發現在上腹部有一個會搏動、膨脹似的腫瘤。假使主動脈瘤的上界已經超過肋骨邊緣，表示此主動脈瘤可能在腎動脈上面的主動脈出來。聽診可能會聽到收縮期的雜音（在上腹部），但是並沒有特定性。胸腹主動脈瘤破裂，臨床上可以看到休克的症狀。

主要的診斷仍在X光片、電腦斷層攝影，和超音波的檢查。胸部X光片，尤其側面照，可能看到鈣化的主動脈瘤在胸腔下側，延伸到腹部。超音波檢查也可以大概告訴我們，胸腹主動脈瘤的大小和它的位置。而且大體上可以分辨腹部腫瘤是主動脈引起的或是其他地方的腫瘤，只是因在主動脈上而使人摸到它的搏動。電腦斷層攝影是一個好的檢查方法，不只可以告訴我們主動脈瘤的長度、大小，而且它所延伸的範圍，也大體都可以知道，甚至於它有沒有造成腹腔血管的阻塞，也可以藉顯影劑注射而得知。在目前，各個醫學中心，仍然以主動脈血管攝影，作爲最後診斷的依據，尤其看出主動脈各個重要分支是否受影響，以及有沒有側支循環形成，和有沒有大的肋間動脈或腰脊動脈到脊髓上；這些都是在手術前，需要仔細瞭解，才有辦法做好的手術計畫。

IV. 手術的方法和適應症

　　血管粥狀硬化所引起的胸腹主動脈瘤，由於很可能會早期破裂，因此都應該手術。約有15～25％左右的病人，是已經破裂才到醫院，需要緊急外科手術治療。德貝基（DeBakey）早期的報告，死亡率大約在25％左右，1978 Crawford 的報告，22 個病例手術皆成功。一般而言，胸腹主動脈瘤的切除，目前死亡率在 5 ％～10％左右。

　　胸腹主動脈瘤手術的適應症,無論是動脈粥狀硬化引起或結核菌、梅毒，甚至外傷引致，都需要立卽安排外科手術治療，除非有特殊情形。

　　手術前，應該要有妥善地和病人溝通，包括可能發生下肢麻痺的問題。麻醉之前，應該在上肢建立血壓，監視導管，同時應該建立中央靜脈壓測量系統。麻醉最好用卡連氏（Carlen）雙管氣管內管，必要時可以將左肺放氣，以減少手術中的妨礙。

　　病人平躺，上半身向右傾 45°，並且將左手固定在病人頭上的橫架上。由第八個肋間切開，並且延伸過肋骨邊緣向下到腹部，朝向右

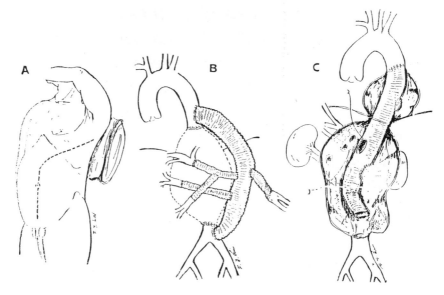

圖 24-15　胸腹部主動脈瘤切除法

側前上髂骨脊，腹部也可採用中間切開術(圖 24-15A)。橫膈膜是沿
側面切開直到主動脈揭露出來。胸部主動脈可以把左肺消氣之後，並
且向前方輕輕勾著，就可以看清楚。腹部主動脈瘤的揭露比較麻煩，
從腹膜後腔分離左結腸、脾臟和胰臟向前方及右方，才可把上腹部主
動脈揭露出來。

　　手術的方法，基本上是把主動脈瘤切除，並且儘量減少內臟缺血
的時間和失血量。德貝基 (DeBakey) 的方法，是先用人工血管近端
和遠端接到正常的主動脈上，繞過主動脈瘤，再把重要的內臟血管一
條一條地接到新的主動脈上，最後再切除主動脈瘤 (圖 24-15 B)。
以後，有許多人改良這種手術法，但是平均都要做 10 個左右的血管
接合術，要花很長的時間。克拉福 (Crawford) 在 1965 年，提出改
革性的方法，把人工血管包在主動脈瘤內，再把內臟的血管開口，縫

在人工血管側面的開口內。有時兩三個內臟血管的開口，可以同時縫在新的人工血管上（圖 24-15C），節省了許多時間。而主動脈瘤的壁並不切除，再重新包裹在人工血管上。這種方法，可以減少主動脈以外組織的切剝，可以減少流血，同時避免使用側支人工血管，接合於內臟血管和主動脈人工血管，會引起糾結。

手術的成功與否，和腹腔內臟——肝臟、胃腸道，及腎臟，是否能夠在手術後恢復它們的功能，有很大的關係。尤其，如何避免脊髓缺血造成的後遺症，同樣也是切除胸腹腫瘤，很重要的課題。腎臟對缺血的忍耐力，一般是在20～30分鐘左右，由於它的側支循環少，比起肝和腸胃，容易造成缺血的傷害。至於脊髓傷害造成下身痲痺，在胸腹主動脈瘤切除手術，沒有辦法預期的。一般而言，在胸椎第10節以下合併上腹主動脈瘤切除，大多不會發生下身痲痺。Crawford 是把一些較大的腰椎動脈接合到新的人工血管上，來盡量避免脊髓的缺血。另外一件重要的事，在手術當中，應該避免低血壓的發生。有人利用暫時性分流術——如 Gott shunt，來避免下肢痲痺的發生，是否有效果，還未被大家所採信。

V. 結果

在早期德貝基(DeBakey)的報告，此類病人手術，死亡率在26％左右。克拉福(Crawford) 在 1979年 提出 99 例，死亡率已經降至9％，而且發生下身痲痺的合併症，佔 8 ％左右。發生腎臟機能損傷有 9 ％；4 ％需藉助於透析法來度過早期的危險期，死亡的原因，大半和老年人，有心臟和腦血管的毛病，有很大的關係。

第六節　腹部主動脈瘤 (Abdominal Aortic Aneurysms)

　　腹部主動脈瘤，95%是在腎血管以下 (Infrarenal Aortic Aneurysm)，大半是動脈粥狀硬化引起的。另外 5 % 左右，是腎臟上方主動脈瘤，常常合併有其他地方的主動脈瘤，例如延伸到胸腔主動脈，而造成胸腹主動脈瘤。

I. 歷史回顧

　　在 1951 年以前，治療腹部主動脈瘤的方法，是把鐵絲放入主動脈瘤內，最早是 1884 年 Moore；以後，更採用不同的金屬，Blakemore 和 King 就利用細銀絲，這些銀絲在加熱之後，就會在主動脈瘤內血流緩慢的地方造成血栓沉積，這樣子，可以來加強主動脈瘤壁的力量，避免破裂。在比較好的報告，10年的追蹤，有27%的病人仍然存活着，而且沒有症狀。大部分的病人，接受此種治療，效果不彰。最近的報告，在 1976 年，Hicks 和 Rob 治療 16 位年齡大於 68 歲，不適合採用主動脈瘤切除手術時，使用瘤內置放鐵絲。手術中，沒有死亡的例子。一年存活率有74%，五年有33%。也許在那些無法接受切除手術的病人，也許是另一種治療的方法。

　　另外，用不同的材料，如賽璐珞片、棉紗、濶筋膜，或達克龍、鐵弗龍移植物，包裹在動脈瘤上，也在歷史上使用過，都沒有一個確實的好處。在目前，已被摒棄不用。

　　目前治療腹部主動脈瘤的方法，是 1951 年杜保 (Dubost) 在巴黎 (Paris) 首先開其先河，他是第一個將腹部主動脈瘤切除，並且用（人體）同種主動脈移植(Aortic Homograft)，使主動脈恢復完整。二年後，德貝基 (DeBakey) 和庫里 (Cooley) 也報告美洲第一個病例。以後的發展，逐漸採用人工血管來代替屍體主動脈。

II. 自然史

腹部主動脈瘤自然史的研究，首先要推 1950 年 Mayo Clinic Estes 的報告。在 102位病人，沒有外科治療，診斷後一年的存活率 67%，三年49.2%，五年只有18.9%。在相同年齡的正常人，五年存活率大約79.1%。他的報告中，63.3%死亡的原因是血管瘤破裂。有 30%病人是沒有症狀，但是他們死亡的機率也和有症狀者，沒有什麼差別。這一個報告，是第一個證實腹部主動脈瘤是一種容易致死的疾病。沙茲 (Schatz) 在 1962 年，提出 141 位病人，其中只有6.3% 有症狀，五年存活率36.4%，仍然是正常人存活率的45%左右。

至於有多少病人，會發生主動脈瘤破裂? Klippel 和 Butcher 的報告，在五年內 30 位病人，有10%會發生。其他的報告 Szilagyi, Foster, Schatz 等，約在30～40%之間（五年內）。

手術是否能改善主動脈瘤病人的存活率? 在早期的報告，1964年 DeBakey, 1449 位腹部主動脈瘤切除的病人，五年存活率是58%，比 Schatz 的報告 36.4% 及 Estes 報告 18.9% 要好得多。1956 年 Szilagyi 發表腹部主動脈瘤分二組的報告，449位病人接受外科手術，223 位則不願意或不適合受外科治療。結果發現外科手術的病人平均餘年 (life expectancy) 是沒有接受手術者的兩倍。在未接受手術者，最大的死亡原因是主動脈瘤破裂，佔34.9%，其次冠狀動脈疾病佔17%。外科手術組，最大的死亡原因是外科手術本身，其次原因仍然是冠狀動脈疾病。Szilagyi 的報告，指出腹部主動脈瘤超過 6 cm 直徑，破裂的發生率比小於 6 cm 高得多。他的另一篇報告，也指出高血壓的病人，主動脈瘤破裂的發生率是血壓正常者的七倍。

Darling 報告 473 位屍體解剖含有腹部主動脈瘤的病例，他發現主動脈瘤在直徑 4～7 cm，有25％病人發生瘤破裂的現象；假如直徑在7～10cm，則有45％破裂；假使瘤的直徑超過 10cm，有60％會生破裂。

III. 病理生理學 (Pathophysiology)

腹部主動脈瘤最常見於 40～70 歲的年紀；90％以上都是由於動脈粥狀硬化引起的，其他10％左右，可能的原因有梅毒、外傷、黴菌感染，或其他主動脈先天異常。男與女罹病率是 5：1。

由臨床之動脈粥樣硬化部位看來，動脈粥樣硬化與血流速度偏低有關，此在動物實驗亦得到證明。在整條主動脈中，動脈粥樣硬化之所以好發於腹部主動脈，乃因主動脈之血流速度於到達腹部（尤其是腎動脈以下）後即緩慢下來。這是因為心輪出量的四分之一為腎臟血流，所以腎動脈上之主動脈血流快，而一過腎動脈後，主動脈血流即下降很多。腎動脈下之腹部主動脈血流多寡視兩腿運動量而定，在較多活動的人，血流速度快，在較不活動的人則血流速度慢，加以隨着年齡的增加，主動脈中層成份逐漸退化而變弱，血管管徑擴大，血流更為緩慢。再加上內層增生，緩慢的血流又有利於內層吸收血中脂肪，加速了粥樣硬化之進行。

此外從解剖學看來，人類腹部主動脈的管壁構造亦較其他哺乳類差。在腎動脈與總腸骨動脈分叉之間，人類的血管壁厚 0.7mm。此種厚度在一般哺乳類動物應有 40 層的構造，而人類則只有 29 層，使每層承受較大張力。腹部主動脈沒有營養自身管壁的血管之血管（vasa vasorum），此在胸部主動脈則有。因此腹壁主動脈管壁的營養來自內層直接自血中吸收。隨着年齡的增加，內層增生變厚，管壁不易自血中獲取營養，使中層之肌細胞膠元，及彈性纖維素（elastin）無法增生以應付動脈壓力（尤其是有高血壓時），動脈即日漸膨大，再加上血流速度緩慢，粥樣硬化加速進行，終至導致主動脈瘤的發生。

雖然腹部主動脈無血管之血管，但腎動脈及腰動脈的血管之血管可向其附近之主動脈延伸，所以腎動脈下 1～2 公分不易形成動脈瘤，而腹部主動脈瘤只向前及兩側發展，而不向後擴大，則為腰動脈之故。

腹部主動脈瘤內常會形成一層層的血栓層（圖 24-16A），使血管攝影看起來，好像主動脈的口徑並沒有擴大；這種現象，用電腦斷層攝影，可以看得一清二楚；這種血栓層，有時會剝落掉入血流內，阻塞到下肢血管。

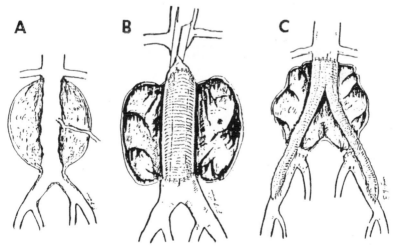

圖 24-16 腹部主動脈瘤之解剖圖（A）及手術方法（B.C）

綜合上述，腹部主動脈瘤是一種老年人的疾病，主要由於動脈粥狀硬化導致的。它最常發生於左腎靜脈以下的腹部主動脈，而且大多向前方及兩側擴展。腹部主動脈瘤有三種主要的合併症，就是破裂、血栓和向周遭壓迫。

IV. 臨床症狀和診斷

腹部主動脈瘤，有60%病人並沒有什麼症狀。大部分在臨床上，在肚臍的部分，或其上、下附近，可以摸到隨脈搏搏動的瘤，但是有時候主動脈瘤小，很難和腹部主動脈長而曲折，合併高血壓的病人加以區別。收縮期的雜音，在腹部有時可以聽見收縮期的雜音。

大約有40%的病人有症狀。病人最多的症狀是間歇性腹部疼痛和腹部可以摸到搏動的腫瘤。這種疼痛，常常是間歇性，而且是模模糊糊的性質，並沒有特殊的性質可言。它的部位大半在上腹，有時候則在腹部深處，類似輸尿管結石，或膽道結石，或是急性胰臟炎的疼痛。當主動脈瘤更大，侵犯到脊柱體，疼痛會變成持續性，假使壓迫到脊髓神經，可能會有背痛，以及臀部痛或是延伸到脚部的疼痛。腹部主動脈瘤在破裂前短暫時間，間歇性疼痛，也會變成連續性。

其次常見的症狀，有腸胃道的不適，如慢性便秘、沒有食慾、噁心或嘔吐、疲憊或體重減輕（約20%病人）。這些腸胃道的症狀，主要由於瘤壓迫到十二指腸或是供應腸胃道營養的血管，例如上腸系膜動脈或下腸系膜動脈，有時對腸系根部撐張也會引起，其他較小的因素，如壓迫到交感或副交感神經系統。

另外有10%病人會有間歇性跛行；大部分的原因是由於腹部主動脈瘤的粥狀硬化或血栓剝落，沖流到下肢血管，或是主動脈瘤已經侵犯了髂動脈，或是周圍血管已經狹窄。

腹部主動脈瘤中約有80～90%會有鈣化的現象，所以約有一半病人用X光側面近身照法，可以看出腹部主動脈瘤前後徑。但是，超音波檢查是目前最有價值的方法，不但是非侵襲性，且可正確診斷出腹部主動脈瘤之範圍和大小。更精確的方法，則為電腦斷層攝影和主動脈血管攝影。但是即使利用這些方法，仍會有一些靠近腹部主動脈的軟組織腫瘤，或發炎引起的假性腫瘤，無法和主動脈瘤區分。

腹部主動脈瘤破裂是一種很危險的情況。有 8 ～ 10％腹部主動脈瘤的病人，第一次送到醫院時，瘤已經破裂。大部腹部主動脈瘤破裂是破入腹膜後腔或腹腔內。其症狀爲劇烈左腰疼痛(破入腹膜後腔)，或是休克爲主的症狀（破入腹腔內）。也有部分瘤會破入腹胃道，尤其是十二指腸遠端，而引起上消化道出血的症候。很少數病例，會有腹部主動脈瘤破入下腔靜脈，造成動靜脈瘻管的症狀。

V. 手術的適應症及方法

腹部主動脈瘤一旦診斷確定，除了下述二種情況之外，都應該施行外科手術切除。

第一：病人完全沒有症狀而且瘤的直徑在 6 公分以下。此類病人應該規則地在門診追踪治療，一旦瘤變大或是症狀出現，應該立即手術。

第二：病人的情況，不適合進行外科手術。年齡本身並不構成此類病人手術的禁忌；但是惡性腫瘤、腦血管、心臟血管嚴重的硬化，却不適合外科治療。

外科手術的方法，一般是採用腹部中央切開，從劍突一直到恥骨上。進入腹腔之後，小腸可以用大紗布包好，推到上腹腔及右腹腔，用腹腔鈎鈎好，也可以將小腸拿到腹腔外，用乾淨的塑膠袋裝好，固定在右腹壁上。後腹腔膜在主動脈瘤上可以很清楚地揭露出來，做縱向切開（圖24-20），一直到主動脈外層，然後向上延伸到左腎靜脈，向下切開到右側髂總動脈上面。將主動脈瘤逐步分離出來，尤其注意在右側的十二指腸。把左腎靜脈分離開來，用絲帶繞過，向上輕拉把主動脈瘤近端正常的主動脈揭露出來，用手指輕輕地把此段主動脈和周圍的組織分離，使血管鉗可以完全將主動脈鉗夾的程度。其次，將兩側的髂總動脈分離出來。假使動脈瘤已侵犯髂總動脈，則需要分離出更遠端的動脈，如髂外動脈，及髂內動脈。

動脈瘤之上下端血管一旦分離出來，先打入肝素 (Heparin)5000單位，再用血管鉗夾住上下端，把腹部主動脈瘤縱向切開，首先將裏面常有的粥狀血栓，用手指及鑷子、刮匙清除乾淨。在內壁，會有腰動脈側枝的開口，不斷湧出血來，需要用縫線把側枝開口封閉。對於沒有侵犯髂總動脈的主動脈瘤，用直筒之人工血管，大小約在18～22 m m直徑。至於，主動脈瘤已延伸到髂總動脈，需使用分叉型人工血管，大小約18～22m m×9～11m m直徑。人工血管目前大半以細織的達克龍作材料。把人工血管和病人的血（加肝素），混合均勻，在人工血管上鍍上一層血，再送去高壓消毒器烤5分鐘，則可避免開刀後由人工血管滲血。

人工血管處理好之後，裁出適當的大小，先將近端和正常的腹部主動脈吻合（如圖24-16 B），再將遠端吻合，在遠端吻合將結束前，把鉗住髂動脈的血管鉗拿開，將空氣由吻合口排出；再完成遠端吻合步驟。等到吻合處，確實沒有大的出血點，就可以用精蛋白 (protamine) 中和肝素的作用（通常以 1.0mg 比 100 units）。主動脈瘤的壁，這時可以利用來包裹人工血管。

假如主動脈瘤侵犯至髂總動脈或是髂外動脈，就需使用分叉型的人工血管。手術的方法，仍然先把動脈瘤的上下端先行分離出來，把裁好尺寸的人工血管，先做近端吻合（用 3-0 或 4-0 Prolene）；吻合好，同樣用止血鉗夾住人工血管，再放開近端主動脈鉗夾，測試吻合處有沒有出血點，有則用 4-0 Prolene 再縫補好。再把分叉型人工血管的遠端接在髂總動脈圖或髂外動脈，　也可以接在股動脈（圖

24-16 C）上。但是，最好二條髂內動脈，至少有一條接到人工血管上。在仔細檢查沒有出血點，再把 Heparin 中和（使用protamine）。原有的主動脈瘤壁可以包裹住新的人工血管。

至於下腸系動脈（inferior meseuteric artery）是否需要重新移接到人工血管上？一般而言，大部分的病人都不需要，因爲左側大腸可藉着側枝來得到必需的血流。但是，假如下腸系動脈特別粗大（75mm），或是在鉗夾住此動脈之後，左側結腸發出顏色變化，都表示此條血管是不可缺少的，就需要重新移植到新的人工血管上。

上述的手術方法，是適用於一般做例行開刀的病例。對於腹部主動脈瘤破裂，到現在仍然是高危險性的手術。大部這些病人，呈現腹部或背部劇痛，同時往往合併有休克的症狀。這些病人，在做過簡單的檢查，可能就需要急診手術。手術的方法，仍然採用腹部中線切術，進入腹腔內，往往後腹膜腔已有膨大的血塊，這時要找出主動脈瘤的近端，恐怕非常困難。比較簡單的方法，打開左胸，在主動脈近橫膈處加以筴住，然後，很快地打開破裂的腹部主動脈瘤，等到主動脈瘤近端的部位找到了，把它筴夾好，趕快放掉橫膈上的主動脈筴，以恢復腎、肝，和腸血流。另一個方法，直接打開主動脈瘤，用分叉之 Foley 導尿管伸入腹部主動脈之近端，以 20～30c. c. 之生理食鹽水撐大其前端之橡皮球以阻住血流，穩定血壓，再以血管筴夾住近端，然後抽出 Foley 導尿管。如筴夾近端不易，則可以將導尿管之外端穿過人工血管，先做人工血管與主動脈之近端吻合之後，再夾住人工血管，抽出導尿管。另一個方法則爲用左手姆指伸入主動脈近端阻止血液流出，通常左手姆指大約是主動脈內徑大小，等到近端筴夾住，再拿出左手姆指。但是此種方法，需要大量的血液輸注。一般而言，腹部主動脈瘤一旦破裂，死亡率都非常高，大約50%左右。

VI. 術後的照顧

腹部主動脈瘤的術後，需用廣效的抗生素 5 ～ 7 天。通常需要血壓、中心靜脈壓及尿量的監視，一直到情況穩定。鼻胃管最好放 3 ～ 4 天，因爲這些病人往往會有暫時性術後腸子不通的情形。

VII. 術後的合併症和死亡率

在過去 15 年中，腹部主動脈瘤之外科手術，死亡率逐漸降低，目前在世界上各個重要醫學中心，死亡率約在 3 ～ 5 ％。甚至在老年人，死亡率也在 5 ％上下。

比較常見的合併症，如腎血流不足造成腎衰竭；此在主動脈瘤破裂的病人尤其常見；一般報告，在例行手術病人，約有2. 5％有此合併症，至於主動脈瘤破裂之病人，則有20％左右會發生腎衰竭。其它合併症，如結腸缺血症，臨床上有症狀，大約佔 2 ％左右；但是用直腸鏡檢查，6 ％左右有輕微出血、水腫、假性膜的形成、潰瘍甚至於壞死。

性功能障礙也是腹部主動脈瘤手術重要的合併症，粗略的估計，約在25～50％。假使手術時，破壞了在主動脈遠端的自主神經叢（骶前神經叢或腹下神經叢），可能造成射精逆流；另外，破壞兩側第一至第二腰椎交感神經，造成性無能。

其他比較少見的合併症，則有下肢血栓、主動脈腸道瘻管以及感染引起的假性動脈瘤。

第七節　剝離性主動脈瘤 (Dissecting Aortic Aneurysm)

I. 歷史

　　莫嘰尼（Morgagni）在 1761 年第一次描述了剝離性主動脈瘤。1819年烈湟克（Laennec）才開始使用「剝離性主動脈瘤」這個名詞。1920 年，克魯肯伯（Krukenberg）提出主動脈壁之營養血管（vasa vasorum）破裂，可能是造成主動脈剝離的主因。

　　至於外科手術，則在 1935 年有顧尼（Gurin）嘗試在剝離性動脈瘤病人施行「再導入」（re-entry）手術。就是在剝離瘤內層，打個洞，使血流再進入血管內。1960 年慕勒（Muller）切除慢性剝離性主動脈瘤（在升主動脈），同時把主動脈瓣修補。

　　1965 年惠特（Wheat）報告利用降血壓藥物治療剝離性主動脈瘤的結果；從此，此種降壓治療以及外科切除就逐漸成為治療主動脈剝離性瘤的主流。

II. 病理解剖

　　主動脈剝離的發生率大約每一百萬人口，每年有 5 位左右。大半發生在 40～70 歲。發生在 40 歲以下，常是家族性或懷孕的女性。另外，馬凡氏症候羣（Marfan's syndrome）的病人，也容易產生主動脈剝離。一般而言，主動脈剝離瘤發生於男人是女性的三倍，黑人比白人來得多（3：2），約80～90%病人有高血壓。

　　主動脈剝離分類法：先有 DeBakey 分類法（圖 24-17）：第 I 型：剝離瘤侵犯升主動脈、主動脈弓和降主動脈。第 II 型：剝離瘤限於升主動脈。第 III 型：剝離瘤侵犯左鎖骨下動脈遠端的主動脈，開始向上下延伸。一般而言：第 I 型約佔45%，第 II 型10%，第 III 型45%；合併主動脈瓣閉鎖不全，在第 I、第 II 型有78%；而第三型，有 6 %。另一分類方法，由戴利（Dailey）提出，它把主動脈剝離分成A型和 B 型（圖 24-18）。所謂A型，泛指主動脈剝離侵犯到升主動脈，而 B 型則是指沒有侵犯至升主動脈。所以， Dailey 的A型可能包含

DeBakey Type Ⅰ、Ⅱ、Ⅲ；而 B 型包括 DcBakey Type Ⅲ，未向升主動脈或主動脈弓延伸者。通常 A 型佔65～70%，而 B 型約佔 30–35%。

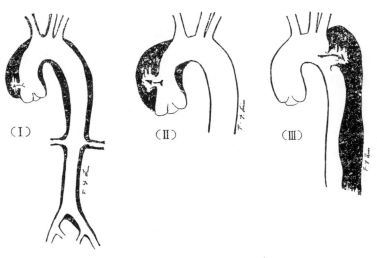

圖 24-17　德貝基氏（DeBakey）對剝離性主動脈分成第Ⅰ、Ⅱ、Ⅲ型三種。

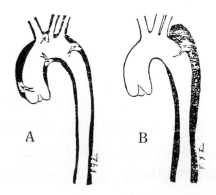

圖 24-18　戴利氏（Dailey）將剝離性主動脈瘤分成 A 型與 B 型二種。

形成主動脈剝離的因素很多。年輕的女子常因懷孕及高血壓而引起主動脈剝離，通常侵犯升主動脈。動脈粥狀硬化常在老年人引起動脈剝離；內分泌的毛病如庫辛症（Cushing's disease）或嗜鉻細胞瘤（pheochromocytoma），也常引起高血壓而導致動脈剝離。有些先天性心臟病，如主動脈縮窄症、主動脈瓣狹窄、心房中隔缺損或開放性動脈導管，常引起主動脈剝離。外傷或心臟手術的動脈導管插入，都有可能導致主動脈剝離。

病理解剖而言，最常見的主動脈剝離，是主動脈中層變性。1958年赫斯特（Hirst）提出假說，認爲是血管本身營養的小血管（vasa vasorum）破裂，使主動脈形成內膜撕裂，由此引起剝離。1971年惠特(Wheat)和帕爾莫(Palmer)提出另一假說，認爲主動脈中層變化，使主動脈各層間之黏着力降低，假如再加上主動脈反復受衝擊，尤其升主動脈或降主動脈在左鎖骨下動脈遠端，都很容易發生內膜撕裂，再加上血液動力的衝擊，造成動脈剝離。

主動脈的剝離和許多因素有關，例如：血液的粘稠度（viscosity），動脈的血壓，血流的速度，血流的亂流，血壓的陡度（steepness）也就是 DP/DT（單位時間血壓的變化）。

III. 臨床症狀

主動脈剝離最常見的症狀就是疼痛，此種疼痛有如身體被撕裂，和心肌梗塞的悶痛是絕不相同。疼痛的部位大半在胸部或背部，有時也會在腹部。

這些病人，有高血壓病史的，約佔90％；合併有主動脈瓣閉鎖不全約佔25％，而A型主動脈剝離的病例50％有主動脈瓣閉鎖不全； B型病例中，也有近10％有動脈瓣閉鎖不全。

10～35％病人，可能會有下肢短暫無力或麻痹。有些病人(10％)，會有腎臟機能受損，尿量減少或無尿的現象。另有10%病人，可能會有腸胃道的症狀，有噁心或想吐等症狀。

四肢的脈搏，假使仔細的檢查，常可發現有某部分的脈搏較弱，約佔30%病人，表示主動脈剝離已侵犯到上、下肢之血管。

IV. 診斷的方法

主動脈剝離的診斷，主要靠病史以及理學檢查，最後加上電腦斷層攝影（CT）或主動脈血管攝影。

一般的血液檢查，大概只有白血球會增加，而心電圖則有60%有左心室肥大的現象。

大部分的病人，其胸部X光片可以看到中膈（mediastinum）的影像變寬。

比較可靠的方法是電腦斷層掃描，常可確定診斷，尤其可以看見一假腔（false lumen）（圖 24-19），剝離的內膜和剝離的程度。但是往往內層剝離的起點，無法用斷層掃描看出。主動脈血管攝影在目前仍然是最有用的方法，不僅可見主動脈剝離的範圍，更可知內層剝離的起始點，主動脈瓣閉鎖的情形以及主動脈主要分枝有沒有受侵犯。這些事項對於外科手術的方法有很大的影響。

V. 手術的適應症

A型主動脈剝離，應做手術治療。內科治療的死亡率約80%。外科手術可以降低死亡率至20～30%。同時長時期的追蹤結果，也以外科手術後之病人較佳。A型主動脈剝離的唯一外科禁忌是在合併有腦血管阻塞時。由於手術需要使用肝素，再加上血流的再通，會使此類病人發生大量的腦部出血。所以最好用內科治療一直到神經的症狀恢復或穩定之後，再做進一步手術。當然，對於身體非常羸弱或已有其他嚴重的疾病，通常也不考慮外科治療。

至於 B 型主動脈剝離，則以內科治療爲宜，但如有下列情況則應做外科手術治療：(1)剝離動脈瘤，有快要破裂的現象。(2)剝離瘤逐漸擴大。(3)剝離造成主動脈主要分支受壓迫或狹窄。(4)急性、囊狀的主動脈剝離瘤。(5)在心包膜腔或肋膜腔內有血。(6)無法用內科療法來減輕或解除病人的疼痛。(7)在四小時之內無法將血壓或心臟衝擊力 (dp/dt) 控制住。

但是目前，B 型主動脈剝離的外科手術，死亡率逐漸降低 (Stanford 報告約11%)；同時，在長期追蹤的結果，許多 B 型主動脈剝離的病人，終究需要外科手術。經外科治療之三年存活率爲60%，而內科則爲30%。因此 B 型主動脈剝離之外科治療爲未來之趨勢。

VI. 主動脈剝離的自然史

1958 年，Hirst 發表 505 位未經治療的主動脈剝離病人，20% 在 24 小時之內死亡；一週內，死亡率約佔60%；一個月之後，死亡人數佔75%；一年之後，只剩下10%的病人存活。因此主動脈剝離需要立即採取步驟，做決定性而有效的治療。

VII. 治療方法

無論那一種型式之主動脈剝離(A 或 B 型)，都需要先行內科治療把病人的高血壓和疼痛先行控制住，再進一步進行必要的檢查及手術。

一旦懷疑病人是主動脈剝離，應該送到加護病房，立即插上動脈導管、中心靜脈壓導管，以及導尿管，24小時監視病人的心電圖、血壓、中心靜脈壓以及尿量。

病人有高血壓，應該立即降壓治療。血壓最好控制收縮壓在100～120mmHg；或足以維持足夠尿量之最低血壓。可以先行使用 Nodium Nitroprusside(Nipride)靜脈點滴注射，由 0.5mcg/kg/min 開始；再依需要調整劑量，最高可至 8 mcg/kg/min。上半身最好保持30～40度傾斜，增加藥效。使用 Nitroprusside 同時最好加上乙型止斷劑 propranolol (Inderal)，可以用 1 mg 靜脈注射，每 10 分鐘注射一次，到總劑量 0.15mg/kg 或心跳＜60/min。在血壓下降同時，要注意尿量，血壓下降太多，可能會造成腎臟的後遺症。

　　通常病人在血壓控制下來之後，會馬上有疼痛舒解的現象。因為主動脈剝離的疼痛來自剝離血塊膨脹引起主動脈外膜撐開導致。一旦血壓控制下來，病人不再感覺疼痛，通常表示主動脈剝離已經遏止，危險性也減少。當然，在治療早期，給予 Morphine 少量，可以減輕病人的焦慮和痛苦。一旦血壓控制不下或病人有持續性疼痛，通常表示剝離瘤即將破裂，需要準備急診手術。

　　在血壓控制下的同時，需要立即做動脈血管攝影，來確定診斷。尤其對主動脈剝離的部位，以及內膜剝離起點，要明確顯示出來，才可以決定治療的方針。

　　⑴A型主動脈剝離——剝離瘤侵犯至升主動脈內膜剝離起點，在升主動脈根部或是中段佔79％，在升主動脈遠端或主動脈弓佔14％，而在降主動脈佔 7 ％。這一類的病人，由於升主動脈逆向的剝離，很容易造成主動脈瓣閉鎖不全（50％），或破裂入心包膜腔而死亡。此類病人，在確定診斷之後，應該儘快地施行手術治療。通常手術的死亡率在10～35％。

　　在第Ⅰ、Ⅱ型主動脈剝離，不論內膜剝離處在那裏，都採用胸骨中分術。假使內膜剝離處在主動脈弓或是主動脈血管攝影中看不出來，病人應該準備可能需要深度低溫及循環止斷術。平常是使用上、下腔靜脈導管或右心房單一導管以及股動脈導管進行心肺繞道術。體溫儘可能降至 20°C 左右。升主動脈在遠端鉗夾之後，做縱切或橫切，打開主動脈瘤，先經冠狀動脈口灌注心肌麻痺劑。內膜剝離開口

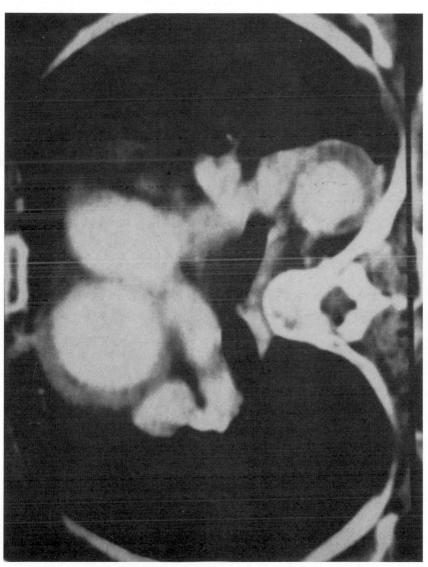

圖 24-19 電腦斷層掃描所見第 I 型主動脈剝離

先行找出。其次探視主動脈瓣，尤其在主動脈瓣閉鎖不全的病人；通常主動脈瓣由於內膜剝離造成瓣膜連合失去支柱向下脫垂導致，大半病人只要把三個主動脈瓣連合再重新懸吊起來卽可得到主動脈瓣正常之功能。有時，主動脈瓣已經纖維化或鈣化，則要進行主動脈瓣置換，其手術方法有二種，卽 Bentall 術及將人工血管縫在冠狀動脈開口上 1 公分之主動脈上（圖24-2）；此二種手術方法，已在升主動脈瘤處詳述過，不再重覆。

　　主動脈瓣修補好之後，就要處理內膜剝離開口處，對於主動脈壁脆弱者（如在急性主動脈剝離所見），最好的方法是將內膜剝離處切除，代之以人工血管。通常的作法，是把主動脈剝離二層之中，夾入 Teflon 片，必要時主動脈內、外也各夾一層 Teflon 片，像三明治似，用 4-0 Prolene 縫在一起，上下兩端都用此法處理。人工血管，則事先用病人血塗好一層，放入高壓消毒爐內烤上 5 分鐘。裁好之後，將人工血管縫上主動脈上下端（圖 24-20A）。此時，卽算完成手術工作，以後就是排氣，把體溫上升，以及逐漸脫離人工心肺機的工作。對於慢性主動脈剝離，主動脈壁比較堅強一點，可以試行修補內膜剝離開口，用 Telflon 片放在內膜及外殼之間，用 4-0 Prolene 穿 Teflon 小襯墊，將剝離開口逐漸修補好。主動脈二層之間，也可以放入 Teflon 條，直接縫合在一起（圖24-20 B C）。

　　有時候，主動脈剝離侵犯至冠狀動脈開口，需要使用隱靜脈施行冠狀動脈之繞道手術。隱靜脈的一端最好接到沒有受損的主動脈或無名動脈，也可縫在人工血管上。（圖 24-20D）

　　假如，主動脈剝離的開口，並不在升主動脈，而在主動脈弓上，手術的步驟就比較複雜了。首先需使用繞道法或深度低體溫法以保護腦部及全身器官，已在主動脈弓部瘤敍述過。然後將至腦部的主動脈

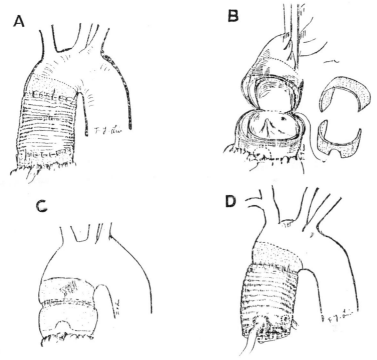

圖 24-20　第 I、II 型剝離性主動脈瘤之開刀法

三條主要分枝鉗夾住。此時可以觀測主動脈弓部，尋找內膜剝離開口。大半主動脈弓內膜剝離開口都在無名動脈附近，可以把主動脈弓連同剝離開口斜向切除，再以人工血管仔細縫合。當然，主動脈剝離的雙層，需事先用 Dacron 片縫合在一起。有些病例，主動脈內膜剝離開口於主動脈弓遠端，或降主動脈，則需連同主動脈弓一起代之以人工血管，頭臂三條主動脈主要分支，可用裁成袖口形，縫在新的人工血管上（圖 24-8 至 24-13 B）。已如前述。

　　(2)第 III 型主動脈剝離——剝離瘤侵犯降主動脈。第 III 型主動脈剝離，是否需要外科手術以及採用何種手術為宜，至今仍是爭論不已的題目。

　　一般而言，Ｂ型主動脈剝離的手術，最容易引起併發症的是脊髓缺血引起的下半身麻痺，以及腎臟機能的受損。從以往的研究報告顯示，假如主動脈鉗夾的時間超過 30 分鐘，就有可能發生下身麻痺的合併症。爲了避免上述合併症，可採用下列方法。

　　㈠繞道分流術，就是利用 Gott 分流管（是一種 Heparin「鍍」過的管子，可以避免血栓的形成），一端接在升主動脈或左鎖骨下動脈，另一端接在股動脈。當主動脈鉗夾時，血流可經由分流管灌輸主動脈遠端，已如前述（圖 24-12）。㈡採用股靜脈——股動脈繞道術，使用人工心肺機，可以將下腔靜脈的部分血液經人工心肺機灌輸主動脈遠端。

　　通常外科手術，是採左上側姿；由第四肋間作後側方開胸術。將內膜剝離開口，上下端主動脈分離出來，假使需使用分流或繞道術，則在此時先行設定好。主動脈上、下端鉗夾之後，縱切打開主動脈剝

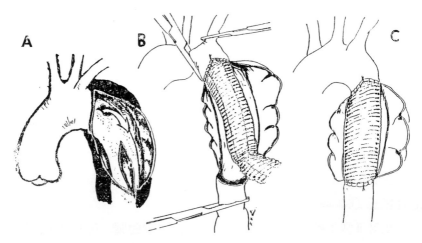

圖 24-21　第Ⅲ型主動脈剝離之開刀法

離，找出剝離開口處，將其上下一段切除，用適當大小之人工血管代替(圖24-21)。通常使用 Gott 分流管時，可以不用注射 Heparin；否則最好使用 Heparin，在主動脈鉗夾前，先行靜脈注射，劑量是 1.0mg/kg。

在鉗夾主動脈近端，往往會造成上臂血壓升高，可以用 Nitroprusside 來滴定血壓，使平均血壓（上臂）維持在 80～90mmHg。

使用免縫式腔內人工血管，在主動脈剝離手術，可以減少主動脈鉗夾的時間，也可以減少出血量。但是假如主動脈剝離的開口太接近左側下鎖骨動脈，會造成綁帶子的困難，可能在近端吻合需要用針線縫合的方法。

VIII. 術後的照顧

主動脈剝離術後仍需控制血壓，一如術前一樣。血壓過高時應使用 Nitroprusside 及乙型止斷劑。後者在術後第二天，就可以開始使用，一直到出院以後，仍需要使用。

在出院之前，應該用電腦斷層掃描或是主動脈血管攝影來評估手術的結果；看看剝離的假腔（false lumen）是否仍然存在。手術後沒有假腔存在的病人，在長期追蹤的結果，是比較樂觀的。反之，手術後仍然有假腔存在的病人，比較容易造成囊狀瘤或梭狀擴張，破裂機率較大，這些病人需要很小心地追蹤，必要時施行第二次手術。

IX. 手術結果

在目前，外科手術及麻醉進步，A 型主動脈剝離手術死亡率約在 10～20％。史丹福大學醫院，最近的報告，A 型手術死亡率是 8％；而 B 型則在13％左右。

1980 年, 惠特（Wheat）收集了71位主動脈剝離病例。A 型主動脈剝離的手術死亡率是30％，而只用內科療法的死亡率是74％。而另

一方面，B型的內科療法死亡率是20%，而外科手術則會造成50%死
亡。增加死亡率之因素有：瘤破裂至肋膜腔或心包膜腔、主動脈瓣閉
鎖不全、心臟填塞症（cardiac tamponade）、中風、心肌梗塞和腎血
管或內臟血管受侵犯。

　　長期追踪的結果顯示B型主動脈剝離只接受內科療法者15～25%
會形成囊形的剝離瘤，而需手術治療。而馬凡症候羣（Marfan syn-
drome）的病人，在A型主動脈剝離手術後，也有可能在未來形成降
主動脈剝離。所以，這些病人，在內診追踪期間，應該每半年到一年
照一張胸部X光片。

第二十五章　末梢血管外科

一、動脈血管外科　　　　魏　峥

第一節　簡　　介

　　末梢血管之手術是在最近三十年來才有長足之進步。在三十年以前，雖有少數人零星之嘗試與報告，但一直無法普及。在 1897 年，Murphy 是第一位嘗試動脈脗合術成功的人。1915 年 Bernheim 使用身上之靜脈來取代動脈獲致成功。1947 年 dos Santos 首先使用血管內膜切除術 (endarterectomy) 治療血管阻塞。1952 年 Dubost 首先切除腹主動脈瘤並換上他人之主動脈成功。一直到 1960 年左右才有人成功地為頸動脈與腎動脈狹窄做手術。最近三十年來因有血管攝影技術，肝素之發現、抗生素之產生，與血管縫線之改進等，使血管外科之領域與技術向前邁了一大步，而且仍在進步之中。

第二節　下肢之動脈阻塞性疾病

I. 臨床症狀：

　　(1)病史：由病人之病史往往可診斷出病人之動脈阻塞性疾病。疼痛是最主要的症狀，由疼痛之如何發生、部位、分布或其持續性等可以判別阻塞之性質與程度。急性動脈阻塞，比如是栓塞症 (embolism)、血栓症 (thrombosis) 或外傷等，它所造成之疼痛通常是突發而且合併麻木感。通常若阻塞之部位在腸骨動脈 (iliac artery)，其麻木感可高至髖關節處，若阻塞部位在股動脈，則麻木感可高至大腿之下半部，若阻塞部位在股淺動脈或膝膕動脈，則麻木感可在小腿部位。若阻塞無法消除而側枝循環 (collateral circulation) 無法及時形成，感覺疼痛之神經可能壞死而變成麻木不再疼痛。若阻塞之形成是漸行性的，在還未完全阻塞時可能已有部分側枝循環形成，此時肢體之血液供應在休息時不成問題，但在運動時便發生缺血疼痛之現象，這便稱爲間歇性跛行 (intermittent claudication)。

由於缺血引起之疼痛有些特性，它通常由最遠端開始，如手指或腳趾，即使在平躺時亦可能與高度有關，抬高時會惡化而放低時會減輕。至於在運動時所發生之疼痛則不一定在腳趾，它所發生之部位常在腓腸肌，因爲走路時使用這塊肌肉之緣故。其他與下肢動脈阻塞有關的是吸煙、糖尿病、心臟病、外傷等病史，因吸煙易加重血管阻塞之症狀，糖尿病可加速動脈硬化，心臟瓣膜性疾病可發生動脈栓塞等。

(2)物理檢查：皮膚之顏色、溫度，以及肢體之脈搏在物理檢查上非常重要。急性動脈阻塞時，顏色與溫度之變化非常明顯，它所產生之壞疽是濕性壞疽 (wet gangrene)；而慢性動脈阻塞之顏色與溫度變化在起初並不明顯，先有毛髮脫落等營養變化 (trophic change)，接着是小的潰瘍，先由腳趾開始，然後蔓延至足部及其以上部位，因沒有前述濕性壞疽之水泡形成，稱爲乾性壞疽 (dry gangrene)。

動脈之脈搏在物理檢查方面是最重要的。腿部可供檢查之脈搏有股動脈、膝膕動脈、足背動脈與脛骨後動脈等。

動脈慢性阻塞時皮膚顏色之變化亦很特別。通常在抬高時會呈蒼白 (pale) 色，而放低時又會呈紫紅色 (rubor)。

(3)實驗室檢查:

1.選擇性動脈攝影: 為血管檢查最有效之利器。它可查出血管阻塞之部位與阻塞之程度。經由皮膚來將導管放入人體各部位之血管已屬可能。惟一之缺點是它的侵害性，因為放入導管的那條動脈血管勢必受傷，甚至有發生急性阻塞之可能。

2.超音波血流偵測儀 (Doppler ultrasound): 其原理乃利用Doppler 物理效應，亦即聲波在流動之介質中傳導時其頻率會受到改變。若使用的是超音波，亦與普通聲波一樣，遇到血流時其頻率亦會改變，此種改變的大小乃與血流速度成正比之關係，再將這種改變經由聲音之方式表達出來，便是吾人現行之超音波血流偵測儀了。該血流偵測儀有一探頭 (probe)，其使用之頻率可由 2.5mHz 至 10mHz 不等，頻率越高則穿透性越低，但準確度却越高，亦即可以偵測較小之血管。 當把探頭放在欲測之血管上時， 由血流之「聲音」便可知是否有血流之存在，更進一步在肢體之上端綁以一般血壓計之 Cuff時，便可測量該部位及該血管之血壓（收縮壓而已），此稱節段血壓(segmental pressure)，由下部肢體不同部位節段血壓之測定與上肢血壓之比較，可以知道血管阻塞之部位與程度，雖不如血管攝影那麼確定， 但因是非侵害性， 且在血流動力學上之判讀可能更優於動脈攝影，故是一種非常理想之輔助檢查設備。

3.B—掃描超音波: 主要用在尋找血管鈣化之部位，借此之協助，可以找出腹主動脈病灶之部位，再用超音波血流偵測儀將該血管之血流情況加以分析，便有更大的價值。

4.體積測定儀 (plethysmography): 用於測定肢體體積之變化，通常是指某一部分而言。肢體之體積變化起源於心臟之收縮，正常情況之下每次心跳便引起肢體體積之增加，有如脈搏一樣，像波浪浪潮一般。但若肢體之血管阻塞，則體積變化便減少，這種方式的測定並非針對某一條血管，而是針對該部位之肢體，故包括了全部之側枝循環在內，自然有其不同之血流動力學上之意義。其測定之方法很多，有氣（air）、拉力尺（strain gauge）、光（photo）、抗阻性（impedance）等多種。

II. 急性動脈阻塞的徵狀：

急性動脈阻塞或斷裂的早期診斷是非常重要的，因爲它可以在數小時之內引起肢體之嚴重壞死。遠端的動脈亦可在短時間內發生進行性之血栓，使往後的治療更加困難。通常在動脈阻塞後 4～8 小時便可發生遠端肌肉之無法挽回之壞死，若未在適當時機內接通血管將仍然失去該肌體，造成殘廢。

它主要的原因是栓塞（embolism）、受傷與血栓。它的發生往往是突然的，沒有事前之徵兆。栓塞之發生主要源於心臟：二尖瓣膜狹窄、心房纖維性顫動，或心肌梗塞。發生栓塞之較少見的原因則是近側端之動脈瘤或動脈硬化潰爛之血管內壁等脫落所導致。

五個 P：此爲急性動脈阻塞之主要現象。它們是 Pain（疼痛），Paralysis（麻痺），Paresthesia（感覺異常），Pallor（蒼白），及 Pulseless（脈搏喪失）。

疼痛通常是最先開始出現之症狀。70～80%之病人皆有疼痛，其程度端視其側枝循環之好壞而定。越差的則疼痛愈明顯。

麻痺與感覺異常則可代表缺血程度。週邊神經末稍最易察覺出缺血，故有感覺異常之現象出現；待缺血時間延長，肌肉亦因缺血而發生麻痺，壞疽便不可避免。若缺血情況不甚嚴重，亦卽尚未發生麻痺與感覺異常之現象，則肢體不一定會發生壞疽。由發生麻痺到發生壞疽之時間通常在 6～8 小時之間，若未在此黃金時段內進行手術治療，則可能就誤病情發生截肢之情形。

皮膚蒼白亦代表缺血之程度，越是蒼白則越嚴重。

脈搏喪失可說是一診斷之依據，若前述現象加上脈搏喪失則診斷便可以確立了。往往肢體因缺血發生腫脹，此時即使有脈搏亦無法摸到，故超音波血流測定儀便可幫很大的忙，因為該儀器之使用極為方便，對血流之檢定亦極為敏感，若使用該儀器仍無法偵測出血管內之血流時便可以確定血管阻塞確實存在。

III. 慢性血管阻塞的徵狀：

下肢之慢性動脈阻塞通常發生於腹主動脈及其往下肢之分枝，包含髖骨動脈、股動脈，及膝膕動脈等。它通常是漸進性的，但也有可能在快要完全阻塞時發生急性之血栓引起症狀甚為緊急之阻塞。糖尿病病人較易發生上述之疾病。

慢性動脈阻塞早期之症狀主要是間歇性跛行 (intermittent claudication)，故病史之詢問甚為重要。病人在行走某種距離時會感到下肢小腿部分之疼痛，但只要坐下休息片刻便又能繼續行走，此稱間歇性跛行。當血管阻塞之程度加重時，腳部常有營養不足之跡象：脫髮、泛白與易碎之指甲（趾甲），皮膚在垂下時泛紅 (rubor) 等。

當動脈阻塞進展到幾乎完全時便可能發生休息時之缺血性疼痛 (resting ischemic pain)。這時已是壞疽之前兆，亦是有效外科治療之最後時機。抽煙因會使血管更加收縮故應絕對禁止。

IV. 主動脈髖骨動脈之血管硬化疾病：

(1)病因及病理學：在 60 歲以上屍體解剖之結果發現，幾乎每位都有程度不等的主動脈動脈硬化，但只有狹窄程度超過90％以上的病人會有臨床症狀。它侵犯之部位通常在腎動脈以下，常在髖骨動脈及股動脈分枝之部位，但較少發生在腎動脈。另一有趣的是股深動脈常不被侵犯，故往往接通主動脈與股深動脈便足以解除間歇性跛行之痛苦。

病人中亦有許多會合併有冠狀動脈以及腦血管阻塞之疾病。故手術時往往須注意這些潛在的危險，因此有些人主張用解剖位置以外的繞道手術以免除進入腹腔之痛苦。

(2)病理生理學： 主動脈髖骨動脈阻塞可導致腰椎動脈 (lumbar artery) 之側枝循環之產生，側枝循環可連通於股深動脈，從而增加下肢之血流。 由於側枝循環的關係， 病人往往只有間歇性跛行的症狀，亦不常有營養不足之皮膚病變。然而由於動脈硬化本身可引起栓塞，造成腳趾部位動脈阻塞，甚至腳趾壞疽。

(3)臨床症狀： 主要之症狀為間歇性跛行，其疼痛發生部位常在小腿腹部、大腿，及臀部。在男性亦可發生陽萎。病症之嚴重性及進行性因人而異，端視其側枝循環之好壞而定，若下肢也有動脈阻塞，則病況通常會逐漸加重，最後發生下肢缺血及壞疽之現象。

(4)物理檢查： 股動脈脈搏通常漸弱或消失，但腹主動脈之脈搏則可摸到。用聽診器常可在下腹部聽到收縮期雜音。下肢之營養通常正常，但若合併有下肢之動脈阻塞時則另當別論。

(5)實驗室檢查： X光照像常可見鈣化現象。有時可見腹主動脈瘤。若考慮外科治療時，通常先行動脈照像。

(6)治療： 大部分症狀較輕的病人可以不必施行手術。間歇性跛行固然是一項很重要的依據，但是否因此而接受手術亦非絕對。例如它若發生在一位年紀很大的病人，而該病人又不必經常行走，則手術並非絕對必要。由間歇性跛行進展到靜止性缺血疼痛，往往需要相當一段時間，平均每年約有 2.3% 之病人會因此而發生下肢壞疽。若間歇性跛行發生在一位較年輕之病人，病人需要工作而不能因該疾而停止生計，或此疾已發展到靜止性疼痛之程度時皆因進行外科手術。

若不施行手術，則仍應鼓勵病人做適量之運動。每天應繼續行走，直到疼痛發生為止；如此可以鍛鍊肢體，增加側枝循環之產生，並增加行走之距離。

戒煙是絕對必要的，因抽煙可以造成血管收縮，並增加壞疽之危險。

血管擴張劑被廣泛地使用來治療此疾，但其眞正之效果尙無法確定。

若有嚴重缺血情形，必須告訴病人絕對注意不可撞傷其下肢或足部，因爲創傷常會導致不可收拾之後果。這些創傷包含撞擊、剪指甲不小心、太冷或太熱、鞋子太小以致於磨破腳趾，或在削除雞眼時將正常組織割傷等。這些創傷在血液不足之情況下將會不易癒合，引起足部發炎，逐漸擴大而導致下肢之壞疽。

近來發現水楊酸一類之藥物可因其抑制血小板之作用而減少血管內血栓之機會，故被認爲可能有些預防的效果，至於抗凝血劑如肝素及 Warfarin 等則無確實之效果。

手術治療包含三種方式：(1)腰交感神經截斷術，(2)主動脈重建術，及(3)非解剖位置之血管繞道術。

當病人下肢有營養不足情形而動脈又不適合做外科重建術時，可考慮施行腰交感神經截斷術。通常將單側或兩側之第二、三節交感神經節切除，但其效果如何很難預料。大約在20～30%之病人手術後會有很好之效果，亦卽下肢血流有增加之現象。又兩側皆行交感神經截斷術後常可發生性無能之後果，故在較年輕之病人上施行此術前需進一步的考慮。主動脈重建術是一般常用之方法，其做法主要是動脈內膜剝除術 (endarterectomy)及血管繞道術。內膜剝除術常可得很好的效果，施行之部位可高達腎動脈亦可低至股深動脈。由於這類病人之股深動脈多半完好，故血管繞道手術亦有很好之效果。血管繞道手術通常必須使用達克龍（Dacron）或鐵弗龍（Teflon）人工血管。使用人工血管來行繞道手術有時會發生假性動脈瘤，其原因是血管縫合處變脆弱而造成。在年紀大的病人若施行腹部之血管重建術時常無法忍受手術後之痛苦而發生合併症,此時可以使用非解剖位置的血管繞道術，由腋窩動脈用人工血管連接至股動脈往往可以得到很好的效果。

氣囊血管成型術（balloon angioplasty）在某些病人可得良好之治療效果，其適應症爲短距離之局限性狹窄，用氣囊將狹窄之部位撐大。但約有10％之病人會發生嚴重之合併症如血管破裂，由狹窄變成完全阻塞等；另外此術之長久性效果目前尚無法斷定。

⑸手術方法：手術之切口通常由胸骨劍突開始往下延伸到恥骨之上緣。將腸子推向右邊便可輕易地將腎動脈以下之主動脈分離出來。手術之方法有兩種：⑴動脈內膜剝除術，及⑵血管繞道術。若主動脈上長有動脈瘤，卽使其直徑不大，亦不可施行動脈內膜剝除術。

1.動脈內膜剝除術（endarterectomy）（圖 25-1）：動脈硬化之部位通常由腎動脈處往下蔓延到兩側髖骨動脈。將腹主動脈分離出來後用絲帶環繞。並將下腸系膜動脈分離出來。在靜脈中注射 5000 單位肝素後便可將腎動脈以下之腹主動脈夾住，並將兩側之髖動脈打開。在主動脈接近下腸系膜動脈之處縱切，於是小心地將動脈硬化塊（plaque）與血管中膜之間之層次加以剝開，使用一種所謂動脈內膜抽除器（arterial stripper）將主動脈與髖動脈之切口之間之 plaque 抽除，主動脈之切口可用 4-0 或 5-0 之單股縫線如 prolene 將以縫合，而髖動脈之切口則可用 5-0 或 6-0 之 prolene 線縫合，若嫌切口處之血管管徑不足導致阻塞或狹窄，可用自身之靜脈片（patch）將

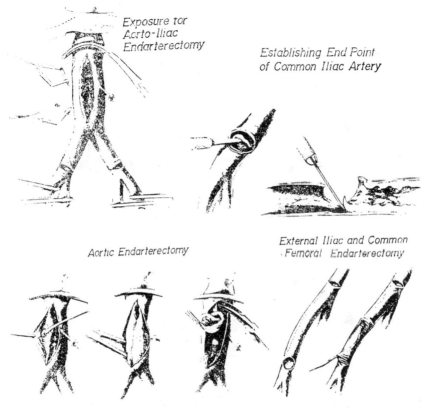

圖 25-1　動脈內膜剝除術之技巧

以修補。縫合之後將動脈鉗去除，看是否股動脈處有強烈之脈搏，若有則可注射適當之 protamine 中和肝素之作用。

　　2.血管繞道手術 (bypass grafting)（圖 25-2）、因血管管徑粗大的關係，自身無法供應此處之繞道血管。一般使用的是 Knitted 人工血管，其成分是 Dacron。使用 Knitted 人工血管之原因是其對新形成之血管內膜有吸附之作用，利於血栓之預防。然而 Knitted 人工血管亦有其缺點，亦即在使用前必須有預凝(pre-clot)之手續。繞道血

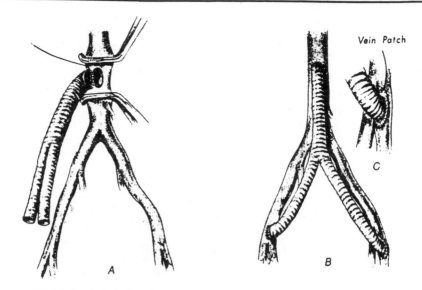

圖 25-2　由腹主動脈與兩側髖動脈相連的Ｙ型人工血管，常被用於髖
　　　　　動脈阻塞時之繞道手術。

管之起始與終點部位之選擇很重要，必須選擇沒有動脈硬化之主動脈
部位與正常完好之股動脈處將之連接，縫合之方式可用 end-to-side
或 end-to-end，一般仍然使用 4-0 或 5-0 之單股 prolene 線。

　　在主動脈無法覓得適當之部位以行繞道手術時，可採用非解剖位
置之腋窩──股動脈繞道術　(extra-anatomical axillo-femoral by-
pass)（圖 25-3）。腋窩動脈之選擇很重要，必須本身沒有阻塞才行，
同時因使用長段之人工血管之關係，手術縫合技巧必須注意，因甚易
導致失敗。其方法是在右側（或左側）之鎖骨以下切開，將合適之腋
窩動脈分離，用 end-to-side 之方式將人工血管與腋窩動脈接合，由
皮下製造一通道，將人工血管由上到下穿過胸前與腹部之皮下直到一
側之股動脈之位置爲止，將人工血管與股動脈接合即可。

　　若僅有一側之髖骨動脈阻塞，亦可施行股動脈──股動脈繞道手

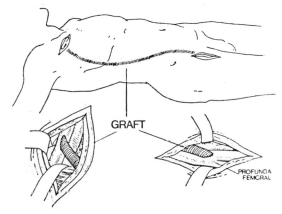

圖 25-3　非解部位置的腋窩動脈——股動脈繞道手術通常適
　　　　用於腹主動脈，不適宜手術之病人或病人因某種原
　　　　因腹主動脈被切除時。

術，亦卽將兩側之股動脈用人工血管相連，如此使缺血之股動脈由另
一側之股動脈中取得血流。（圖 25-4）

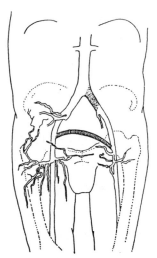

圖 25-4　股動脈——股動脈繞道手術通常使用一截人工血
　　　　管，將通暢的股動脈與上端不通暢之股動脈相連。

IV. 股動脈與膝膕動脈之阻塞:

(1)病理學: 下肢動脈硬化之好發部位在股淺動脈之遠端，亦卽股淺動脈在內收肌管 (adductor canal) 之部位。股深動脈較少發生阻塞，因此卽使股淺動脈發生阻塞，亦常有股深動脈來的側枝循環使下肢之血流不致太差。但若膝膕動脈及其分枝亦發生阻塞時，則股深動脈之側枝循環無法到達下肢遠端，而形成缺血及壞死之現象。此類之阻塞在糖尿病患者尤爲常見（詳見糖尿病之足部血管外科一章）。

(2)臨床徵候: 股淺動脈之阻塞常引起間歇性跛行，但較少引起靜止性疼痛。往往足背動脈之脈搏在休息時可以摸到，但在運動後却無法摸到。幸運地是這些病人在五年之中只有５％會發生肢體壞死之現象，可見其進行之緩慢程度。但如前述，若遠側端之血管如膝膕動脈與脛骨動脈亦發生阻塞時則後果就不那麼樂觀了。

(3)實驗室檢查: 動脈攝影爲最重要之檢查，因爲可以知道下肢血管阻塞之情況，以便決定是否能行動脈重建手術，以及決定動脈之重建應做在何部位。通常而言，若脛前或脛後動脈中有一條是通暢時，將膝膕動脈接通便能使下肢有足夠之血流。

(4)治療: 若僅有間歇性跛行，則壞死之機會仍然不大，仍可繼續觀察，直到有可能發生壞死時，再施行手術亦不遲。在此時間內，不宜讓下肢受到任何外傷，亦應鼓勵病人行走。手術之方法包含腰交感神經截除術、血管內膜切除術與血管繞道術等。

1.血管繞道術: 與主動脈髖骨動脈阻塞之最大不同點是可以使用自體之大隱靜脈來行繞道手術。因大隱靜脈之管徑非常接近股動脈及膝膕動脈，其做法是將長段之大隱靜脈小心地取出，將上下端相反過來接在股動脈阻塞部位之遠近端。亦有人不將大隱靜脈取下而直接將近端之大隱靜脈與近端之股動脈接合，而將遠端之大隱靜脈與遠端之股動脈接合，但須將大隱靜脈內之瓣膜破壞以維持其通暢。

　　2.動脈內膜切除術：此法在下肢較小的血管不適用，因爲失敗之機會太大，若在內膜切除後使用靜脈片加以修補則成功率會增加。

　　3.腰交感神經切除術：在間歇性跛行之病人效果不彰，但若下肢血管有嚴重及多處之阻塞，而無法施行重建手術而病人足部已有營養變化時則此手術或許有些助益。

V. 脛腓動脈之阻塞：

　　最常發生於糖尿病人，亦可見於 Buerger's 病。其與股動脈之阻塞之不同處在極易發生足部壞死，最後常導致截肢之命運。在糖尿病方面將有另一章加以介紹。至於 Burger's 病，亦將詳見於後述。

第三節　糖尿病足部血管外科

I. 前言：

　　糖尿病乃一全身性之疾病，全身之血管皆可能因此發生病變。雖然糖尿病所影響的血管多半是小動脈，但大動脈照樣可以發生提早硬化之現象;同時當糖尿病人發生血管的問題時,在一處發生之後不多久可能在別處也會跟着產生問題。至於在足部之血管病變,糖尿病患者與一般動脈粥狀硬化者不盡相同,在糖尿病患多發生在膝膕與脛骨動脈,較少在股動脈。另一項糖尿病患者與非糖尿病患者所發生動脈硬化症之不同點,乃前者發生之阻塞往往是全面性的,而後者則是局部性的。

　　糖尿病患者週邊動脈血管發生之病變通常有嚴重鈣化的現象，合併彎曲之內腔，若由血管照像的方式來看則是像海扇的貝殼一樣。

　　另一與足部動脈血管阻塞有關聯的是性無能，若有性無能往往表示其腸骨內動脈有阻塞，但在糖尿病患則同時還需考慮到糖尿病神經病變之可能性。

　　糖尿病患在長期之糖尿狀態久了以後，交感神經節亦可能喪失功能，使其足部血管不再受制於交感神經，此點與考慮是否在該類病患施行交感神經切除術有關。

II. 病人之評估:

　　病患接受血管檢查時，血管外科的醫師必須要從以下數方面進行瞭解: ㈠是否血管有阻塞? ㈡阻塞之部位在何處? ㈢阻塞之嚴重程度如何? ㈣決定如何進行治療之步驟。由下表（表25-1）可見欲明瞭上述之血管狀況，我們有一些特殊之技術及儀器來協助診斷。

表 25-1　血管檢查之特殊治療技術及儀器

Purpose
    1. Recognition of presence or absence of obstruction
    2. Location of obstruction
    3. Assessment of severity
    4. Determining proper therapeutic course

Techniques
    1. Pressure-ankle, segmental, invasive
    2. Doppler signals
    3. Flow measurement
    4. Pulse volume recording
    5. Reactive hyperemia
    6. Exercise testing
    7. Effect of cold, warmth

Instrumentation
    1. Doppler
    2. Plethysmograph
    3. Pulse volume recorder
    4. Radioisotope clearance
    5. Thermistor
    6. Skin resistance

　　表 25-2 顯示血管疾病接受治療之步驟，配合臨床與實驗室儀器之評估，由治療與檢查之過程中決定如何進行下一個步驟。

表 25-2 血管外科之治療步驟

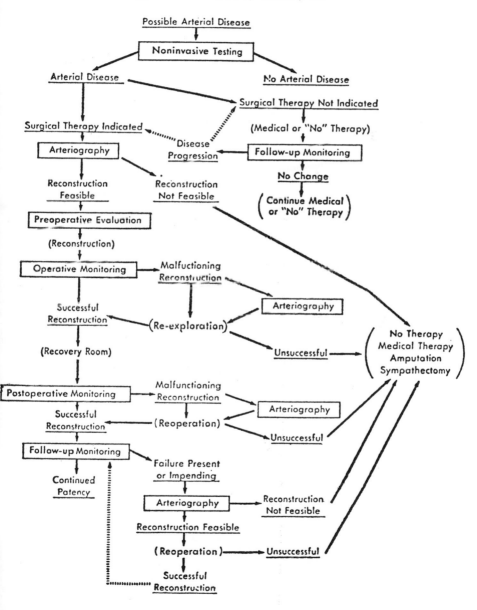

血管阻塞之早期症狀是間歇性跛行。起初病人多半不知道與血管
有關，只是感覺到在行走一段距離之路後便需休息才能繼續。醫生當
然知道間歇性跛行之原因，通常在檢查時會先察看兩側下肢之脈搏，
若有一邊脈搏減弱之現象時便容易判斷該下肢有血管阻塞之現象，但
若兩腿脈搏皆減弱則較難下定論，亦有一種情形是休息時兩腿之脈搏
正常而運動後反而減弱，這點通常會在一般例行檢查中被忽略而不認
爲有血管阻塞，其實這些病人血管之近端已有阻塞，只是其側枝循環
尙屬良好而已。

III. 外科之治療

外科治療之前必先試行藥物治療，若病人之症狀才發生不久，而
且其嚴重程度尙未到需要緊急手術的地步時，通常應先用保守療法維
持一段時間，因爲側枝循環可能會發生；同時若該症狀與吸煙有關，
在停止吸煙之後亦可能會有改善。在此時期需要特別注意的是避免缺
血所造成之傷害，並且若正在使用乙型交感神經阻斷劑的話亦應儘量
停止使用。

但若內科治療失敗時，就必須考慮用外科手術的方法來治療病人：

(1)血管內膜切除術 (endarterectomy)

其做法乃在將血管之內膜割除，通常使用兩種方式之一種： (1)在
血管阻塞部位縱切，用 Dural elevator 將內膜翻起挖除，(2)在阻塞
部位之上下切開兩個小口，用 Loop dissector 將二者之間之內膜剝
離移除。前者適用於較短之阻塞，後者則適用於較長距離之阻塞。

(2)血管繞道術 (bypass grafting)

若受到阻塞之血管是在腸骨動脈與主動脈分叉處，則使用人工血
管來行繞道手術最爲理想。這種手術常需與血管內壁切除術合併使用。
選擇使用之材料通常並無多大之差別，一般依個人意願選擇 Knitted

或 Woven 之 Dacron 人工血管皆可，雖然 Knitted Dacron 需預凝（preclotting）以免出血，但 Knitted Dacron 因質地較柔軟而較不易發生扭曲之現象。

若患部在股動脈或其以下之分枝如膝膕動脈或脛骨動脈等，因其直徑較細，故通常最宜以病人自己之大隱靜脈行自體移植（autograft）。使用人工血管來行此部位之血管繞道術不甚理想，主要之原因乃在細的人工血管較易因發生血栓而導致阻塞，故使用病人自己之大隱靜脈最為理想。

(3)異位性血管繞道術（extra-anatomical bypassing）

有時腹主動脈與腸骨動脈之阻塞程度不適宜做主動脈與股動脈間之血管繞道術，此時可考慮使用鎖骨下動脈或腋窩動脈當做動脈血之來源，亦即使用人工血管將鎖骨下動脈或腋窩動脈與兩側或一側之股動脈相連，使腿部之血液供應由上述之兩條動脈來，此即為異位性血管繞道術。

(4)腰部交感神經截除術

一般常用於非糖尿病性之動脈硬化症，但在糖尿病病患，因已有自身性之交感神經截除（由糖尿病之神經病變而來），故再行腰交感神經截除術並無多大幫忙。

第四節　動脈栓塞症（Arterial embolism）

動脈栓塞症意即動脈阻塞之原因起源於他處，如心臟與其他部位之動脈（動脈瘤或動脈硬化）。主要之來源為心臟，尤其常見的是風濕性心臟病合併有瓣膜狹窄及心房纖維性顫動之病人，心房中之血塊掉出之後被血液送到腦部、肢體，及內臟之動脈中造成栓塞及壞死。

I. 歷史背景：

　　Lahey 在 1911 年完成了第一個成功的栓塞去除術。Fogarty 在 1963年發明了一種有球囊裝置之導管，可用於去除遠端動脈中血栓，因對日後之栓塞去除術有很大的幫忙，故被稱爲 Fogarty Catheter, 至今仍被廣泛使用。

II. 發生率及好發部位:

　　如前所述，心臟是主要及常見之原因，其栓塞易產生之部位如圖 25-5所示，以股動脈分枝部位爲最常見。

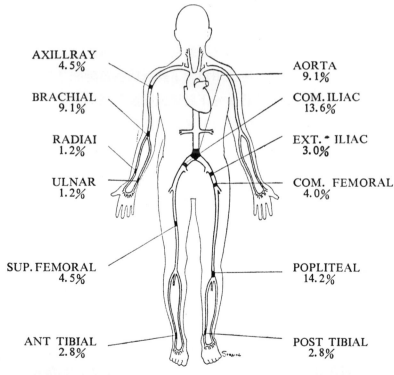

AXILLRAY
4.5%

AORTA
9.1%

BRACHIAL
9.1%

COM. ILIAC
13.6%

RADIAI
1.2%

EXT. ILIAC
3.0%

ULNAR
1.2%

COM. FEMORAL
4.0%

SUP. FEMORAL
4.5%

POPLITEAL
14.2%

ANT TIBIAL
2.8%

POST TIBIAL
2.8%

圖 25-5　此圖表示動栓脈塞好發之部位，最常發生的地方是股動脈。

III.　病理生理學:

因阻塞之發生往往突然，故其症狀爲急性動脈阻塞之症狀，故亦有前述 5-p 之現象，亦卽: pain（疼痛），paralysis（麻痺），paresthesia（感覺異常），pulseless（脈搏消失），及 pale（皮膚蒼白）等。最易受到傷害的自然是神經，其次卽是肌肉。在發生 4 ～ 6 小時之內便有可能發生肌肉壞死，但亦可維持長達 2 ～ 3 天者，端視其阻塞之程度及範圍而定。阻塞若發生在股動脈，進行性之血栓可繼續在遠端之動脈產生，更使側枝循環之產生發生負面之影響，故早期之使用肝素乃變得非常重要。

IV.　臨床症狀與物理檢查:

除如前所述之 5-p 外，病歷之詢問在診斷上有莫大之幫忙。通常症狀之發生皆非常突然，下肢皮膚之顏色變化亦非常快，先是蒼白接着便是發紫。若病人合併有心臟疾病如心房纖維性顫動、心肌梗塞，或主動脈瘤等則更可推斷是動脈栓塞。由心臟之聽診往往可得到很大之訊息。

V.　實驗室檢查:

血管照像固然可以作一確切之診斷，但限於時間之因素，有時必須緊急施行手術而無法做血管攝影。當然若有手術室血管攝影之設備則最爲理想。

VI.　治療:

分三階段進行:

(1)手術前準備: 先給予靜脈注射大量之肝素（5000–10000 單位），以預防次發性之遠端血管血栓。若在使用肝素期間病人症狀改善，亦可考慮延緩手術，繼續觀察一段時間，或許可以免除手術。

(2)手術治療: 可用局部或半身麻醉。若在下肢，可打開股動脈，向上及向下用 Fogarty Catheter 將血栓取出，此種 Catheter 必須連續使用抽拉數次以上才能將血栓完全去除。如何鑑定血栓是否完全去除之方法是血液回流之情形（backbleeding），若回流很好則代表遠端血管已無大量之血栓，若無良好之回流則意味需進一步設法將血栓取出或代表可能失敗。

⑶手術後照顧：因手術後之血管容易再度阻塞，故仍需足量之肝素來維持血管之暢通，手術後須常用摸脈搏之方式，或用 Doppler 超音波偵測血流之方法檢定血管是否繼續通暢，若在不斷的追蹤中發現血管再度阻塞則須第二次再行血栓去除術。

第五節　柏格氏（Buerger's）病

I. 歷史背景：

柏格在 1980 年第一次使用 Thromboangitis obliterans （阻塞性血栓血管炎）來形容此病，因對此病有詳細之描述，故被後人用他自己的名字來命名。此病是否為一獨立之疾病現尚有爭議，因為有人發現血管之動脈硬化亦可造成類似之情況，故亦有人認為此病僅是一種提早發生的動脈硬化而已。

II. 發生率及病因：

最常發生在 20～40 歲之男性（女性只佔 5～10%）。這些病人絕大多數每天皆有抽一包香煙以上之習慣。為何抽煙之病人易罹患此病？目前尚無直接之證據顯示其間的關係。

III. 病理學：

最主要的病變是血管發炎。動脈本身之發炎之外，其週圍之靜脈及神經亦可受到波及。受到影響之動脈與一般之動脈硬化不同，易受侵犯之動脈皆為較小的動脈，而且其侵犯之範圍皆為一段，而非一點。在下肢時，通常發生在膝膕動脈以下，往下延伸到足部之動脈，就如同前述之糖尿病病患之下肢血管病變之部位一樣。在上肢亦可發生此病，但動脈硬化及糖尿病之血管病變在上肢發生的機會就很少了。

在疾病之早期，常有遷移性之靜脈炎 (migratory phlebitis)，這種靜脈炎都是表淺性的。

疾病處之動脈內壁皆有增生之現象，但未有脂肪沉積及鈣化之現象。血管內有血栓之現象。疾病發生後 10 年內約有20～30％之肢體須被截肢。

IV. 臨床徵候:

(1)表淺靜脈炎: 往往在診斷確定前一年便發生，有遷移性，時好時壞。

(2)間歇性跛行: 疼痛多半發生在足部而非小腿或大腿，此乃與其侵犯較小的血管有關。

(3)營養變化與壞死: 營養變化源於缺血，與糖尿病足類似，壞死多發生於腳趾或手指，於趾尖開始潰爛乃至整個趾頭或指頭脫落。自然病人也會有靜止性缺血疼痛之現象。

(4)物理檢查: 病人之脛前與脛後動脈脈搏無法摸到，尤其是在兩側下肢皆無法摸到脛後動脈之脈搏時更應警覺有此病之可能。膝膕動脈在此病之初期通常都是正常的。長期缺血之結果使毛髮脫落、皮膚萎縮及指甲易碎。 肢體垂下時皮膚會泛紅。 有時下肢會腫脹， 原因乃是因爲病人爲求解除痛苦而經常將下肢垂下，因此影響靜脈回流之故。此外尚可發現表淺靜脈炎。

(5)實驗室檢查: 動脈攝影是最有力之診斷工具，而且其發現往往是典型的。典型之發現是大血管完全正常，往下看到脛動脈時會發現突然開始阻塞，並有許多側枝循環生出，形狀就如同樹根一樣。

(6)診斷：診斷之依據主要是其年齡、性別、抽煙之病史，血管攝影之結果，脈搏之測定，超音波血流之測定，並應去除血管栓塞，糖尿病之可能性，然後應不難有個確實之術前診斷，但若能將動脈血管做切片檢查則更可斷定此診斷，但並非完全實際。

(7)治療：

1.戒煙：爲絕對必要，但有時無法做到。甚至於有的病人在手腳之趾（指）頭皆喪失之情況下，仍要求別人幫他點煙。

2.交感神經切除術：大約在50%之病人有良好之效果，故亦非絕對必須之治療。

3.若上部較大血管亦有動脈硬化造成之阻塞，則應進行血管繞道手術，但對下部已經病變之小血管進行繞道手術則無任何效果。

4.足部護理：爲非常重要之治療。勿隨意自行切除雞眼或繭，亦勿穿太小之鞋子。

5.截肢：若壞死僅限於趾頭而無足部靜止性疼痛之現象時，不應隨意截肢，因側枝循環仍可生出，改善足部之循環。若需截肢時，通常膝下截肢應該就已經足夠。

6.血管擴張劑：不論是口服的或動脈注射（如reserpine）皆無眞正之效果。

(8)預後：如前述 10 年內需截肢之比例爲20～30%。若病人不再抽煙則預後會較佳。病人發生其他心臟血管疾病因而導致死亡之機會較正常人大約三倍。

第六節　動脈外傷

I. 歷史背景：

動脈外傷之修補與受傷後之時間有很大的關係，在第一次及第二次世界大戰時，動脈受傷皆遭到被結紮之命運，故有半數之病人被截肢。直到韓戰之時（1952年），由於傷患後送經由直昇機之協助所需之時間大爲縮短外，抗生素之發明，與血管器械之進步等因素，使得血管之修補在韓戰時成爲一例行之手術，因而救治了不少傷患。

II. 病因:

最常見之原因是穿透傷，動脈被部分或全部斷裂；其次是非穿透傷，亦即骨折之碎片或尖銳之斷面將動脈割傷。

III. 病理學:

主要分成兩種：橫斷或撕裂傷。有時因外在之挫傷亦可將動脈造成挫傷因而形成血栓阻塞。通常由刀子造成之切傷對動脈管壁之傷害僅及切傷處，因此傷害之範圍最小。子彈，尤其是高速子彈，使血管造成之創傷就大多了，其對其他的組織傷害也是一樣的。

當肢體受到强大外力所造成之挫傷時，除了血管可受到挫傷之外，其他組織也可失夫，造成血管修補時之困難。

IV. 病理生理學:

如前所述，動脈創傷是一種急性動脈阻塞的情況，故側枝循環來不及生出，其遠端缺血之情況就較爲嚴重，而且時間的因素就更爲重要。一般而言，在受傷 6 至 8 小時內將受創之動脈接通可有90％之成功率。若受傷超過 12 小時以後才接血管則成功率降到50％。

V. 臨床徵候:

病人若有嚴重出血，則往往在到醫院時已有嚴重休克的現象。若病人遭受的是殺傷，則必有刀口可尋，但有時診斷並非很單純,必須由刀口之部位與其方向及深度來判斷是否有可能傷及大動脈，傷口不流血並不代表動脈未受傷，因爲動脈割傷處可以凝血不再出血，但遠端肢體則呈現缺血之現象，故觀察遠端肢體是否仍有脈搏是很重要的。

其次傷口之深度必須探測才可得知。若病人受的是車禍傷，則主要的症狀是骨折，骨折之後若發生遠端肢體缺血的現象時同樣亦須警覺動脈受傷之可能。動脈不論是被撕裂，被橫斷，或僅是因為受挫傷而痙攣皆會產生急性動脈阻塞之症狀，亦即 5-p。在該 5-p 之症狀中最重要的是神經缺血所引起，但在創傷的病例中亦需留意神經本身受創傷之可能性，故鑑別診斷必須包含神經受傷在內。若動脈創傷被懷疑時，應進一步做動脈攝影，因為動脈攝影可以顯示受傷部位，對手術治療之成功與否至為重要。但若情況緊急不宜躭誤時亦可直接手術不做血管攝影。

VI. 治療:

手術前必須確定有足夠之血源以備繼續不斷之出血，有時病人來醫院時已呈休克狀態，必須用壓迫的方式先將出血停止，再給予足夠量的血液，治療休克狀態後再行手術。

手術方法有修補與結紮兩種方式。若受傷之動脈並不重要可用結紮方法止血，比如橈骨動脈出血，可先壓迫一段時間後觀察手部有無缺血情形，若不呈現缺血現象則可直接結紮而不必加以修補。

動脈之修補必須十分小心，因修補之技術與成功率有很大的關係。手術傷口切開後將受傷兩端之動脈分離出來，以非傷害性之血管鉗（atraumatic clamps）將它們夾住，縫線一般採用單股之合成縫線如 polyprolylene 等，因為單股縫線較不易引起針孔之出血。若動脈之創傷是刀片割斷的，則僅須將兩端之斷裂口稍加修飾便可重新接合，但若血管斷裂是子彈傷或其他挫傷，則必須將斷裂兩側之動脈端切除至少 2～4 公分，以確保壞死之組織被除掉。接合的方法可用直接端──端（end-to-end）方式（如圖 25-6），亦可在長度切除太多而無法做「端──端」吻合時使用一截自身之大隱靜脈或一截人工血管將兩側斷端相連。 若傷口是污染傷口而有可能發炎時, 則應做擴創術, 並將修補過的動脈用週圍之組織儘量覆蓋起來使不致露在外面, 再讓外面傷口打開, 等到4～7天以後再關起來。 有時血管無組織可以覆蓋時便可能要勞動整型外科醫師做皮瓣 (skin flap) 將動脈掩蓋起來。 萬不得已必須將重要動脈結紮時, 則應觀察其回流 (back bleeding)情形以決定肢體是否可能保存, 若回流 (亦卽由遠側斷端動脈來的出血) 情況良好則雖將近端結紮仍有可能保全該肢體。

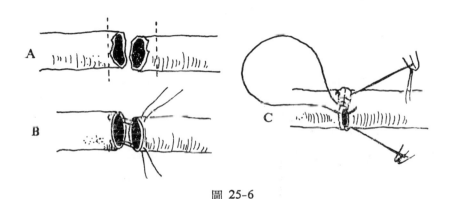

圖 25-6

VII. 手術後之照顧:

除了外傷之一般照顧外, 動脈接合手術後仍應十分小心。骨骼之固定必須穩定, 不要放在造成動脈張力增加的位置。手術後給予之抗凝血劑如 heparin 之效果並不明顯, 效果亦未被完全肯定。開放性之傷口必須要注意換藥時之清潔, 儘量減少細菌滋長之機會, 因為傷口發炎可導致脗合處破裂及大出血之現象, 甚至在未及時察覺之前對生命構成威脅。

VIII. 預後:

與缺血時間有關, 若動脈修補未超過6小時則日後功能之恢復往往可達100％。但若肌肉已經發生缺血及壞死，則將來卽使保全這肢體，但其功能亦無法完全恢復。

第七節　外傷性動靜脈瘻管

I. 歷史背景:

在 1764 年 William Hunter 首先提出這個疾病。那時之治療方法是將動脈結紮，結果往往導致肢體之壞疽。直到 1937 年 Holman 才眞正詳細地描述此病之不正常生理現象。

II. 病因及病理學:

通常由貫穿傷引起，因動靜脈之位置相當接近，故若兩者在同一貫穿傷後發生連接時便可能馬上產生一瘻管。貫穿傷可由外來之利器所致，亦可因爲骨折時被銳利之骨頭穿透而成。由於動靜脈相連，動脈之阻力大爲減少，收縮壓及舒張壓因此減低，心輪出量相對地增加；但過些時日，由於代償作用的關係，血量增加，收縮壓增加，舒張壓並不增高，造成類似先天性動脈導管開放症一樣的症狀。久而久

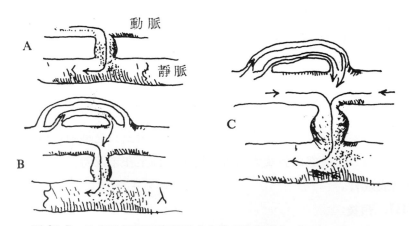

圖 25-7　外傷性動靜脈瘻管形成之程序及其變化（由A→B→C）

之瘻管附近之側枝血管生出，使瘻管之血流量更大，動脈及靜脈皆增大。若瘻管血流高到相當之程度便可增加心臟負擔，最後造成心臟衰竭（圖25-7）。

III. 臨床徵候：

病人常常沒有明顯之症狀，受傷時之出血可能不多，等瘻管形成後亦不會有特殊之感覺。在有些病人，由於靜脈血流增加的關係，表淺靜脈會發生曲張現象，但因一般多發生在深靜脈，故靜脈曲張之現象也不一定十分明顯。若沒有正確之診斷而盲目地將靜脈曲張去除便導致錯誤的治療。物理檢查時會發現有震顫（thrill）之感覺，聽診結果可發現有連續性雜音，就如同 PDA 之機械性雜音一樣。若能摸到震顫或聽到雜音（bruit），則此診斷大概就沒有問題了。另一項物理檢查之發現則是 Branham's sign。它的做法是將瘻管處用手用力壓住，若因此而心跳速度減慢則代表是正反應。此試驗之原理在壓迫瘻管後增加週邊血管阻力，經由神經反射的關係造成心跳變慢的現象。動脈攝影可以看到靜脈早期顯影。

IV. 治療：

過去之治療方法是等待 2～3 個月，等側枝循環已形成之後將動脈施行結紮，但仍有半數之病人會發生運動性缺血。目前之治療方法則是將受傷之動脈與靜脈分別修補，故不必等待數月之後再行手術。近年由於放射科學之進步，已有人嘗試用栓子經過導管放在瘻管之部位將瘻管阻塞。

V. 預後：

手術治療之效果通常非常良好，而且也很少有再發之可能，此乃與先天性動靜脈瘻管之主要不同點。

第八節 先天性動靜脈瘻管

I. 病因與病理學:

乃血管發育時未能正確分化所造成的問題。它的程度由輕微的葡萄酒 (port wine) 狀皮膚血管瘤到肢體極度之肥大不等。它所影響的血管包含動脈,微血管及靜脈。它常合併有血管瘤,而瘻管只是蘊藏在其中之不正常結構而已。由於血流增加的關係,肢體會隨年齡增長而逐漸肥大,而且較諸另一側者來得長。

II. 臨床徵候:

通常無特殊症狀,最先被發現時的陳述都是覺得某一肢體較粗大,同時有表淺靜脈曲張之現象。當然此症亦可生在臉部或身上其他部位,造成臉部極不協調的腫大與外型之變化。有時表面並無明顯的變化而是在拔牙之後發覺流血不止時,才知道在臉頰部位有動靜脈瘻管。物理檢查若發現可摸到震顫或聽到雜音便可確定此診斷。有時病人自己亦可感覺到震顫。皮膚表面常有類似紅葡萄酒染色之表淺血管瘤,合併有皮下甚或更深層之海棉竇狀血管瘤 (cavernous hemangioma)。動脈攝影可發現有血管瘤之存在,至於真正動靜脈相連之處則往往並不易指出。動靜脈瘻管之發生亦可在脊髓及腦部等神經組織,但不在此討論。

III. 治療:

保守療法爲主。因爲先天性動靜脈瘻管甚少造成心臟衰竭,故只要不影響功能或造成危險則忌諱手術切除。若長在表皮易出血之部位,或長在肢體易造成畸型之部位,才須考慮手術。爲何如此保守之原因是手術治療甚少有成功者。手術包含將動靜脈相連處分開或整個切除。由於這種畸型皆非單一瘻管,而且真正瘻管之部位無法由動脈攝影清楚指示出來，故手術幾乎無法將動靜脈眞正相連處分開，卽使能夠切開但過些時日後週圍之側枝循環很快地又會將兩者連通，再度形成瘻管。至於整體切除也常失敗，因爲它常長在組織深層，常深入肌肉之中，甚至可能長入骨骼，使手術切除變成不可能。近年來有些病例可用放射科動脈栓塞法治療成功或改善症狀。其方法是多次用 Gelfoam 或 Microsphere 經由導管打入瘻管部位將病灶血管栓塞，經由數次以上之栓塞，症狀可獲得部分或全部之改善。此法最適用於不易手術之部位如臀部、頭部、頸部，甚至四肢及腦部等。

第九節　胸廓出口綜合病徵 (Thoracic Outlet Syndrome)

此病之意思卽是在第一肋骨及鎖骨之間的臂神經叢，鎖骨下動脈，或鎖骨下靜脈受到壓迫導致神經或血管之症狀。其主要呈現的是三者之中之某一或全部之症狀，故稱爲綜合病徵。

I. 歷史背景:

Murphy 在 1905 年首次報告成功地將頸肋 (cervical rib) 切除以解除病人鎖骨下動脈受壓迫之症狀。Halsted 在 1916 年報告了 500 個病人其症狀是由頸肋引起。在 1927 年 Adson 與 Coffey 之報告中指稱前斜角肌 (scalenus anticus muscle) 亦可造成鎖骨下動脈之壓迫。Falconer 與 Weddell 在 1943 年更提出一套理論認爲第一肋骨與鎖骨之間可造成前述神經血管之壓迫，故又稱爲肋骨鎖骨綜合病徵 (costo-clavicular syndrome)。在 1945 年 Wright 由病人檢查之觀察中發現將病人上肢極度外展 (hyperabduction) 可引起壓迫症狀，故又稱爲 Hyperabduction syndrome。

II. 解剖學:

鎖骨下動脈由胸廓出來時是在前斜角肌與中斜角肌之間的第一肋骨上方通過的。接着該動脈在鎖骨之下緣繼續行走直到上肢。鎖骨下靜脈之走向與動脈類似，惟一不同點是靜脈走在前斜角肌之前。至於臂神經叢之走法則與動脈相似。

容易遭到壓迫之部位是前斜角肌與中斜角肌之間。另外在鎖骨及第一肋骨之狹窄空間之中亦是易受壓迫之位置。此外在腋窩部位，小胸肌附着於肱骨喙突 (corocoid process) 之處亦可能將腋窩動脈壓迫，尤其當手臂極度外展之時。頸肋之存在是極易造成血管與神經壓迫的，它起源於第七頸椎而與第一肋骨相連。

III. 病因:

大約有10％具有頸肋之病人會發生此病。此病極少在孩童發生，可見其與肌肉之發育有關。有些病人的第一肋骨特別寬大是可能造成問題的原因；亦有些病人是因爲前斜角肌特別粗大而致。另有一種頸子細長瘦弱之女人，由於頭頸部結構之異常而導致此症。

IV. 病理學:

若臂神經叢被壓迫，則可導致疼痛、感覺異常與麻木之感覺。程度嚴重者可有肌肉無力、萎縮及麻痺之現象。壓迫動脈之結果包含運動性缺血疼痛，皮膚發白，與皮膚溫度降低等現象。有些動脈壓迫之結果變成類似 Raynaud's 現象一樣的血管收縮。至於壓迫到靜脈的結果則是上肢之靜脈充血、曲張，及上肢腫脹等，有時可引起靜脈血栓及阻塞。

V. 臨床徵候:

依神經、動脈與靜脈何者受到壓迫而定。其引起之症狀也在病理學中解釋。物理檢查是很重要的。除肌肉因長期神經壓迫而導致的萎縮外，若發現同時有血管壓迫之現象時則更有診斷價值。由摸橈動脈

脈搏的方法可以測定是否動脈受到壓迫。Adson 氏手法（maneuver）
（圖25-8）即令病人坐好雙手放在膝上，深吸氣，將頭後仰，同時將
下巴用力轉向患側，若在鎖骨上方可以聽到 bruit 雜音即代表鎖骨下
動脈受到壓迫，由脈搏之測定發現此時脈搏消失亦可知動脈受到壓迫。
有時脈搏在頭轉到對側才會消失，亦有時在將手抬至頭以上之部位極
度外展而脈搏消失，這些都是偵測動脈是否遭到壓迫的方法。需要注
意的是在正常人中亦有些在做這些試驗時會有正反應，故不能因為試
驗得正反應便斷定病人患有此症。

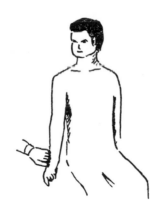

圖 25-8　圖示 Adson 測試右側胸廓外口綜合病徵之方法

VI. 實驗室檢查:

　(1)胸部及頸椎照像: 可發現頸肋或其他肋骨之不正常。

　(2)動脈攝影: 可發現鎖骨下動脈內膜不光滑，狹窄或動脈瘤。在
靜脈之問題時可見靜脈受外在之壓迫。

　(3)神經傳導速度之檢查及肌電圖可知神經是否有受損。

VII. 診斷:

　　由於神經之壓迫主要在較低部位之神經叢（亦即 C_8-T_1），故若尺神經（ulnar nerve）之傳導速度減慢常可診斷此症。加上物理檢查發現血管壓迫之現象存在，則更可診斷此症之存在。鑑別診斷則包含有頸椎關節炎，神經或脊髓腫瘤等，故診斷上必須十分小心才行。

VIII. 治療：

　　⑴動脈：若單純動脈阻塞而無運動性缺血之症狀時，可不必手術。若造成斷續之栓塞時，應手術將第一肋骨切除，有時甚至須將阻塞部位切除換以自身之血管。

　　⑵靜脈：由於靜脈極易受外力壓迫，故手術較困難。除了切除第一肋骨之外，有時須將鎖骨之內側一半切除以達到真正解除壓力之效果。若已有靜脈血栓則應行血栓去除術。

　　⑶神經：應先鼓勵運動以加強肩部肌肉之力量。若仍然無法改善才考慮手術。

　　手術治療以切除頸肋及第一肋骨為主，一般認為最好的方法是經由腋窩切除，因為此種切口有很好的視野，可以輕易地將肋骨切除，而且外觀方面亦不受影響。手術中同時將前斜角肌切斷。

IX. 預後：

　　動脈壓迫時手術治療之效果較佳。但靜脈與神經受壓迫時之手術治療效果則因人而異了。

第十節　頸動脈阻塞性疾病

　　Savory 在 1856 年即已知腦中風與頸動脈之關係，但一直未有人在往後的數十年中注意這件事。直到腦血管攝影的安全性提高之後，Fischer 終於有正式的報告（1951 年）稱中風與顱外血管有密切的關係。以後陸續有此症手術治療（血管內膜切除術）之報告。由於對手術效果之存疑，1961年起在美國由數大學之合作進行一項聯合研究計畫，探討頸動脈狹窄導致中風之發生率，並探討手術之適應症、禁忌症，及外科治療所可能發生的危險等。經由11,000病例之研究，制訂出一套原則出來給日後之醫學界當作指針。

I. 病因及病理學：

頸動脈發生動脈硬化以致於狹窄及阻塞乃其主因。動脈硬化好發生內外頸動脈分枝處，並常有動脈壁內出血之現象，導致粥狀硬塊（atheroma plaque）鬆動、剝落及易碎等。剝落之碎片可隨血液上昇至腦部造成中風。中風現象之發生可能是粥狀硬塊造成之腦栓塞，也可能是因為頸動脈阻塞本身所致。所幸粥狀硬塊絕大多數皆發生在頸動脈內外分枝處，而且其侵犯內頸動脈之距離也不超過分枝處以上 1～2 公分處，故手術治療才屬可能。當一側頸動脈發生阻塞時並不一定會造成中風，因為若是腦部側枝循環良好，有 Circle of Willis 將兩側血管交通良好，則一側阻塞時未必造成嚴重之中風。

II. 臨床徵候：

(1)中風：中風發生時，同側變盲目而對側發生半身不遂（hemiplegia）。說話功能之影響視何側主管語言而定，慣用右手者則左側主管語言，若左側頸動脈發生阻塞時則可能導致失語症（aphasia）。

(2)暫時性腦缺血（transient ischemic attack）（或 TIA）：為短暫的單肢麻痺（monoplegia）或半身麻痺，單側失明或失語等。持續時間由數分鐘至數小時不等，恢復時就如同正常人一樣。它潛在的危險是中風之機會很高，據統計由於頸動脈阻塞造成中風之病人，75％在中風發生前皆有 TIA 之症狀。若侵犯之血管為脊椎——基底動脈（vertebral-basilar）系統，則 TIA 之發生症狀往往是兩側的，而且往往有一邊較為嚴重，另一邊則較輕，並且有耳鳴、頭暈眩、複視，及言語不清之症狀。

⑶鎖骨下動脈偷血症（subclavian steal syndrome）：鎖骨下動脈在脊椎動脈分枝處發生狹窄（左側較常見）時，可導致運動時因該側上肢需血量增加，而將該側脊椎動脈之血倒流回上肢，而造成腦部血液被偷取而呈現不足之現象。

III. 物理檢查：

由頸動脈脈搏之是否存在來決定頸動脈是否有狹窄是相當不可靠的。頸動脈脈搏喪失的情形僅在頸動脈與鎖骨下動脈之間之狹窄時發生。若在一般最常發生的內頸動脈處狹窄之病人頸部作觸診的話，多半無法發現異樣，因為頸動脈分枝處位置很高，而且內頸與外頸動脈亦因特別靠近的關係，無法由外面的觸診加以區別，故多數之病人由觸診是無法診斷出來的。然而聽診却對此病之診斷有很大的幫忙。聽診可發現有雜音（bruit），一般皆在頸部較高處接近胸鎖乳突肌之前緣聽到，由雜音之存在可以診斷出一半患有此病的人。眼球動態壓力（ophthalmodynamometry）之測定對此病之診斷亦有很大的幫忙，因為頸動脈阻塞時，同側之視網膜血管壓力亦會降低，由兩側眼球動態壓力之比較，可以判斷壓力低的一方是頸動脈有問題的一側。

IV. 診斷：

因腦缺血之原因很多，故使得鑑別診斷非常複雜。由於其他原因造成腦缺血的疾病有心肌梗塞、心臟節律不整、心臟傳導阻滯、美尼爾氏病，以及糖尿病酮中毒及血糖過低等。最終之診斷依據是頸動脈攝影。然而頸動脈攝影具有危險性，尤其在頸動脈已經不好的病人，其危險性往往高達0.5～1.0%。單純靠雜音來診斷是不可靠的，因為心臟的問題如主動脈狹窄等亦可引起頸部之雜音，故若聽到病人頸部有雜音時必須同時聽病人心臟，若心臟亦有雜音則必須做進一步之檢查。頸動脈之超音波掃瞄與眼球壓力測定等皆爲輔助之檢查工具，常常有很大的幫忙。

V. 治療：

外科治療之目的在預防中風之發生，尤其在已有 TIA 之病人，手術更是刻不容緩。一旦病人已經發生急性中風時再施行手術，則其危險性往往高過內科療法。如前所述，內頸動脈之阻塞通常不超過其分枝處以上 1～2 公分。大約只有10％之病人其狹窄之程度超過其起始處 2～3 公分。病人若發生急性中風，則手術應在 6 小時之內或數週後進行。在 6 小時以內將內頸動脈接通常可得很好之效果，但若超過 6 小時，則雖然接通內頸動脈可得暫時性之改善，但很可能接著便發生缺血部位之腦組織出血之情形導致症狀惡化或甚至於死亡。故手術若無法在 6 小時內進行則應延至數週之後，若腦中風是由於粥狀硬塊潰瘍掉下來的碎片造成，則其阻塞之血管是腦內之小血管，此時亦不宜立卽手術，否則手術時暫時性之缺血會對已缺血之腦組織造成更大之傷害。若病人在中風以後所造成之神經麻痺症狀代表腦部一側整個半球之梗塞，則手術效果不佳。在頸動脈施行內膜切除術（endarterectomy）後再發生狹窄之機會很少。

頸動脈手術之切口一般採用沿著胸鎖乳突肌前緣之方式，切開platysma 後卽達胸鎖乳突肌，將該肌肉往後剝便可達到頸動脈，在此須要注意的是併行的迷走神經（vagus nerve）。將頸動脈往上往下分離。往上當分到顏面靜脈（facial vein）時卽可達頸內外動脈分枝處。繼續把內外頸動脈分離。在內頸動脈往上分離時須注意舌下神經（hypoglossal nerve），避免傷及該神經。在分離頸總動脈分枝處前宜用 Xylocaine 注射於分枝處（亦卽 carotid sinus nerve所在部位），以免因刺激的關係引起迷走神經之反射及心臟速率減低之情形。將頸總動脈縱切，往上延伸到內頸動脈，將血管內膜小心地與中外膜分離出來，往上及往下剝離，此時須注意的是切忌進入中外膜兩層之間以免管壁變的太薄。將內膜切除後若遠端仍有浮起之粗糙面則應以細的縫線將之固定，以免造成血管血栓之形成及阻塞之發生。在進行此內膜切除術之前對是否須用人工導管分流頸動脈血液應作愼重考慮。一般而言若將頸動脈夾住後其遠端之壓力 (stump pressure)（圖 25-9），若超過25mmHg以上則發生腦缺血之機會便很少了，但若不及25mmHg則代表腦部兩側半球之間之側枝循環不足，在進行內膜切除術時可能導致該側腦缺血及中風，此時使用人工導管來維持該側腦血流之步驟便顯得重要而不可避免。有些人用局部麻醉之方法來進行手術，其目的亦無非是希望在手術中，將頸動脈夾住時觀察病人之意識及神經狀態以決定是否需用分流導管。手術之技巧如圖 25-10 中所示。

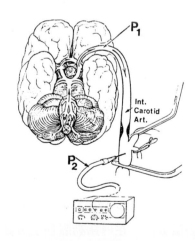

圖 25-9　頸動脈遠端壓力之測定在決定是否使用分流管方面
　　　　是一有價值之參考資料，若壓力在 25mmHg 以下
　　　　，則應使用分流管來進行內膜切除術。

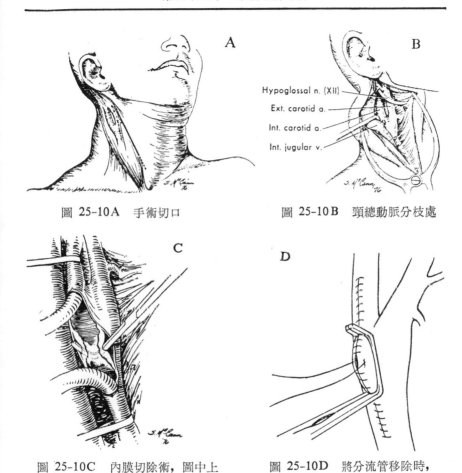

圖 25-10A　手術切口　　　　　　圖 25-10B　頸總動脈分枝處

圖 25-10C　內膜切除術，圖中上　　　圖 25-10D　將分流管移除時，
下之管子爲分流管。　　　　　　　　　　　　　用血管夾將未完成
　　　　　　　　　　　　　　　　　　　　　　　縫合部位夾住並完
　　　　　　　　　　　　　　　　　　　　　　　全縫合。

第十一節　雷諾氏病（Raynaud's Disease）

　　它是在 1862 年由 Maurice Raynaud 提出的一種血管（尤指上肢）間斷性收縮造成的一種病症。它本身並無血管永久性之阻塞，只

是間歇性的痙攣而已。後來發現很多其他的疾病亦可造成此現象，故將有原因的這種病稱爲 Raynaud's phenomenon。它造成血管痙攣的時機通常是在接觸到冷溫度或遭遇情緒壓抑 (emotional stress) 時。它有它特殊的一連串皮膚的顏色變化，亦卽先是蒼白 (pallor)，再是發疳 (cyanosis)，恢復時又變成泛紅 (rubor)。可能造成 Raynaud's phenomenon 之因素有 Buerger's 病，硬皮症 (scleroderma)，頸肋 (cervical rib)，及其他胸廓外口症狀羣 (thoracic outlet syndrome) 等。有時系統性之疾病如 Periarteritis nodosa、硬皮症、及 SLE 等亦可發生。故在診斷此病時須同時考慮該病人是否有其他上述之疾病。

I. 病因：

眞正的雷諾氏病之病因不得而知，目前只知它常侵犯女性（女男之比爲 5 比 1），而患病年齡多在 40 歲以前。

II. 病理學：

血管收縮之部位在小動脈 (arteriole)。在嚴重收縮時，因皮膚缺血造成蒼白色，當收縮較緩和時則開始有部分血流流經皮膚，但因流動很慢故呈現發疳現象；但若痙攣解除則會發生反應性充血 (reactive hyperemia) 造成泛紅之現象。爲何皮內之小動脈如此容易發生痙攣，目前尚無法瞭解。它可能是小動脈本身過於敏感，也可能因爲交感神經過度興奮所致。多數之病人其侵犯是兩側上肢同時的。此病發生久了以後會造成皮膚之營養改變，尤其典型的是 Sclerodactylia, 病人指頭呈現光亮如硬皮症，發生在其他部位之形狀類似。

III. 臨床徵候：

病人爲年輕女性，對冷特別敏感，在情緒壓力下較易發生，皮膚顏色之變化如前所述，有時指頭會有感覺異常或疼痛之現象。

物理檢查在早期可能外觀無多大變化，但長期下來則有營養變化，缺血性之營養變化較大代表此症之嚴重程度。最重要的是觀察它對冷的反應。若將手暴露在冷的溫度下再恢復常溫，而手的顏色有前述之 pallor-cyanosis-rubor 之變化，則無疑地病人患有此症，雖然到底它是原發的或續發的仍然無法區分。有時指尖會發生潰瘍。

動脈攝影對診斷有相當之幫忙，尤其是將手暴露在冷的溫度下來觀察血管之收縮與放鬆情形時爲然。一旦診斷確定，下一步將排除其他疾病之可能，如硬皮症可用食道運動功能測定來早期診斷。其他如 SLE 等可用血液檢查的方式來診斷。以 Mayo Clinic 之標準而言，Raynaud's disease 之診斷在前兩年之內只能稱爲臆斷，若在兩年之內無法發現其他的有關疾病才能將此現象稱做這種病。

IV. 治療：

最重要是不要將手暴露於冷的溫度並避免情緒壓力。抽菸最好能夠避免。一般常用的血管擴張劑被認爲無多大作用。近年來有人使用 Nethyldopa 初步認定有些許效果。定期動脈注射 Reserpine 可能有效。至於 Prostaglandine 亦有人將它使用於此病之治療，而其效果亦漸被肯定。頸交感神經節切除術之效果在手術之後通常很好，但再犯之機會很高，故一般將此法留在最後不得已時才使用，亦即當藥物及保守療法皆無效而手指已快潰瘍時才行手術切除頸部 T_1, T_2, T_3 交感神經節。一般較爲多數人採用的手術方法是由背後做切除手術，由背後將病人第 2 及第 3 肋骨切除，找到 T_1, T_2, T_3 交感神經節而將之切除；在分離神經節時須注意避免將胸部之肋膜打開，以免引起手術後之氣胸。

V. 預後：

多數病人症狀輕微而預後良好，但若此症是源於其他疾病如 Scleroderma 或 SLE 等，則預後就變得非常差了。

二、靜脈血管外科

張 一 方

第一節　靜脈系統之流體動力學

靜脈壁的結構不同於其並行之動脈。主要不同點爲(1)管壁厚度僅爲動脈的 1/3 至 1/10。(2)僅含有微許彈性組織。(3)靜脈壁中層完全爲肌肉層。(4)微靜脈沒有中層及平滑肌。(5)大靜脈有由膠原及彈原混織成的外層網狀結構。(6)四肢靜脈有瓣膜，以完成特定的功能。這些瓣膜是雙瓣的結構，以結締組織的骨架外覆以內皮細胞而成，用以維持單向血流，免得深部靜脈血逆流。

臨床上，膝以下是最易發生靜脈栓塞的地方。比目魚肌內的靜脈

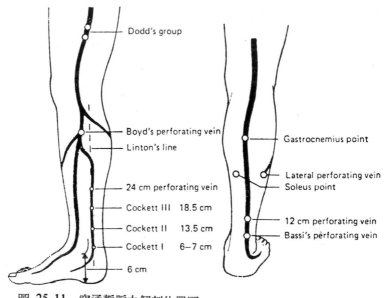

圖 25-11　穿通靜脈之解剖位置圖。
　　　　　爲最常見閉鎖不全的位置（摘自 May et al., 1981）

分佈如叢而無瓣膜，叫做比目魚竇，是靜膜栓塞最容易產生的地方。

　　穿通靜脈介於表淺靜脈與深部靜脈間，扮演橋樑的角色。大約有90 到 100 枝穿通靜脈，大多在膝以下，穿過深肌膜，連到深靜脈，具有大小隱靜脈相同的特點，瓣膜開口朝向深靜脈。穿通靜脈在下肢並非直接與大隱靜脈相通，而是與後弓靜脈相聯。大約有四處相當固定的相聯處（圖 25-11），當病變發生時，產生所謂栓塞後症狀羣。

I. 常壓與血流的關係

　　靜脈外壁含有大量膠原而缺乏彈性組織，所以比同樣截面積大小的動脈要來得硬，故而靜脈可以大量改變其容積而透壁壓力無甚變化。

　　另外一項特點是流量的可變性。靜脈流量可以從極大變到完全靜止。體位、活動程度、血管的血量及體溫都可以影響到靜脈流量。唯其如此，靜脈流量是不可度量的，只有以靜脈壓力來作標準了。

II. 靜態靜脈壓

　　在靜水壓模型裏（如圖25-12），零點以下動靜脈各點壓力相同；

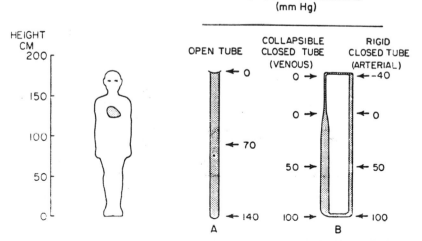

圖 25-12　靜水壓模型。直立假人，A為開放直管，B為封閉系統，平行直管。

零點以上，動脈壓力為負。當我們觀察直立與平躺時的壓力可發現許多有趣的現象。(如圖 25-13)，"HIP" 位於橫膈之下，無論姿勢、位

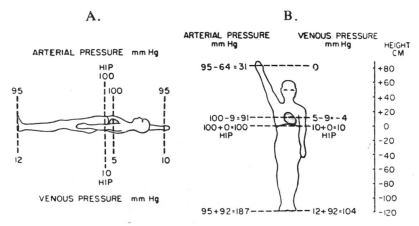

圖 25-13　血管內之壓力，於直立及平躺的正常人的量度　HIP 代表靜水壓恆定點，恰於橫膈之下。

置如何變化，其壓力保持不變。在足部，無論躺著或站著，動靜脈壓力差保持83毫米汞柱，但是上臂高舉，站著比躺著，其壓力差從85降至31毫米汞柱。在足部，儘管站立與躺著其動靜脈壓力差不變，站立時却有500毫升的血，由動脈移到靜脈去。由於重力的影響，足部的透壁壓力也大大的增加，因此水分被迫離開微血管而滲到組織間。為了防止腿腫，淋巴系統以及腓腸肌幫浦負責將水份繼續回送到循環中。

III. 運動時的壓力變化

　　動脈有慢性病變時，可比較患處遠端的壓力與正常值的差異而分辨。但是靜脈則不同。只有在腓腸肌幫浦活動時，才能因靜脈血流量、流速及流向的改變而偵測出來。肌幫浦有三大功能：降低靜脈壓、減低血量及增加血液回流。

　　靜立時，靜脈壓不變，一開始運動，就有絕大的變化（如圖

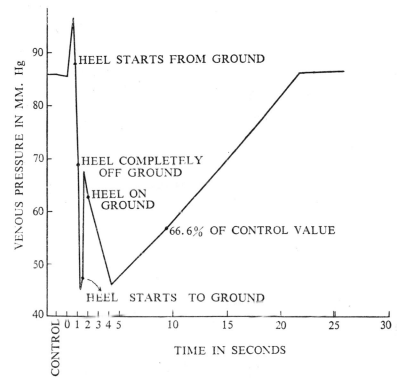

圖 25-14 單純的一次舉步時,足踝部位的大隱靜脈壓力變化。(摘
自 J. Appl Physicl 1: 649, 1949)

25-14)。 當運動時, 靜脈壓力平穩的維持在最低點而血量於運動之
始, 下降, 其後則隨動脈血流入而增加。若是靜脈瓣損壞, 則整個功
能將大大的損傷, 不能再維持遠端肢體的低值靜脈壓。

IV. 靜脈血流型

靜脈血流型受呼吸、右心前置壓、體位、肌幫浦及動脈血流等因
素影響。譬如股靜脈的血流(如圖 25-15), 於吸氣最高點時, 流速
最低, 而鎖骨下靜脈則恰好相反, 於吸氣最高點時, 流速最大。完整

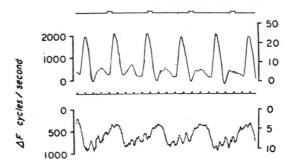

圖 25-15　平躺時，正常呼吸股動脈及靜脈之流速型之比較。
靜脈的流速型受呼吸引起的壓力變化影響。

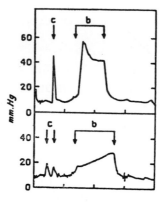

圖 25-16　咳嗽(c)效果及靜脈賣壓迫法(b)，於腸骨股靜脈處之
壓力記錄，其瓣膜完整。上圖爲瓣膜上端，下圖爲
瓣膜下端。（摘自 Lancet 1: 79, 1962）

的靜脈瓣可以防止血液逆流（如圖 25-16）。

V.　不正常壓力與流量

最常見的靜脈功能不全就是靜脈曲張及栓塞後症狀羣；原發性靜
脈曲張是家族性疾病，病變發生在大、小隱靜脈的終端瓣膜，致使深
靜脈血流逆流而入淺靜脈，時間愈久，淺靜脈瓣膜破壞愈多，亦有因

爲腓腸靜脈栓塞後，穿通枝靜脈瓣損毀而產生的靜脈曲張。以超音波探測很容易偵知瓣膜不全（如圖 25-17），靜脈曲張患者，平躺時血流向頭側流，而於腓腸肌舒張時，血向足部逆流。站立時，血流逆向足部，而走動時血流流向變化更大。

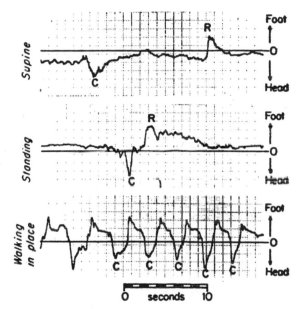

圖 25-17 原發性靜脈曲張患者之大隱靜脈血流速變化紀錄。
(C): 肌肉收縮。(R)肌肉舒張。

　　急性深部靜脈栓塞之預後受到兩大因素影響：①殘餘之靜脈阻塞之位置與大小。②膝以下，腓腸肌幫浦及靜脈瓣的狀態。下面四圖（25-18），顯示四種不同病變時，大隱靜脈的壓力變化。很明顯，即使是原發性靜脈曲張，足部大隱靜脈的壓力，都可以因運動而有不正常的變化，却沒有明顯的臨床症狀。膝下深靜脈及穿通靜脈的狀態是發生栓塞後症狀羣的重要因素。由於遠端靜脈瓣及穿通靜脈瓣的閉鎖不

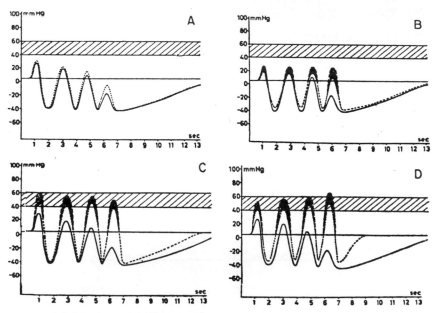

圖 25-18　足踝部位的大隱靜脈壓力變化，四次舉步運動，實
線代表正常反應。A. 原發性靜脈曲張，無潰瘍。
B. 靜脈曲張，踝部穿通枝不全，正常深靜脈，無
潰瘍。C. 靜脈曲張，踝部穿通枝不全，正常深靜
脈，有潰瘍。D. 靜脈曲張，踝部穿通枝不全，不
正常深靜脈，有潰瘍。

全，　造成異常的靜脈壓及血流，　該處皮膚潰瘍於焉產生，　尤其是運
動時，腓腸肌幫浦收縮加上靜脈瓣不全，下肢靜脈壓會極度增高。

　　　Browse 及 Burnand 醫師認為栓塞後症狀羣是由於深靜脈損傷
後產生高靜脈壓，而刺激下肢皮膚新生許多微血管，許多大分子如凝
血纖維元及凝血因子都由此滲出，再與組織因子結合成為凝血纖維，
若是不再溶解，則將形成障壁阻隔氧及養分而造成皮膚的壞死。

VI. 靜脈疾患的流體動力治療原則

　　　與動脈循環恰好相反，很少有簡單直接的治療法可以完全矯正靜

脈的流體動力學異常。因爲大部分的動脈疾患是進口阻塞而慢性靜脈功能不全，却少有單純的血流出口阻塞造成的。

有一種叫靜脈跛行性疼痛（venous claudication）的情形，倒是由單純的血流出口阻塞造成的，非常不容易由內科方法治療。它是由於慢性腸骨股靜脈阻塞造成，其腹股溝以下的股靜脈是完整暢通的；激烈運動後，大量的血液無法經由深靜脈宣洩，大腿極度腫脹疼痛，必需停止運動，休息15到30分鐘，方才足以消失漲痛。這種情況就可以用對側近端的大隱靜脈轉接到患側來矯治。

另外還有一些手術方法用來消除逆流並重建壓力——血流量的正常關係，將隨後論及。近年來，有些專家專注於近端表淺靜脈的瓣膜整形手術，以期增進或修補瓣膜的完整性。理論上，這個技巧的本身尚有待進一步的研究，蓋所謂的 Critical Valve 的界說不明，而且壓力——血流量型的改變並不單由瓣膜異常造成，肢體深靜脈異常亦是重要因素。其三無法得到客觀的證據，證明單由此手術而完全成功的例子。

目前對慢性功能不全最常用的治療方法，是使用彈性襪，利用外在的壓力來減少運動時產生的水腫。理論上說，彈性襪的壓力，在足踝部最大，往上逐漸減少其壓力。理想的壓力應是：站立時爲80～90 mmHg坐時 50～60mmHg,躺時爲 0 ，實際上，同一雙襪子是不可能達到這樣多的要求的。

提高患肢，超過心臟的水平，是消除症狀的標準方法。從生理學觀點看有三點理由： 1.將靜脈壓中，重力一項消除。2.加速水腫液的吸收。3.防止靜脈高壓。

對大部分慢性靜脈功能不全的患者，定時抬高患肢，加上彈性襪壓迫治療是目前最重要的治療方法。

VII. 結論

流體動力學的基本原理掌控了所有的臨床問題，本節所論，乃將數學物理的概念與靜脈疾患之病理生理，診斷與治療作一結合，以爲臨床思考及治療思維的總綱。

第二節　靜脈曲張、靜脈炎後症狀羣及慢性靜脈功能不全(Varicose Vein Postphlebitic Syndrome and Chronic Venous Insufficiency)

I. 下肢靜脈系統之解剖及生理

臨床上，下肢靜脈系分爲三部分，(1)深靜脈系(2)交通系(3)淺靜脈系。淺靜脈系包含大、小隱靜脈。大隱靜脈分佈於內踝、小腿內側直到鼠蹊。而小隱靜脈則分佈於小腿外側進入膝膕靜脈。深靜脈系包括腓腸肌內的無名靜脈、膝膕靜脈、股深及股淺靜脈以及腸骨靜脈。交通系則聯繫深淺靜脈系。有單向瓣膜存在，以導向血流由下而上，由淺而深返回心臟。

下肢靜脈的壓力來自三個部分；1.靜壓：由動脈進血造成，2.動壓：由腓腸肌幫浦形成。3.靜水壓：由重力形成。此其中靜壓效果最小，幾乎可以略而不計，動壓最受靜脈功能不全的影響，比目魚肌及腓腸肌裏，靜脈幫浦爲靜脈回流之匙。這兩塊肌肉裏的靜脈實不含瓣膜，但是當肌肉收縮時，會完全壓緊而將血液向前推進下肢的深靜脈後，血液就不會倒流了。很明顯的，所有下肢肌肉都含有相同的結構，將肌肉中的血趕入有瓣膜的靜脈裏。肌幫浦每收縮一次，可以將300ml 的血送入深靜脈裏。

表淺靜脈系則靠血管的肌肉層的張力來維持。靠著血管收縮及完整的瓣膜系統可以將血液送入深靜脈並防止逆流。

　　下肢靜水壓是由重力形成。當直立時，靜水壓由橫膈至量點的血柱重力構成，由圖 **25-19** 可以瞭解靜壓、動壓及靜水壓的關係。

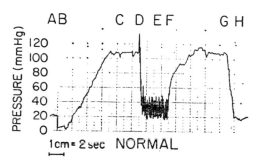

　　圖 25-19　正常人之足背靜脈壓力記錄。**A**．平躺。**B**．開始站立。**C**．站立不動。**D**．開始運動。**E**．重覆舉足。**F**．停止運動。**G**．開始平躺。**H**．平躺不動。

II. 病理及病因學

淺靜脈系：

　　原發性靜脈曲張多發生在大隱靜脈。小隱靜脈亦可能發生。雖然其有家族性，仍好發在以站立為業的人身上或是一些多產的婦人身上。

　　次發性靜脈曲張則發生在有深靜脈病變或是動靜瘻的患者身上。

交通系：

　　交通靜脈功能不全，可造成局部靜脈曲張，或是合併淺或深靜脈功能不全。深靜脈高壓可造成此系統功能不全。

深靜脈系：

　　多由於深靜脈栓塞造成病變。譬如腸骨股靜脈阻塞而致下肢靜脈出口阻力增加，而致下肢靜脈高壓及靜脈瓣膜閉鎖不全，或是沾黏而無法防止血液逆流而致一連串的病變。

　　此三系統的病變是息息相關，很難獨立而不相干的，而每個系統的疾患却需以不同的模式來治療。

III. 評估技術

⑴足踝壓力量度法 (Ankle pressure manometry)

這是一種侵犯性的方法來評估靜脈系的流體動力學狀態。以頭皮針注入足背靜脈，固定後與壓力紀錄儀接聯，就可以量度足背靜脈的壓力變化（圖25-20）。正常平躺的壓力是 5～10mmHg，如果站立的話，需要 20 秒以上方才可以達到基線壓力，提起足跟，則先有 5～10mmHg 增壓，繼續足跟提起放下的動作，其壓力快速降落50%以上。這是由於肌幫浦的作用。足跟落回平地，20秒後壓力才會再回到基線（如圖 25-19）。

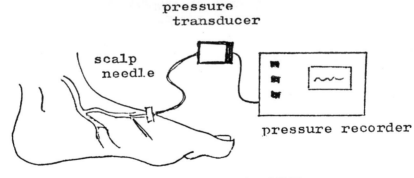

圖 25-20   足踝靜脈壓力量度裝置

靜脈功能不全而無阻塞的情況下，平躺壓力完全正常，但直立昇降非常快（小於 20 秒），基線壓力正常，但是提足跟運動時，其減壓則小於50%，於是足落回平地靜止後；其回復基線壓力的時間小於20秒（圖 25-21）。

若是有一段靜脈阻塞，則平躺壓力將稍為升高，瓣膜愈不全，站立升壓愈快。若是阻塞加上瓣膜完整的話，則運動時壓力有時反而會

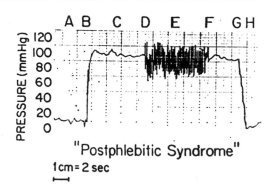

圖 25-21　靜脈炎後症狀羣患者的足背靜脈壓力變化

增加。

淺靜脈功能不全時，平躺壓力正常，站立昇壓極為快速，但於大隱靜脈近端紮上止血帶，則直立升壓間復正常。若深靜脈正常，則運動降壓正常，停止運動後壓力迅速回到基線，若是紮上止血帶於大隱靜脈近端，則其回復基線壓力的時間恢復正常。

交通枝不健全，亦同樣可造成快速站立昇壓，但却無法以止血帶矯正。運動降壓正常但是復原時間短，且無法以止血帶矯正（如圖25-22）。

⑵光容變記錄術 (Photoplethysmography)

光容變記錄器（PPG）是一種非侵犯性儀器，可以記錄組織裏的血流變化。其包含一個光發射體及一個探頭，用來偵知並紀錄反射光的強度，組織的吸光性是一個常數，當皮膚的血流增加，其吸光性增強，因而產生信號的變化，被記錄下來。PPG 的探頭針置於小腿肌腹的皮膚上，當足部上下運動時，啓動肌幫浦，而減少皮膚的血流，於同時即可記下光反射的強度，停止運動，血流回到皮膚，回到基線，同樣的由 PPG 紀錄下來。快速的復原時間，但可以用止血帶矯正

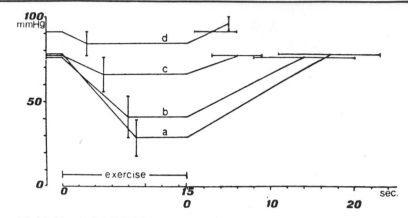

圖 25-22　足背靜脈壓力變化，站立舉足運動十次。a．健康人。b．
原發性靜脈曲張，無穿通枝不全。c．原發性靜脈曲張，穿
通枝不全。d．栓塞後症狀羣患者。

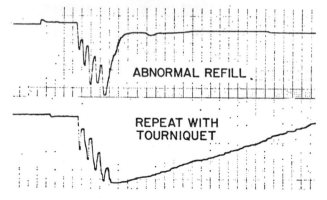

圖 25-23　光容變記錄器記錄顯示快速逆流與上止血帶後，矯正情形。

者，是純粹的大隱靜脈不全。若無法以止血帶矯正，則爲交通枝或是
深靜脈不全（圖 25-23）。

(3)靜脈攝影術（Phlebography）

　　評估靜脈的解剖結構，最重要的方法就是靜脈攝影術。患者平臥
於攝影台上，頭上脚下成 30° 角，於足踝及膝上各紮一條止血帶，顯
影劑快速從足背靜脈一次注入，就可以攝得深部靜脈的情況。

　　逆向靜脈攝影，是從鼠蹊部的股靜脈注射顯影劑，可以顯示出閉鎖不全的瓣膜。

　　⑷超音波（Doppler）

　　超音波用在檢查靜脈方面有兩大功能：　1.認出靜脈阻塞，　2.顯示靜脈瓣不全。深靜脈的檢查宜用 5-MHz 的探頭，而表淺小靜脈則以 10-MHz 為宜。熟練的技術員可以用 8-MHz 來涵蓋深淺兩個系統。

　　將探頭置於股靜脈、膝膕靜脈，或是大隱靜脈，可以在吸氣時，

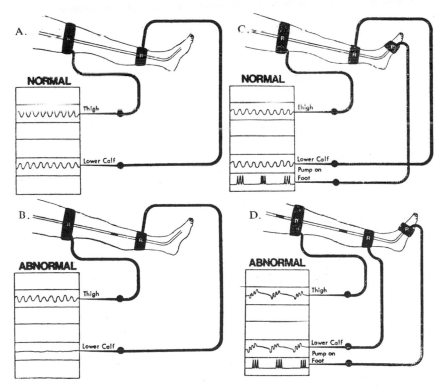

圖 25-24　空氣式靜脈容變記錄圖。A．正常呼吸波。B．阻塞的遠端，呼吸波消失。C．遠端壓迫，不影響近側之記錄。D．若近端阻塞，則遠壓迫可造成近端基線升高。

偵知是否有逆血，同樣的，要是壓迫腹部而增加逆流，正表示瓣膜不全。股靜脈及膝膕靜脈阻塞性疾患亦可在熟練的技術員手中，以 Doppler 偵知，但却無法分辨是外在的壓迫或血栓塞造成的。膝以下的阻塞或是閉鎖不全皆非 Doppler 之能所及。

⑸空氣式靜脈容變記錄術 (Phleborheography)

空氣式靜脈容變紀錄術 (PRG) 乃以空氣壓迫容積改變再加上不同的操作改變靜脈血流來偵知靜脈疾患。呼吸可以造成紀錄儀上高低不規律的浮動，若是沒有這樣的呼吸波，就表示有深靜脈阻塞。慢性靜脈功能不全會增加基線血量。血流通過沒有瓣膜的側枝循環會表現出隨呼吸大量起伏的波形，而同時快速回注於足部靜脈(圖 25-24)。

⑹阻抗式容變記錄術 (Impedance plethysmogarphy)

是一個量度大腿小腿的體積變化的方法。近端大腿紮上止血帶後，遠端下肢就會不斷的增加體積，當除去止血帶就應迅速回到原來的基線上。當近側靜脈阻塞，則止血帶紮上後，小腿體積升高不大，鬆除止血帶，其還原時間亦長（圖 25-25）。

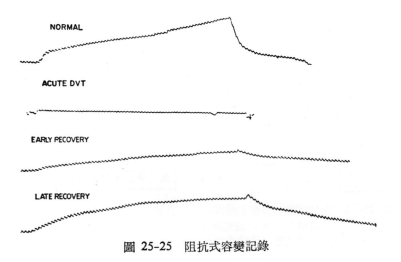

NORMAL

ACUTE DVT

EARLY PECOVERY

LATE RECOVERY

圖 25-25　阻抗式容變記錄

IV. 評估

完整的病史及理學檢查是下肢靜脈疾患的評估基石，完全瞭解靜脈流體動力學的狀況是採取適當治療模式的首要步驟。

原發性靜脈曲張只要作高位結紮及抽除曲張靜脈卽可以得到良好的療效，而不需作進一步的診斷。若患者有局部靜脈炎，屬害的皮膚變化，深靜脈栓塞的病史或是難以控制的下肢腫脹，則需要作進一步的診斷。

診斷慢性靜脈不全，除了臨床症狀及理學檢查外，尚有非侵犯性儀器或是侵犯性的靜脈攝影術等，可以用來作診斷方法。

Bergan醫師設計了一個流程表用來評估靜脈不全，非常有實用價值（如圖 25-26）。

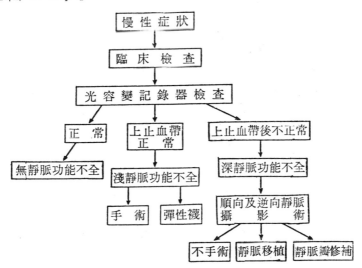

圖 25-26　靜脈功能不全之評估流程圖
　　　　　非侵犯性檢查可以很清楚的分辨表淺與深靜脈疾患以及
　　　　　靜脈不全的程度。

V. 治療

通則

　　無論是採取彈性襪壓迫治療或是手術治療靜脈功能不全，都得先有解剖及生理上的瞭解，並且需要教育患者，使其瞭解肌幫浦的重要性，以及抬高患肢超過心臟，可以幫助血液回流。

①壓迫治療法　(compression therapy)

　　是非常有效而古老的辦法。在足踝的壓力是隨著不同的病情而有所改變。輕度靜脈曲張患者只要 20～30mmHg 的壓即可，中度者則需 30～40mmHg ，若是下肢腫脹，不易控制或是產生所謂淋巴腫，則需要 40～50mmHg 或是 50～60mmHg 的壓力，通常只需要穿及膝彈性襪即可。彈性襪需得在清晨尚未起床時穿著，一直到夜間上床後再脫掉。躺上床上需得抬高患肢高過心臟。

　　如果患者因為靜脈高壓而致潰瘍，有一種 Unna's paste boot（如圖 25-27）可以輔助治療，加上教育患者瞭解疾患的病理生理變化及抗生素和適量的利尿劑可以得到很好的控制。

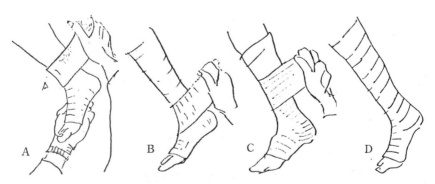

　　圖 25-27　Unna's paste boot. A. 首先纏上浸透藥膏的紗布卷。B. 再
　　　　　　纏上乾紗布卷。C. 最後纏上彈性繃帶。D. 完成的boot。此裝
　　　　　　置可以提供一內層敷藥、外層彈性壓迫的包紮，免得每天換藥。

②硬化劑注射治療 (sclerotherapy)

　　無症狀的靜脈曲張及爲了美觀的患者可作硬化劑注射治療。當然手術後再發的靜脈曲張亦可以此方法治療。最常用的治療劑是３％的 Sod. Sotradecol Sulfate，先要患者站立，將曲張的血管以色筆描出，然後平躺，以　0.5ml 的藥劑，經 25 號針頭注入排空的靜脈裏，立刻以紗球壓住注射過的地方，再覆以２×２紗布，最後以彈性繃帶覆上最少一週，要注意者，勿將藥劑注射到靜脈外，而造成皮膚的色素沉著！

③手術治療

摘除手術：

　　施行高位結紮並抽除大隱靜脈，首先沿鼠蹊部作一５到７公分的切口，股動脈搏動點爲此一切口之外三分之一處。以自動撐開器撐開切口，有３到５枝大隱靜脈分枝（淺腸骨返迴枝，淺外陰枝，淺腹枝及內外側皮枝）必需各個分開截斷，以免將來復發。然後於股卵圓孔處找到大隱靜脈股靜脈交界處，截斷大隱靜脈。結紮切勿太深以免股靜脈狹窄，然後在足踝內側，脛骨內突前側１公分處作一橫切口，約一公分長，　將大隱靜脈分出並截斷，　遠端結紮。　通條由近端進入大隱靜脈，向上穿通整個大隱靜脈，由鼠蹊部通出。要注意，勿將通條送入深靜脈或是進入曲張靜脈或穿通枝內。當通條無法上通時可以於不通處作一小切口，找出大隱靜脈再穿入，以貫通全枝。在抽除大隱靜脈之前，可以先切一些小傷口，摘除曲張的靜脈或是血栓塊。亦可以壓迫結紮法消除曲張靜脈。上好彈性繃帶後再抽除大隱靜脈，可以減少出血。所有的切口，以可吸收的線縫合，整個下肢再覆以彈性繃帶，完成手術。手術後第一天，即應鼓勵患者，下床活動，大約７～10天出院，但仍需著一段時間彈性襪。

分流手術 (bypass grafts)：

　　用在某一段靜脈堵塞的特殊情況。如單側腸骨股靜脈栓塞而股靜
脈及膝膕靜脈暢通的情況下，對側大隱靜脈至股靜脈，靜脈移植分流
術是有用的手術如圖 25-28 所示。若是股靜脈阻塞於大隱靜脈入口以
下，大隱靜脈完整暢通，可以將大隱靜脈接通至膝膕動脈而改善症狀。

　　精詳的靜脈攝影以偵知所有阻塞的位置是極爲重要的，手術本身

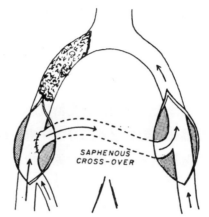

圖 25-28　對側大隱靜脈近端越過恥骨上端，移植到阻塞側的股靜
　　　　　脈分流術。（Arch surg 114: 1312-1318, 1979）

Vein Segment Transposition I

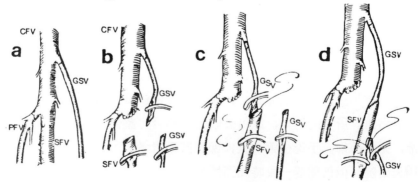

圖 25-29　大隱靜脈用來作爲股靜脈之出口血管。

Valve Repair II

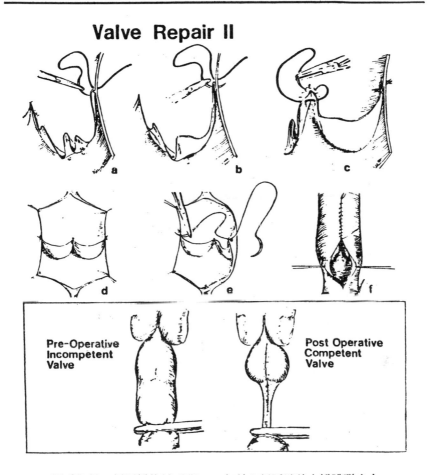

圖 25-30　靜脈瓣修補手術 a. 每針自靜脈壁外由瓣膜聯合之
尖端進入壁內。 b. 再由瓣膜邊緣穿過出針於壁外
。 c. 每一單針皆結紮於靜脈外。 d. 重覆縫合，
直到膜瓣邊緣縮短形成一均勻之弧爲止。 e. 縫合
第一針必需確實在瓣膜聯合上。 f. 縫合完成。

需要非常小心而精細。

靜脈段移位手術及靜脈瓣修補手術:

　　下肢靜脈瓣閉鎖不全是造成下肢靜脈功能不全的主要因素，故而 Kinster 等醫師嘗試作靜脈修補整形手術來解決這個問題。以順向及逆向靜脈攝影以及踝靜脈壓測量術來作完整的解剖及生理的評估。

　　靜脈段移植手術如圖 25-29 所示，最近亦有 Taheri 醫師報告將上肢靜脈含有完整瓣膜的一段移植下肢股靜脈的手術！

　　靜脈瓣整形修補手術如圖 25-30 所示，因爲 Kinster 醫師的推廣，嘗試的人逐漸多了起來。

新發展

　　1.改良的彈性襪，提供各種需要的壓力。

　　2.Browse 醫師建議使用 Stanozolol 50mg Bid 於深靜脈功能不全的患者，以促進纖維蛋白溶解，幫助潰瘍癒合。

　　3.靜脈瓣移植、移位或是修補手術是正新興的發展。

　　4.血栓溶解劑的長期效果如何？正在研究中！

第二十六章　機械性輔助循環

蔡長和　朱樹勳

第一節　簡　介

機械性輔助循環是對衰竭的心臟及循環給予較長時間的循環支持，其初期的演進歷史，幾乎是與開心手術時暫時需要的體外循環併行發展的，早期的研究者想要延長心肺繞道（體外循環）來支持衰竭的循環，但顯然長時間的體外循環（超過4至6小時）很少能夠成功，因為血液因成分的破壞及器官功能的惡化是與時俱增的，Lee 等（1961）證明血液因成分的破壞及微細循環的改變，部分是由於，因血液長時間暴露於和氧器的血液──氣體介面，引起的血漿脂蛋白變質，及細胞膜物理性質改變所致，學者們亦發現無脈動灌流會逐漸引起微血管循環的障礙，代謝的異常及間質的水腫，而致腎功能逐漸惡化。雖然有這些限制，Stucky 等（1957）應用氣泡式和氧器，作短期部分心肺繞道，治療三位急性心肌梗塞合併心因性休克的病人，其中一位獲救。

Connolly 等（1958）瞭解用氣泡式和氧器的心肺繞道有時間限制，而提出無和氧器的部分靜脈──動脈繞道以治療心因性休克，希望在不太降低周圍動脈血液的氧飽和度下，能對衰竭的心臟達到血流力學改善的效果。雖然靜脈──動脈部分繞道能解除右心室衰竭，降低左心室的容積作功，却不能顯著地解除左心室的壓力作功，除非變爲全部繞道。後來發明膜式和氧器，免除血液與氣體的直接接觸，使能作近乎全部的心肺繞道，而同時維持動脈血的氧飽和度。

　　Clauss 等（1961）提出動脈的反搏動(counter pulsation)觀念，想研究作爲輔助循環的一種方法。這是根據 Sarnoff 和 Braunwald（1958）的實驗發現，心肌的氧消耗量和收縮期的心室壓力有關，和輸出的血量無關，換言之，增加左心室的壓力作功，心肌的氧消耗量幾乎直線增加，而增加其容積作功，氧消耗量只稍爲增加而已。他們在心臟等距收縮期之後，從股動脈立即抽血至體外，同量的血在心臟舒張期灌回，藉心電圖控制時間，使抽出與灌回血液的時間能與心臟的週期同步，如此藉抽血降低主動脈及左心室的收縮期尖峯壓力，左心室作功及心肌氧消耗量便能減少，藉灌回血液增加舒張期血壓，冠狀動脈的灌流壓力及血流便會增加。當時這技術在動物實驗上有效，動脈的反搏動，如時間調節適當，可以降低左心室壓力作功 20～40％，也能顯著地減少冠狀動脈閉塞引起的心肌梗塞的範圍。但臨床上用於心因性休克並不特別有效，且經驗有限。這種輔助循環的方法有以下的缺點：股動脈與主動脈根部有段距離，故運作時在抽灌血液的時間與發生效應的時間便有差距，故若時間不能配合適當，非但無法減輕左心室的負荷及增加冠狀動脈血流，反而增加左心室的作功。低血壓及心搏過速時，無法有效地快速抽血，因爲動脈管壁陷縮之故。快速抽血亦造成血球的機械性破壞。此外因機器本身的慣性，在心搏過速時，便不能有效地配合。

　　Dennis 等及 Senning 等（1962）發展閉胸式左心房——動脈繞道的輔助循環，這種左心繞道是用大口徑的金屬導管經頸靜脈至右心房，穿過心房中膈至左心房，引出血液經滾轉式幫浦灌回動脈系統，除降低左心室容積作功，也降低壓力作功而減少心肌氧消耗量，必須接近全部左心繞道才能減少氧耗量20%以上。左心室的前負荷能顯著減少，所以左心室壁張力減少，雖然左心室張力——時間指數或心肌收縮性僅稍爲改變。這系統的優點是較少侵襲性——不必開胸手術，不必和氧器——消除長時間體外循環的一大難題。Zwart（1969）提出另一種閉胸式左心繞道，他用導管經主動脈逆行至左心室直接抽取血液，經由幫浦灌入動脈系統，這系統的問題在於導管的大小，須能逆行至左心室，又能抽取搏動的左心室裏的大部分血液。

Moulopoulos 等（1962）發明一套簡單精巧的設計，能產生動脈的舒張期反搏動，它是用一裝有主動脈內氣球的導管，經由股動脈插入進到降胸部主動脈，以心電圖訊號經由機器的電子裝置控制氣體的進出，使氣球充氣或排氣，便能有效地產生動脈的反搏動（圖26-1）。這個較少侵襲性，有效的輔助循環裝置，首先由Kantrowitz等（1968）應用到心因性休克的病人，後來經 Buckley 等（1970）及 Bregman 等（1970）廣泛的臨床應用與研究，變成近20年來最主要的輔助循環裝置。

直接壓迫衰竭的心臟作爲循環的輔助是由 Anstadt 等（1966）發展出來的，只在實驗動物上證明短時間內有效。Anstadt cup 是直接套在衰竭的左心室尖部，配合心臟週期，機械性地壓迫左心室，使左心室收縮期容積位移，增加左心室搏出容積，增加主動脈及左心室尖峯壓力，可降低左心室前負荷 20～30%，其缺點是侵襲性，需開胸手術，對心肌有傷害的可能，尚未用於病人。同樣的原理，Donald 等（1972）從左心室尖部進入，裝置一個左心室內氣球，用心電圖訊號控制，使氣球在收縮期充氣，舒張期洩氣，用於心因性休克的實驗，動物可增加左心室搏出容積，增加心輸出量40～60%，降低左心室填充壓35～45%，這裝置也有侵襲性的缺點，需開胸手術來裝上及取下，長期使用是否有效，對心內膜是否有傷害，仍不清楚。

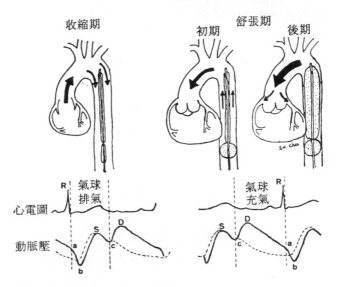

圖 26-1　雙室主動脈內氣球同步掣動的機轉。心電圖R波出現時，卽在
　　　　左心室搏出而產生收縮壓（S）之前，引起氣球排氣。在舒張
　　　　期氣球充氣，遠端球形氣球稍早充氣以堵住主動脈血流，使當
　　　　近端較大的圓筒氣球隨後充氣時，可將血流推向主動脈根部，
　　　　而產生強化舒張血壓（D）。虛線代表無主動脈內氣球幫浦時
　　　　的動脈壓。a是主動脈內氣球排氣開始時間，b是主動脈內氣
　　　　球排氣引起的血壓凹陷，c是複脈凹痕（代表主動脈瓣關閉）。

　　1960年代輔助循環在技術方面的進步，加上臨床上心臟移植的成
功，促進了人工心臟的發展。生物相容性材料的改善，及可裝置於人
體，高效率小巧幫浦的發展，使得各種左心室輔助器（LVAD, left
ventricle assist device）陸續出現。這些裝置在血流力學上比主動脈
內氣球反搏動（IABP）更有效地支持左心室功能，但也更具侵襲性，
所以只局限在幾個醫學中心，試驗性地用於病人，並未普遍。通常只
用在心臟手術後，不能脫離人工心肺機，且使用IABP支持仍不夠有

效的病人。

　　Dennis 等（1963），Osborn 等（1964）及 Soroff 等（1965）
發展一個體外的裝置，能移動動脈內容積以產生動脈的反搏動，這個
系統是用圍着兩下肢的密閉小室，交互施予下肢負壓及正壓。這方法
有效地增加心輸出量，降低左心室後負荷，却增加靜脈回流，而增加
左心室前負荷，所以雖不如 IABP 那樣有效，也能顯著降低左心室的
搏出作功及心肌氧需求。此法雖無侵襲性，但病人長期使用，却不舒
服。

　　Arntzenius 等（1970）發展另一種無侵襲性的循環輔助方法，
卽與心搏一致的身體加速（BASH, body acceleration synchronized
with heart rate），病人平躺在一能加速位移的枱子上，當收縮期，
突然向頭部加速移動可使主動脈的血移離左心室，增加心室的射出，
提高動脈尖峯壓力。病人長期使用不舒服，且設備複雜，故臨床試驗
仍然有限。

　　關於心臟手術病人需要輔助循環支持的頻率，德州心臟中心（
Texas Heart Institute）的統計報告指出，44個月中14,168位成人接
受開心手術，其中 12,669 位（89.4%）毫無困難地斷離體外循環，
有1,499位（10.6%）需藥物及血管容積填滿才脫離人工心肺機，有
326位（2.3%）對藥物及血管容積填滿反應不良，需用IABP 才能斷
離體外循環，94位（0.7%）對藥物及 IABP 的支持，反應不良需進
一步使用左心室輔助器。

第二節　生理學的考慮

　　無病的心臟在各種作功負荷下，心肌的新陳代謝所需均可由冠狀
動脈配合供給。正常情況下，冠狀動脈能自行調節，心肌的灌流需要

增加時，冠狀動脈循環可在正常的生理範圍的灌流壓力下增加。疾病狀況下，諸如冠狀動脈阻塞疾病時，心肌本身病變時，或人爲情況如心臟手術時，可造成冠狀動脈血流調節失常，隨後便發生心肌新陳代謝的需要與心肌的灌流不平衡。

當心肌的氧需求及氧供應不平衡時，便發生心肌缺血(圖26-2)，

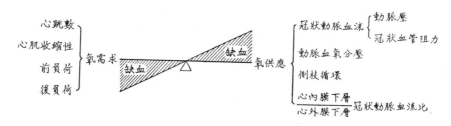

圖 26-2　影響心肌氧需求及氧供應的因素
　　　　過分的氧需求或缺少氧供應，均會造成心肌缺血。

心肌缺血的立卽生理效應是降低心肌纖維的收縮性，降低左心室壁運動的力與速度。心肌缺血造成心肌收縮力降低，部分是由於高能磷酸鹽貯存的減少，這包括 creatine phosphate (CP) 及 adenosine triphosphate (ATP)，結果心肌纖維縮短的速度及程度均降低，隨後爲了達到同等活動張力，心肌纖維在休息狀態的長度會增加 (Frank-Starling 機轉)。 因此增加心肌的缺血， 會隨著增加左心室舒張末期容積及壓力，相應地增加左心室壁的應力 (LaPlace 定律)，假如氧的供應能跟得上需求，則造成氧的需求量及消耗量增加。但氧供應可能配合不上需求，特別是在冠狀動脈阻塞疾病，或在心肺繞道及心臟手術 （需夾住主動脈）後的左心室缺血時。於是進行性的心肌缺血與左心室功能缺失的惡性循環便開始（圖26-3）。

Sarnoff 等 (1958) 關於心肌氧消耗的血流力學決定因素的研究，是設計有效的輔助循環器的生理學基礎。這些研究顯示心肌氧消

耗的主要決定因素是左心室的壓力作功，而這與張力——時間指數
（tension-time index）直接有關。容積作功（左心室搏出作功），
左心室前負荷，及心跳對心肌的氧需求雖是有意義的，但相對地貢獻
較少。Graham 等(1968)配合這些的研究指出，心肌氧需求主要依賴
兩個生理學的變數，(1)左心室壁高峯應力（peak wall stress），(2)心
肌本身的收縮狀態，兩者皆不與心室的搏出作功及運作（perfor-
mance）直接有關。因爲在心肌缺血時，心肌的收縮已被抑制，若進
一步治療性地減少心肌的收縮，以求減少氧需求量，會對心室的運作
有不良作用。故欲降低氧需求較佳的辦法是降低心室壁高峯應力，或
左心室的後負荷，而維持或改善收縮能力。

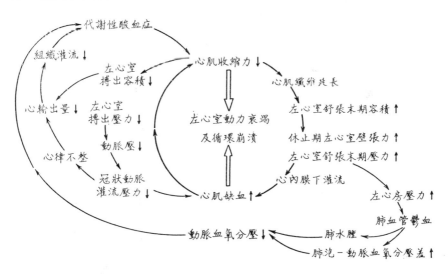

圖 26-3　心因性休克的病態生理學機轉

治療心肌缺血最適當的處置是(1)降低心肌的氧消耗量，(2)增加
冠狀動脈血流，(3)改善心室的運作。雖然强心劑（inotropics）如
isoproterenol, dopamine, dobutamine, epinephrine 及 norepine-

phrine 等可以增加心肌收縮力、心輸出量及平均動脈血壓，但却以增加氧消耗爲代價，常常在此種情況下氧供應無法迅速地增加。Maroko 等 (1971) 證明 isoproterenol 可以在實驗的心肌梗塞增加心肌收縮力，但却以增加梗塞的範圍爲代價。同樣地 α-adrenergic agents 如 norepinephrine 亦增加心肌受傷的程度，雖然它能增加平均動脈壓及平均冠狀動脈灌流壓力。任何治療雖能暫時獲得血流力學上的好處，如果增加心肌收縮性，左心室後負荷或心跳，都會增加心肌氧需求而增加心肌的缺血，所以合乎生理學的治療方向是⑴降低左心室的後負荷，左心室壁的應力，⑵增加心肌的灌流及正常血流的分佈，⑶維持生理學上適當的心輸出量。

左心室的阻力 (impedance) 是瞬間左心室壓力除以瞬間主動脈血流。1970 年 Urschel 等發現，這與左心室的搏出容積及運作成反比。因此藉降低後負荷來降低阻力，不僅能降低左心室壁應力及氧消耗，也降低心室的大小及容積，同時連帶增加搏出容積、射出率及加強心室的運作。藉藥物治療如用乙型阻斷劑降低心肌收縮，及／或用血管擴張劑降低前負荷來減少心肌氧消耗，可以有效地減少心肌缺血。心肌缺血，若無梗塞及嚴重的左心室功能障礙，大部分病人能用藥物有效地降低心肌氧需求而解決問題。通常是合併降低前負荷、後負荷、心跳及心肌收縮力來達成，常用的藥物是 sodium nitroprusside, nitroglycerin 及 propranolol。但當有顯著的心肌受傷及嚴重的左心室功能障礙時，欲藉藥物來降低心肌氧消耗而仍然維持適當的心輸出量及動脈壓，可能是難以達到的。

機械性輔助循環能有效地降低心室的後負荷，及加強心輸出量，所以能合乎生理學地達到降低心肌氧消耗量 (MVO_2) 及支持衰竭的循環，同時解決心肌的缺血。各種心肺繞道及左心繞道能降低左心室的後負荷，及氧消耗，而增加體循環血流，但為得到非常顯著效果，需近乎完全的繞道，即幾乎所有血流不經過心臟或左心室。左心房一動脈繞道，降低 MVO_2 主要是降低前負荷的結果。MVO_2 及繞道血流的百分比成一曲直線的關係。左心室繞道用左心室輔助器達到的 MVO_2 降低則是直線關係，因為是藉漸進降低左心室壁的壓力（後負荷），而非如左心房——動脈繞道間接地藉降低前負荷來降低 MVO_2。所以機械性輔助循環的部分繞道系統中，能大量降低後負荷及左心室張力——時間指數的，對解決心肌缺血最有效。

主動脈內氣球反搏（intra-aortic balloon pumping, IABP）是較無侵襲性的一種機械性輔助循環，已經顯示能有效地達到處理藥物治療無效的心肌缺血所需求的三個生理學目標。Powell 等（1970）的實驗研究，顯示IABP能在缺血衰竭的心室顯著地增加冠狀動脈血流，並由於降低左心室後負荷，而降低左心室舒張末期壓力與容積，及達到生理學上減輕左心室負荷（圖26-4）。這個研究進一步證明IABP，對正常壓力，無缺血心臟的冠狀動脈血流或左心室運作不造成有意義的變化，但能降低左心室的高峯收縮期壓力及左心室舒張末期壓力，這些變化與冠狀動脈血流無關。

IABP 是否能對缺血心肌長期增加局部冠狀動脈血流或改善心內膜下灌流，仍有疑問。曾經證明在缺血區周圍，而非在遠方非缺血心肌，增加心內膜下層及心外膜下層的血流。雖然 Willerson等（1976）在一個實驗配置上示範 IABP 能對心肌的缺血區域增加冠狀動脈血流20％，但這個測量是在缺血後短時間內作的，Cox 等（1975）發現這缺血區及心內膜下層冠狀動脈血流的初期改善，並不能用 IABP 維持，隨後心內膜下層的血流會減少。後來，Jett 等（1980）合併使用 IABP 及高滲透壓的 mannitol或isosorbide dinitrate及propranolol，

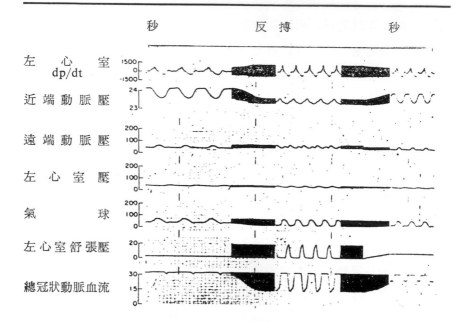

圖 26-4　IABP 對實驗左心室衰竭的血流力學的影響
　　　　IABP 能顯著地減少左心室舒張某期壓力，及左心室容積（周
　　　　圍）及增加總冠狀動脈血流及左心室 dp/dt。

能進一步增加冠狀動脈血流到心肌缺血區域，比使用任何單一藥物更
有效。這些藥物也增加非缺血心肌的血流，表示合併機械性輔助循環
及藥物治療處理心肌缺血是比單獨使用一種方法好。IABP 對缺血區
的冠狀動脈血流少有長期的改善，對缺血區的心肌運作亦無改善，然
而 IABP 選擇性地改善缺血周圍區的功能，即恢復已降低的局部心肌
主動性收縮至缺血前的對照值。Nichols 等（1978）在一個臨床研究
用核子醫學方法（multigated nuclear cardiac scanning）檢查急性心
肌缺血（不穩定型狹心症）及急性心肌梗塞病人，證明 IABP 可在缺
血區，而非在梗塞區，增加局部心肌收縮力，IABP 使急性心肌梗塞
病人的心室功能改善，是由於降低舒張末期及收縮末期的容積，而不

是由於改善梗塞部分的功能。

　　輔助循環對急性心肌梗塞是否能降低傷害的範圍，廣受研究。Roberts 等（1978），Sugg 等（1969）及 Maroko等（1972）的實驗研究，都提示 IABP 遲至冠狀動脈阻塞 3 小時內施行，仍能顯著地減少預計的梗塞範圍。其他的研究則不能證明有此效果。Leinbach 等（1973）及 Parmley 等（1974）的臨床研究提示，合併使用輔助循環及藥物以降低後負荷，加上使用 Propranolol 可以對演化期的急性梗塞減少預估的梗塞範圍，特別是病人在梗塞範圍的冠狀動脈沒有完全阻塞時。但 O'Rourke 等在一個隨機有對照的試驗中發現，IABP 對早期心肌梗塞合併左心室衰竭，並不能有意義地改變梗塞的範圍，死亡率及罹病率。急性冠狀動脈阻塞與梗塞完成之間隔時間，即機械性輔助循環能有效減少心肌壞死的時間，仍未劃定淸楚，臨床上應用 IABP，很少有機會能在病發後 4 小時內立即施行，在梗塞已經形成（持續的胸痛發作後 4 小時以上），或併發進行性左心室衰竭時，輔助循環可能無法改變已經形成的梗塞，但藉著降低左心室作功負荷，及加強冠狀動脈血流到梗塞周圍區域，能避免危及缺血的心肌，預防梗塞的擴大。

　　輔助循環可用來控制心肌梗塞或缺血併發而會危及生命的心室性不整脈，假如這是唯一有效能改善心肌缺血的方法。Fleming 等（1968）的實驗研究證明，IABP 能改善左前下降冠狀動脈急性阻塞引起的心室顫動的獲救率。臨床上應用 IABP 治療難治頑强的心室性心搏過速不整脈，雖然經驗不多，結果却令人鼓舞。降低左心室作功負荷，及改善心肌的和氧（oxygenation）作用，可能是輔助循環治療心室易激性有效的機轉。

　　Beckman等（1973）曾檢討用機械性輔助循環來支持主要不是由

於左心室缺血、衰竭引起的休克，雖然敗血症休克初期通常有高心輸出量，Lovett 等 （1971） 證明在敗血症休克末期有心肌抑制因素存在，最後可能造成左心室衰竭，輔助循環的支持可能對這時期的敗血症休克有價值。

第三節　主動脈內氣球幫浦 （IABP）

I.　IABP 的適應症

臨床上使用輔助循環的適應症在過去幾年已有相當的改變，各種輔助循環裝置的治療目標及效果較明瞭後，其使用的適應症也較確定了。適應症隨裝置之不同而改變，即各種裝置各有其適應症。僅三種輔助循環有較廣泛的臨床應用。IABP 是應用最廣，經驗最多的。舒張期體外反搏動及左心室輔助器則經驗仍少。左心室輔助器因爲複雜且較具侵襲性， 目前大部分只用於心臟手術體外循環不能 斷 離， 且 I^{ABP} 無效的左心室衰竭。舒張期體外反搏動臨床上主要用於心肌梗塞後輕度及中度左心室功能不全時，其效果仍在評估中。

在1970～1975年發展時期，輔助循環的主要適應症是心肌梗塞併發心因性休克，由於對其發生機轉及病態生理學瞭解的增加，以及藉著輔助循環和早期手術治療成功結果的增加，所以能對此情況早期認知，並施予有效治療，梗塞後發生心因性休克的機會逐漸減少。1978年在美國一個全國性的調查顯示，心臟手術中使用 IABP 幫助病人脫離人工心肺機，已經取代梗塞後心因性休克而成爲最多的適應症。

Mc Enany 等 （1978） 分析美國麻州總醫院廣泛使用 IABP 的經驗，指出在1975年以前治療梗塞後心因性休克者佔78%，而在1974～1976年則只佔26%，總合使用頻率如下： 心臟手術後的支持36%，梗塞後心因性休克22%，頑强難治的狹心症 （梗塞前或後） 23%，急性僧帽瓣閉鎖不全 2 ％，急性心室中膈破裂 3 ％，不整脈 3 ％，其他 11 ％。此外，較未確定的適應症包括：病人有嚴重的左冠狀動脈主幹狹窄，或左心室功能嚴重不全於手術前或心導管檢查前，預防性使用以減少心肌梗塞的發生；敗血性休克；施行非心臟手術時的循環支持。（見表 26-1）

表 26-1　目前使用 IABP（主動脈內氣球反搏）作輔助循環的適應症

1. 心臟手術後左心室動力衰竭
1. 藥物難治的心肌缺血（不穩定型狹心症）
3. 急性心肌梗塞的併發症
   a. 左心室動力衰竭合併心因性休克
   b. 心室中膈破裂合併由左至右分流
   c. 乳頭肌斷裂合併急性僧帽瓣閉鎖不全
   d. 再發性狹心症（缺血）合併梗塞擴大傾向
   e. 頑強難治的心室性心搏過速之不整脈
4. 術前預防性質者
   a. 嚴重之左冠狀動脈主幹病變
   b. 嚴重之左心室功能不全
5. 在心肌梗塞初期演進期為減少梗塞範圍
6. 其他（非心臟之手術）
   懷疑有嚴重冠狀動脈病變而作其他重大一般外科手術者，給予預防性使用。

(1)心臟手術後左心室動力衰竭（低心輸出量症候羣）

雖然目前在心臟手術中普遍使用冰冷高鉀心臟麻痺液，心肌的保護大為改善，術後發生低心輸出量症候羣的機會也顯著減少，但隨著心臟外科領域的擴大，高危險性病人的複雜手術增加，將會有不少病人在術後不易脫離人工心肺機的支持，有時雖能斷離體外循環，却一直處於低心輸出量狀況，這些都需要藉助於輔助循環的治療。

　　術後左心室動力衰竭的原因，通常是多重因素的，包括⑴術前左心室血流力學狀況，⑵術前有無不穩定型心肌缺血，⑶麻醉誘導時有無併發症發生，⑷主動脈夾住（即全心臟缺血）時間的長短，⑸心臟麻痺術（cardioplegia）的效果，⑹術式的完全與技術的成功，⑺體外循環與新陳代謝處置的適當與否，及其他未知因素。術後左心室動力衰竭是否能恢復，端賴是否曾發生可逆性的心肌缺血傷害，以及是否立即給予有效的藥物治療及輔助循環。機械性輔助循環提供循環支持，並減少左心室作功負荷，一直到心肌恢復功能。

　　在開刀房需用 IABP 的病人全部活存率約50～60％，分析這些病人可以發現影響活存率的因素。術前已有嚴重的左或右心室功能喪失，即射出率低於20％的病人，且術中未發生心肌缺血情況，術後發生心室動力衰竭，併有一個擴大纖維化的心室，不論源於冠狀動脈疾病或瓣膜症，其預後不良，活存機會渺小，可能藉 IABP 穩定情況於一時，一旦除去 IABP 則恢復原來嚴重的低心輸出量狀況。對 IABP 反應良好而能獲致最大成功的病人是術前左心室功能良好，左心室肥厚，術中確實發生心肌缺血的情況而引起左心室衰竭，最近的報告其活存率為86％，術前病人若有相當程度的左心室功能喪失則活存率只有30％。Sturm 等（1980）報告術後低心輸出量病人使用 IABP 的結果，純粹冠狀動脈疾病病人的活存率較瓣膜症病人或瓣膜症合併冠狀動脈疾病病人為佳。

　　左心室衰竭需要 IABP 支持的病人約佔總心臟手術病人的 2～6％，大部分報告指出，立即使用 IABP，成功地使病人斷離體外循環後，醫院內活存率約55％，這對原本 100％ 死亡率的病人，IABP 實具有很大的療效，雖然這些病人在手術後情況如此惡劣，但 2 年後的統計活存率高達96％，且無症狀，並保持良好的心臟功能狀況，與不需 IABP 的病人一樣。這個臨床經驗很明白地顯示，當輔助循環立刻施行，如能維持生理學上適當的循環，同時降低左心室作功負荷，深度的左心室功能障礙仍可能恢復。

有了相當多的 IABP 臨床經驗之後，便發展出活存的預後指數，及施行的計畫書。Norman 等（1977）將術後需 IABP 支持的病人分爲三大類，這與預後之相關性很高，他們在 IABP 使用中分析的生理學及臨床的參數是左心室功能曲線，體循環的血管阻力（SVR）及尿量，A級病人爲心輸出指數（CI）大於 2.1 L/min/M², SVR 小於 2,100 dynes sec. cm⁻⁵，有80％活存率，而C級病人爲 CI 小於 2.1 L/min/M², SVR 大於 2,100 dynes sec. cm⁻⁵ 或 CI 小於 1.2 L/min/M², 不管 SVR 值，假如處於C級大於12小時，縱使 IABP 繼續使用，全部死亡。Bolooki（1977）同樣地分析心臟手術後使用 IABP 的病人，研究心臟病理學，術前血流力學，術後左心室衰竭需要 IABP 的發生率，及死亡率的關係，基於這些研究他們推薦對某類病人使用選擇性預防性術前 IABP（表 26-2）。這個觀點仍有爭論，是否術前 IABP 必然能減少術後血流力學發生問題並不清楚，但已經證明的是，若要成功地救治心肺繞道後的左心室動力衰竭，立刻在手術當中施行輔助循環是非常重要的。

Sturm 等（1981）合併使用IABP，藥物治療及謹慎的容積（前負荷）調節能明顯地改善對心臟手術後低心輸出量症候羣的治療。在10位術後低心輸出量的病人於IABP使用時給予靜脈注射nitroprusside（0.5～5.0mg/kg/min）及 dopamine（7.5μg/kg/min），能顯著地增加心輸出指數（CI）從 1.6→2.5 L/min/M²（p<0.01），並降低 SVR（體循環的血管阻力）從 2,774→1439 dynes sec. cm⁻⁵（p<0.02），所以C級病人能成功地移到A級，所有的病人皆能斷離 IABP

表 26-2　心臟手術前選擇性 IABP 使用的標準

明確的

　嚴重術前左心室功能不全：

　心輸出指數 (CI)<1.8 L/min/M²，射出率 (EF)<30%，及左

　心室舒張末期壓 (LVEOP)>22mmHg

相對的

　中等程度左心室功能不全，卽 CI<2.0 L/min/M²，EF<40%，

　LVEDP>18mmHg 合併

　A. 嚴重主動脈狹窄（壓力差>90mmHg）

　B. 急性心肌梗塞或其併發症

　C. 由於左冠狀動脈主幹及右冠狀動脈病變引起的中等冠狀動脈

　　症候羣合併高血壓

　D. 瓣膜性心臟病及多處冠狀動脈病變

註：摘自 Bolooki H. 等 J. Thorac. Cardiovasc. Surg., 72: 756, 1976

及藥物的支持，10個中的 7 個病人獲得醫院內活存。縱使 IABP 加藥物治療對手術中左心室動力衰竭有效，終究有15%病人不能脫離人工心肺機，就是這一類病人目前認爲需要左心室輔助器 (LVAD)。

　⑵對藥物治療無效的心肌缺血（不穩定型狹心症）

　不穩定型狹心症是隨後發生心肌梗塞及死亡較高的症候羣，臨床上的定義包括⑴在休息時，一次或以上較長時間的胸痛發作，⑵在痛的時候，一次或以上心電圖呈現明顯的 ST/T 波的缺血變化，⑶藉系列心電圖變化及血清心肌 CK 異酵素的測定排除心肌梗塞。

　不穩定型狹心症需要立卽在加護病房，良好的監測系統下做內科治療，藥物治療的方針是用 nitroprusside 或 nitrates 降低後負荷，用乙型阻斷劑如 propranolol 降低心肌的需氧量。如此治療，大部分病人心肌缺血的情形可以消除，而穩定下來，然後進行選擇性的冠狀動脈攝影，如果有可接的血管則做繞道手術，綜合及長期的結果均優

良。過去曾推薦緊急心肌血管重建術，現幾乎被摒棄，因手術死亡率
高，手術前、中、後的心肌梗塞率高。

有些病人對藥物治療無效，心肌缺血情況一直存在，利用 IABP
施行輔助循環，可幫助藥物治療，有效地解決急性心肌缺血，並使
病人能安全地做冠狀動脈攝影及早期心肌血管重建手術。Gold 等
（1973）的臨床研究顯示藥物治療無效的急性心肌缺血可以用 IABP
迅速有效地解決，胸痛消失，心電圖 ST/T 波的缺血變化恢復正常，
左心室的血流力學改善。Nichols 等（1978）用心臟核子醫學的方法
（multigated nuclear cardiac scanning）證明 IABP 明顯地改善缺
血部分的心室壁之收縮，表示缺血解決，功能隨之恢復。Aroesty 等
（1979）用 IABP 治療不穩定型狹心症，發現能夠降低左心室的收縮
期及舒張末期的壓力和容積，而不改變心輸出指數，他們（1976）的
實驗室也證明 IABP 能改善射出率，左心室舒張末期容積，另外，
Steele 等（1976）用核子醫學方法 IABP 與 isosorbide dinitrate 合
併使用治療不穩定型狹心症，能降低左心室搏出容積指數（SVI）及
左心室舒張末期壓力（LVEDP），同時增加左心室射出率。雖然這類
病人可能情況會是惡劣的，但合併使用 IABP 藥物治療、血管攝影檢
查，及早期心肌血管重建術，可以達到手術死亡率僅1.7～5.3％，而
術前、中、後的心肌梗塞率只2.2～6.6％。

對藥物治療無效的不穩定型狹心症病人經 IABP 及手術治療後，
長期追蹤的結果顯示心臟功能良好，死亡率低。Weintraub 等（1979）
的報告謂：59位活存病人中，只有一位晚期死亡例，追蹤期間平均長
達31個月，超過90％的病人分類為 NYHA I 或II級。Gold 等（1976）
的報告說，在平均18個月的術後追蹤，沒有死亡例，且功能狀態良
好。Levine 等（1978）報告在平均38個月的追蹤後，有 4 位晚期死

亡例（4.5%），其餘活存病人只一位發生有症狀的心肌梗塞，93%病
人無明顯的狹心症。因此病人因不穩定型狹心症而有持續胸痛時，用
輔助循環來解除心肌的缺血是安全有效的方法，然後緊急做冠狀動脈
攝影檢查及冠狀動脈繞道手術。

(3)急性心肌梗塞的併發症

過去20年來，雖然心肌梗塞的整個死亡率已經顯著下降，但若合
併左心室動力衰竭，急性機械性的併發症包括心室中膈破裂、乳頭肌
斷裂或心室壁破裂，死亡率仍然相當高。內科治療包括使用血管擴張
劑及／或乙型阻斷劑來降低左心室後負荷，及心肌的氧需要量，已經
幫助改善活存率，特別是對左心室功能尚未嚴重喪失的病人。然而，
嚴重左心室動力衰竭及心因性休克發生時，雖有藥物治療，預估的死
亡率仍大於90%。

甲、梗塞後心因性休克

近年來有效的機械性輔助循環的發展，明顯地改善心肌梗塞後心
因性休克病人的救治，特別是在合併藥物治療或手術治療時。這種合
併療法的基礎是源於對梗塞後左心室動力衰竭的病態生理學的瞭解。
Page 等（1971）的臨床病理研究證實，死於梗塞後心因性休克的病
人，有大於40%的左心室壁因為急性梗塞及以前梗塞之疤痕而喪失功
能，組織學的研究發現有不同時間之不規則散播性心肌壞死塊，表示
由原來急性梗塞的漸行擴張來的。鄰接原來急性梗塞的周圍，有較廣
泛之新近擴張的心肌壞死，這些發現強烈提示梗塞後左心室動力衰竭
導致心因性休克，常是由於原來急性梗塞漸行擴張，引起血流力學惡
性循環所致，而非突然之驟變所致。Cox 等（1968）的動物實驗證實
這觀念的可靠性，直到一週之內，在原來梗塞的周圍會有進行性心肌
壞死。Hood（1970）及 Schelbert（1971）等證明梗塞周圍的缺血心

肌，收縮性顯著降低，但對强心劑（inotropic）刺激有反應，直到細
胞死亡。Maroko 等（1971）也證實梗塞周圍心肌的收縮性能藉强心
藥物增强，但其代價是增加心肌的氧需要量，隨時間之經過，梗塞範
圍會擴大。由於梗塞及增加左心室壁張力的結果，廣泛性心內膜下缺
血隨卽發生，造成左心室功能的惡化，引起血流力學變壞的惡性循
環，因爲心肌細胞的活性及功能仰賴氧及新陳代謝受質之需求與供應
的良好平衡，故治療方法必須既能降低心肌氧消耗且能改善氧供給，
同時維持適當的心輸出量，才能中斷心肌缺血的進行，而拯救心臟。

　　IABP 已經顯示能達到上述的治療目標，能反轉大約75%的休克
症候羣病人。爲了客觀地評估治療的結果，將梗塞後左心室動力衰竭
病人仔細地分類是很重要的，決定預後最重要的血流力學的參數是心
輸出指數，左心室前負荷及體循環血管阻力。Leinbach 之第四類心
因性休克，Norman 之 C 級，Bolooki 之 E 或 F 級的病人，僅予內科
治療，預估死亡率幾乎是100%，若合併 IABP 及內科治療，在活存
率上也只有中度的改善。重度心因性休克病人用 IABP 合併內科治療
的醫院內活存率少於25%，長期（1年）活存率爲12%（Dunkman
等1972），較不嚴重的左心室衰竭用 IABP 治療，病人的挽救率實在
較好。Dewood 等報告醫院內活存率爲48%，6 至24個月後的活存率
爲29%。O'Rourke 等（1979）報告梗塞後左心室衰竭用 IABP 治療
醫院內活存率爲34%，4 年後的活存率爲10%。同樣地，Johnson 等
（1977）報告醫院內活存率爲44%，出院後 6 個月的活存率爲39%。
很清楚地，這類病人，尤其是重度心因性休克病人，卽使能獲致醫院
內活存，往後發生心因性死亡的危險性還是很高的。

　　雖然 IABP 合併藥物治療已有非常顯著的效果，在 IABP 支持
下，卽使病人有嚴重的左心室動力衰竭，亦能戲劇性地改善血流力

學，統計研究顯示進一步決定性的治療常常是需要的，以便改善氧供
給到缺血的心肌。隨著經驗的累積，緊急心肌血管重建手術適應症，
決定的標準正不斷演變中，血流力學的因素，IABP 的依賴性，血管
攝影，及臨床因素，均需好好分析，以作一個適當，可以遵循的決
定。病人若無持續性進步，並且因血流力學上，或暫停輔助循環即再
發生心肌缺血而須依賴 IABP 時，就應判斷爲手術的候選者，迅速地
施予手術治療，以獲最佳結果。Dewood 等（1980）發現雖然心肌梗

表 26-3　　選擇梗塞後心因性休克病人作緊急外科治療
之臨床、血管攝影及血流力學的標準。

1.　臨床標準
　　1.心因性休克時間從發生至 IABP輔助循環開始少於24小時。
　　2.用 IABP 輔助循環加藥物治療能反轉心因性休克，或有進行性
　　　血流力學改善的證據。
　　3.無合併末期疾病之慢性低心輸出量狀態的病史。
2.　血管攝影的標準
　　1.在梗塞區或緊鄰梗塞之周圍有血管及心室壁運動的證據。
　　2.遠端有適當的冠狀動脈血管和良好的周邊血流可作繞道手術。
3.　血流力學的標準（血流力學上需依賴 IABP 而暫停 IABP）
　　1.心輸出指數小於 $2L/min/M^2$
　　2.肺動脈楔壓大於 20mmHg
　　3.平均主動脈壓小於 60mmHg
　　4.復發的心肌缺血（狹心症及／或心電圖呈 ST 節缺血變化。）

塞後心因性休克病人以 IABP 加內科治療的醫院內死亡率，與以IABP
加外科心肌血管重建術治療，無顯著差異，但在長期活存率上，外科
治療的病人（發生症狀18小時內爲之）有統計學上有意義的改進（75
％對29％）。症狀發生後16小時內手術者比 18 小時後手術者死亡率少
許多（25％對71％）。Mundth 認爲，如 IABP 加藥物治療後有進行
性改善，特別是無機械性缺失時，緊急的外科治療可以延遲，很可能

病人能繼續改善而斷離輔助循環，隨後再做較選擇性（elective）的冠狀動脈繞道手術。最近的經驗顯示如此處理病人，挽救率有顯著增加。缺乏血流力學的改善，或隔段時間重覆的試驗顯示對 IABP 的依賴性，是決定緊急外科治療的重要因素。

美國麻州總醫院（Mundth, 1977）用 IABP 治療120位梗塞後心因性休克病人的經驗指出，14％病人能斷離 IABP，其中76％活存，86％病人在血流力學上一直需依賴 IABP，75％做緊急血管攝影檢查，所有未做緊急血管攝影者死亡，受檢查者的66％認定爲能手術，其中88％接受緊急手術，有47％活存，所有判斷爲不能手術者，或能手術而未手術者皆死亡，縱使繼續 IABP 及藥物治療。最近的報告也指出梗塞後心因性休克以 IABP 加外科治療的獲救率爲50％。

雖然由機械性併發症引起的梗塞後心因性休克比單獨由左心室動力衰竭引起的，其外科治療結果稍好，但其差別在統計學上無意義（Mundth, 1977）。IABP 輔助循環已證明在急性心肌梗塞合併機械性併發症的處置上是一個很有效的附屬療法，心肌梗塞後心室中膈破裂，雖然少見，卻很嚴重，病況很快卽惡化，早期死亡率頗高，有24％病人死於24小時內，50％死於1星期內，85％死於2個月內。給予升壓藥物以提高血壓則會增加由左至右分流，使用 IABP 則因降低後負荷而減少此分流30％，降低左心填充壓30％，降低肺動脈楔壓，增加平均動脈壓，增加心輸出指數20％，可穩住病況的惡化。病人在 IABP 支持下，可完成心導管檢查，通常病況在短時間後還會進一步惡化，雖然一般而言都將手術治療延後，因爲壞死的心肌碎爛不易支持縫線，但在血流力學不穩定的病人，早期手術治療仍是必須的。手術包括切除梗塞心肌，以達克龍布縫補切除的心室中膈及心室壁，加上僧帽瓣及冠狀動脈的手術。如此在 IABP 支持下，進行積極性外科治療，死亡率僅30％，長期活存的結果也令人滿意。

心肌梗塞後的急性僧帽瓣閉鎖不全是由於乳頭肌功能不全或斷裂，可引起病情急性惡化、肺水腫、低血壓、及低心輸出量，造成頗高的早期死亡率。昇壓藥物雖然增加心肌收縮及心輸出量，但也增加後負荷，所以使僧帽瓣閉鎖不全惡化，及增加心肌氧需求，以致缺血區域的收縮更受損害。IABP 藉提高冠狀動脈灌流壓力，降低後負荷，而減少缺血引起的功能不全，所以減少僧帽瓣閉鎖不全。以IABP治療嚴重的僧帽瓣閉鎖不全，肺動脈楔壓顯著下降，V波的高度減小，心輸出指數顯著提高。一旦病人情況藉 IABP 支持穩定後，需緊急作心導管檢查及僧帽瓣手術，若有需要，合併冠狀動脈繞道手術，手術活存率接近50％，預後與左心室功能不全的程度有關。病人單有僧帽瓣閉鎖不全，剩餘的左心室收縮力良好，則手術前後及長期的預後良好，若病人的左心室擴大且運動過弱則預後不良。

梗塞後心因性休克的病人以輔助循環及外科治療後，經長期追蹤，有優良的晚期活存率及功能狀況。Pierri 等（1980）報告34位梗塞後心因性休克病人，在 IABP 施行後24小時內作冠狀動脈繞道手術，47％病人術後 2 年仍存活。13位晚期活存的病人作運動試驗顯示有相當的運動能力及輕微殘餘的症狀，大部分病人恢復去工作。這些優良的早期及晚期活存率，及功能狀況，顯示對謹慎選擇的心肌梗塞合併心因性休克病人，積極地使用輔助循環及緊急的外科治療是合理的。

乙、藥物治療無效的梗塞後狹心症

心肌梗塞後在恢復期反覆發生心肌缺血的胸痛，可能預示梗塞的擴大及隨後血流力學的惡化及死亡率的增加。早先的報告指出，對這類病人施予緊急冠狀動脈手術，其危險性及死亡率很高。後來的經驗發現反覆發生缺血後立即施予冠狀動脈手術的結果令人鼓舞。因為侵襲性檢查及手術的危險性，激發醫師使用 IABP，IABP 能有效地解決心肌缺血問題，使能成功地施行緊急心肌血管重建術。Levine 等（1978）報告33位病人的經驗，IABP 能中斷81％病人的梗塞後狹心症，其餘的病人也顯著地降低缺血發作的嚴重性及強度，手術的死亡率為9.1％，而手術前、中、後的心肌梗塞率為2.2％，晚期的活存率及心臟功能狀況均佳，70％的病人能完全活動，93％病人無明顯的狹心症。Bardt 等（1977）有同樣的結果，死亡率為 6 ％。Brundage等（1980）報告22位梗塞後狹心症病人，在無 IABP 幫助下施行緊急手術，有同樣的結果，但手術前、中、後的心肌梗塞率為13.6％。因此IABP 可作為這類病人的一個很重要及安全的輔助治療，藉以降低手術死亡率及罹病率（手術前、中、後的心肌梗塞）。

丙、藥物治療無效的梗塞後心室性心搏過速不整脈

　　心肌梗塞後的心室異位電氣活動通常可用藥物或過度驅使的配速（overdrive pacing）抑制下來。IABP已被證明對用上述方法無效的心室易激性有用。在急性梗塞後，病人有反覆發生的心室性心搏過速不整脈，同時有不穩定的血流力學，或發展為左心室動力衰竭的情形並不少見。IABP 能戲劇化地降低這類病人的高手術危險性。Hanson等（1980）檢討22位藥物治療無效的梗塞後心室易激性的病人，他們在急性期接受 IABP，55％的病人心室易激性完全被 IABP 消除，86％的病人有改善，所有的病人血流力學有改善，心肌缺血消除。15位病人因為不能斷離 IABP，作緊急心肌血管重建手術及／或梗塞切除術，活存率為47％，平均追蹤46個月而無晚期死亡，能斷離 IABP不需緊急手術的病人-100％ 活存，但有 2 位晚期死亡沒作血管重建

術。病人有能證明的急性心肌缺血，無心室瘤，IABP 加藥物治療能完全控制心室易激性，冠狀動脈疾病較不廣泛嚴重的，則活存率增加。病人有心室瘤，廣泛的冠狀動脈疾病，左心室功能不良，IABP 施行前無心肌缺血，心室易激性不完全被控制的，則活存率降低。

(4)減少心肌梗塞範圍

有許多學者研究在急性心肌梗塞的早期演化期使用機械性輔助循環，看是否能減小心肌梗塞的範圍。但至今沒有非常明確的證據顯示任何治療，包括輔助循環，能有意義地減小梗塞的範圍。這類研究的一個大問題是缺少精確定量梗塞範圍的技術。在急性心肌梗塞早期使用 IABP，反轉心肌缺血時，可顯現胸痛消除，心電圖不正常的 ST 節振幅減小。根據 Leinbach 等 (1978) 的研究，11位前壁心肌梗塞病人於病發 6 小時內 IABP 治療，5 位病人立即有效果，ST節的上昇降下84％，相對的 6 位病人反應不良，在 1 小時內 ST 節的上昇僅降下40％，這與血管攝影的發現有直接關係，對 IABP 有良好反應的，其左前下降冠狀動脈沒有完全阻塞，6 位不良反應的，其左前下降冠狀動脈完全阻塞。

(5)術前預防性輔助循環的使用

近年來相當提倡在某些高危險性心臟手術的術前選擇性地使用 IABP 輔助循環，以減少手術的死亡率及罹病率。由於同樣的條件下，不同醫學中心報告的手術死亡率及罹病率有相當的差異，因此是否術前使用預防性 IABP 仍有爭論。手術死亡率與罹病率不僅與疾病本身的病態生理學有關，無疑地還牽涉到術者的技術，麻醉的照顧，術中心肌的保護，及早期術後的照顧，但顯然對於急性心肌梗塞併有合併症，及藥物治療無效的不穩定型心肌缺血，術前使用 IABP 是有必要的。

很多報告指出病人有顯著的左冠狀動脈主幹病變時，手術死亡率及罹病率較高，雖然有些研究者報告選擇性術前 IABP 輔助循環，大大改善手術的結果，但也有報告指出，未使用術前IABP，手術結果一樣良好，Mundth認爲左冠狀動脈主幹病變並非一概需要使用 IABP，但若合併下列情形則需使用：①不穩定型或漸強型狹心症，即使藥物治療有效，②右冠狀動脈全部閉塞，側枝循環不良時，③嚴重左心室功能缺失，心射出率小於35％，④於心導管檢查時，發生明顯併發症，如狹心症及缺血的心電圖變化。

許多外科醫師認爲病人有嚴重左心室功能缺失，心射出率低於30％，便需要使用術前預防性 IABP。雖然在某些術前左心室功能已瀕缺失邊緣的病人，術後可能需要藉助 IABP 的支持來斷離體外循環，但若術前預先給予輔助循環，是否會影響此種需要，則未可知。若有不穩定的心肌缺血，則較有理由使用預防性 IABP。隨著術中心肌保護的加強，即使在左心室功能不良的病人，循環支持的需要也漸少。

循環支持已經有效地用在病人有嚴重冠狀動脈疾病，而必須進行非心臟大手術時，因爲術中心肌梗塞率高。特別有效的例子是不穩定型狹心症合併兩側顯著頸動脈病變，在持續的預防性 IABP 支持下，先作一側頸動脈內膜切除術，3 天後繼作另側頸動脈內膜切除術及冠狀動脈繞道術，據 Goel 等（1981）的報告，這種方式處理病人，無手術死亡率及罹病率。

因爲 IABP 輔助循環的併發症發生率並非微不足道，故謹慎確定病人的病態生理狀況，選擇適合的個案做術前預防性輔助循環是很重要的。

(6)利用 IABP 裝置作肺動脈反搏以治療右心衰竭

右心衰竭時，IABP 裝置應用於肺動脈幹作肺動脈的反搏動，能增加肺循環血流，減輕右心負荷，增加心輸出量。Miller 等（1980）首先利用此肺動脈的反搏動治療嚴重右心衰竭的病人，獲致成功，因肺動脈幹短，其插置氣球導管的方法，是將一截較大口徑的人工血管端對側地縫接於肺動脈幹， 氣球即置於人工血管裏。 此病人同時有 IABP 支持左心室及體循環。

治療三尖瓣閉鎖或單心室的 Fontan 術式，在早期術後常有右心壓力升高，低心輸出量等右心衰竭的徵象， Riviere 等（1983）以狗實驗，除去右心室功能作成 Fontan 術式的模式，再以 IABP 裝置作肺動脈的反搏動，輔助肺循環，結果心輸量平均增加48%，右心房壓力降低 4 mmHg，肺血管阻力降低 35%， 左心房壓力則未變，這顯示機械性輔助循環支持右心衰竭的可行性。

II. IABP 的插管及拔管技術

在局部麻醉下，氣球導管通常經由總股動脈的縱向切口插入，逆行至降胸部主動脈，使導管前端正位於左鎖骨動脈的下方，此位置最好以 X- 光透視確定，不然則在插入前，將導管置於病人胸前，使其前端在 Louis 角下 1 公分處， 約略量得其應插入的適當長度。 氣球導管先通過一截10mm達克龍人工血管， 再插入股動脈，此人工血管將端對側地縫在總股動脈切口上，在縫接時，即可先行 IABP 輔助循環，最後把人工血管綁住導管。取出導管時，將傷口再打開，解除人工血管綁住導管的線結， 特別注意血栓形成， 取出導管後， 通常都用 Fogarty 導管分向股動脈的遠近兩端作栓子切除術，然後用血管夾夾住人工血管，剪短，對縫，如此才能早些恢復下肢的循環。

最近經皮膚穿刺的插管方法， 普遍使用，不需外科手術，可以早作 IABP 輔助循環。局部麻醉下經皮膚穿刺股動脈，導引鋼線隨着逆行至主動脈，擴大動脈針孔，然後氣球緊密捲裹的導管經由鞘針進入胸部降主動脈，取出時，氣球導管可與鞘針一起取出，局部壓迫30分鐘，繼之以壓迫包紮。但此種取出方式易生出血或血栓形成之併發症，作外科切開以取出導管則無併發症，Cutler 等 (1983) 報告，19位病人經皮膚取出導管，有2位發生出血，4位發生血栓併發症需要手術治療，另19位病人在手術拔管時，有8位被發現在深或表淺股動脈有血栓形成，可見 IABP 插管處發生血栓形成是常見的，可能導致下肢缺血。手術拔管可取出血栓並縫合穿刺處，避免產生併發症。

III. IABP 輔助循環的併發症

　　機械性輔助循環是侵襲性的治療，故相當可能發生併發症，各種裝置有其特定的併發症，亦有其共同之處，現只討論 IABP 的併發症。（表26-4）

表 26-4　IABP 的併發症（使用主動脈內氣球反搏的併發症）

併　　　　　發　　　　　症	頻　　　　率
1. 穿置導管之下肢循環不全	10～15%
2. 感　染	4%
3. 局部出血	4%
4. 無菌性傷口引流	2%
5. 位置不當	1～2%
6. 氣球導管不能通過	年齡小於70歲 10～15% 年齡大於70歲　50%
7. 栓　塞	稀　少
8. 主動脈剝離	稀　少
9. 血小板減少症	通常輕微
10. 氣球漏氣併發氣體栓塞	稀　少
11. 主動脈、髂動脈穿通	稀　少
12. 主動脈剝離造成下半身麻痺	稀　少
13. 上腸系膜動脈血栓形成造成小腸壞死	稀　少
14. 腎衰竭	稀　少

下肢血管缺血的發生率，過去曾報告高達36％，其中85％需施行股——股動脈交叉血管移植術。最近的經驗發現發生率已降到16％，其中68％需施行血栓切除術、血管成形術，或股——股動脈交叉血管移植術(Alpert等 1976)。Mc Enany等(1978)及Lefemine 等(1977)報告，有意義的血管併發症分別只有 9 ％及10％。無疑地，需要相當謹慎及經驗才能避免血管併發症，導管切不可强行插入血管，如下肢血管的脈搏較差，或遇有困難時，可考慮其他的途徑。Isner等(1980)檢討45名生前使用 IABP 死後解剖的病人，發現36％有併發症，其中只有20％生前曾診斷出來，或懷疑過，這些大併發症都是血管方面，包括管壁剝離、動脈穿通、動脈血栓形成及栓塞，絕大部分是由於插管造成的，而非導管留置發生的。

假如插管前或後，下肢循環處於危險邊緣時，則需時時密切觀察，包括杜普勒脈搏監視，如發生缺血現象，必須儘快取出氣球導管，或作股——股動脈交叉血管移植術。插管部位的併發症，包括出血、血腫、感染、無菌性引流，都與插管技術有關。最近使用經皮膚穿刺插管的方法，此類併發症大爲減少，是一個進步。

第四節　其他的機械性輔助循環

IABP 以外的機械性輔助循環有多種，現僅介紹效果比 IABP 更大，目前已有臨床使用，及將來可能普遍應用的幾種，這包括靜脈——動脈繞道及左心繞道，左心繞道有用滾轉式幫浦或離心式幫浦的套管系統，及體外或體內的左心室輔助器 (LVAD, left ventricle assit device)。須要再强調的是，所有形式的機械性輔助循環，都是基於能部分或全部對一心室或兩心室減輕負荷，減少心肌氧消耗量，若能與心跳同步運作，便可同時產生舒張期加强作用，卽反搏動，增加冠

狀動脈血流，如此心臟才有恢復功能的可能。降低負荷同時產生舒張
期反搏動是任何藥物治療所不能達到的。

I.　靜脈——動脈繞道

這是血液從靜脈系統引出體外經幫浦灌回動脈系統，引出的血液
繞過右邊心臟、肺臟及左邊心臟，當不使用和氧器時，只能作部分的
心肺繞道，有和氧器則能作近乎全部的心肺繞道，故此系統能治療右
心室及／或左心室的嚴重衰竭，配合使用膜性和氧器則能治療嚴重的
呼吸衰竭。理論上及動物實驗的證明可知，此種輔助循環的方法能降
低心臟的前負荷，提高主動脈壓及冠狀動脈血流。最常使用的周圍血
管是股靜脈、股動脈，亦可使用頸靜脈及頸動脈。

因氣泡式和氧器對血液的破壞，不適於長時間使用，Connolly 等
（1958）提出不用和氧器的部分靜脈——動脈繞道的輔助循環，他們
曾經對 4 位心肌梗塞後心因性休克，藥物治療無效的病人，在床邊緊
急使用此種輔助循環，至 4 小時之久，血流力學均有改善但只一人活
存。當時這系統是使用無脈動幫浦，無和氧器，全身性注射肝制凝
素，動物實驗只能承受至12小時，時間長則死亡率高，超過24小時幾
乎不能存活，死後檢查發現有如出血性休克般的情形，包括循環血量
的喪失、腸管出血等，可能是反覆注射肝制凝素，長時間缺氧血液，
無脈動灌流的效應。Wakabayashi 等繼續研究發展，改用塗有肝制凝
素的無血栓形成的管子，以避免使用全身性肝制凝素。這種管子先是
用 graphite benzakolium 使肝制凝素附着上去（Valiathan 等 1968），
稱爲GHB表面，後來改進使用 tridodecylmethylammonium chloride
（Grode 等 1969），稱爲 TDMAC-heparin 表面，後者有透明，不
怕金屬夾壓捏及附着較多肝制凝素（$10\mu g/cm^2$）的優點。爲彌補無
和氧器引起的動脈血氧失飽和，他們使用呼吸器，輸紅血球提高血液

的血球容積，以提高血液含氧量，並實驗測出繞道的分流爲正常心輸出量的三分之一時，效果最佳，更多則動脈血氧飽和度太低，更少則血流力學的效果不彰。股靜脈——股動脈繞道在動物和人的經驗上曾至 6 天而無技術上的併發症。Wakabayashi 等應用這系統在梗塞後心因性休克病人（高達80小時），使能作冠狀動脈攝影、開心手術，並作爲術後的循環支持，此外亦應用於高危險性的心臟手術病人，如嚴重機械性心臟衰竭，在麻醉前或開胸前給予預防性或治療性的輔助循環，以提高安全性減少死亡率。

靜脈——動脈繞道的優點是簡單易行，有開心手術體外循環設備的地方即可施行。經由周圍血管建立管路，不必開胸手術，降低侵襲性。效果迅速，顯著。缺點是長時間體外循環引起的血液破壞、血栓形成及栓塞。若不用無血栓形成的管子，則需全身性肝制凝素，易引起出血的併發症。

在臺大醫院，我們曾幾次對嚴重右心衰竭或合併左心衰竭的病人施行這種輔助循環，發現血流力學立即有戲劇性地改善，中心靜脈壓下降，動脈壓上升，開始排尿等，可惜因需肝制凝素的注射，引起出血的併發症，無法繼續使用。

靜脈——動脈繞道併用和氧器才能作全部或近乎全部的繞道，當全部繞道時即一般開心手術使用的體外循環（心肺繞道），作爲輔助循環因爲時間長，須用膜式和氧器，以減少血液的破壞。膜式和氧器治療呼吸衰竭曾使用至兩個星期。這系統的限制因素是必須使用全身性肝制凝素，易生出血或血栓形成的併發症。

II. 左心繞道 (Left heart bypass)

左心繞道亦可廣義地稱爲左心輔助器 (left heart assist device, LHAD)，或左心室輔助器 (left ventricle assist device, LVAD)。

(1)滾轉式幫浦套管系統 (Cannulation systems with roller pumps)

這是套管插入左心房或從心尖部插入左心室，將血液引出體外經過滾轉式幫浦灌回動脈系統，如升主動脈或股動脈的一種輔助循環方法。因血液已經肺臟和氧故不需和氧器，若使用無血栓形成的管子，可免使用全身性肝制凝素。此系統具侵襲性，需開胸手術插管，除管時，視套管而定，有需再度開胸手術，有的不必，故僅用於心臟手術後不能脫離人工心肺機，IABP無效的病人。

Litwak 等 (1976) 特別設計 silicon elastomer 套管，管端有 polyester，邊緣可以縫合到左心房及升主動脈，兩套管遠端從上腹部皮下切口出來，連結一環管，套入滾轉式幫浦，流量可達$5l/min$，當左心室輔助循環停止時，經皮膚小切開露出管端，可插入一個 silicon elastomer 栓塞物，以閉塞管腔，如此病人即可不需再度手術而脫離輔助器。他們曾施用於18位心臟手術後不能斷離體外循環的病人，使用時間由 2 小時至21天，最大繞道流量為$1,500$ 至 $4,900ml/min$，有13位病人最後能脫離輔助循環，7 位病人離開醫院，但有 2 位後來死亡，5 位病人長期活存。

Peters 等 (1980) 發展經由心尖部插管至左心室的左心繞道。血流經滾轉式幫浦再通過一過濾器灌回股動脈，流量可達$3.5l/min$，這個系統是不與心臟週期同步，無脈動性。曾用於 6 位病人，2 位能脫離輔助循環，最後一人長期活存。Taguchi 等 (1980) 用局部肝制凝素施行這種輔助循環，管壁塗為 polyurethane 表面，像血液透析一般，精微地在管路的出口與入口輸注肝制凝素及魚精蛋白，以避免血栓形成與栓塞。血流是連續而無脈動的 ($5l/min$)，灌回升主動脈，腹部主動脈或頸動脈，曾經使用於 7 位病人，有 2 位長期活存。

比較左心房及經心尖部左心室插管，有些實驗研究指出，左心室插管較能完全地減輕左心室負荷，較能減少心肌氧消耗量，及較能減小梗塞的範圍。

Rose 等（1982, 1983）曾對35位心臟手術後病人用滾轉式幫浦作左心房——升主動脈繞道，他們的方法是從左心耳（少數從右上肺靜脈）插入28至32 Fr. 靜脈套管到左心房，動脈套管則用 6 mm小兒用氣管內管從升主動脈插到超過左鎖骨下動脈，以減少栓塞的危險，兩套管分別連結一條套在可移動性滾轉式幫浦的矽橡皮管，流量可達 3.5～4.5l/min，此外還用 IABP 及藥物幫助病人脫離人工心肺機。左心房壓通常維持在 5 至12mmHg，低於 5 mmHg 可能產生真空作用，血液裏的氮會起泡釋出，造成氣體栓塞，太高的左心房壓則不足以降低左心室的負荷。早期術後，病人通常有嚴重的血液凝固病變，需補充輸給適當的凝集因子，4 至 8 小時後可得改正，若無顯著的出血現象則給予低劑量肝制凝素，250～750units/hr，維持活化凝血時間在 150～250 秒，即正常的1.5至 2 倍。活存的病人在術後 24～48 小時內，心臟功能便有改善，大約92小時內均可斷離輔助循環，平均使用 42±4.8 小時。到底多長時間的輔助循環最好，並未確定，但相信長於92小時會引起細胞及器官的嚴重傷害，所以最好這種輔助循環不要超過48至72小時。35位病人治療的結果有17位心臟功能恢復而能除去輔助器，其中 4 位在60至 120 天後死亡， 3 位死於敗血症， 1 位死於心臟停止，其餘 13位長期活存病人，有 7 位恢復工作， 6 位退休； 5 位有輕微症狀， 8 位完全沒有症狀；有 3 位左心室射出率降低，其餘10位則不變或增高。長期的結果，令人滿意。

⑵離心式幫浦套管系統 (Cannulation systems with centrifugal pumps)

　　離心式幫浦的優點是靠旋轉圓錐體的旋轉，產生離心力推動血液，不像滾轉式幫浦直接壓迫管子以推動血液，故能減少對血液固形成份的破壞，也不虞管子疲乏、破裂，適宜作長時間體外循環。

　　Bio-Medicus 公司的 Bio-pump（圖26-5）體外幫浦系統包括機座及一個用過卽棄的幫浦頭，幫浦頭裏的旋轉圓錐體是用無血栓形成的 acrylics 製成的，其形狀按流體力學設計，其機座可以手提(14×9×16英吋)，其流量可以低於 100ml, 至高於 10l/min，基本上是無脈動流，但也可變爲與心臟不同步的脈動流，脈動的頻率及脈壓可以調節，流量及壓力可自動地依阻力及幫浦的迴流而變。Magovern (1981) 曾用此系統治療 6 位病人，作左心房——股動脈繞道，未給抗凝血藥物，支持衰竭的循環2 至 3 天，有 2 位獲長期活存。

　　Medtronic 公司亦製造一種電動高速度的離心式幫浦，可產生無脈動或脈動血流，脈動血流可調節頻率及脈壓的幅度及寬度，亦可用心電圖的R波連動，與心臟週期同步。最大血流可達 10l/min，血液接觸的表面均塗有抗血栓形成的物質。Pennington(1980)曾應用於10位病人，從左心室至升主動脈作繞道，進左心室可由心尖部插管，或由升主動脈插管經主動脈瓣逆行至左心室，3 位病人能斷離幫浦的支持，有1位長期活存。Golding 等 (1978) 也使用Medtronic離心式幫浦，他們使用 22mm 分叉的 woven 達克龍人工血管，端對側地縫接於升主動脈，利用人工血管的一支放置套管經由主動脈瓣至左心室引流血液，人工血管的另一支則放置由幫浦灌回血液的套管，人工血管的兩支分別在皮下綁住套管，則當除管時，僅需局部痳醉，做小手術卽可完成。他們同時使用 IABP 以維持脈動血流，一共應用於 8 位病人，5 位能脫離幫浦，有 2 位長期活存。

III. 左心室輔助器（LVAD）

　　波士頓兒童醫院醫學中心 Bernhard 等發展的體外左心室輔助器

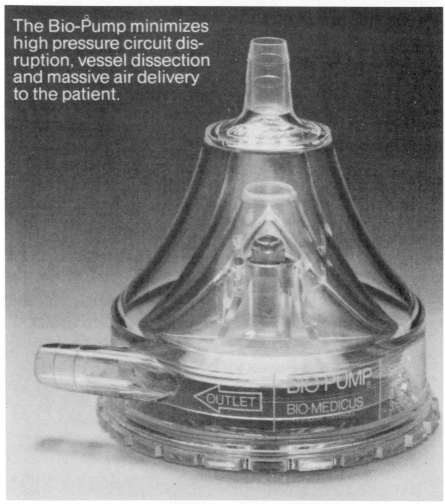

The Bio-Pump minimizes high pressure circuit disruption, vessel dissection and massive air delivery to the patient.

圖 26-5 Bio-Medicus 公司的 Bio-pump

（如圖26-6），是金屬的外殼，內有一圓筒形 polyurethane 的幫浦室，直徑5.0cm，長8.7cm，其表面塗一層polyester的微細纖維（直徑25μ，長250μ）防止血栓形成，入口及出口分別接上一條 18mm 直徑的 woven 達克龍人工血管，約 15cm 長，各裝一個 15mm猪心瓣膜，以維持血流方向，入口接左心室尖部，出口接升主動脈。機座有通氣管接到幫浦外殼，以空氣進出發動幫浦，最大搏出容積是80ml，可作固定次數之幫浦或反搏動，或用心電圖 QRS 波控制使與心臟同步，此輔助器曾用於17位病人，6 位心室功能恢復而能除去輔助器，其中 3 位長期活存。

Pierce 等（1979）發展的體外左心室或右心室輔助器，是使用壓縮氣體帶動的袋狀幫浦，外殼是硬的 polycarbonate，血液出入口是彎曲呈一角度，殼的內室呈類扁圓形，有易彎曲的 polyurethane 橫隔膜平行於殼的正面，而分開空氣進入口及薄壁的 polyurethane 血液袋，血液袋內面極其平滑，無接合線，以阻止血栓形成。橫隔膜媒介氣體脈動發生器交替產生的氣體壓縮及眞空給血液，因而血液能經由進出口的籠球式人工瓣膜，進出血液袋，維持一定的流向。進出口套管有鋼線加強，亦爲 polyurethane 製成，內面平滑，進口套管末端經左心室尖部抽血，出口套管末端則接一達克龍人工血管縫接於升主動脈，一個電子計時器控制幫浦的搏動次數及收縮期的長短。有協調同步的裝設，利用心電圖的 R 波控制收縮的時間，使產生反搏動，並減輕左心室的負荷，這種輔助器亦可作固定次數的不同步搏動，收縮期的長短可調節以達到最高的搏出量，臨床上最大的輸出量爲8.5l/min，搏出容積爲 80ml，射出率爲75%。這輔助器曾施用於 14位心臟手術後左心室及右心室嚴重衰竭的病人，作一心室或兩心室的繞道，有4 位病人能脫離輔助器，有2 位長期活存。

　　Norman 等發展的腹部左心室輔助器是種植在體內的血液幫浦，鈦的外殼，內有一與中心軸對稱的 polyurethane袋子，稱爲幫浦室，整個重量爲 470gm，長爲 17cm， 最大直徑爲 6.3cm。幫浦有一條通氣管經皮膚接到體外的機座，當氣體壓力進入殼與袋子間的空間，便壓縮袋子，推動血液，袋子的入口、 出口管子爲低孔性的woven人工血管，裝有籠式矽橡皮盤的人工瓣膜，使維持血流的單一方向，搏出容積爲 85ml，有避免袋子過度陷縮的限制系統， 血液接觸表面除瓣膜及出口、入口人工血管外，均塗有 polyester 微細纖維，做爲基質，以產生由纖維蛋白、血小板、白血球及紅血球構成的假性新生內膜，以防止血栓形成。血液是由左心室尖部抽出，經半可彎曲的入口管子，穿過橫隔膜，出口管子則接到腎動脈下的腹部主動脈，這輔助器曾用於22位病人，有 3 位心室功能恢復後而能脫離輔助器，有位病人其右心室或左心室功能一直無法恢復，變成依賴輔助器，後來接受心臟移植手術。

第二十七章　心臟手術病人的呼吸管理
(Respiratory Care for Cardiac Surgical Patient)

林　永　明

心臟手術病人經過體外循環與開心手術後，其肺功能多有某種程度的變化。為了預防此種變化而導致氧化能力 (oxygenation) 降低，動脈血缺氧 (hypoxemia)，肺泡換氣不足 (alveolar hypoventilation)，及抑制換氣 (ventilatory depression)，對心臟手術病人的術前術後呼吸管理是極重要的工作。其基本目標在於使病人在手術後期間可以(1)預防換氣不足；(2)改善呼吸氣體的交換；(3)改善氣體傳輸；(4)減低新陳代謝的需要及能源消耗，使心臟與肺部在較短期間內恢復正常的功能。

第一節　術前呼吸管理（預防性呼吸管理）

病人於術前應接受適當的教導各種基本的呼吸方式：如深呼吸、咳嗽排痰，及各種呼吸治療技巧，並熟練各種術後可能使用的呼吸輔助器械及其使用方法並加以練習，以便術後使用時不發生困難。

如果術前卽發現病人合併有呼吸道或肺部疾患，或感染，須以藥物治療、禁煙，或以各種呼吸治療技巧來改善或排除此種pre-existing factors；以改善術前肺功能，並預防術後肺部合併症。

第二節 術後呼吸管理
(Postoperative Respiratory Care)

大部分病人於心臟手術後，仍存留有氣管內管，並須接受機械性輔助呼吸 (mechanical ventilatory assist)。約有90%左右的病人，可於24小時內拔除氣管內管，其他約有10%的病人須接受較長時間的機械性輔助呼吸。

當心臟手術完成時，病人由手術室轉送至加護病房，途中病人的呼吸由麻醉醫師或護士以 Ambu bag 控制，並給予加濕之氧氣空氣混合氣體($FiO_2 \doteq 0.8$)，此時須避免過度換氣或換氣不足 (hyperventilation or hypoventilation)，並須密切注意病人的生理象徵 (vital signs)。

I. 早期拔除氣管內管及自然呼吸 (Spontaneous breathing)

病人安置於加護病房後，如果其手術過程較簡單，無麻醉續留現象，完全清醒，並有正常反應，且有令人滿意的心、肺及其他各系統的功能表現，而且無可能發生危及生命的併發症（如出血、心律不整），可考慮早期脫離機械性輔助呼吸，拔除氣管內管，使病人自行呼吸。

拔除氣管內管後，須以面罩、鼻管或氣帳，供給病人充分加溫加濕的含氧氣體 ($FiO_2 \doteq 0.4$) 24小時至48小時，以維持氣管內纖毛的正常運動，並防止分泌物變稠、變乾、結塊。為了預防術後肺部併發症產生，須即時開始進行呼吸治療：包括時常翻身、拍背、咳嗽、排痰及深呼吸等等。

拔除氣管內管後，須密切觀察病人情況，若有下列狀況發生時，須考慮再插管：①心臟及呼吸功能惡化——呼吸急促、鼻翼展張、多汗、呼吸費力並使用附屬肌肉（accesory muscles）呼吸。②動脈血氣體分壓不正常——PCO_2 大於 55mmHg，PO_2 低於 70mmHg。③其他系統高度的功能惡化——感覺遲鈍、心悸、心律不整、週邊血管收縮、尿量減少、血壓降低等等。

II. 選擇性短期間機械性換氣（Elective short-term mechanical ventilation）

目前大部分開心手術病人於手術後皆接受暫時性短期間機械性換氣，一方面可於心肺功能未穩定時，得到較佳的換氣（ventilation）及充氧（oxygenation），亦可減低呼吸所需的新陳代謝消耗量，使心臟減少不必要的工作負荷。所以，術後12小時至24小時內採用機械性換氣是一明智的選擇。

病人於接受機械性換氣時，其處置原則與以下所討論延長性機械性換氣相同。

III. 延長性機械性輔助換氣（Prolonged mechanical ventilatory assistance）

⑴氣道（氣管內管）的選擇（choice of airway）

一般病人若不須考慮延長機械性換氣的期間，多採用經口氣管插管（orotracheal intubation），若病人之病情須要 24 小時以上機械性換氣時，須於適當時機，將經口氣管內管改換成經鼻氣管內管（nasotracheal intubation），一般若採用高容量低壓力 Cuff 的氣管內管，其安全放置期間，可長達 7～10天之久。若病人須更長期機械性換氣時，可於 7 天後，施行氣管切開造口術，以利長期呼吸管理。

⑵氣道的處理（care of the airway）

氣管內管的選擇，須依病人之大小而決定其長度與口徑，若口徑太小，易引起折彎或阻塞，而口徑太大，則較易發生咽喉、氣管外傷。氣管內管的置入深度須適當，一般應使其 Cuff 位於聲帶下方，在大人，內管之遠端以高於氣管內叉 (cavina) 2～3 cm 較恰當，在小孩，其遠端則應介於氣管分叉與胸骨上端 (sternal notch) 之間較恰當。若遠端太深入，常有發生單側肺部插管 (one-lung intubation) 之可能。若太淺，則有可能發生氣管內管溜出氣管之情形。氣管內管留在口、鼻外面之長度以 2～3 cm 較合適，若太長較易發生折彎 (kinking)，若太短，有時會溜入口、鼻腔內，氣管內管放置之位置若經確定十分恰當時，應以膠布確實固定，防止其位置發生變動。並須於管外壁劃記，以做爲日後調整氣管內管深度之參考。

(3)正確管理機械性換氣的方針 (guidelines for the proper conduct of mechanical ventilation)

1.呼吸器的選擇

對一個使用機械性輔助換氣的病人，處置的基本原則是，須對所使用的呼吸器有相當程度的瞭解，才能依病人心肺情況、呼吸型態，而選擇適當的呼吸器。一般而言，如果病人的心肺功能失調情況輕微，只須較短期間機械性換氣時，可選擇 pressure-cycled 型態呼吸器，如果病人的心肺功能有明顯失常或有呼吸衰竭之情形，或其呼吸道及肺部有力學上的失常（如呼吸道阻力增加，順應性降低），或須較長期的機械性換氣時，則須選擇 volume-cycled型態呼吸器，才能確定呼吸器在病人心肺情況不穩定時，能輸送出預期的氣量及維持適當的呼吸型態 (ventilatory pattern)。

2.呼吸器呼吸型態的設定原則

(1) tidal volume

依慣例，通常設定於 10～15ml/kg，一般而言，採用較多的 tidal volume 可預防術後肺泡的萎縮。另外，須加上週期性的深呼

吸 (hyperventilation, sigh)，（每小時 6 ～ 8 次），給予較原設定 tidal volume高 20%～50%的氣量。 tidal volume 初期設定，並開始使用呼吸器後，須依病人動脈血中 PCO_2之高低加以調整，使PCO_2 維持於 30～40mmHg 範圍內。

(2)respiratory rate（呼吸頻率）

在大人，通常設定於每分鐘10～15次。小孩則通常設定於每分鐘 20～30次（視病人大小而定）。

(3)inspiratory-to-expiratory time ratio (I/E)

為了獲得較佳的氣體混合 (gas mixing)。理想的靜脈回流 (venous return)，及較低的胸腔內壓 (intrathoracic pressure)；通常採用 I: E ratio 為 1: 2。

(4)FiO_2（氧氣濃度）

病人吸入氣體氧氣濃度的設定，通常以維持動脈血 PO_2於正常範圍 (70～100mmHg) 為原則。

(5)控制性或輔助性換氣 (controlled or assisted ventilation)

病人情況不穩定，心肺功能失常時，以採用控制性換氣較理想。若病人情況較好，或欲脫離 (weaning) 機械性換氣時，則採用輔助性換氣較佳。

(6)PEEP (positive end-expiratory pressure) 的使用

若吸入氣體之氧氣濃度 (FiO_2) 大於 0.6 仍無法使 PO_2 高於 70mmHg 時，可考慮使用PEEP。若病人有肺水腫之情形時，亦可考慮使用。

3.病人的管理 (care of the patient)

(a)monitoring

原則上須經常有醫護人員於床側觀察與照顧，最好每一病人有一

位 Icu 人員監護。監護項目包括:

i)　經常檢查胸部。

ii)　胸部X光檢查。

iii)　測定動脈壓，左、右心房壓，肺動脈壓。

iv)　心輸出量。

v)　混合靜脈血的含氧量。

vi)　短路量的計算。

vii)　動脈血氣體分析。

viii)　酸鹼平衡分析。

ix)　肺泡與動脈血氧氣分壓差 ($A-aDO_2$)

x)　生理死腔與肺活量比例 (VD/VT)

xi)　肺功能分析。

xii)　痰培養檢查。

(b)sedation

若病人神智清楚而合作，換氣狀態良好時，通常不須加以鎮靜，若病人焦躁、掙扎時，為獲得良好的換氣狀態與順暢的機械動作，可適當的給予鎮靜劑。

(c)humidificatio

由呼吸器提供的氣體須適當地加濕，以減低氣道內分泌物的黏稠度，使氣道不乾燥，並維持氣管纖毛的完整性與正常的活動，並減低肺泡萎縮的發生。

(d)維持氣道的清潔

排除呼吸道內的分泌物是呼吸管理的要素。但所採取的步驟須相當熟練精確，以防止因之產生的傷害。

(e)物理治療 (chest physiotherapy)

各種胸部物理治療的步驟，須經常實施，以防止肺部合併症的發生。

⑷機械性換氣的脫離 (weaning from mechanical ventilation)

欲脫離機械性換氣時的評斷標準與參考項目：

    i)　使用氧氣濃度 (FiO_2) 低於0.4時, PaO_2 大於 100mm Hg。

    ii)　使用氧氣濃度1.0 時, A-aDO_2 少於 350mmHg, 或 PaO_2 大於300mmHg。

    iii)　生理死腔與肺活量比例少於0.6。

    iv)　肺部聽診或X光片顯示清晰之肺野。

    v)　心輸出指數 (cardiac index) 大於$2.5l$/min/sq. m。

    vi)　平均動脈壓大於 75mmHg, 平均左、右心房壓少於 15mmHg。

    vii)　尿輸出量大於 15ml/sq. m/hr。

    viii)　無嚴重的酸鹼不平衡, 無危及生命的心律不整, 無肺水腫。

    ix)　病人反應正常、合作, 並有正常之神經肌肉功能 (neuromuscular functions)。

第二十八章　心臟外科之併發症

鄭　國　琪

近年來，由於醫學發展迅速，對人體之生理及病理了解日深，對輔助儀器之發明日多，心臟外科在醫師們之努力下，對外科技術之研創亦日精，使心臟手術之成功率越來越高，無疑是可喜之現象。但因心臟手術時，仍有可能對心臟血管系有所損傷；某些人為因素以及人工心肺機、人工瓣膜、血漿、抗凝血素之使用等等原因，使心臟手術病人仍然無法完全避免併發症之發生。醫學之原則固然是預防重於治療：事先盡力防止併發症之發生是每一位醫護人員所應切記之責任；但一旦病人發生了併發症，迅速正確之治療，却是拯救病人於危難之唯一方法。本章僅就各種併發症之發生因由、預防方法及治療原則分別討論之。

第一節　腦部損傷（Cerebral　Damage）

腦神經組織忍耐缺氧之時間不能過久，如缺氧時間超過五分鐘，腦神經組織即受損傷而復原之機會甚微。在心臟手術過程中，因全身麻醉或人工心肺機之使用而導致病人腦神經缺氧之情形，在有經驗之麻醉醫師及人工心肺機操作員手中該不會發生，却非絕對不可能。例如由於疏忽而錯誤使用麻醉藥物或氣體，氣管插管放置錯誤之位置，使用人工心肺機氧氣來源或比例之錯誤等，均能使病人產生缺氧之情形，此等應可避免之錯誤，宜注意避免之。事實上，在心臟手術病人

中引起腦部受損之原因，主要由於腦血管栓塞 (thrombo-embolism)
，少數病人則因腦內出血 (intra-cranial hemorrhage)、血氧過低
(hypoxemia) 或血壓過低 (hypotension) 所致。這些原因，如能小
心預防，仍可大大減少其發生率。

　　心臟手術病人發生之腦血管栓塞，又可分為氣體栓塞 (air em-
bolism)、血塊栓塞 (thrombo-embolism) 和較少見之鈣粒或組織碎
片栓塞 (calcium particle or tissue debris)。氣體栓塞之發生，主要
是心臟手術時，心臟血管必須切開而使內腔暴露於空氣中，空氣充滿
於無血之心臟血管內腔，在心臟靜止時而上升主動脈多半被夾住之情
形下，並不容易逸出心臟血管而至血流中成為氣體栓塞。但如在手術
完成，上升主動脈重行開放，心臟恢復搏動時，若心臟血管內腔仍有
氣體存在，便極易跑至血流，隨着血液之輸送至遠端血管內形成氣體
栓塞，尤其容易跑至腦血管及冠狀動脈等地，造成腦部受損或心肌受
損。因此，每當心臟手術完成，要將上行主動脈夾重行開放及使心臟
恢復搏動之前，外科醫師應儘量將心臟血管內腔之氣體排光。一般排
氣之處理方法如下：㈠在縫合心臟血管切口前，儘量使血液充滿心臟
血管內腔，減少並排除空氣之存留。㈡左右轉動手術臺並使病人位置
頭部低於心臟 (Trendelenberg position)，同時以手指將左心耳內陷
並以手輕拍心臟，將左心耳處最易留存之氣體及心臟血管內所有可能
存在之氣泡均因浮力關係集中於心尖及主動脈根部，而腦部因位置較
低，減少氣泡進入腦血管之可能。㈢於上行主動脈根部插入一特別設
計之排氣針頭並連接於人工心肺機幫浦上連續抽取上行主動脈內之
血液，其中氣泡亦同時被抽除（圖28-1）。㈣在左心室心尖處亦插入
排氣針頭或放置一導管以排除氣泡。經過這些步驟後，心臟血管內留
存之氣泡大多可以排出，大大減少氣體栓塞之機會。然後，排氣針頭

依次從心尖及上行主動脈取走，上行主動脈夾始能移除。而令心臟恢復跳動。

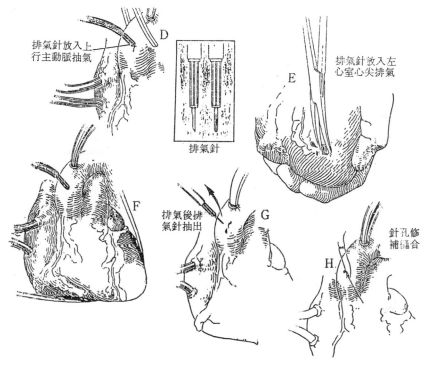

圖 28-1　心臟手術後排氣方法

　血塊栓塞發生之原因主要由於一部分病人如患有僧帽瓣狹窄症 (mitral stenosis)、心房顫動 (atrial fibrillation)、心肌梗塞 (myocardial infarction)，或左心室瘤(left ventricular aneurysm)時，其左心房或左心室中可能早已形成血栓，此等血栓在心臟手術時如果清理不完全或不愼脫落，在手術完成，心臟回復跳動後，隨着血流走至腦部或其他血管形成栓塞。或因一部分病患接受人工瓣膜換置術 (valve prosthesis replacement)，在手術後人工瓣膜支架周圍逐漸形成血栓，血塊脫落而至腦部成爲栓塞。所以在這一類病人手術時，清理血塊應特別小心。在使用人工瓣膜之病人，手術後應長期服用抗凝血藥物以防血塊之形成。

在某些瓣膜性心臟病（valvular heart disease）之病患其有病變之瓣膜常有鈣化或有 vegetation，此種情形有時十分嚴重，故在行瓣膜換置術，剪除此等瓣膜時，應注意清除所有脫落之鈣化或vegetation顆粒，否則，此等顆粒亦可隨血流跑至腦部形成栓塞，至於組織碎片成爲栓塞之病例並不常見，但在切除心臟內部之病變組織時仍應避免將組織碎片或其他異物留存於心臟血管腔內。

使用人工心肺機或大量輸血時，體外之血液常有血球聚集形成之小塊（cell aggregation），此等小血塊如輸囘病人體內，可能在腦部或身體其他部分之毛細血管中形成微血管栓塞（micro-embolism），因此，在人工心肺機靜脈囘流管及動脈輸出管中，以及輸血器上安置精密濾過器（micro-filter）以移除此等小血塊相當重要。

不過，無論醫師之預防措施如何周密，少數病人在心臟手術後仍有發生腦神經受損之併發症。按程度之輕重而有不同之症狀。輕者如開心手術後精神症（post-pump psychosis），被認爲可能因腦部某些微細血管循環（micro-circulation）受損傷，或因微血管栓塞所致，但無確切之證據。此等病人在手術後會發生不安、吵鬧、譫妄、幻覺等精神病症狀。治療辦法是給予鎭靜劑（tranquilizer）等使其安靜，大部分之病人在一、二週內，症狀可完全消失。較重者可能會有手足力量變弱、半身麻痺、或短暫之昏迷不醒，然後逐漸復原或僅留下半邊手足運動不良等後遺症。更嚴重者其腦神經受損無法恢復，以致終生半身不遂或永遠昏迷不醒而至死亡。所以，一旦病人發生腦神經受損之併發症，其命運實難預料。在治療上多祇能採取保守辦法。例如使用抗凝血藥物以防血塊繼續形成，希望腦栓塞之範圍不廣，不再擴展而讓病人有機會復原。如病人有血壓過低、血氧過低之情形，應盡快找出原因矯治之。四肢麻痺或昏迷不醒之病人，並應預防其他併發症；如㈠保持病人呼吸道通暢，必要時行氣管切開以方便除痰及預防吸入性肺炎。㈡預防褥瘡之發生，保持病人身體、衣服及床單等之清潔、乾燥；並經常給予病人按摩及翻動，以免病人身體着力點受壓力過久，影響血液循環而生褥瘡。㈢繼續使用抗生素以預防可能發生之感染。㈣注意留置導尿管之照顧以防尿道炎症之發生。㈤維持病人之營養。㈥繼續保持病人之心、肺、腎功能良好。㈦給予病人適當之物理復健治療，以免病人之肢體關節發生 ankylosis。㈧教育病人家屬耐心等待病人可能從腦神經受損之情況中恢復。即使是昏迷不醒之病人，亦並非完全絕望。筆者有一位十二歲之病人在四合釐症完全矯治手術後，併發腦血管氣體栓塞而昏迷達十四天之久，竟能完全清醒並康復出院，六年來生活正常，無顯明之腦受損後遺症。

少數病人之腦血管栓塞可能在較大之血管，如果病人情況許可，並經腦血管攝影證實，或可施行腦血管血栓取出術或腦部血管繞道手術。如病人之腦神經損傷乃由於服用過量之抗凝血藥物引致腦內出血者，必須停用抗凝血藥物並立即予以矯治，以防繼續出血。部分病人亦可因其他原因如高血壓等導致腦內血管破裂出血，病人之命運，端視腦部受損之範圍大小而定，其預後大多不佳。

第二節　周邊血管栓塞（Peripheral Thrombo-Embolism）

除上述腦血管可以發生栓塞外，病人身體其他部位之血管亦可因心臟內之血栓、氣體或組織碎片等跑來而發生栓塞，雖然，其發生率較低，亦應加以注意。茲分別說明如下：

I. 冠狀動脈栓塞

是心臟手術後病人心肌功能受損，併發心搏出量過低 (low cardiac output) 之原因之一。嚴重者可引起心肌梗塞、心室顫動或心跳停頓。當病人有心搏出量過低或心肌梗塞等併發症時，如使用 dopamine, regitine, nitroprusside 等藥物無法維持循環功能，則必要時應放置主動脈內氣球幫浦 (intra-aortic balloon pump) 來幫助心臟之恢復，並密切注意避免心室顫動或心跳停頓之發生。

II. 肺動脈栓塞：

輕微者可能輕度影響病人之肺功能。嚴重者可導致肺梗塞 (pulmonary infarction)，使病人發生胸痛、休克、心臟衰竭及呼吸衰竭。正確之診斷常需肺部同位素素描 (lung scan) 或肺血管攝影，以顯示肺血管栓塞之部位及程度。此併發症白人較易發生，尤以有深支靜脈栓塞症之病人為然。死亡率高，必要時得利用人工心肺機行緊急肺血管栓塞取出術 (pulmonary embolectomy) 以挽救病人之生命。

III. 肢體動脈急性血栓塞

常發生於下肢，上肢較少見。血栓阻塞之部位以腸動脈，股動脈或膕動脈分叉處發生最多，阻塞部位之遠端因急性缺血而出現疼痛、麻目、變冷、蒼白、水腫、脈搏消失等情形。如缺血時間過久，遠端肢體可發生壞死而最終必需施行截肢術。隨時檢查病人之肢體脈搏及溫度可及早發現此併發症。緊急利用庫加提氣球導管 (Fogarty balloon catheter) 施行血栓取出術 (embolectomy) 常可將病人之肢體保存。

IV. 急性腎、脾或腸系動脈栓塞

發生率極低。一旦發生，病人會出現急性腹痛、休克等症狀。仔細之腹腰部檢查或可發現其端倪，不要忘記此等併發症之可能最爲要緊，若有懷疑，或須行剖腹檢查以證實並治療之。

極少數之病人因爲在橈動脈中放置動脈壓力導管，而在導管拔除後發生栓塞。如橈動脈栓塞之同側尺動脈循環不良，則病人之同側大拇指或食指可能會發生缺血、壞死之併發症。故在放置動脈壓力導管於橈動脈之前，必須檢視同側尺動脈之循環狀況。良好之尺動脈循環由其側枝循環可足夠供應因橈動脈阻塞而缺血之手指，不致有壞死之併發症。

V. 下肢深支靜脈栓塞 (Deep vein thrombosis):

較易發生於年老而臥床時間較久之心臟手術病人。急性深支靜脈栓塞或可使用 heparin, warfarin sodium 等抗凝血劑予以治療。病人早期下床活動或下肢使用彈性襪可減少此併發症之發生。

第三節 出血 (Bleeding)

心臟手術後病人之出血量通常比一般手術者多，主要原因如使用人工心肺機及抗凝血藥物引起之凝血異常，以及手術傷口止血縫合不愼密已在前章說明，此處不再重覆。在手術過程中，還有一些地方容易引起手術後出血而常被疏忽者，補充說明如下:

在行瓣膜換置術時，病變之主動脈瓣或僧帽瓣有時鈣化非常嚴重，在剪除此等瓣膜及清除鈣化處時，切要注意勿過分希望完全清理乾淨，以免使鈣化處組織失去太多，變成十分薄弱甚或穿孔而不自覺，若在手術當時未能發現可在手術後發生大量出血。破裂處多在左心室後壁或主動脈根部，祇有及早發現並行緊急手術，利用人工心肺機再予修補，或可能將病人挽救回來。在剪除僧帽瓣時，同時剪除之乳突肌部分亦不可過多，以免使左心室壁變薄而容易破裂。左心室內腔容量過小之病人，不宜安裝支架過大之人工瓣膜，以免人工瓣膜之支架壓迫左心室壁，由於心臟搏動摩擦，使支架穿透左心室壁。這種在手術後引起左心室破裂出血之併發症，死亡率極高，不可不慎。

若心臟手術所採用切口為胸骨正中切口，則骨髓滲出血處可以骨蠟 (bone wax) 止血，在以鋼絲縫合胸骨時，要注意勿損傷到在胸骨兩旁之內乳動靜脈以及肋骨間之肋骨動靜脈，否則亦可成為手術後出血之原因，在將胸骨縛牢之前再行小心察看各處有無出血，小心止血，然後再將傷口縫合，可減少手術後出血之發生率。

當發現心臟手術後病人胸管引流出血量極多時，切勿固執否定出血之可能，及早行緊急剖胸檢查常可發現意料之外的出血處而能及時止血。若病人之引流管不通或發現心包膜填塞症之可能時，為了急救病人，可以迅速在無菌操作下將胸骨正中切口之下五分之一部分縫線拆除，由此傷口打開經劍突軟骨下方進入心包膜腔，使心包膜腔內過多之積血流出，並可使用抽液器及導管經由此傷口進入心包膜腔將其中積存之血塊及血液抽取乾淨，一方面可以很快使病人之心包膜填塞症危機解除，另一方面可作為求證診斷之用。如病人在此簡單之辦法處理後再無大出血，或病人實際上並無心包膜填塞症之存在，病人可不必再送到手術室，而節省不必要之手術（圖28-2）。

還有一種極少見之原因可以引起心臟手術後出血，就是病人可能會發生所謂 disseminated intravascular coagulation (DIC)。此種異常之情況使病人全身各處都有可能發生出血，最常見有結膜下出血點，皮下出血瘀斑，血尿、腸胃道出血、肺內出血，甚至休克。治療上頗為困難，原則上應維持病人足夠之血量，使病人血液循環包括微細循環 (microcirculation) 保持通暢，保持心臟搏出功能之正常等。可視病人之情況而使用血漿或代用血漿、血管舒張劑、肝素或毛地黃

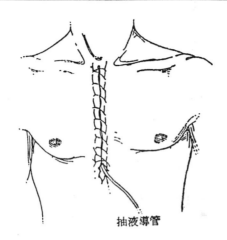

抽液導管

圖 28-2　胸骨下切口拆開以導管抽除心包膜內之血塊及積液

製劑等，幫助病人渡過難關。

第四節　心臟之併發症（Cardiac Complication）

有關心臟方面之併發症，在心臟手術後病人身上經常會出現，必須極端重視。茲分述如下：

I.　心搏出量過低症（Low cardiac output syndrome）

病人之血量不足，心肌功能因手術過程中缺氧受損，手術時心臟上之切口影響，手術時不慎傷及冠狀動脈，冠狀動脈發生血栓塞或氣體栓塞，手術矯治不夠完全使心臟血流力學仍在不正常狀態，均可引起心搏出量過低之現象。

手術後維持病人血量之平衡及輸入輸出量之控制之重要性，已在前章說明，以病人之呼吸、血壓、心跳、中央靜脈壓力、左心房壓力及小便量等作爲指標，應可將病人血量控制在正常範圍內。請參考前章有關部分，在此不再重絞。

　　爲了避免心臟在手術過程中發生缺氧受損，近年對於心肌保護之
研究發展極爲快速。由於心臟手術時需要使心臟處於靜止及無血狀
態，以便更容易進行手術矯治，除使用人工心肺機將上下腔回來之靜
脈血引至心肺機外，通常必須以主動脈夾將上行主動脈阻斷，減少冠
狀竇（coronary sinus）之回流血液，並使心肌缺乏血液供應而產生
缺血性停頓（ischemic arrest）。後來發現心臟在正常體溫之下缺血
停頓，如缺血時間超過三十分鐘，心肌極易受損，影響手術之成功
率。但如將心臟溫度降低至攝氏三十度左右，心肌對氧之消耗及需要
（oxygen consumption and demand）減少，心臟缺血之時間可較
正常體溫下延長，心肌受損之程度亦較輕。其後更發現，如使用低溫
心停溶液（cold cardioplegic solution）經由冠狀動脈灌注心臟，可
使心臟本身溫度能相當平均地降低至攝氏二十度左右，病人身體其他
部分溫度則不必過低。不但僅對心臟產生低溫保護之效果，同時由於
溶液中含有適當濃度之鉀鹽及其他電解質，使心臟停頓靜止更爲圓
滿，而心肌細胞內電解質之維持適度平衡，對心肌之保護作用更爲理
想，目前已爲大多數心臟手術者所採用。至於心停溶液之配方，各醫院
或稍有不同，均以增長心臟缺血時間而心肌仍能獲得足夠之保護爲原
則，表28-1所示爲美國阿拉巴馬州伯明罕阿拉巴馬醫學中心(Univer-
sity of Alabama School of Medicine and Medical Center,
Birmingham Alabama, U. S. A.）所提出之心停溶液配方，其中最
主要是鉀鹽之含量，一般主張不宜超過 30mEq/L.。溶液之酸鹼度以
調節至正常人體血液酸鹼度 pH 7.4 左右爲佳。使用此等心停溶液原
則上是在病人之上行主動脈以主動脈夾阻斷時，即將溫度約爲攝氏4
度之心停溶液經由主動脈根部或直接由左右冠狀動脈注入，因而使心
停溶液十分均匀地灌注整個心臟。灌注量約爲每分鐘每平方公尺體表

面積注入 150c. c.， 同時以一測溫針 (Needle thermistor, Model
524, Yellow Springs Instrument Company, Inc., Yellow Spring,
Ohio) 插入心室中隔中， 測定心臟之溫度至攝氏二十度時， 並觀察
病人之心電圖達於完全靜止爲準。通常灌注總量約爲每平方公尺體表
面積注入300c. c左右，卽能達到心臟停頓及適度低溫之目的。在此種
情況下，心臟缺血時間可達60分鐘以上而心肌功能受損之程度極微。
此時間內，大多數之心臟手術均能完成。因而心肌受損之發生率大爲
減少。

　　然而， 心搏出量過低仍然無法完全避免。 當手術後病人出 現 心
搏出量過低之情形時， 可視情形之需要 使 用 藥 物 如 epinephrine,
isuprel, dopamine, nitroprusside, regitinc 等幫助病人度過困
境。 近年臨床上發現 dopamine 對心搏出量過低之療效甚佳。如若
藥物無法產生治療效果，必要時得爲病人裝置左心輔助器 (left heart
assit device) 或主動脈內氣球幫浦 (intra-aortic balloon pump) 以
幫助病人之心臟復原。如若發現病人之心搏出量過低乃由於心臟病灶
之矯治不夠完全，則可能需要再度手術矯正，始能達到治療之目的。

表 28-1　心停溶液之配方例

Sodium	100mEq. /L.
Potassium	30mEq. /L.
Chloride	84mEq. /L.
Bicarbonate carbonate	28mEq. /L.
Calcium	1. 4mEq. /L.
Glucose	5Gm. /L.
	(500mg. /100ml.)
Albumin	50Gm. /L. (5%)
Mannitol	5Gm. /L.
Osmolarity	300~335mOsm. /L.

II. 心臟衰竭 (Heart failure)

當病人之心肌受損程度嚴重，手術上無法克服病人之左或右心室搏出道之阻塞 (left or right outflow tract obstruction)、嚴重肺高壓症、心肌缺血梗塞或有先天性左或右心室發育不良 (hypoplasia of ventricle) 時，手術後可能會產生心臟衰竭現象。如若左心衰竭，病人之左心房壓力會增高，逐漸出現肺充血及肺水腫。肺部聽診可聽到囉音，病人呼吸急促、心跳加速；血壓則有下降趨勢。如若右心衰竭，病人之右心房壓力或中央靜脈壓會升高，頸靜脈鼓起，下肢逐漸水腫，甚至可出現肝腫大及腹水。同樣的，病人也有呼吸急促，心跳加快及血壓下降現象。此時，除了使用毛地黃製劑加強心臟功能，以及使用利尿劑減少病人過多之水份外，宜限制病人之水份及鈉鹽給予量，維持病人肺功能、腎功能及酸鹼電解質之正常。必要時得使用其他 inotropic agent 或 vasodilator 以幫助病人之心搏出量增加以提供足夠之周邊組織循環 (peripheral tissue circulation)。在左心衰竭患者必要時可使用左心輔助裝置或主動脈內氣球幫浦。若所有之方法均無法控制心臟衰竭之惡化，則心臟移植可能是唯一解救之法。

III. 心律不整 (Arrhythmia):

心臟手術後病人常會出現心跳過速 (tachy-cardia)、結性心律 (nodal rhythm)、心跳過慢 (bradycardia)、心房顫動 (atrial fibrillation)、心室早期收縮 (ventricular premature contraction)、房室變異心律 (A-V dissociation)、心傳導阻滯 (heart block)，甚至心室顫動等情形。主要原因由於手術對心臟之創傷、心肌受損及酸鹼電解質之不平衡所引起。輕微之心律不整如不影響病人之循環功能，不一定要有特別之治療；可嚴密監視以待復原。酸鹼電解質之不平衡必需予以矯治。嚴重之心跳過速或心跳過慢均能影響心搏出量。

前者可視情形使用 digitalis, xylocaine, inderal 等藥物控制之。後者可使用 isu prel 使心跳加速。由於心傳導阻滯所引起之心跳過慢對 isu prel 可能無效，如在手術時有放置暫時性心律調整裝置，此時即可應用。大多數之手術後心傳導阻滯是暫時性的，可望在一二週內復原。但如心臟傳導系統受到嚴重之損傷，病人可能需要裝置永久性心律調整器，通常在使用暫時性心律調整器一個月後而病人之心傳導阻滯仍然存在時行之。心室早期收縮如僅偶爾出現並無大關係；但如每分鐘出現六次以上則必須加以治療。通常先行使用 xylocaine，以每公斤體重 1 mg 之量行靜脈注射一次給予，如能有效使心跳恢復正常則繼續觀察之。如有復發，可重行注射一次，並可以 xylocaine 加入葡萄醣溶液中，以每分鐘約 1 mg xylocaine 之量行靜脈點滴注射，以控制正常之心跳，直至心室早期收縮再無復發為止。若 xylocaine 無效，可試用其他抗心律不整藥物如 procainamide, quinidine 等，但使用此等藥物必須小心行之。有時，某些心室早期收縮或心跳過速可使用心律調整器，即所謂 over-driving 之方法而使心律回復正常。如發現病人之心跳出現心室顫動，應立即使用電擊 (DC defibrillator)，並準備隨時施行心臟功能停頓之急救措施，以期挽救病人之生命。

IV. 心肌梗塞 (Myocardial infarction)

在接受冠狀動脈繞道手術後之病人，大概有 5％左右會併發心肌梗塞，此種併發症之死亡率高達30％以上。少部分病人由於冠狀動脈栓塞引起。治療上有賴維持病人之心律正常及循環功能正常，以待心臟功能之恢復。心律不整對抗劑 (anti-arrhythmic agent)、強心劑 (inotropic agent)、血管舒張劑 (vasodilator)，以及主動脈內氣球幫浦等，應視情形適當使用之。

第五節　肺部之併發症 （Pulmonary Thoracic Complication）

　　心臟手術後病人常有肺功能不足 （pulmonary insufficiency） 之情形，尤其使用人工心肺機時間過久之病患，常有所謂 Wet lung syndrome；多由於病人肺泡壁與毛細血管壁間之間質有水腫 （interstitial edema） 所致。引起肺部間質水腫之原因大概有下列三種：㈠使用人工心肺機稀釋血液，改變血液內之滲透壓(osmotic pressure)，使水份容易進入肺部間質。㈡使用人工心肺機時，肺部血液來源主要由支氣管動脈而來，經肺靜脈回至左心房，再至左心室。在心臟靜止時，此等留在左心房及左心室之血液如無左心減壓措施 （left heart decompression），可使左心充血及增加壓力，並經由肺靜脈逆使肺部血管壓力增加，因而損害肺部血管，引起肺水腫。㈢病人原有慢性心臟病合併肺充血或肺水腫，在手術後未能立即完全恢復，甚或變本加厲。

　　第一種原因在一般心臟手術平均使用人工心肺機在兩個鐘頭以內者，不會成為很嚴重之問題。在手術後病人之利尿作用或使用利尿劑可將病人體內過多之水份排出，再藉呼吸輔助器之幫助可使病人之肺功能極快復原。

　　第二種原因可在手術時使用左心減壓措施，例如：放一左心減壓導管經由左心尖、左心耳或右上肺靜脈至左心房或左心室，將左心內之血液抽出引流至人工心肺機中，使左心壓力無法增高卽能避免 （圖28-3） 。

　　第三種原因在心臟手術矯治完全，病人心臟功能逐漸改善時，其肺水腫之情形亦應獲得改善，雖或在初期其肺功能必有不足情形，亦

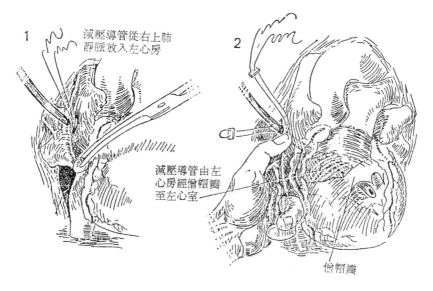

1　減壓導管從右上肺
靜脈放入左心房

2

減壓導管由左
心房經僧帽瓣
至左心室

僧帽瓣

圖 28-3　左心減壓方法

多能藉呼吸輔助器幫助而度過危險。

　　少數病人，雖然使用呼吸輔助器或其他方法仍不能改善其嚴重之
肺功能不足時，可考慮使用半透膜式氧化器(membrane oxygenator)
行體外循環，以待肺功能之改善。部分病人由於先天或後天之原因使
肺部血管發生肺高壓 (pulmonary hypertension) 或不可復性變化
(irreversible change) 時，其肺功能之預後可能極差，甚或影響心
臟之功能。在手術前應有所了解。

　　還有一種情形可以引起急性肺水腫，就是在短時間內給病人輸入
過量之血液或水份。這種情形多由於疏忽所致，實不應在心臟手術後
之病人身上發生。故不列為主要引起肺水腫之原因。

　　除了肺水腫可以導致肺功能不足外，心臟手術後病人常因手術傷
口之疼痛及臥床限制胸廓之活動，或因止痛劑之壓抑等，使病人之呼

吸量較正常爲低，肺泡之活動能力亦減少，因而使肺部氣體交換量不足。如果病人支氣管分泌物由於麻醉後或由於原患有支氣管慢性疾病在手術後刺激分泌增多，而病人本身無力有效呼吸及咳嗽除痰，痰液分泌物可聚積於支氣管或小氣管中，使呼吸道發生部分或完全阻塞，導致肺泡之微細萎縮（micro-atelectasis）或大葉萎縮（massive atelectasis）。更嚴重影響呼吸功能。如果肺泡萎縮不能及時矯治，此萎縮部分抵抗力薄弱，很容易因細菌侵犯滋生而引發肺炎，甚至一發不可收拾，病人可因肺功能嚴重受損或轉變成敗血症（septisemia）而致死。因此，心臟手術後病人呼吸系統之照顧極爲重要。保持病人呼吸道之通暢以及維護病人肺功能之正常是預防肺部感染之最佳辦法。當病人氣管分泌物極多時，應儘量鼓勵病人咳痰以清除分泌物，同時應使病人呼吸之空氣能有一定之濕度，或使用痰液溶解劑（mucolytic agent），使病人之痰液更易排出。若病人無力自行咳痰，必要時得使用氣管鏡（bronchoscopy）、氣管插管或行氣管切開，以方便清除痰液工作。在臨床上，由熟練之護理人員使用抽痰管經由鼻腔至氣管內抽取痰液，是簡易有效之床邊技術（bedside technique）。請參考上章有關部分。若手術後病人得了肺萎縮或肺炎等併發症，除痰工作更形重要並應繼續有效執行。此時病人常需行氣管切開術以減少死腔（dead space）及更易保持呼吸道之通暢。爲使萎縮之肺泡擴張及改進肺功能，呼吸輔助器加上呼氣末期正壓呼吸（PEEP）常被採用。充足之氧氣、氣管舒張劑、化痰劑，以及姿態引流術（postural drainage）都成爲必要之輔助。痰液應送細菌培養以確定病原菌後，採用適當之抗生素來治療感染，期能迅速有效控制病情，進而使病人早日康復。

　　肺萎縮或肺炎極容易引起肋膜積水（pleural effusion）甚或膿

胸 (empyema)。過多之肋膜積水或膿胸均應放置胸管引流之。此等併發症除令病人之肺功能減弱外，臨床症狀包括持續性發燒、痰液增多並有臭味、呼吸短速、鼻翼可能隨呼吸而扇動。敲診時發現患處回音變實，聽診時患處出現囉音或呼吸聲變弱甚至消失。肺部 X 光攝影可提供正確之診斷。

少數病人在治療肺炎之過程中進行變成肺膿瘍 (lung abscess)，因而增加治療上之困難。如若上述之治療方法無效，則可能需要行肺膿瘍摘除術，而在手術後再予病人足夠之藥物及引流等治療。

在病人需要行胸管引流時，放置胸管切記不可損傷肋間血管及肺組織，以免導致胸內出血而令病人再要接受止血手術。

氣胸 (pneumo-thorax) 及血胸 (hemo-thorax) 並非不常見，主要由於手術時誤損肋膜或肺部而未能及時發覺，或因病人使用正壓呼吸輔助導致肺部異常肺泡 (air bleb) 擴張破裂等，均可在手術後發生氣胸或血胸。除大量出血者需行剖胸手術止血外，輕微之氣胸或血胸可行胸管引流或根本無須加以治療即可自行復原。

乳糜胸 (chylo-thorax) 併發症多發生於心臟血管病灶在主動脈弓周圍之病患，如存開性動脈導管 (patent ductus arteriosus)，主動脈窄縮症 (coarctation of aorta)，主動脈阻斷症 (aortic arch interruption) 以及主動脈瘤等。因手術矯治此等異常時，有可能傷及鄰近之胸管 (thoracic duct)，使乳糜外溢。若在手術當時發現，可將受損或斷裂之胸管縫合，否則在手術後病人會發生乳糜胸。乳糜胸在臨床症狀上與肋膜積水相似，其診斷有賴肋膜腔抽液或胸管引流液呈乳糜狀而有懷疑，經生化檢查乳糜液而證實之。輕微之乳糜胸可能靠胸管引流及營養之補充即可逐漸自癒。嚴重者除必要維持病人之營養外，得行剖胸手術以縫合或結紮破損之胸管，以免乳糜繼續流失。

　　膈神經受損（phrenic nerve injury）在心臟手術病人較不常見。在緊縮性心包膜炎患者行心包膜切除術（pericardiectomy）或在其他心臟手術中外科醫師應注意而未注意時，可能會損傷膈神經。膈神經受損可使橫膈膜麻痺上升，影響呼吸。若僅一側受損，可能影響不大。若兩側受損，病人有嚴重之呼吸功能不足時，可能需要裝置橫膈膜刺激器（diaphragmatic pacer）以維持橫膈膜之功能。診斷膈神經受損可因胸部Ｘ光顯示橫膈膜異常上升而懷疑，於Ｘ光螢幕鏡（flouroscopy）中觀察橫膈膜麻痺不動而證實。

　　咽回旋神經受損（recurrent laryngeal nerve injury）在有開性動脈導管、主動脈窄縮症、主動脈弓阻斷等患者手術時，可能因不慎而損及。在手術時小心分離此神經並加以適當之保護，應可避免此併發症之發生。否則，病人在手術後可因一側聲帶之麻痺而導致聲音沙啞。

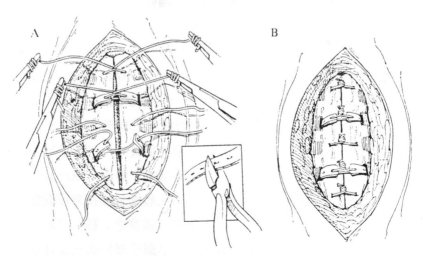

圖 28-4　預防脆弱胸骨崩開之胸骨縫合法

使用正中胸骨切開術（mid-sternotomy）之病人在手術完成時胸骨大都以鋼絲重新縫合。如在手術後鋼絲崩斷或將胸骨切斷，則胸骨可能發生崩開（separation of sternum），甚或使皮膚切口崩裂（wound disruption）。不但嚴重影響胸廓之活動及肺功能，而且傷口暴露，極容易導致中膈腔、胸骨及傷口之感染。因此，一旦發現胸骨崩開，應立即採取行動重新縫合。有時，由於胸骨斷裂或過於脆弱，不易承受鋼絲之單純縫合，可依圖28-4所示處理之。

第六節　腎臟泌尿系之併發症
（Complication of Renal Urinary Tract）

在心臟手術後病人而言，引起腎功能衰竭之原因大概分為四種：㈠由於使用體外循環時沒有維持足夠之腎血流量。㈡人工心肺機使用血漿與病人血液發生不合之溶血反應，損及腎臟。㈢手術後病人發生循環衰竭或心博出量過低，使腎臟缺血。㈣腎動脈發生急性血栓塞導致腎臟壞死。

第一種原因在有經驗之人工心肺機操作員手中能發生之機會甚微，第二種原因有時無法避免，還幸其發生率不高。為了減少其發生，最近主張在病人血容積及血色素許可之情況下，人工心肺機內可不必使用血漿，不但可以避免可能之溶血反應，同時可避免肝炎等感染，並節省血液。第三種原因在病人循環功能良好時不會發生，如病人之循環功能衰竭無法矯治，腎功能之衰竭幾乎無法避免。第四種原因之發生率不高，預防心臟血管系內血栓之形成是唯一有效避免腎動脈栓塞之辦法。

因第二種原因引起之腎功能衰竭，在早期發現時如能及時治療，其預後較佳。因為溶血反應不一定立即引起病人休克。在腎臟血流量仍然足夠時，病人小便會出現血色素尿（hemoglobulinuria），此時，若能使用適當之血漿，經洗滌血球（washed cell）或代用血漿等維持病人之血量及循環功能，並使病人之小便量每小時能在100西西以上，將病人血液內因溶血所產生之血色素儘快從尿中排出，以免血色素沉積於腎管而使腎管受損，則極有可能避免腎功能進一步之損壞。如病人尿量不足，可使用 Mannitol 等利尿劑幫助之。

　　其他原因所引起之腎衰竭並非絕對無法治療。治療之原則包括：㈠限制每日之水份給予量，約等於基本水分需要量（約五百至八百西西）加上每日小便量。㈡矯治酸鹼電解質之不平衡，特別是酸中毒及鉀鹽增高。㈢必要時行腹膜透析（periteneal dialysis）或血液透析（hemo-dialysis）以洗滌體內過多之 K+, BUN, creatinine 等。請參考上章有關腎功能之照顧部分。

　　泌尿道之感染（urinary tract infection）在手術後病人多由於留置導尿管所致。在放置導尿管時之無菌操作及其後之衛生照顧可減少發生感染之機會。一旦發生感染並經尿液細菌培養證實後，應以適當抗生素治療之。

第七節　胃腸消化系之併發症
（Complication of G-I System）

　　心臟手術後病人在頭一二日其胃腸蠕動未能恢復正常，有時可能產生胃脹氣。急性胃脹大（acute gastric dilatation）可造成心肺功能停頓，不能忽視。手術後給予病人放置胃管行胃減壓可預防胃脹氣之發生，並促使胃腸蠕動早日復原。病人原患有消化性潰瘍者可能在手術後併發潰瘍出血。少數病人可併發緊張性潰瘍（stress ulcer），胃管抽液中出現鮮血時應考慮到此併發症。大量之消化道出血可導致休克。補充失血量及使用製酸劑、安靜劑等大多可控制病情。必要時得以手術治療之。

　　病人在手術後發生腹部急症之情形並非不可能。胃腸潰瘍穿孔、急性闌尾炎、急性膽囊炎、急性腸系膜血管栓塞或脾梗塞等雖不常見，但如病人出現腹部急症之症狀時，必須詳細檢查以求正確診斷，必要時得行剖腹檢查及手術治療之，以免延誤而回天乏術。

第八節　感染 (Infection)

　　心臟手術後病人併發感染症，在前面曾揑及者有肺炎、肺膿瘍、膿胸、泌尿道感染等。在此不再重敍。其他感染症補充說明如下：

　　㈠傷口感染 (wound infection) ——多由於汚染所致。如加上傷口組織止血不當，形成血塊 (hematoma)，更助長感染之發生。一旦發生傷口感染，必須將傷口打開，將膿水引流，必要時得行擴創術使不潔壞死之組織清除乾淨，一方面使用適當之抗生素，一方面經常換藥使傷口保持清潔，幫助傷口之二度癒合 (secondary healing)。

　　㈡胸骨或軟骨骨髓炎(sternal osteomyelitis or osteo-chondritis)——胸骨切口或肋骨切口污染可產生骨髓炎或軟骨炎。此種併發症在治療上十分困難。除使用適當之抗生素外，病人可能要接受多次之擴創術甚至多次切除感染之胸骨、肋骨和軟骨而仍然無法完全根治。還幸此併發症之發生率極低，若能注意無菌技術及污染之預防，避免此併發症之發生，遠比治療來得容易。

　　㈢中膈腔炎 (mediastinitis)——病人如併發中膈腔炎，危險性極高。比較有效之治療法是使用適當抗生素外，再行所謂封閉式引流術 (closed-circle drainage)。通常是在胸骨上方開一小口，從此小口放入一導管至中膈腔，以稀釋十倍之優碘 (betadine) 從導管冲洗中膈腔，再於胸骨下端開另一小口，置入另一導管將中膈腔內冲洗液引流出來。冲洗液亦可使用適當之抗生素稀釋液代替優碘，中膈腔炎經過此種封閉性冲洗引流，治療之機會極大。臨床上以使用優碘稀釋液之效果最佳。但如中膈腔炎進行引致膿胸、心內膜炎、胸骨骨髓炎、胸骨崩裂或傷口崩裂時，情況便變得更爲複雜，病人之命運更難預料。

㈣細菌性心內膜炎（bacterial endocarditis）——人工心肺機及其附件，各種血管內之導管以及換置之瓣膜或其他人工血管等物，均可能成爲血液汚染之來源，使病人併發細菌性心內膜炎或敗血症。在嚴重之肺炎、膿胸或中膈腔炎併發症患者中，亦可誘發此併發症。血液細菌培養可發現病原菌及證實此併發症。使用大量適當之抗生素，以及將病原菌之溫床如肺炎、膿胸、中膈腔炎、汚染之人工瓣膜等原因去除，或有可能將病人治療。一般之死亡率在30%以上。爲相當嚴重之併發症。

㈤心包膜切開後症候羣（post-pericardiotomy syndrome）——幾乎所有心臟手術均要切開心包膜，有 1～3％左右之病人在手術後一二週內會出現胸痛、發燒、肋膜積水、心包膜積水、關節疼痛等症狀。此症候羣之原因至今未能完全明白，或謂與過濾性病毒感染或免疫反應有關。通常並無明顯之細菌感染跡象，病人血液中白血球並不增高。除嚴重之心包膜積水可能影響心臟功能而必需行心包膜穿刺（pericardiocentesis）或心包膜切開（pericardiotomy）引流外，使用 Aspirin 或 Prednisolone可獲極佳之效果。一般使用 Aspirin 0.6 gm T.I.D. 或 Prednisolone 50～60mg/day 四日至一週，卽可將此症候羣治癒。

第九節　與瓣膜換置有關之併發症
(Prosthetic Valve Related Complication)

與瓣膜換置術有關之併發症有部分已在前面提過，這裏是綜合起來作一簡單之說明：

I. 血栓塞 (Thrombo-embolism)

因人工瓣膜換置引起者。無論所用人工瓣膜爲何種型式，甚或病人長期服用抗凝血藥物，血栓塞之發生率仍在 4 ％左右。近年新型心瓣使用日廣，其血栓塞發生率降至 1 ％以下，顯然爲解決此種併發症之途徑。血栓引發之腦血管或周邊血管栓塞已如前述。如血栓形成於人工瓣膜之支架周圍，日漸增多，雖或不一定發生腦血管栓塞等併發症，亦可妨礙人工瓣膜之球體或盤體之活動，造成人工瓣膜功能不良。

II. 瓣膜功能不良 (Prosthetic valve dysfunction)

原因之一是人工瓣膜周圍有血栓形成。其他原因包括包圍瓣膜支架環之包布有撕裂 (prosthetic cloth wear)；支架斷裂；球體或盤體變形、破損、脫出；縫線或乳突肌將人工瓣膜卡住；豬心瓣膜纖維化變形等。一般來說，人工瓣膜發生功能不良多半來得十分突然，病人之心臟血流力學因而產生急性改變，可使病人心臟功能急劇衰竭，解救之法唯有行緊急手術重新換置一新瓣膜。如若病人發生瓣膜功能不良而來不及就醫，死亡率極高。豬心瓣產生功能不良之情形比較緩慢，程度多由輕而重，因而獲得救治之機會較大。

III. 瓣膜周圍漏血 (Paravalvular leak)

由於換置瓣膜時，周圍之縫線不夠緊密，或因縫線斷裂，或因周圍之組織薄弱而脫線等，都可造或瓣膜周圍漏血。輕微之漏血可能對病人無什影響，大多數有此併發症之病人可因漏血使血球容易破壞而產生溶血性貧血（hemolytic　anemia）。輕微之貧血可能爲病人服用含鐵製劑所控制，嚴重之貧血以及嚴重之漏血可影響病人心臟血流力學，必須手術將漏血處修補甚至重行換置一新瓣膜方能治癒。

IV. 細菌性心內膜炎（Bacterial endocarditis）

　　無論人工瓣膜或豬心瓣膜，對病人來說皆是外來物體，若在手術時有所污染，極易成爲細菌之溫床。當行瓣膜換置術後病人併發細菌性心內膜炎時，除針對病原菌使用大量適當之抗生素外，常需將污染之瓣膜行手術摘除換新，否則不易將細菌性心內膜炎根治。其他可引起心內膜炎之來源如齲齒、皮膚軟組織膿瘡等，亦應徹底治療之。

心臟外科之展望

洪 啟 仁

　　由於許多先進科學家們的努力，心臟血管外科在過去30多年來不斷的在學問上及技術上有顯著的進步，很多心臟病患者因此而重獲健康。在臺灣地區目前也有 8 個醫學中心在施行開心手術，而此種手術已經成爲一種極普遍的外科治療方法。臺灣地區之心臟外科起步於1956年，國立臺灣大學醫學院附設醫院林天祐教投首次成功二尖瓣狹窄症 (mitral stenosis) 的手術 (closed mitral commissurotomy)，激發了國內心臟外科之開始。於1960年榮民總醫院兪瑞章先生首次成功開心手術——心房中隔缺損之縫合手術。此後幾所教學醫院在短期間之內也陸續成功了開心手術，並共同推動國內心臟外科之發展。

　　繼於1965年成功人工心瓣膜之移植於二尖瓣位置，於同年成功法洛氏四合羣症之完全矯正手術，於1973年成功對於完全大動脈轉移症 (complete transposition of great vessels) 之 Mustard 氏手術，同年也成功冠狀動脈繞道手術(coronary artery bypass sugery)，於1978年引進超低體溫下之完全循環停止下之開心手術 (deep hypothermia and total circulatory arrest)。在國內心臟外科同仁共同努力之下，臺灣地區的心臟外科可以說已經有了很好的基礎。

　　據 1984 年統計這一年在臺灣地區所施行之心臟手術約 2500 例左右。其中先天性心臟病佔一半，風濕性心臟病約 500 例，冠狀動脈繞道手術約200列。

　　雖然心臟外科手術可以說已到達穩定的水準，但從手術後長期追踪的結果仍然可以看出來尚有許多未解決的問題。先天性心臟缺陷仍然有目前還不能矯正的病，有些缺陷雖然能矯正但還不能有令人滿意的長期追踪結果。如三尖瓣閉鎖症之 Fontan 氏手術，雖然能使病人獲得相當好的症狀改善，但還不是很完善的手術治療方法，尤其施行於單心室 (univentricular heart) 其結果更不理想。嬰兒之開心手術在最近幾年來已有相當好的突破但在體外循環，手術中及手術後之管理等，還需要進一步去改善期能得到更好的結果。Rastelli 式手術所需要的附帶豬心瓣膜的人工心管 (valved external conduct) 在 10 年之中約有10％之人工血管會發生阻塞而需要再手術。這種人工血管之改善或發展其他人工血管以代替目前之豬心瓣膜人工血管是很迫切的問題。 在英國系統國家很普遍使用同種主動脈瓣及主動脈 (aortic homograft) 施行 Rastelli 式手術。我們也需向這個方向研究以期獲得 Rastelli 手術後更完善的長期結果。

心臟瓣膜疾病之手術治療仍然停留在治標方法之階段，有些二尖瓣狹窄症或閉鎖不全症， 可以施行修補或重建手術 (reconstructives urgery)，但風濕性炎症所遺留下來的瓣膜組織仍然可繼續進行， 使瓣膜鈣化或纖維化而影響瓣膜功能，未能完全脫離再手術之可能， 瓣膜病變而需要更換瓣膜者，因為目前之人工心瓣膜不論組織性瓣膜或機械性瓣膜都還有些缺點，致使心瓣膜之手術未能達到完全治本之手術， 將來更需要發展理想之心瓣膜。 在組織性瓣膜方面一定朝向如何發展新的瓣膜處理方法使瓣膜之耐用性提高， 因為目前所使用之 glutaraldehyde 只能提供10年前後之耐用性，對比較年輕的東方國家的病人，實在太短。機械性人工心瓣膜必需改善以期不需終生服用抗血凝固劑而不產生血栓併發症，如此始能在病情之早期心肌還沒有產生衰竭之前施行手術使心肌更能恢復正常。

冠狀動脈繞道手術(coronary artery bypass surgery)是否能延長

病人壽命，醫界曾有議論。主要原因繞道手術所用的隱靜脈在長期追踪中發現可能發生阻塞，失去其功能。使用內乳動脈或如何能使繞道手術使用之血管或發明一種人工血管使其能永久不發生阻塞，恐怕是將來心臟外科醫師要努力開發的目標。

　　體外循環系統由於膜狀人工肺(membrane oxygenator)之問世而改善不少。但在於複雜手術需要長時間體外循環時，希望能有更理想的人工肺。在手術中心肌保護，雖然有冷却心肌麻痺劑(cold cardio-plegic solution) 或 blood cardioplegia 之方法而改善很多，但也需要更好的方法出現，使複雜的心臟手術能無時間上限制之顧慮。

　　對於一些目前無法以外科手術矯正的複雜的先天性心臟缺陷，冠狀動脈疾病而引起的心肌病變或重症心肌病症(cardiomyopathy)，目前心臟移植成了唯一留下來的治療方法。因先天性心臟病而併發器質性肺高壓症（Eisenmenger）症候羣，心肺移植也被認為唯一延長生命之治療方法。1983年據 American Council on Transplantation 在美國施行之心臟移植有 172 例，英國、歐洲也做了不少。雖然 Cyclos-porine-A 之問世改善了排斥作用之問題，但仍然因 Cyclosporine-A 對肝臟等之毒性而還沒有達到理想之境界，將來之研究方向必定往如何改善控制排斥作用方面發展，使心臟或心肺移植能得到更好的結果。最近美國之 William Devris 曾使用人工心臟移植於兩位病人。第一位的 Barney Clark 只活了112天，第二位病人William J. Schroeder 但也患了腦栓塞的併發症，只要是人造的心臟就有血栓併發症的可能性，而且人工心臟之幫浦還需要靠連結在體外之空氣壓搾機的話，距普遍應用到臨床上還有很長的路可以走。

　　可見心臟外科還有很多的問題值得去研究發展，盼望有一天所有的心臟病在藥物治療無效後，仍然有完善的外科治療方法，使病人重獲高品質的人生。

心臟、血管外科學 ／ 洪啓仁主編. - - 初版. - -
　臺北市：臺灣商務，民77
　　　面 ； 公分. - - (中華現代外科學全書；
5)
　　ISBN 957-05-0566-4 (精裝)

　1. 心臟脈管系

415.3　　　　　　　　　　81004494

中華現代外科學全書 ⑤

心臟、血管外科學

定價新臺幣 810 元

總　主　編	林　天　祐	
本 册 主 編	洪　啓　仁	
校 對 者	劉斐娟　吳瑞華　張樹怡	

出　版　者
印　刷　所　臺灣商務印書館股份有限公司
　　　　地址：臺北市重慶南路 1 段 37 號
　　　　電話：(02)23116118 · 23115538
　　　　傳真：(02)23710274 · 23701091
　　　　讀者服務專線：080056196
　　　　郵政劃撥：0000165 － 1 號
　　　　E-mail:cptw@ms.12.hinet.net
　　　　出版事業登記證：局版北市業字第 993 號

· 1988 年 9 月初版第一次印刷
· 2002 年 10 月初版第四次印刷

ISBN　957-05-0566-4 （精裝）　　　　37282000

ISBN 957-05-0566-4 (415)   37282000

9 789570 505665

全　　　精裝　　NT$　　810